ここまで診る
消化管エコー
― エコー・内視鏡・X線検査の裏付け ―

監修　花井洋行
浜松南病院　消化器病・IBDセンター長

著　杉山 髙

Gastrointestinal Diagnosis by Ultrasound

執筆協力者

中村元哉　浜松南病院 放射線科
佐藤慎祐　　　　　同上
氏次初枝　浜松南病院 臨床検査科
北川敬康　藤枝市立総合病院 放射線科
溝口賢哉　　　　　同上
林健太郎　　　　　同上

監修の序

　エコー検査は体外からプローブを当てるだけで容易に検査でき，非侵襲的なので安全で副作用もほとんどないことから，医療現場で最も頻繁に行われている検査である．操作が容易といっても，診断可能な画像を的確に描出するためには正しい解剖学的知識と病態生理学的な理解が必要である．最も重要な点はＣＴやＭＲなどによって得られる画像と違い，目的とする画像描出をするのに検査施行者の技量に大きく依存している点である．つまり病変の見逃しが起こりうる検査である．

　著者の杉山　髙氏はコンタクトコンパウンドの走査による超音波検査の時代から名人芸ともいえる画像を描出してきた．それは一朝一夕に成されるものではない．深い解剖学的な理解と，疾患に対する知識，そして幾度となく行われた手術標本と描出された画像との照合作業の賜物である．そんな氏の真摯な姿勢を私は約30年間見てきた．

　杉山氏の大きな功績の一つに検査施行者の技量に大きく依存してしまうこの超音波検査を短時間に，簡単にしかも見逃しをできるだけ少なくするための走査法，「"の"の字走査法」の開発と普及がある．腹部超音波検査において上腹部と下腹部の２回の"の"の字走査により肝臓，胆のう，膵臓，脾臓，腎臓などの観察のみでなく子宮，卵巣，膀胱，前立腺，消化管など全体を観察する方法である．その成果は過去に何度も上梓されてきた．

　その氏が今回　『ここまで診る消化管エコー』を上梓することとなった．本著は『実践腹部エコー』(1988年)，『腹部エコーの実践』(1991年)，『腹部エコーの実学』(2005年)の精神を引きついでいるものの，２つの大きな特徴がある．

　一つ目の特徴は，食道，胃，小腸，大腸，虫垂など各消化管の基礎に始まり，造影Ｘ線像や内視鏡像，ＣＴ像などの他の画像も提示したことで，読者にエコー以外の画像との比較を可能にし，消化管の炎症，変性疾患から腫瘍までをより深く理解していただきたい，という趣旨で企画されたものである点．

　二つ目は潰瘍性大腸炎やクローン病といった炎症性腸疾患（IBD）や感染性腸炎などの項目が充実されている点である．IBDは患者数が年々増加傾向（両者合わせて2012年には17万人に達している）にあり，当院がこれら難治性疾患の専門病院ゆえに以前から氏に依頼していたものである．回腸末端部の病変の有無や活動期，寛解期の鑑別や病変の進展具合を簡便にチェックするのに大変重宝している．本書が消化管疾患の日常診療において座右の書となることを信じて疑わない．

平成25年　盛夏

浜松南病院　消化器病・ＩＢＤセンター長　花井洋行

自　序

　おなかの解剖図を正面からみると消化管の占める部分が多いことに気付く．これを反映するかのように下痢，腹痛，血便，便秘など消化管症状を訴え病院に訪れる人は多い．これらの症状に対し，血液や尿検査，腹部X線写真なみに消化管を画像で診る方法がエコー検査であることは知られていても，即戦力として活用している施設は意外に多くはない現状にある．幸い，筆者らは浜松南病院 消化器病・ＩＢＤセンター長 花井洋行 先生のお膝元で仕事をする機会を得，消化管におけるエコー検査の有用性を経験させてもらっている．この事実を検査に携わる者として世に発信することが消化管病変の診断・治療の手掛かりとして有用な情報提供になると確信し，『ここまで診る消化管エコー』を上梓するきっかけとなった．

　本書は各消化管の基礎にはじまり，正常X線像と内視鏡像を対比したことで，消化管エコーへの関心を幅広く理解できるようにしてある．検査手順は筆者らがひごろ実践している「腹部臓器"の"の字２回走査」の延長線上に消化管の系統的走査法を無理なく配慮し，正常エコー像には模式図を付し見開きとした．病変を知る手掛かりとして，筆者らが過去・現在におい経験した多くの症例を集約，疾患のチェックポイントとして模式図で解説．裏付けとして多くのエコー像を提示し，内視鏡，X線検査，ＣＴなどの画像を添え見開きで開陳したことで消化管エコーの醍醐味をご理解いただけるような内容とした．貴重症例のいくつかは従来，拙著で用いたものを引用したことをお断りしておく．

　筆者はこれまで多くの消化管エコー検査に関わりを持たせてもらった．この経験を消化管エコーに興味をお持ちの先生や，さらにstep upを目指しておられる先生への参考に供することができれば望外なよろこびである．

　上梓に当たり，浜松南病院 渡邊文利院長，副院長の飯田貴之，阿部仁郎 両先生，浜松南病院 消化器病・ＩＢＤ副センター長　池谷賢太郎先生はじめ，診療部，放射線科，臨床検査科の先生方には何かとご指導，ご協力をいただきました．また，藤枝市立総合病院　消化器科部長　丸山保彦先生にはご教示やら励ましをいただくことができ，上梓に何とかこぎつける源になったことを衷心より厚くお礼申し上げます．

　消化管エコーについて「わかりやすく，きれいな画像で，多くの症例」を念頭に心掛け作成しましたが，執筆協力者のあふれんばかりの情熱あってこそ完成に至ることができたものであり，皆様に深く感謝いたします．

　なお，間違いの記述など至らない箇所が見受けられた際には，今後のためにも是非，忌憚のないご意見，ご叱正を賜ることができれば幸いです．

　末筆ながら，多大なるご指導と温かなお言葉を賜りました浜松南病院 花井洋行先生に心からお礼を申し上げます．

2013年（平成25年）盛夏

杉山　髙

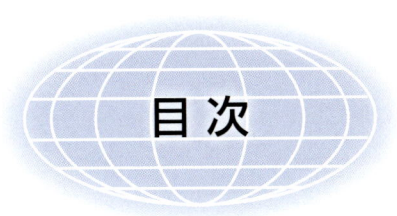

目次

執筆協力者・i
監修の序・ii
自序・iii

第Ⅰ章 消化管エコーの基礎
1．消化管のエコー検査 ─────────────────── 2
　(1) 消化管エコーの適応……………………………………………… 2
　(2) 消化管エコーを行うには……………………………………… 3
　(3) 消化管疾患のみかた…………………………………………… 6
　(4) 消化管エコーの用語…………………………………………… 8
2．消化管エコーの走査法 ─────────────────── 10
　(1) "の"の字2回走査でみる腹部の基本走査手順 ……………… 10
　(2) 空腸・回腸の走査法…………………………………………… 11
　(3) "の"の字2回走査でみる上部消化管の基本走査法 ………… 12
　(4) "の"の字2回走査でみる下部消化管の基本走査法 ………… 14
　(5) 消化管疾患と臨床検査………………………………………… 16
　(6) 腹部の名称……………………………………………………… 18

第Ⅱ章 臨床
1．食　道 ─────────────────────────── 20
　(1) 食道の解剖……………………………………………………… 20
　(2) 正常な食道バリウムX線像と内視鏡像……………………… 22
　(3) 頸部・腹部食道の基本走査と正常エコー像………………… 24
　(4) 頸部・腹部食道疾患のチェックポイント…………………… 26
　(5) 頸部・腹部食道の良性疾患…………………………………… 27
　　症例1　逆流性食道炎…………………………………………… 27
　　memo　逆流性食道炎…………………………………………… 27
　　症例2，3　食道アカラシア…………………………………28, 29
　　memo　食道アカラシア………………………………………… 28
　　症例4　食道裂孔ヘルニア……………………………………… 30
　　memo　食道裂孔ヘルニア……………………………………… 30
　　症例5　食道再建術後…………………………………………… 31
　　症例6，7　食道・胃静脈瘤…………………………………32, 33
　　memo　食道・胃静脈瘤………………………………………… 32
　　症例8　食道粘膜下腫瘍 -腹部食道の例-……………………… 34

iv

(6) 頸部・腹部食道の悪性疾患………………………………………………………… 35
　　　　症例9，10　頸部食道癌……………………………………………………………… 35
　　　　症例11　腹部食道癌（食道胃接合部癌）…………………………………………… 36
　　　　症例12　食道肉腫 -下部食道の例-…………………………………………………… 37
2．胃 ──────────────────────────────────── 38
　　(1) 胃の解剖………………………………………………………………………………… 38
　　(2) 胃の病変………………………………………………………………………………… 42
　　(3) 正常な胃バリウムX線像と内視鏡像………………………………………………… 44
　　(4) 胃の基本走査と正常エコー像………………………………………………………… 46
　　(5) 胃疾患のチェックポイント…………………………………………………………… 48
　　(6) 胃の良性疾患…………………………………………………………………………… 50
　　　　症例1　胃憩室………………………………………………………………………… 50
　　　　症例2　ガーゼオーマ………………………………………………………………… 50
　　　　症例3　胃石 -柿胃石-………………………………………………………………… 51
　　　　memo　胃石…………………………………………………………………………… 51
　　　　症例4，5　肥厚性幽門狭窄症……………………………………………………… 52，53
　　　　memo　肥厚性幽門狭窄症…………………………………………………………… 52
　　　　症例6，7　胃拡張…………………………………………………………………… 54，55
　　　　症例8～15　胃潰瘍…………………………………………………………………… 56～63
　　　　memo　消化性潰瘍（胃・十二指腸潰）…………………………………………… 59
　　　　症例16～19　急性胃粘膜病変………………………………………………………… 64～67
　　　　memo　急性胃粘膜病変……………………………………………………………… 66
　　　　症例20～23　アニサキス症…………………………………………………………… 68～71
　　　　memo　アニサキス症………………………………………………………………… 68
　　　　症例24，25　胃ポリープ……………………………………………………………… 72，73
　　　　memo　胃良性腫瘍・胃ポリープ…………………………………………………… 72
　　　　症例26～29　胃粘膜下腫瘍…………………………………………………………… 74～77
　　　　memo　胃粘膜下腫瘍・消化管間質腫瘍…………………………………………… 75
　　　　症例30　胃GIST -体上部後壁例-…………………………………………………… 78
　　(7) 胃の悪性疾患…………………………………………………………………………… 79
　　　　症例31　胃肉腫………………………………………………………………………… 79
　　　　memo　胃肉腫………………………………………………………………………… 79
　　　　症例32，33　胃悪性リンパ腫………………………………………………………… 80，81
　　　　memo　胃悪性リンパ腫……………………………………………………………… 81
　　　　症例34～36　早期胃癌………………………………………………………………… 82～84
　　　　memo　超音波内視鏡………………………………………………………………… 83
　　　　症例37～49　進行胃癌………………………………………………………………… 86～98
　　　　memo　胃癌…………………………………………………………………………… 87
　　　　症例50　胃癌 -食道胃接合部 残胃癌-……………………………………………… 99

v

	memo　残胃癌	99
(8)	胃癌に伴う他臓器浸潤	100
	症例51　胃癌 -体部3型進行癌　横行結腸浸潤例-	100
	症例52　胃癌 -体部3型進行癌　膵浸潤例-	101
	症例53　胃癌 -体部3型進行癌　膵・SMV浸潤例-	101

3．十二指腸 ──────────────────────────────── 102

(1)	十二指腸の解剖	102
(2)	正常な十二指腸バリウムX線像と内視鏡像	104
(3)	十二指腸の基本走査と正常エコー像	105
(4)	十二指腸疾患のチェックポイント	106
(5)	十二指腸の良性疾患	107
	症例1〜4　十二指腸潰瘍	107〜109
	症例5〜8　十二指腸潰瘍 -穿孔例-	110〜113
	memo　十二指腸潰瘍穿孔	111
	症例9〜11　輸入脚症候群	114〜116
	memo　輸入脚症候群	114
	症例12　十二指腸炎	117
	症例13　十二指腸嚢胞	117
	症例14, 15　SMA症候群	118, 119
	memo　SMA症候群	118
	症例16　キライディティ症候群（結腸嵌入症）	120
	症例17　術後みられる多重エコー像	121
	症例18　十二指腸GIST	122
	症例19　十二指腸ポリープ	122
(6)	十二指腸の悪性疾患	123
	症例20　十二指腸癌	123

4．小　腸 ──────────────────────────────── 124

(1)	小腸の解剖	124
(2)	正常な小腸バリウムX線像と内視鏡像	128
(3)	小腸（空腸・回腸）の基本走査と正常エコー像	130
(4)	小腸疾患のチェックポイント	132
	memo　腸閉塞	134
(5)	小腸の良性疾患	135
	症例1, 2　機能的イレウス -麻痺性イレウス-	135, 136
	症例3〜8　機械的イレウス -単純性イレウス-	137〜141
	症例9〜12　機械的イレウス -絞扼性イレウス-	142〜144
	症例13〜16　ヘノッホ・シェーンライン紫斑病	146〜148
	memo　ヘノッホ・シェーンライン紫斑病	149
	症例17　アニサキス症 -腸アニサキス症-	150
	症例18　急性回腸末端炎	152

症例19　メッケル憩室 -捻転例- ……………………………………………153
　　症例20　腸間膜リンパ節炎……………………………………………………154
　　症例21　小腸損傷………………………………………………………………154
　　症例22　腸間膜損傷……………………………………………………………155
　　症例23, 24　腸回転異常症………………………………………………156, 157
　　　memo　腸回転異常症（中腸軸捻転）……………………………………156
　　症例25～28　腸重積症……………………………………………………158～160
　　　memo　腸重積症…………………………………………………………159
　　症例29　腸重積類似像…………………………………………………………161
　　症例30　腸重積症 -peutz-jeghers症候群- ………………………………162
　　　memo　peutz-jeghers症候群 ……………………………………………162
　　症例31　腸重積症 -若年性ポリープ例- ……………………………………163
　（6）小腸の悪性疾患……………………………………………………………164
　　症例32　小腸癌 -腸重積症を呈した例- ……………………………………164
　　症例33　小腸転移癌 -イレウスを呈した例- ………………………………165
　　症例34～36　悪性リンパ腫………………………………………………166～168
　　症例37　小腸肉腫 -血流豊富な例- …………………………………………169

5．虫　垂　───────────────────────　170
　（1）虫垂の解剖 ……………………………………………………………………170
　（2）正常な虫垂のX線像と虫垂口の内視鏡像 ………………………………172
　（3）虫垂の基本走査と正常エコー像 …………………………………………173
　（4）急性虫垂炎のチェックポイント …………………………………………174
　　　memo　急性虫垂炎…………………………………………………………175
　（5）虫垂疾患の症例 ………………………………………………………………176
　　症例1～3　急性虫垂炎 -カタル性- ……………………………………176, 177
　　症例4～13　急性虫垂炎 -蜂窩織炎性虫垂炎- …………………………178～185
　　　memo　虫垂炎との鑑別……………………………………………………183
　　症例14　急性虫垂炎 -虫垂内腔の拡張例- …………………………………186
　　症例15～17　急性虫垂炎 -穿孔による膿瘍形成例- ……………………187～189
　　症例18　急性虫垂炎 -虫垂憩室例- …………………………………………189
　　症例19, 20　急性虫垂炎 -再発性虫垂炎- ………………………………190～192
　　症例21, 22　虫垂粘液嚢腫……………………………………………………192, 193

6．大　腸　───────────────────────　194
　（1）大腸の解剖……………………………………………………………………194
　（2）大腸腫瘍の肉眼分類…………………………………………………………198
　（3）CTコロノグラフィー………………………………………………………200
　（4）正常な大腸バリウムX線像と内視鏡像……………………………………202
　（5）大腸の基本走査と正常エコー像……………………………………………204
　（6）大腸疾患のチェックポイント………………………………………………208
　（7）大腸の良性疾患………………………………………………………………210

症例1〜3　急性大腸炎…………………………………………………210〜213
　　症例4　直腸炎………………………………………………………………214
　　症例5　急性腹膜垂炎………………………………………………………215
　　memo　腹膜垂炎……………………………………………………………215
　　症例6　腸管壊死 -門脈ガス血症を伴う例-………………………………216
　　memo　肝内胆管ガス…………………………………………………………217
　　memo　門脈ガス血症…………………………………………………………217
　　症例7，8　大腸憩室症…………………………………………………218, 219
　　memo　大腸憩室………………………………………………………………218
　　症例9〜10　大腸憩室炎 -経過観察例-………………………………220, 221
　　症例11　大腸憩室炎 -大きな憩室例-………………………………………222
　　症例12　大腸憩室炎 -小さな憩室例-………………………………………222
　　症例13　大腸憩室炎 -echo free spaceを伴う例-…………………………223
　　症例14〜16　大腸ポリープ………………………………………………224, 225
　　症例17　腸重積症 -上行結腸脂肪腫による腸重積例-……………………226
　(8) 大腸の悪性疾患………………………………………………………………227
　　症例18　盲腸癌に伴う腸重積症……………………………………………227
　　症例19　直腸癌に伴う腸重積症……………………………………………228
　　症例20　大腸癌に伴う腸重積症……………………………………………228
　　症例21　盲腸癌 -癌が起因の虫垂腫大　イレウス例-……………………229
　　症例22　大腸癌 -S状結腸早期癌-…………………………………………230
　　症例23，24　大腸癌 -1型進行癌-……………………………………231, 232
　　memo　大腸癌………………………………………………………………231
　　症例25〜29　大腸癌 -2型進行癌-……………………………………233〜237
　　症例30〜33　大腸癌 -3型進行癌-……………………………………237〜240
　　症例34，35　大腸癌 -イレウス例-……………………………………241, 242
　　症例36〜40　直腸癌……………………………………………………243〜246
　　症例41　便秘…………………………………………………………………246
　　症例42　悪性リンパ腫 -盲腸の例-…………………………………………247
　　memo　大腸悪性リンパ腫……………………………………………………247
　　症例43　悪性リンパ腫 -直腸の例-…………………………………………248

第Ⅲ章　炎症性腸疾患
　　炎症性腸疾患……………………………………………………………………250
1．潰瘍性大腸炎 ──────────────────────── 251
　(1) 潰瘍性大腸炎とは……………………………………………………………251
　(2) 潰瘍性大腸炎のチェックポイント…………………………………………252
　(3) 潰瘍性大腸炎の症例…………………………………………………………253
　　症例1 -層構造明瞭　中等症例-……………………………………………253
　　症例2 -下行結腸狭窄例-……………………………………………………254

症例3 -粘膜下層の低エコー化例- ･････････････････････････････････255
　　　症例4 -ドプラ施行例①- ･･･256
　　　症例5 -ドプラ施行例②- ･･･257
　　　症例6 -縦走潰瘍を認めた例- ･････････････････････････････････････258
　　　症例7 -クローン病との鑑別を要した例- ･･･････････････････････････259
　　　症例8 -炎症性ポリープ例- ･･･････････････････････････････････････260
　　　症例9 -経過観察例 再燃・寛解- ･････････････････････････････････262
　　　症例10 -経過観察例 サイトメガロウイルス腸炎感染例- ･･･････････264
　２．クローン病 ──────────────────────── 266
　　(1) クローン病 ･･･266
　　(2) 重症度分類 ･･･267
　　(3) クローン病のチェックポイント ･･･････････････････････････････････268
　　(4) クローン病の症例 ･･･270
　　　症例1 -虫垂腫大を伴った例①- ･･･････････････････････････････････270
　　　症例2 -虫垂腫大を伴った例②- ･･･････････････････････････････････271
　　　症例3 -回盲部壁肥厚著明例- ･････････････････････････････････････272
　　　症例4 -Ｓ状結腸狭窄例- ･･･274
　　　症例5 -回腸狭窄例- ･･･276
　　　症例6 -非連続性病変（skip lesion）例- ･･･････････････････････････277
　　　症例7 -小腸造影との対比例- ･････････････････････････････････････278
　　　症例8 -脂肪織の高エコー化例- ･･･････････････････････････････････280
　　　症例9 -下行結腸縦走潰瘍例- ･････････････････････････････････････282
　　　症例10 -長期の経過観察例- ･････････････････････････････････････283
　　　症例11 -腹腔内膿瘍- ･･･284
　　　症例12 -腹壁膿瘍- ･･･285
　　　症例13 -経過観察例 瘻孔- ･････････････････････････････････････286
　　　症例14 -経過観察例 回腸狭窄- ･････････････････････････････････288
　　　症例15 -術後吻合部再燃例- ･････････････････････････････････････290
　　　症例16 -回腸・盲腸瘻孔形成例- ･････････････････････････････････291
　　　症例17, 18　腸管ベーチェット病 ･････････････････････････292, 293
　　　症例19　腸結核 ･･･294
　　　memo　腸結核 ･･･294

第Ⅳ章　その他の腸炎
　１．感染性腸炎 ──────────────────────── 296
　　(1) 感染性腸炎とは ･･･296
　　(2) 食中毒による細菌の特徴と症状 ･････････････････････････････････297
　　(3) 感染性腸炎のチェックポイント ･･･････････････････････････････････299
　　(4) 感染性腸炎の症例 ･･･300
　　　症例1, 2　サルモネラ腸炎 ･････････････････････････････････300, 301

        症例3，4　キャンピロバクター腸炎…………………………………302〜304
        症例5〜7　エルシニア腸炎………………………………………………306〜309
        症例8〜10　腸管出血性大腸菌性腸炎O157………………………………310〜312
        症例11　腸管出血性大腸菌性腸炎O8………………………………………313
        症例12，13　アメーバ性大腸炎………………………………………314，315
        memo　アメーバ赤痢……………………………………………………315
    (5) ウイルス性腸炎の症例………………………………………………………316
        症例14，15　急性ウイルス性腸炎……………………………………316，317
        memo　ウイルス性腸炎…………………………………………………317
2．虚血性大腸炎 ── 318
    (1) 虚血性大腸炎……………………………………………………………………318
    (2) 虚血性大腸炎のチェックポイント……………………………………………319
        memo　虚血性大腸炎の病型分類………………………………………319
    (3) 虚血性大腸炎の症例……………………………………………………………320
        症例1　-経過観察例-……………………………………………………………320
        症例2　-軽症例①-………………………………………………………………321
        症例3　-軽症例②-………………………………………………………………322
        症例4　-層構造不明瞭例①-……………………………………………………323
        症例5　-層構造不明瞭例②-……………………………………………………324
        症例6　-層構造不明瞭例③-……………………………………………………325
        症例7　-層構造不明瞭例④-……………………………………………………326
        症例8　-層構造不明瞭例⑤-……………………………………………………327
3．薬剤性大腸炎 ── 328
    (1) 薬剤性大腸炎……………………………………………………………………328
    (2) 薬剤性大腸炎のチェックポイント……………………………………………329
    (3) 薬剤性大腸炎の症例……………………………………………………………330
        症例1　-偽膜性大腸炎例-………………………………………………………330
        症例2，3　-急性出血性大腸炎例-………………………………………331，332

第V章　その他
1．鼠径部 ── 334
    (1) 鼠径部の解剖……………………………………………………………………334
    (2) ヘルニア…………………………………………………………………………336
    (3) ヘルニアのチェックポイント…………………………………………………338
    (4) ヘルニアの症例…………………………………………………………………340
        症例1〜4　鼠径ヘルニア……………………………………………340〜342
        症例5，6　鼠径ヘルニア　-嵌頓例-……………………………………………343
        症例7　大腿ヘルニア…………………………………………………………344
        症例8，9　大腿ヘルニア　-嵌頓例-……………………………………………345
        症例10　大腿ヘルニア　-嵌頓によるイレウスと門脈ガス血症例-……………346

  症例11,12 閉鎖孔ヘルニア -嵌頓例-……………………………………348, 349
  症例13 閉鎖孔ヘルニア -Richter型-…………………………………………350
  症例14 腹壁瘢痕ヘルニア………………………………………………………351
  症例15 腹壁瘢痕ヘルニア -嵌頓例-……………………………………………351
  症例16 臍ヘルニア………………………………………………………………352
  症例17 臍ヘルニア -嵌頓例-……………………………………………………352
  症例18 白線ヘルニア……………………………………………………………353
  症例19 膀胱ヘルニア……………………………………………………………353

2．前腹壁 — 354
 (1) 胎児臍部の解剖…………………………………………………………………354
 (2) 前腹壁の正常像（膀胱から臍部）……………………………………………355
 (3) 前腹壁のチェックポイント……………………………………………………355
 (4) 前腹壁（尿膜管）の症例………………………………………………………356
  症例1～3 尿膜管膿瘍………………………………………………356～358
  症例4 尿膜管遺残…………………………………………………………359
  症例5 尿膜管嚢腫…………………………………………………………359

3．陰嚢 — 360
 (1) 陰嚢の解剖………………………………………………………………………360
 (2) 精巣（睾丸）の正常像…………………………………………………………361
 (3) 腹膜鞘状突起（鼠径管）の開大について……………………………………361
 (4) 精索・陰嚢疾患のチェックポイント…………………………………………362
 (5) 精索・陰嚢の症例………………………………………………………………363
  症例1～3 精索水腫……………………………………………………363, 364
  memo 陰嚢水腫 精索水腫・ヌック水腫…………………………………363
  症例4, 5 ヌック水腫……………………………………………………………365
  症例6, 7 停留精巣………………………………………………………………366
  症例8 交通性陰嚢水腫……………………………………………………367
  症例9 陰嚢水腫……………………………………………………………367

・参考文献・368
・索　引・370
・監修者，著者略歴

第Ⅰ章

消化管エコーの基礎

1. 消化管のエコー検査
2. 消化管エコーの走査法

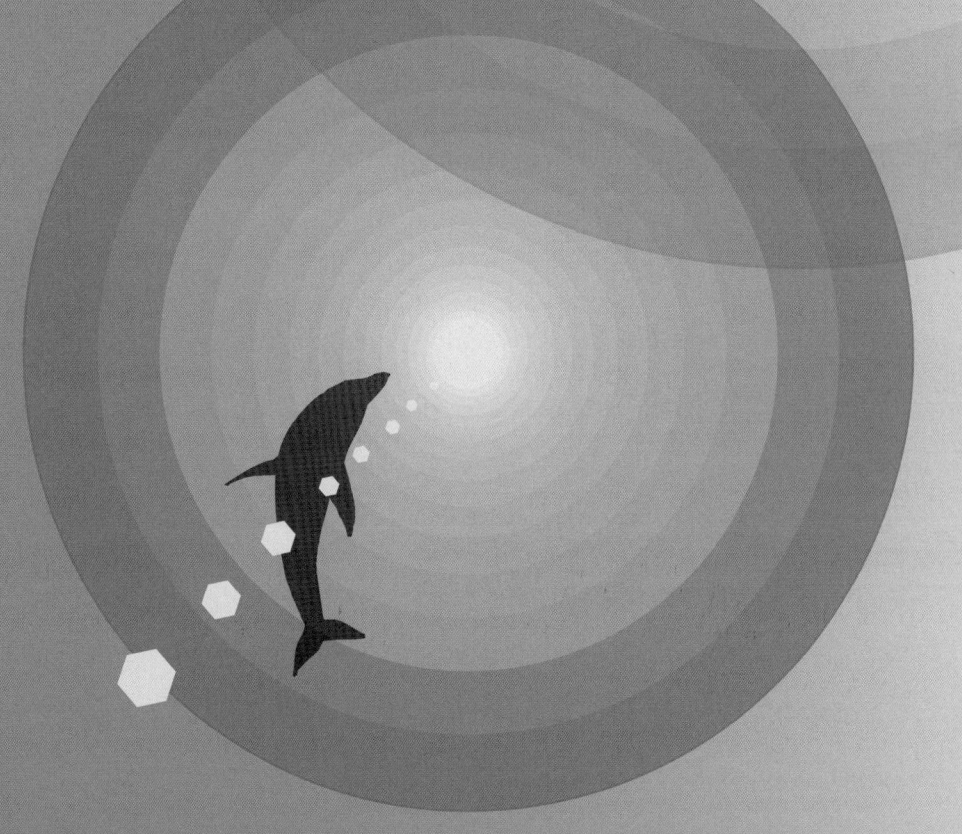

1 消化管のエコー検査
ultrasound of gastrointestinal tract

1 消化管エコーの適応

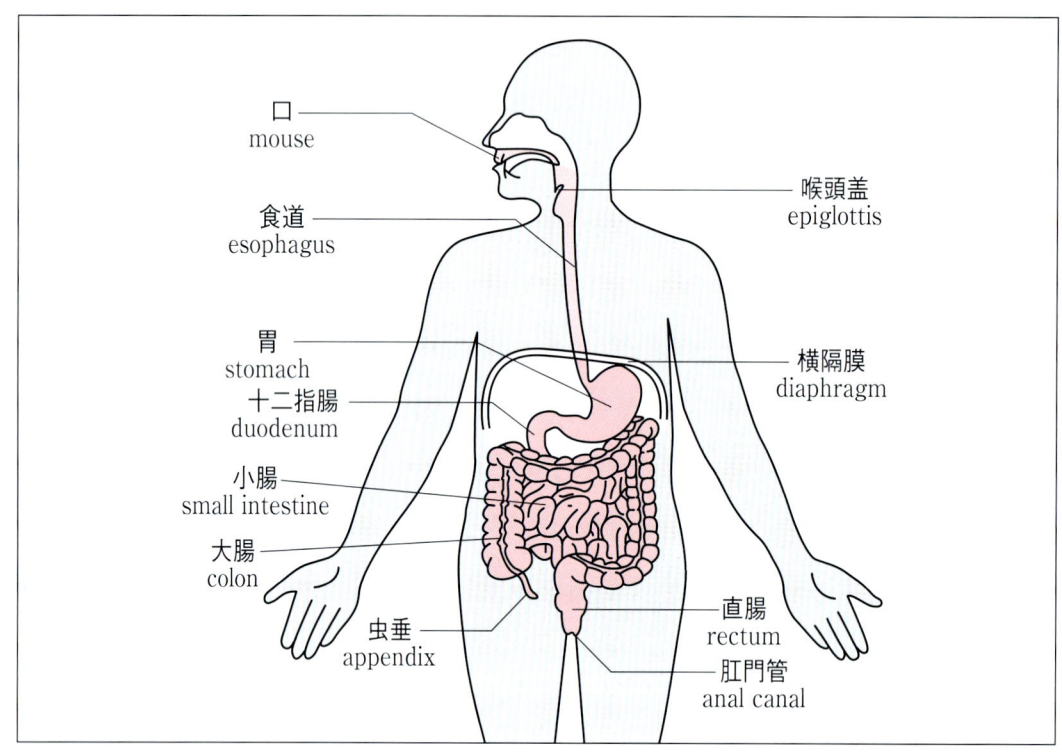

図a　口から肛門までの消化管

・消化管のエコー検査について

　消化管とは食道から肛門までの管腔部分をいう．超音波検査（エコー）で系統的観察が可能な領域は，食道では頸部食道・腹部食道，胃では食道胃接合部から噴門部・穹窿部・体部・胃角部・前庭部である．小腸では十二指腸球部・下行部・水平部から空腸への移行部と回腸末端である．大腸では虫垂・盲腸・上行結腸・右結腸曲（肝彎曲）・横行結腸・左結腸曲（脾彎曲）・下行結腸・S状結腸・直腸が系統的検査の対象になる．固定されていない空腸や回腸では複雑な走行を示すことから一部を除き系統的検査はできない．図aは口から肛門までの消化管を示す．

2 消化管エコーを行うには

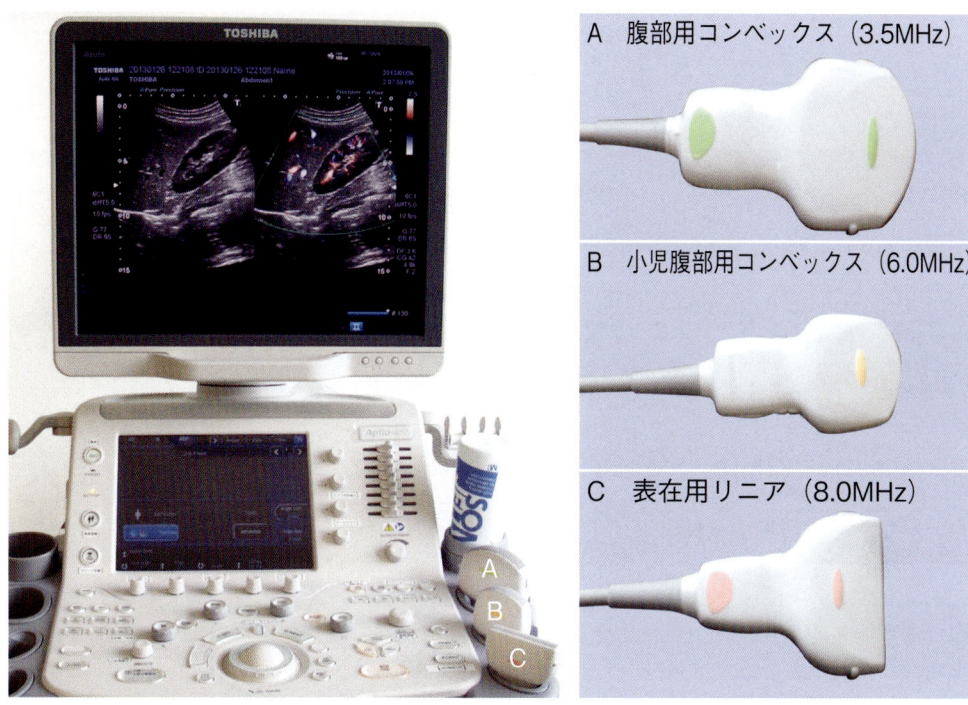

図b　超音波装置と探触子（東芝メディカルシステムズ㈱ Aplio400）

A　腹部用コンベックス（3.5MHz）
B　小児腹部用コンベックス（6.0MHz）
C　表在用リニア（8.0MHz）

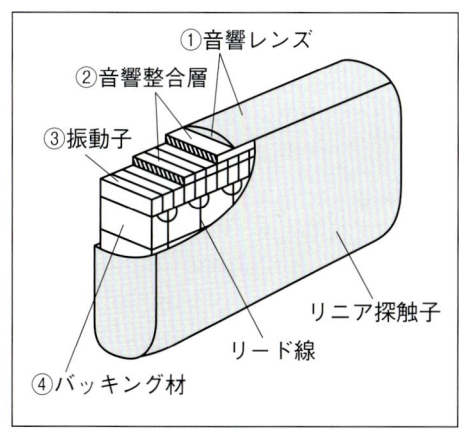

図c　探触子の構造

①音響レンズ
②音響整合層
③振動子
④バッキング材
リニア探触子
リード線

・超音波装置と探触子について
　消化管のエコー検査を行う際，筆者らが用いる探触子は，腹部用コンベックス（3.5MHz），消化管・小児腹部用コンベックス（6.0MHz），表在用リニア（8.0MHz）の3本の探触子である．深い領域の消化管には3.5MHz，肥満度の低い人には6.0MHz，回腸末端など浅い領域の消化管には8.0MHzを使用している．これら3つの探触子を，得られる画像に応じ適宜，拡大し（表示レンジ4～6 cm程度），ダイナミックレンジ（50〜60位）を目安にコントラストの強い画像で検査を行っている．図bは超音波装置と探触子について示す．

・探触子の構造
　探触子の構造は，超音波を発する振動子と整合層，バッキング材，音響レンズからなる（図c）．
①音響レンズ：音の屈折を利用し超音波ビームを集束あるいは拡散させる．
②音響整合層：振動子と生体とのマッチングを行う．
③振動子：圧電素子からなり超音波を発する．
④バッキング材：余分な振動をおさえパルス幅を短くする．

第Ⅰ章　消化管エコーの基礎　1．消化管のエコー検査

- 消化管エコーに用いる探触子と拡大率

コンベックス探触子（3.75MHz）拡大なし

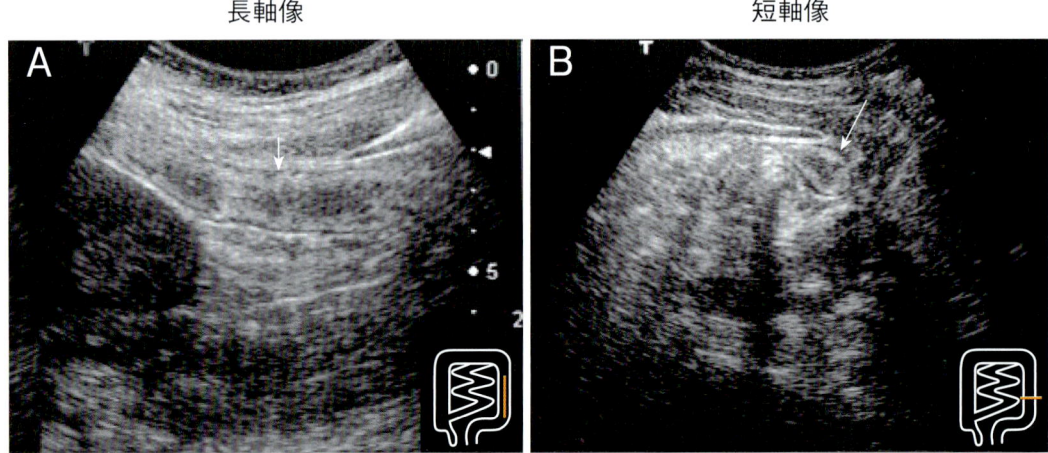

A，コンベックス探触子を用い，表示レンジ10cmで壁肥厚のある下行結腸を長軸像でみたものである（矢印）．B，同一部位の短軸像を矢印で示す．いずれの像も壁肥厚の存在を意識しなければ指摘できない．

リニア探触子（8.0MHz）拡大あり

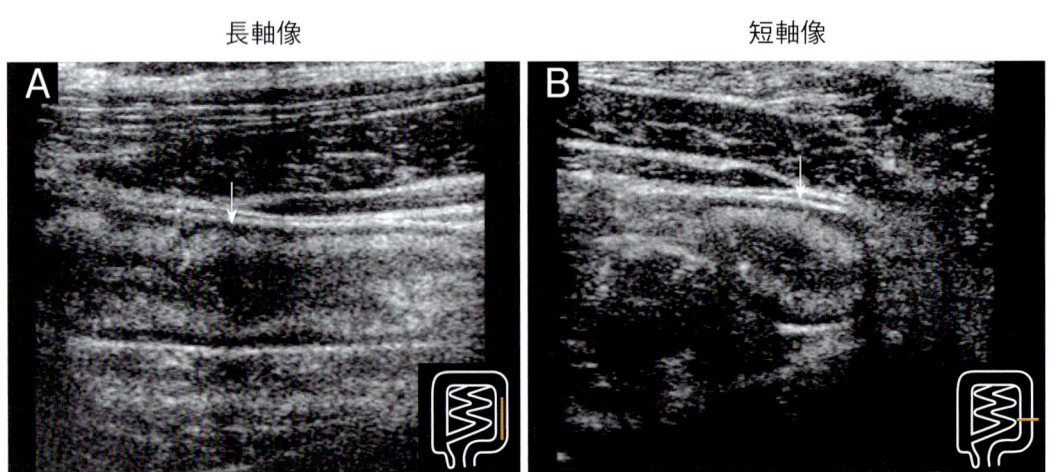

A，リニア探触子を用い画像の表示レンジ6cmで，上記と同一部位（下行結腸）を長軸像でみたものである（矢印）．B，下行結腸の短軸像を矢印で示す．壁肥厚を伴った下行結腸の層構造を観察することができる．腸管の検査では画像を拡大し，ダイナミックレンジを腹部実質臓器の観察時より下げた状態（50〜60程度）にして，コントラストの強い（硬い画像）で観察するのがよい．

- **消化管エコーにおける圧迫の必要性**

　消化管内にはガスや内容物が存在するため，走査のコツの1つとして適度な圧迫を繰り返し行うことである．圧迫による画像の変化の様子を回腸末端の同一例で示す．

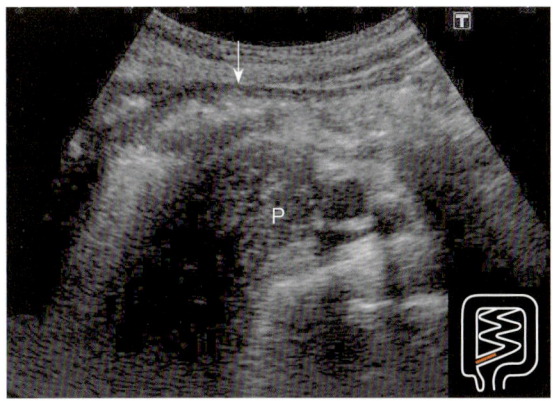

回腸末端（圧迫なし）

・圧迫なしでは腸腰筋（P）の腹側に接し回腸末端内腔のガスや内容物が輝度の高い像としてみられる（矢印）．

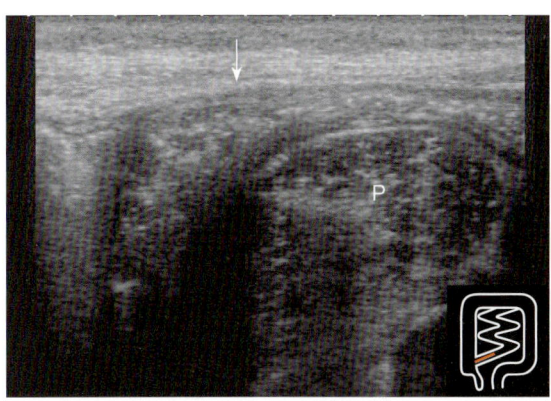

回腸末端（軽度圧迫）

・軽度圧迫を加えた回腸末端像である．ガスと内容物が左右に移動したため腸管壁の様子を知ることができる（矢印）．

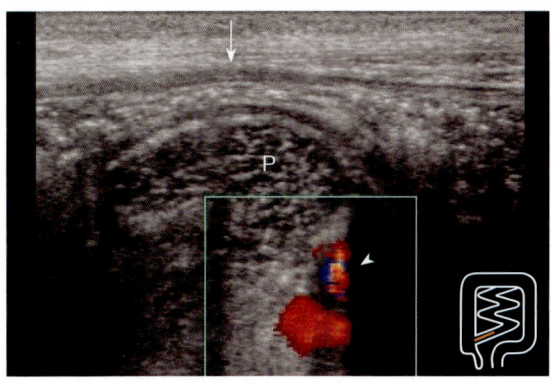

回腸末端（圧迫）

・さらに圧迫を加えた回腸末端像である．腸管壁がさらに鮮明に描出され（矢印），腸腰筋もガスなどの影響を受けないため明瞭に描出されている．カラードプラで血流シグナル（信号）が表示されているのは外腸骨動静脈である（矢頭）．

3 消化管疾患のみかた

腸疾患をみる際には腸管壁肥厚や，拡張の存在などについて下記の表に示す項目について評価し検査をすすめるとよい．

表　消化管疾患のみかた

腸管壁肥厚	腸管拡張
・肥厚部位，広がり，程度，層構造 ・腸管壁のエコーレベル（特に粘膜下層） ・内腔の状態（粘膜面の潰瘍などの評価） ・腫瘍性病変の有無 ・壁の硬さ，変形の有無，蠕動運動 ・血流状態 ・壁外の状態（脂肪織肥厚，リンパ節腫大，腹水の有無）	・拡張部位，広がり，程度，蠕動運動 ・to and fro movement の確認 ・ケルクリング襞の肥厚，消失の有無 ・閉塞部位の追求 ・閉塞部位の血流状態 ・壁外の状態（脂肪織の肥厚，リンパ節腫大，腹水の有無）

腫瘍性病変のみえ方の違い

限局性の壁肥厚例　　　　全周性の壁肥厚例

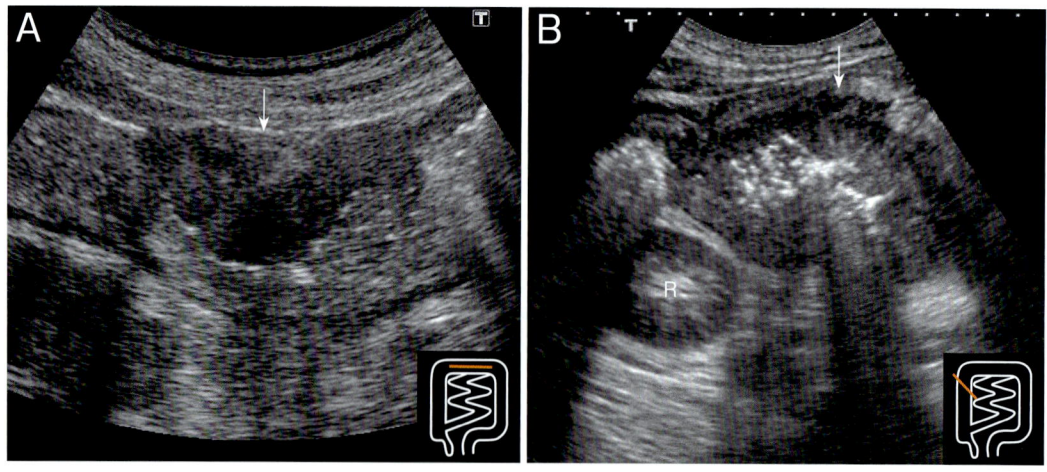

A．横行結腸に限局した壁肥厚を示すが，全周性の肥厚ではないため pseudokidney sign としては描出されない（矢印）．B．中心部に高エコー，周囲に低エコーを示す pseudokidney sign がみられる（矢印）．A，B両方が大腸腫瘍の画像である．腫瘍性病変以外でも走査によっては同様の像を呈することがあるため，異常所見が疑われた場合には縦・横走査で繰り返し観察することが大切である．R；右腎

小腸の拡張病変と肥厚性病変

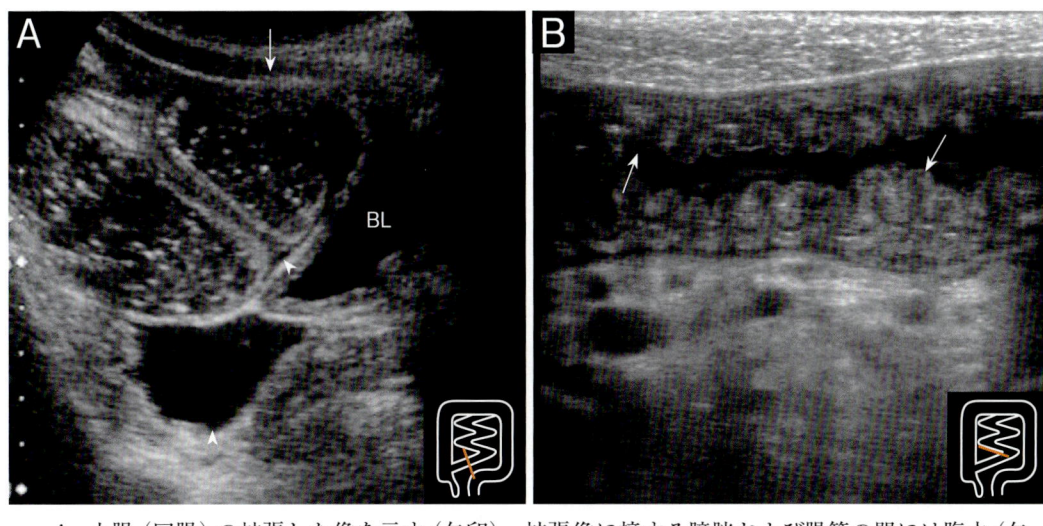

小腸の拡張例 　　　小腸の肥厚例

A, 小腸（回腸）の拡張した像を示す（矢印）．拡張像に接する膀胱および腸管の間には腹水（矢頭）がみられる．リアルタイムで観察すると拡張した小腸には内容物のto and fro movementがみられる．B, 小腸（空腸）粘膜の浮腫性肥厚がトウモロコシの粒状を示すcorn signを呈している（矢印）．BL；膀胱

腸管径と壁厚の計測

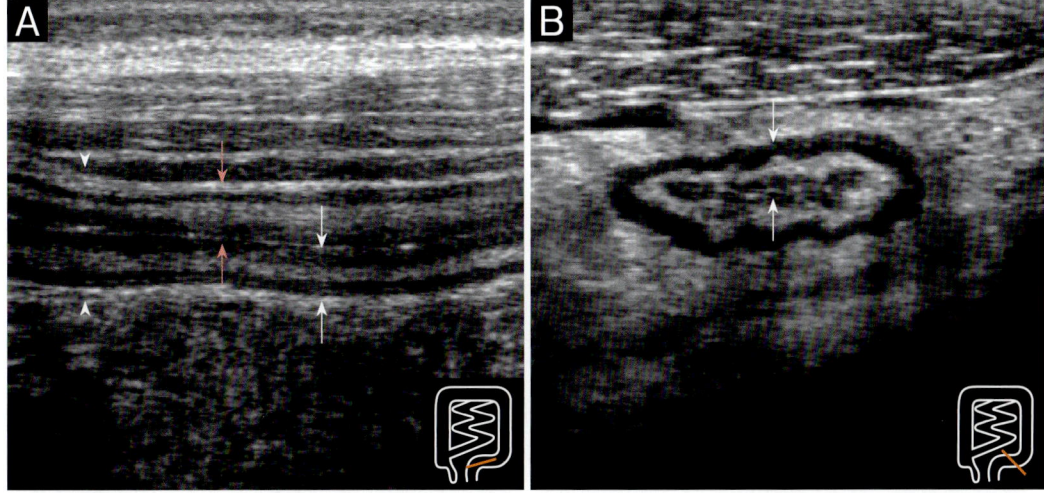

S状結腸の長軸像　　　短軸像

・潰瘍性大腸炎の寛解期におけるS状結腸のエコー像を示す．A, 腸管径とは，腸管の最外層をなす高エコーの漿膜から反対側の漿膜をいうが（矢頭），日常診療では前壁または後壁側のどちらか一方の壁厚を計測することで評価している．前壁側の計測では赤矢印，後壁側の計測は白矢印で示す．B, 同症例におけるS状結腸の短軸像を示す．肥厚が疑われる場合には短軸・長軸の2方向で評価する．矢印は前壁側の壁を示す．筆者の施設では正常な胃・腸管の壁厚は，胃5mm（幽門部は蠕動で8mmほど）以下，小腸3mm以下，大腸4mm以下，直腸6mm以下を正常としている．

4 消化管エコーの用語

消化管エコーで用いる主な用語とエコー像を対比して示す．

キーボードサイン keyboard sign	コーンサイン corn sign
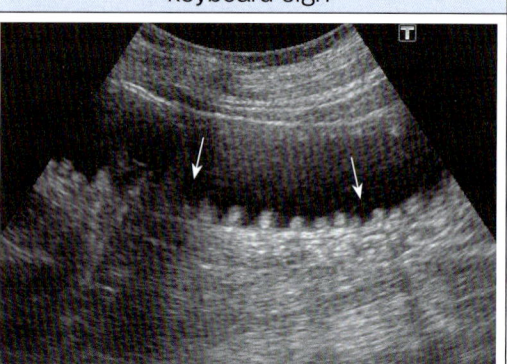	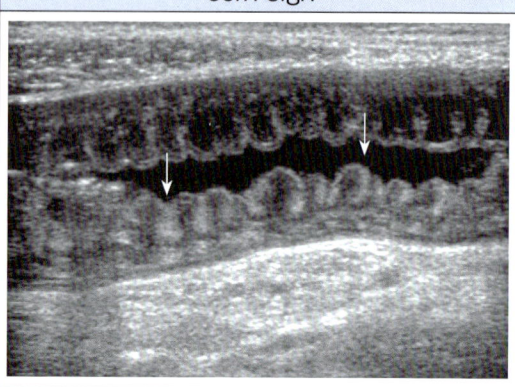
・腸閉塞の際，拡張した小腸のケルクリング襞が鍵盤状に観察される所見をいう（矢印）．リアルタイムで観察すると拡張した腸管内の液状物が行き来する動きを順逆流運動 to and fro movement とよぶ．	・小腸のケルクリング襞が著明な浮腫性肥厚を示すと，トウモロコシの粒状を呈することから corn sign とよばれる（矢印）．腸管アニサキス症やヘノッホ・シェーンライン紫斑病などでみられる所見である．
アイソレーションサイン isolation sign	シュードキドニーサイン pseudokidney sign
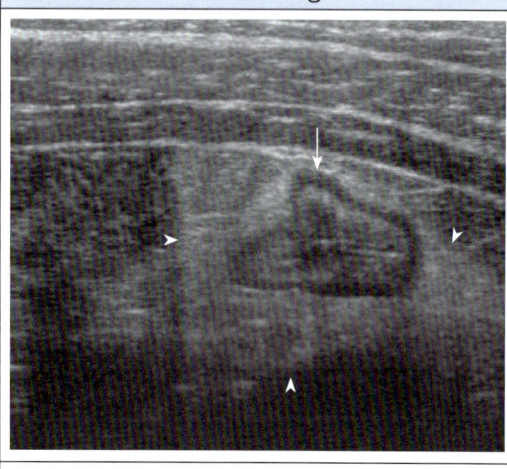	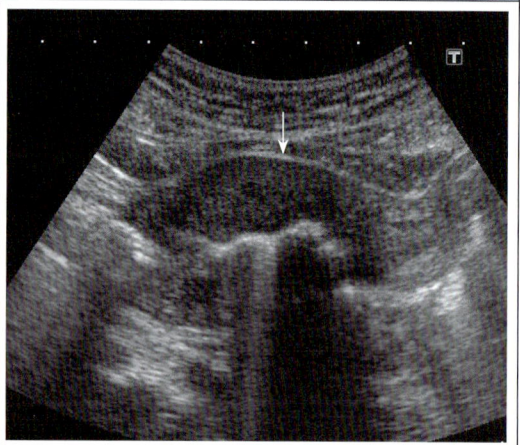
・腸管の壁外への腫瘍浸潤や炎症波及により周囲脂肪織のエコーレベルが上昇し（矢頭）腸管壁肥厚がさらに強調されてみえる所見をいう（矢印）．	・肥厚した消化管壁とその内容などによって作られる腎のエコー像に類似した低エコー腫瘤像をいう（矢印）．

マルチプルコンセントリックリングサイン multiple concentric ring sign	ホイールプールサイン whirlpool sign
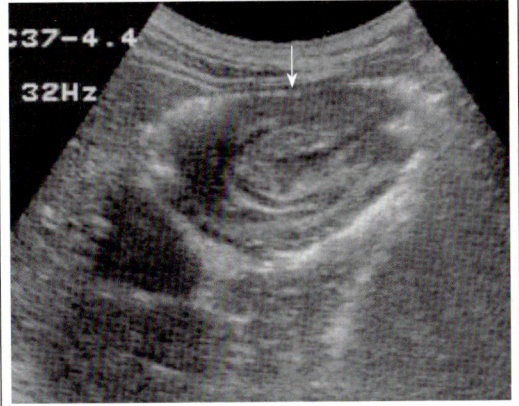 ・腸重積にみられる特徴的所見で重積腸管部分が短軸像で高エコーと低エコーの層からなるリング状（多層同心円構造）を呈する所見をいう（矢印）．target sign ともいう．	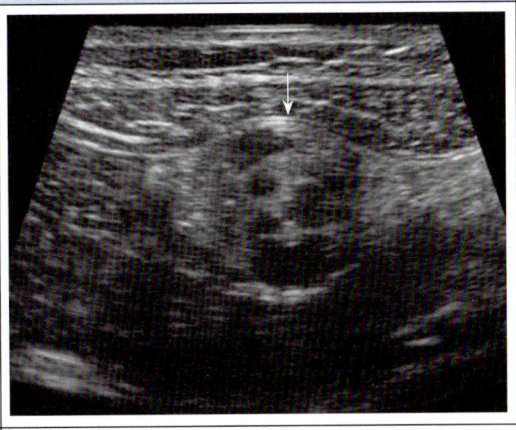 ・腸回転異常症に中腸軸捻転が合併した際の特徴的所見で上腸間膜動脈を軸に上腸間膜静脈が渦巻き状の走行を呈する所見をいう（矢印）．
フリーエア free air	ビークサイン beak sign
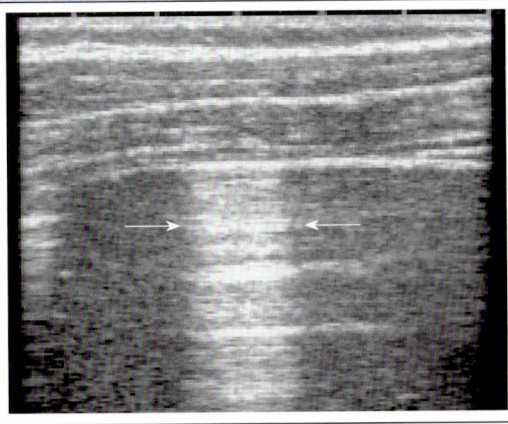 ・胃・十二指腸など消化管の穿孔により腸管内ガスが腹腔内に漏れ腹腔内遊離ガスが多重エコーを伴った高エコー像をfree air という（矢印）．	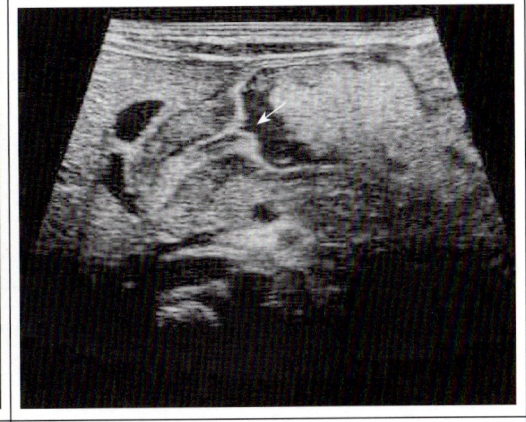 ・肥厚性幽門狭窄症により胃内腔は拡張し，肥厚した狭窄部が鳥のくちばし状にみえる．これをbeak signという（矢印）．Achalasiaを示す所見ではbird beak signとして用いられる．

2 消化管エコーの走査法
scanning method of gastrointestinal tract

1 "の"の字2回走査でみる腹部の基本走査手順

"の"の字2回走査でみる腹部エコーの走査手順について示す．

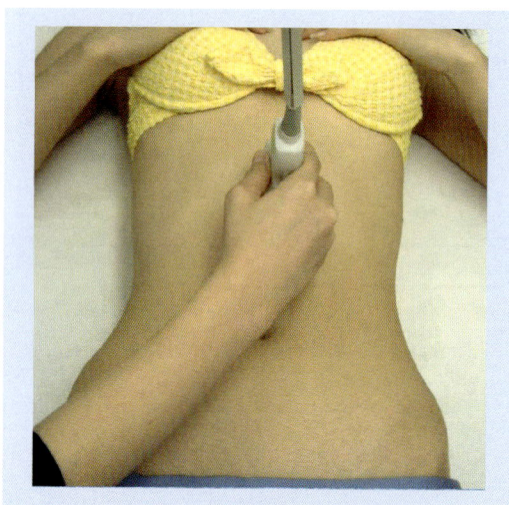

図a　探触子の持ち方

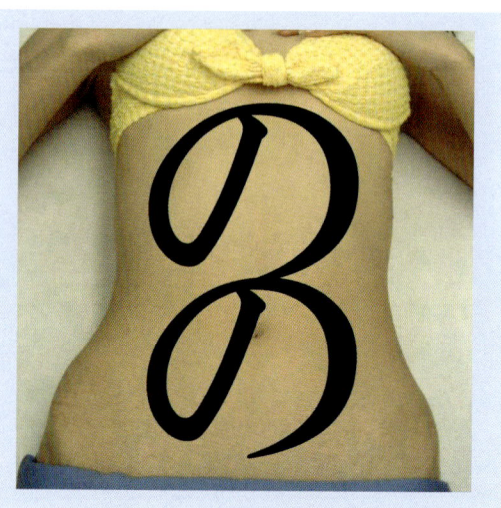

図b　"の"の字2回走査法

- **"の"の字2回走査法の手順について**

コンベックス探触子を縦に持ち剣状突起よりやや頭側寄りの正中を縦断走査し（図a），肝左葉を同定する．その後，筆者らが提唱する"の"の字2回走査法の手順に沿って行う．

1回目の"の"は上腹部・下腹部の臓器について系統的観察を行う．このとき，肝左葉や，胆嚢，膵に隣接する上部消化管（腹部食道・胃噴門部，胃体部，胃前庭部・十二指腸球部，十二指腸の下行部，水平部，上行部）については腹部臓器を観察する際，系統的観察を行う．観察したい臓器を鮮明に描出するにはこまめに「息を吸って止める」の合図を繰り返し行うとよい．

2回目の"の"は回腸末端から盲腸，大腸について系統的観察を行う方法である（図b）．

2 空腸・回腸の走査法

　空腸，回腸では一部を除いて系統的観察ができない領域であるため，下記走査法で行うことをすすめる．

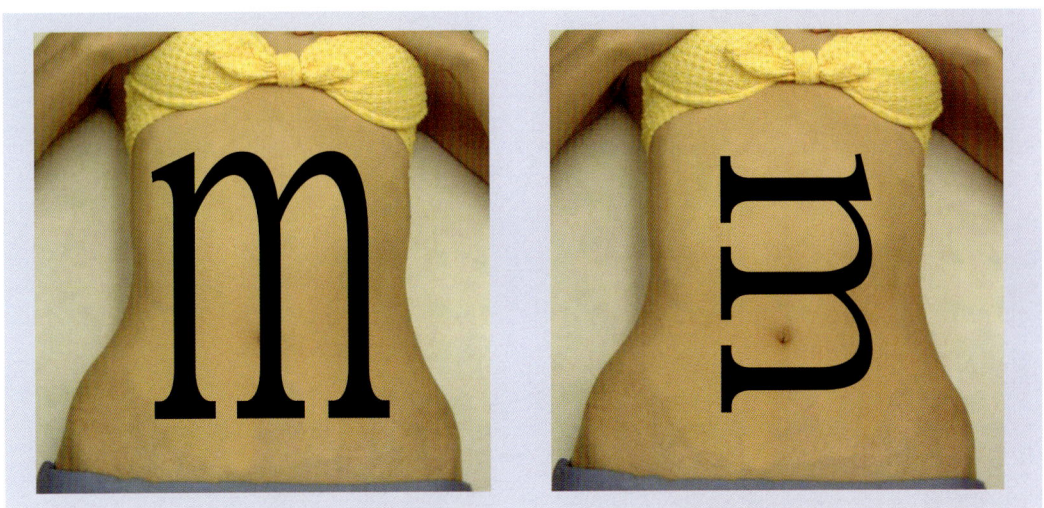

図c　系統的検査ができない小腸の走査法

- **空腸，回腸の走査法と消化管エコーの確認**

　系統的観察のできない空腸，回腸は"m"の字走査を行う．この走査法は図cに示すように腹部全体を適度に圧を加えながら"m"の字を書く手順で縦・横走査で観察する．このとき，限局性低エコー，あるいは周囲腸管と異なる高エコー像に注目する．正常腸管はガスや，消化管内容物が高エコー像を示すことから，限局性低エコー病変の拾い上げが可能である．同時に系統的走査が可能な消化管においても病変の存在と周囲腸管との関係や口側腸管の拡張などを再確認する意味で"m"の字走査は重要な方法と考えている．この走査法は，消化管以外の腹部臓器についても病変の有無の再確認をする意味でも重要である．このとき用いる探触子は肥満度の高い人ではコンベックス探触子を，肥満度の低い人ではリニア探触子を用い拡大画像で観察するとよい．特に症状を訴える部位については適宜，探触子を使い分けながら加圧走査を繰り返し入念な走査・観察が必要である．

3 "の"の字2回走査でみる上部消化管の基本走査法

腹部臓器全体を走査する中で上部消化管の走査手順について示す（図d-1, 図d-2）.

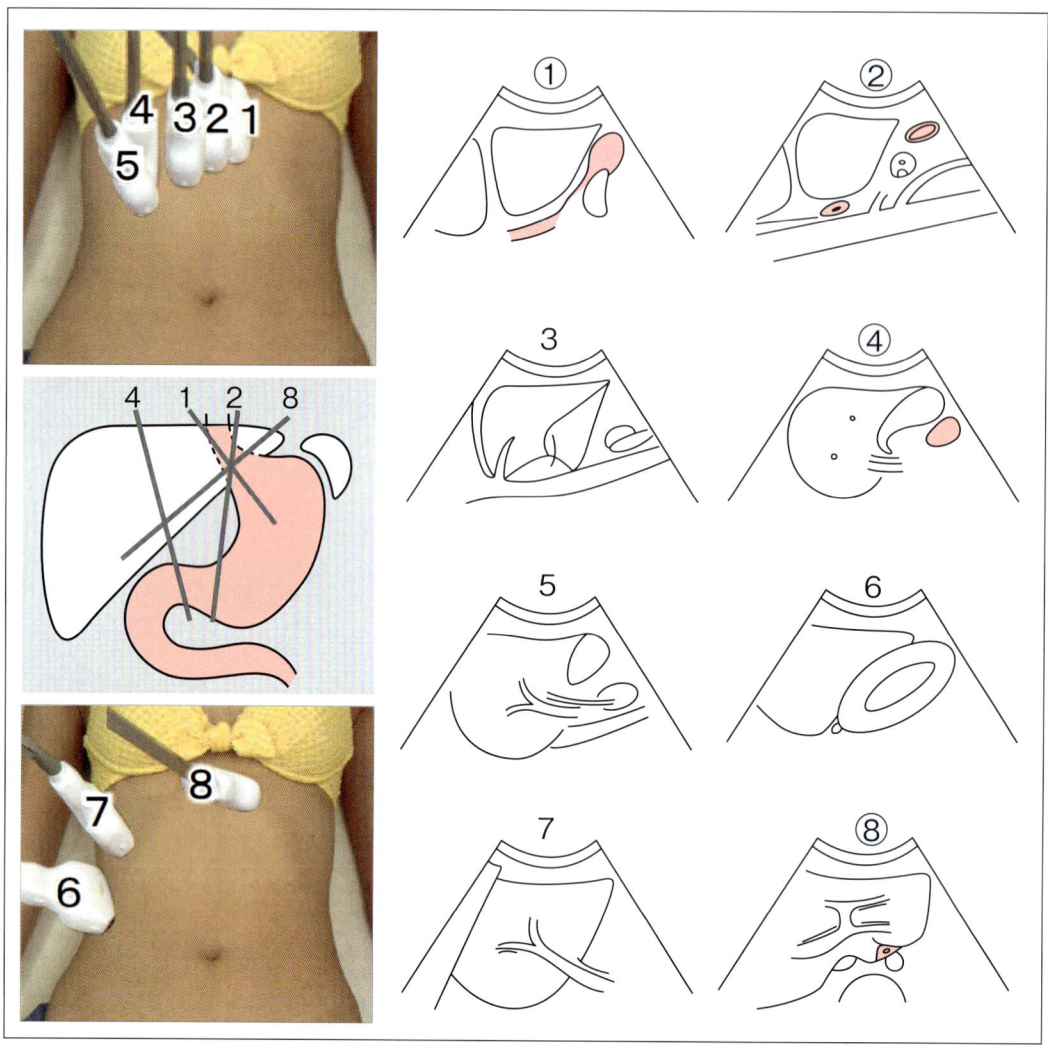

図d-1　腹部臓器と消化管の走査手順

① 肝左葉を描出し腹部食道・胃接合部から胃穹窿部・体部を扇状走査でみる.
② 肝左葉と腹部大動脈を描出し，腹部食道の短軸像，胃前庭部の短軸像を扇状走査でみる.
③ 下大静脈を描出し周辺臓器をみる.
④ 胆嚢を描出し幽門部から十二指腸球部をみる.
⑤ 総胆管を描出し周辺臓器をみる.
⑥ 右腎を描出し周辺臓器をみる.
⑦ 肋間走査で肝右葉を描出し肝実質をみる.
⑧ 門脈左枝臍部を描出し，腹部食道から胃接合部の短軸像を扇状走査でみる.

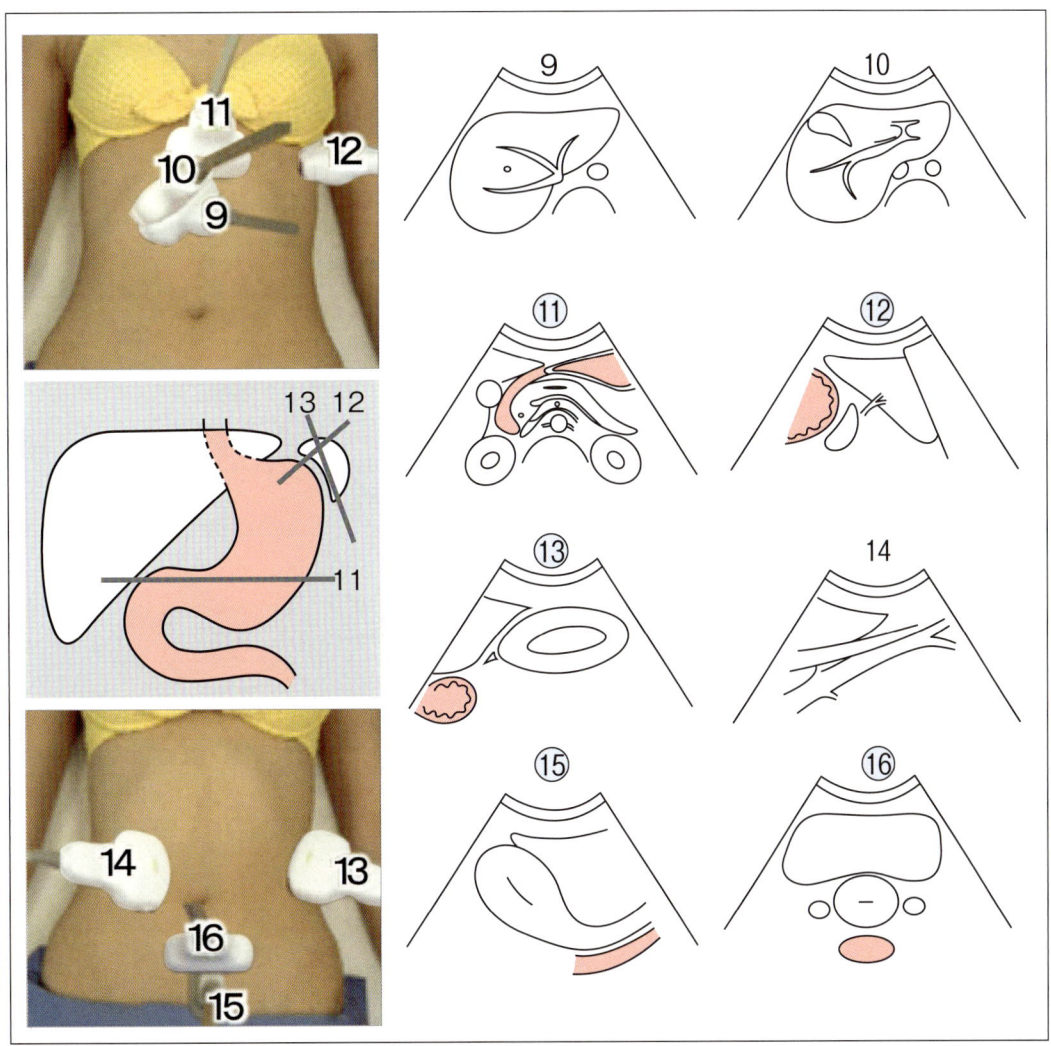

図d-2 腹部臓器と消化管の走査手順

9 肋骨弓下走査で肝静脈を描出し肝実質をみる．
10 肋骨弓下走査で左右門脈枝を描出し門脈・肝内胆管をみる．
⑪ 心窩部横走査で胃体部・胃角部・胃前庭部および十二指腸球部，十二指腸下行部，水平部，上行部を長軸像，短軸像でみる．
⑫ 左肋間走査で脾を介し胃体部をみる．
⑬ 方向を変え胃体部をみる．
14 腹部大動脈を描出し傍大動脈リンパ節腫大についてみる．
⑮ 膀胱を介し子宮または前立腺を描出し直腸の長軸像をみる．
⑯ 膀胱を介し子宮または前立腺を描出し直腸の短軸像をみる．

4 "の"の字2回走査でみる下部消化管の基本走査法

下部消化管の走査手順について示す（図e-1，図e-2）．腹部および大腸模式図に示す番号と消化管の模式図の番号を対比して示す．

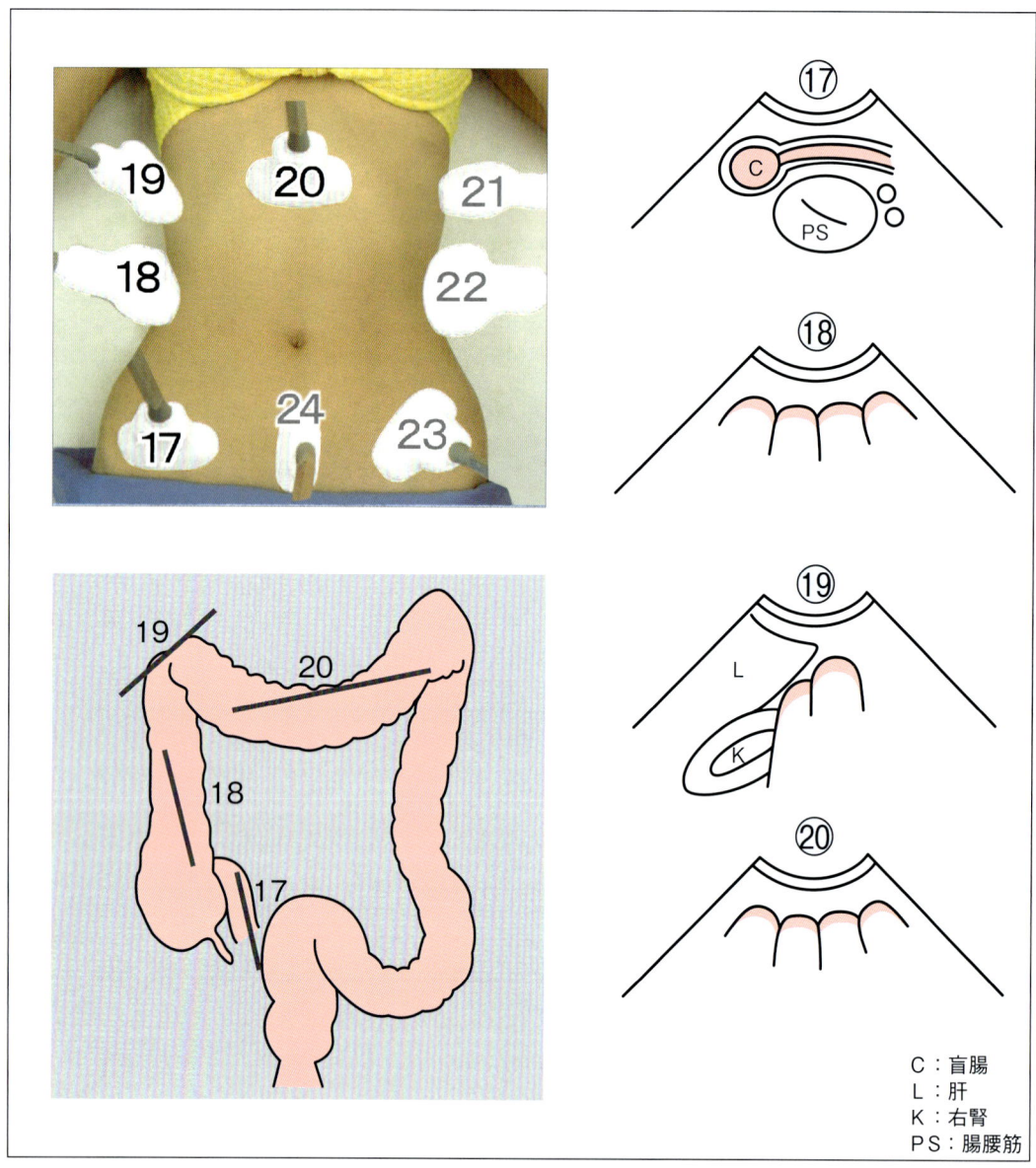

図e-1　下部消化管の系統的走査法

⑰ 回腸末端，回盲弁，虫垂，回盲部リンパ節，盲腸の長軸像，短軸像について観察する．
⑱ 上行結腸の長軸像，短軸像について観察する．
⑲ 右結腸曲（肝彎曲部）について観察する．
⑳ 横行結腸の長軸像，短軸像について観察する．

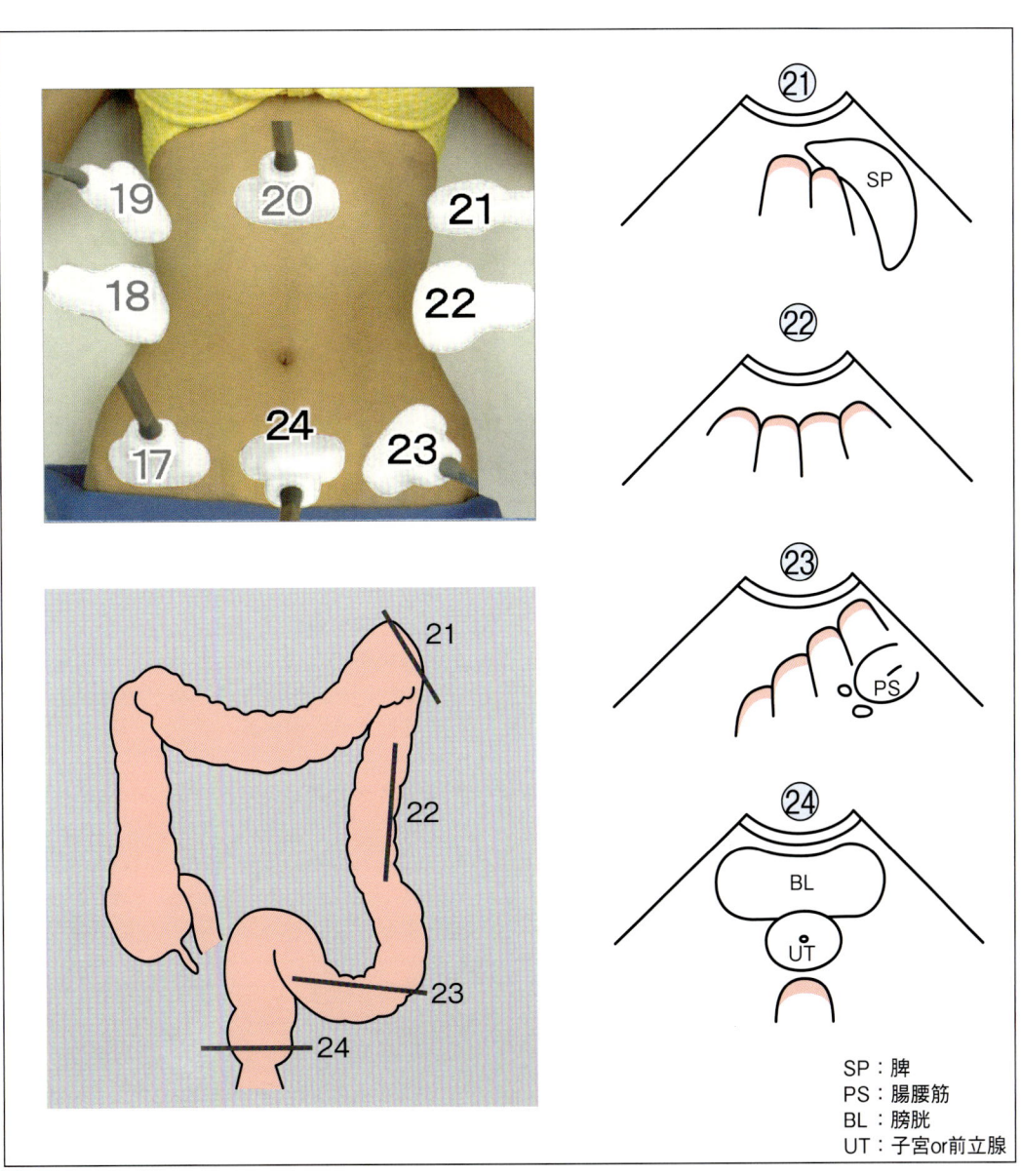

図e-2　下部消化管の系統的走査法

㉑ 左結腸曲（脾彎曲部）について観察する．
㉒ 下行結腸の長軸像，短軸像について観察する．
㉓ S状結腸の長軸像，短軸像について観察する．
㉔ 直腸S状部（Rs），上部直腸（Ra），下部直腸（Rb）の短軸像，長軸像について観察する．適度に尿を貯めて走査するとよい．

5 消化管疾患と臨床検査

消化管疾患が疑われる場合の代表的な臨床検査項目と基準値を示す（表1，表2）.

表1 臨床検査項目（その1）

検査項目	基準値	検査目的
白血球数	3,900～9,800 /μl（男性） 3,500～9,100 /μl（女性）	初期診療で必要な検査となる．各種の細菌感染や消化管穿孔などによる腹膜炎，胃腸炎など炎症により増加する．
ヘモグロビン濃度	13.5～17.6 g/dl（男性） 11.3～15.2 g/dl（女性）	出血など貧血の状況を知るのに必要な検査である．消化管の癌，潰瘍，出血性腸炎などにより減少する．
好酸球数	175～450 /μl	白血球数と白血球分類値から好酸球数を求めるため単独で検査依頼されることはない．好酸球性胃炎，アレルギー性疾患，寄生虫疾患増加や潰瘍性大腸炎で上昇する．
CRP （C反応性蛋白）	0.30 mg/dl 以下	血中CRP濃度は炎症性疾患で増加するため活動の指標になる．初期診療で必要な検査である．細菌性腸炎では反応するがウイルス性胃腸炎では陽性程度が低い．細菌感染症，組織壊死，悪性腫瘍，自己免疫疾患，炎症性疾患で増加する．
CEA （癌胎児性蛋白抗原）	5.0 ng/ml 以下	ハイリスク者における癌の発見や治療効果のモニタリング，再発予知に用いられる．高値では大腸癌，直腸癌が疑われる．消化管以外では膵癌，転移性肝癌，肺癌などで上昇する．
c-kit遺伝子変異解析 （GIST）	変異なし	消化管間質腫瘍（GIST）において c-kit 遺伝子産物のパターンを調べることにより患者の予後や分子標的薬イマチニブの治療方針決定の補助手段として有効である．

表2　臨床検査項目（その2）

検査項目	基準値	検査目的
CA19-9	37.0 U/ml 以下	膵癌の腫瘍マーカーとして登場したが，癌特異性の高い大腸癌のマーカーとしても用いられる．胆嚢癌などでも上昇する．
CA72-4	10.0 U/ml 以下	卵巣癌に特異性が高いが，乳癌にも用いられる．消化管ではスキルス胃癌，大腸癌の指標になる．また大腸癌においてはCEA以上の陽性率がみられる．
抗p53抗体	1.30 U/ml 以下	p53遺伝子の突然変異は癌化の初期に起こることが推測されており血清中に出現した抗p53抗体を検出することにより早期癌の診断が可能になる． 微量の癌細胞であっても検出できる可能性が高い．食道癌，大腸癌，乳癌に適している．
便潜血反応	陰性	微量出血の検出が可能で大腸癌検診に活用されている．大腸癌，潰瘍性大腸炎，クローン病，細菌性腸炎などで陽性になる．
便の色調	黄土色	黒い便は上部消化管出血を疑い，胃潰瘍・十二指腸潰瘍・胃癌・急性胃粘膜病変・食道静脈瘤破裂などを念頭に置く． 赤い便は下部消化管出血を疑い，大腸癌・大腸潰瘍・潰瘍性大腸炎・虚血性腸炎・大腸ポリープ・腸重積・Henoch-Schönlein紫斑病・痔出血を念頭に置く．

6 腹部の名称

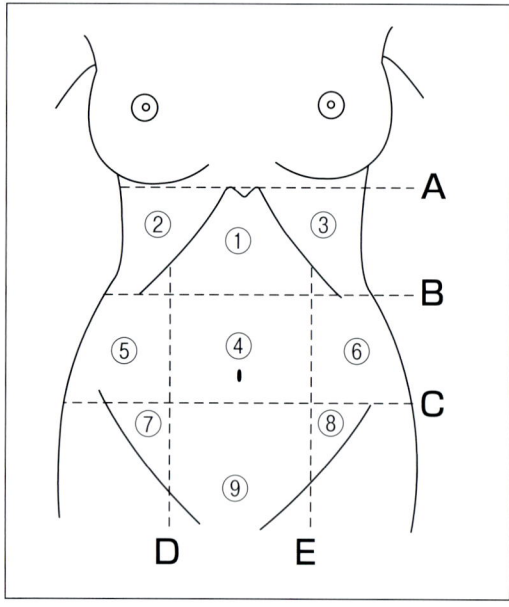

図 f　腹部の部位と名称

• 腹部の部位と名称

　腹部は体表で便宜上3本の水平線と2本の垂直線で9つに区分される（図 f）.
A 剣状突起の上端を通る水平線
　　xiphisternal line
B 肋骨弓下の最下点を通る水平線
　　subcostal line
C 左右の上前腸骨棘を結ぶ水平線
　　intertubercular line
D 右鼠径靱帯の中点を通る垂直線
　　right midinguinal line
E 左鼠径靱帯の中点を通る垂直線
　　left midinguinal line
①：心窩部　　epigastric region
②：右季肋部　right hypochondriac region
③：左季肋部　left hypochondriac region
④：臍部　　　umbilical region
⑤：右側腹部　right lateral region
⑥：左側腹部　left lateral region
⑦：右下腹部　right iliac region
　　回盲部　　ileocecal region
⑧：左下腹部　left iliac region
⑨：下腹部　　suprapubic region

• 身体の名称

　正面から見た身体の名称について示す（図g）.

図 g　正面からみた身体の名称

18　ここまで診る消化管エコー

第Ⅱ章

臨 床

1. 食　道
2. 胃
3. 十二指腸
4. 小　腸
5. 虫　垂
6. 大　腸

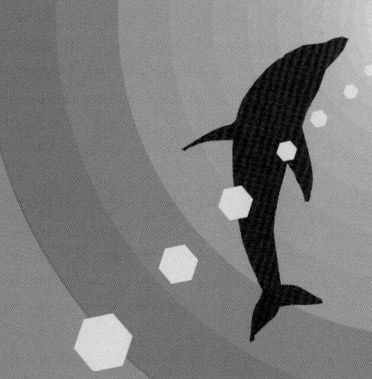

1 食道 esophagus

1 食道の解剖

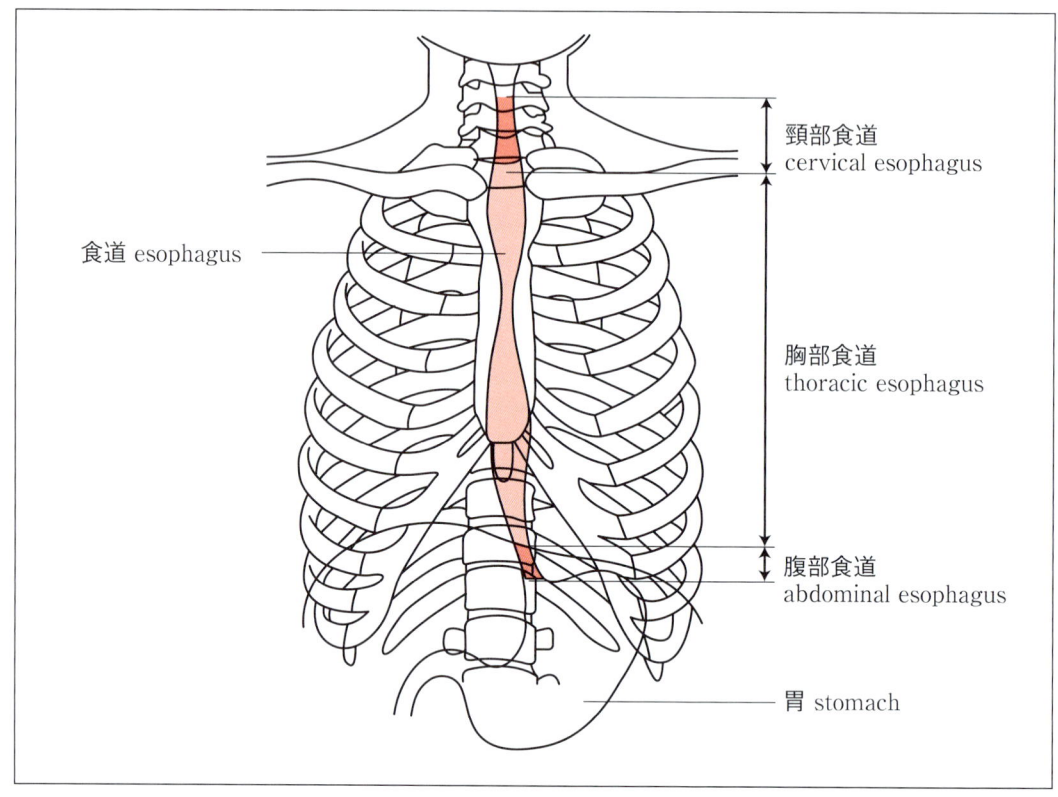

図a　食道の走行

- **食道について**

食道は咽頭から喉頭の輪状軟骨後方，第6頸椎の高さにはじまり気管と心臓の後方を下降し第10胸椎の高さで横隔膜食道裂孔を通り胃に続く長さ25cmほどの管腔臓器である．胸腔内食道は後縦隔にあるため体表からのエコー検査は不可能である．体表より検査可能領域は頸部食道と腹部食道になる．頸部食道は脊柱および椎骨前筋群の前方にあり，やや左方に偏位し，気管と甲状腺が前方に，左側には総頸動脈，内頸静脈が走行する部位で観察される．腹部食道は，横隔膜食道裂孔から胃の噴門に至る長さ数cmの部分で，肝左葉と大動脈の間に描出され，食道胃接合部から胃に連続して観察される．図aに前面よりみた食道の走行を示す．濃色部分はエコー検査の可能領域である．

- 食道の区分

食道区分，名称について食道バリウム X 線像を示す（図 b）．

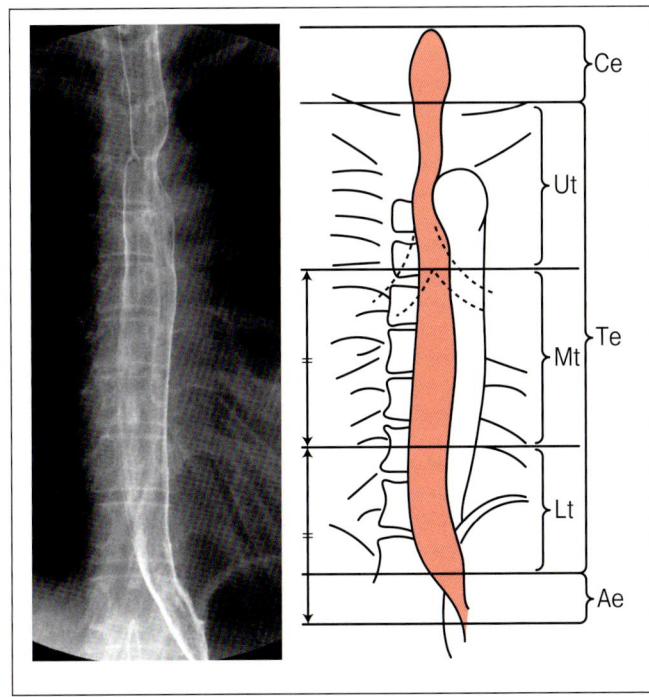

Ce : 頸部食道
  cervical esophagus
Te : 胸部食道
  thoracic esophagus
Ut : 胸部上部食道
  upper thoracic esophagus
Mt : 胸部中部食道
  middle thoracic esophagus
Lt : 胸部下部食道
  lower thoracic esophagus
Ae : 腹部食道
  abdominal esophagus

図 b 食道各部の区分と名称
（「食道癌取扱い規約．第 9 版，金原出版，1999．」による）

- 食道の生理的狭窄について
  食道は頸部，胸部，腹部の 3 部分に区分されるが，周囲器官との交差や圧迫などにより 3 箇所に生理的狭窄部がある．
  1）食道入口狭窄部
  2）気管支狭窄部
  3）横隔膜狭窄部
- 頸部食道は約 5 cm で第 6 頸椎の高さから第 1 胸椎の高さで椎骨前方を下行する．
- 胸部食道は長さ約 15cm で胸腔内にある部分で，第 1 胸椎の高さから，横隔膜を貫く第 11 胸椎の高さに位置する．
- 腹部食道は長さ約 5 cm で，横隔膜食道裂孔を通るとやや左側に曲がり第 11 胸椎の高さで噴門に移行する．

2 正常な食道バリウムX線像と内視鏡像

　食道造影の硫酸バリウム（以下バリウム）X線像は立位の状態でバリウムを飲み込んだ直後に撮影するもので，造影剤と空気による二重造影が食道壁の状態を示している．食道は長い管腔臓器であることから1回の撮影で全体像を描出するのは困難であるため，上部食道と下部食道に分け撮影を行う．模式図の濃色部分の番号は食道バリウムX線像と食道内視鏡像の観察部位を示す．

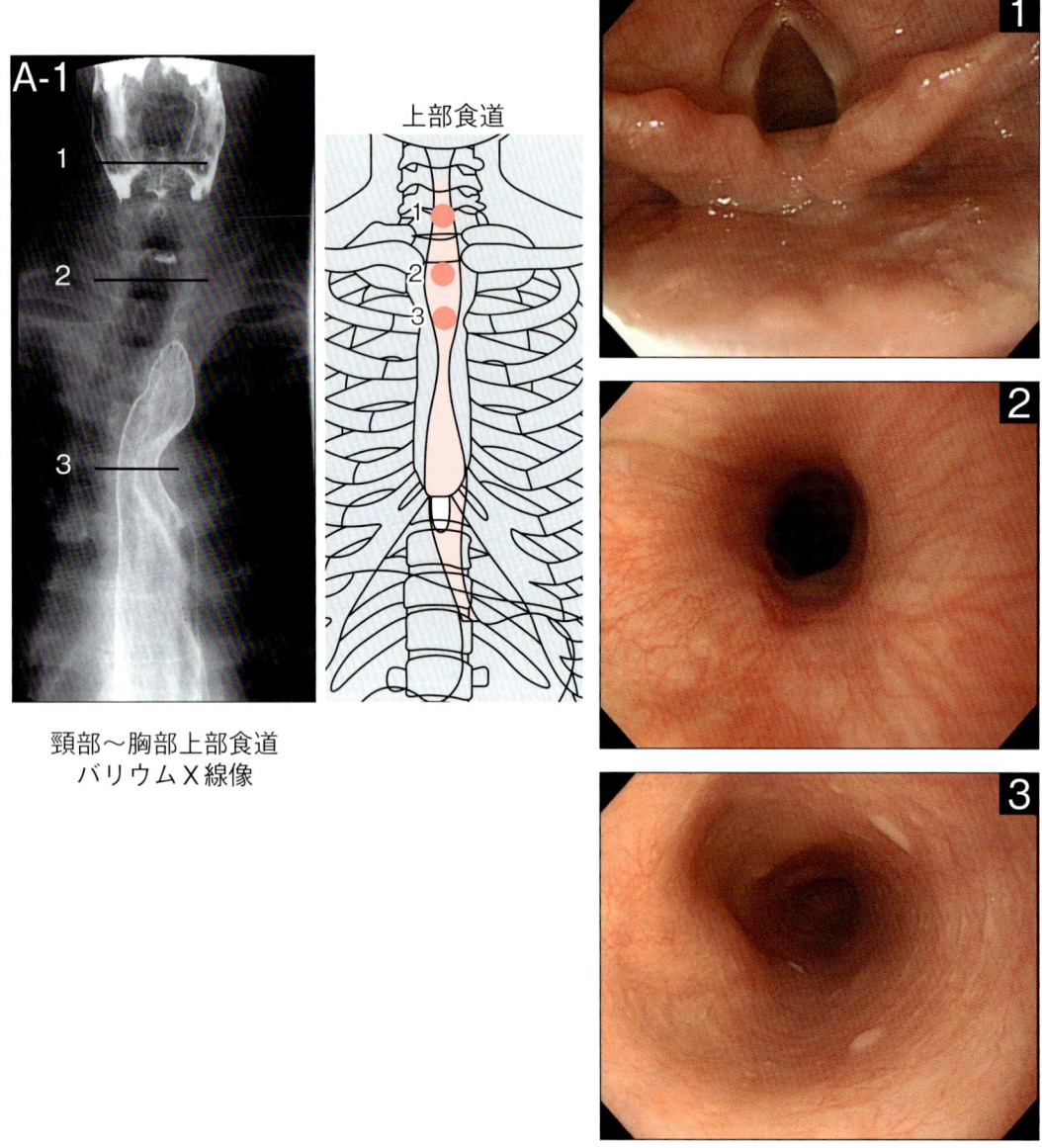

頸部〜胸部上部食道
バリウムX線像

内視鏡像

　A-1，頸部〜胸部上部食道のバリウムX線像である．この番号と食道内視鏡像の番号は同じ観察部位を示したもので，1は下咽頭部，2は頸部食道，3は胸部上部食道である．エコー検査の対象になる領域は2の頸部食道である．

胸部中部食道〜腹部食道
バリウムX線像

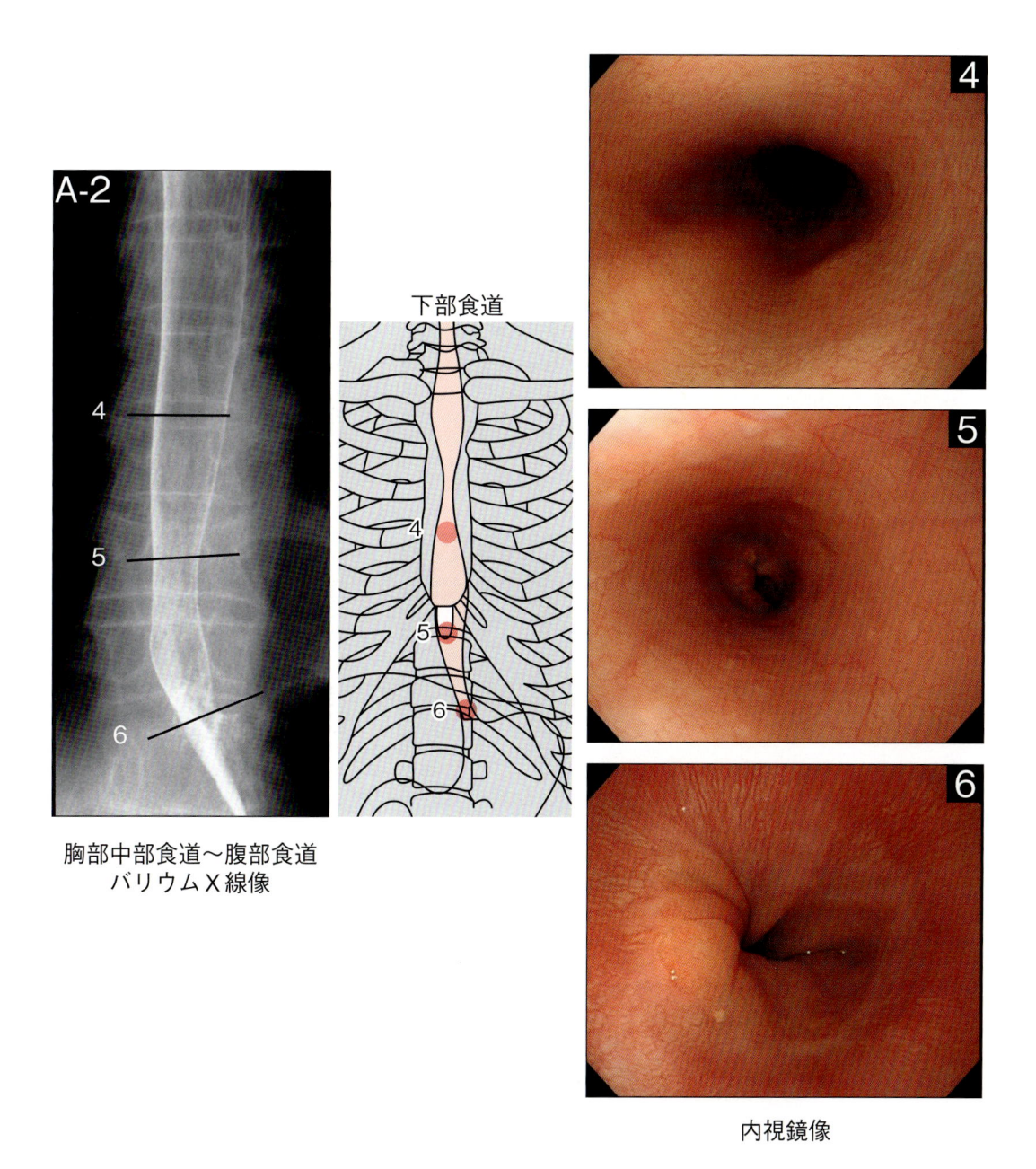

下部食道

内視鏡像

A-2. 胸部中部食道〜腹部食道のバリウムX線像である．この番号と食道内視鏡像の番号は同じ観察部位を示したもので，4は胸部中部食道，5は胸部下部食道，6は食道胃接合部領域の画像である．エコー検査の対象になる領域は6の腹部食道から胃接合部である．

第Ⅱ章 臨床 1. 食道

❸ 頸部・腹部食道の基本走査と正常エコー像

エコーによる系統的走査が可能な食道（頸部・腹部）の正常エコー像について示す．模式図のラインは探触子の走査部位を示してある．

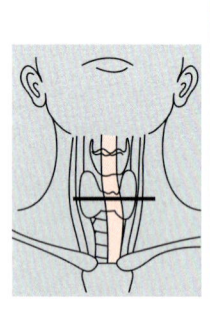

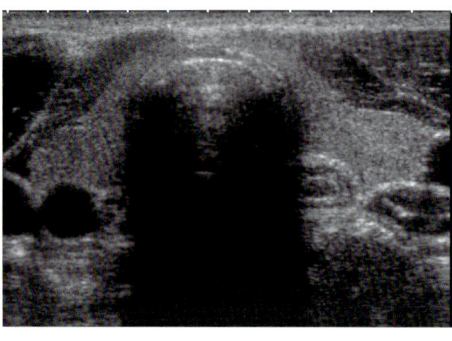

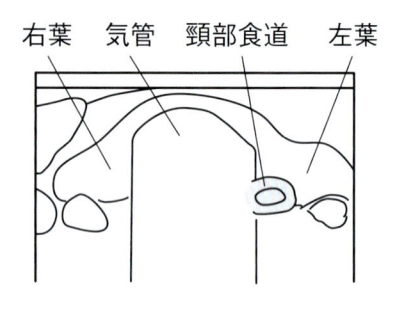

右葉　気管　頸部食道　左葉

・頸部食道の短軸像では，甲状腺左葉を描出する．甲状腺左葉の背側，気管に接し層構造を示すリング状の像が頸部食道である．短軸像を観察しながら上下に走査する．

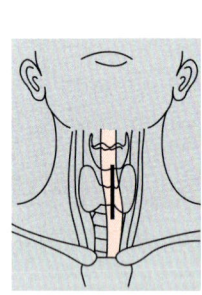

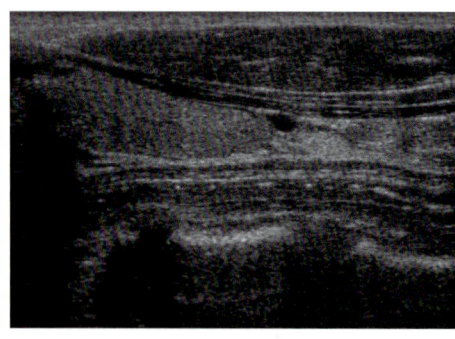

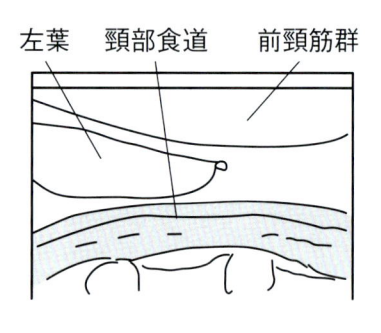

左葉　頸部食道　前頸筋群

・頸部食道の長軸像は，短軸像を観察後，探触子を時計方向に90度回転することで得られる．探触子を扇状走査し得られた画像を注目しながら限局性壁肥厚や腫大の有無について観察する．

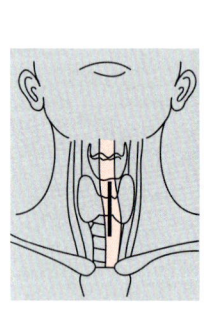

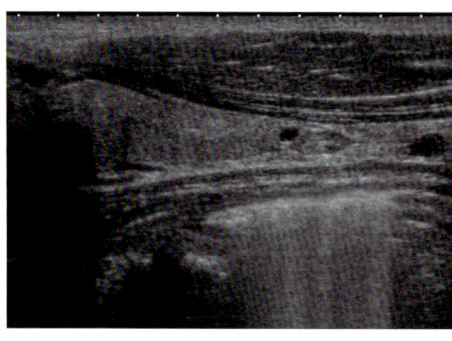

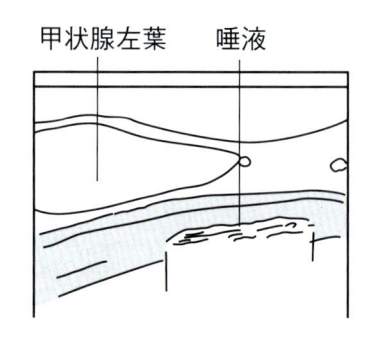

甲状腺左葉　唾液

・頸部食道の確認に長軸像を描出し唾液の通過をみるとよい．頸部食道内の唾液の通過する様子をとらえた像である．

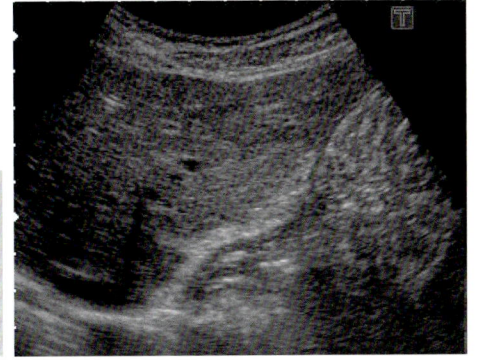

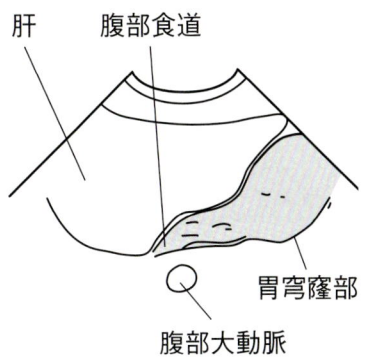

図中ラベル（上段）: 肝, 腹部食道, 胃穹窿部, 腹部大動脈

・探触子を心窩部斜め方向に走査すると，肝左葉を音響窓 acoustic window として腹部食道から胃穹窿部までの観察が可能である．

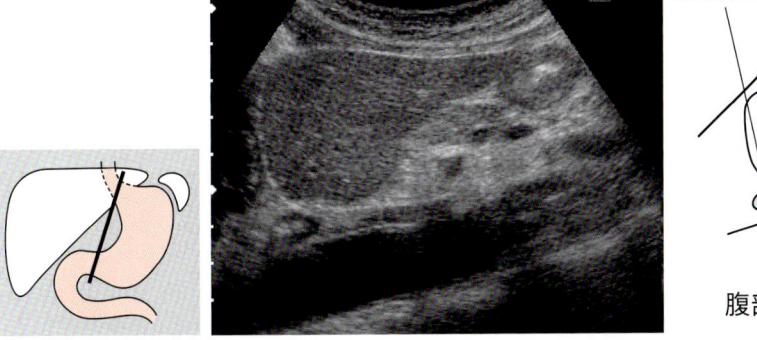

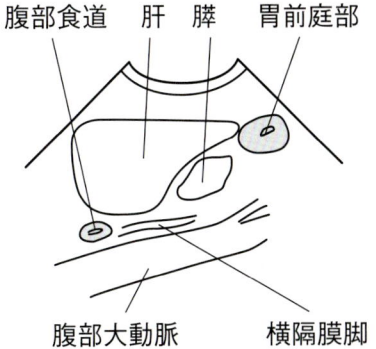

図中ラベル（中段）: 腹部食道, 肝, 膵, 胃前庭部, 腹部大動脈, 横隔膜脚

・心窩部正中を縦断走査すると腹部食道の短軸像は，横隔膜の高さで中心部に高エコーを伴った低エコー像として腹部大動脈と肝左葉の間に描出される．肝左葉下面にみられるものが胃前庭部の短軸像である．

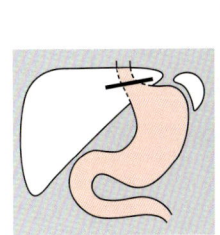

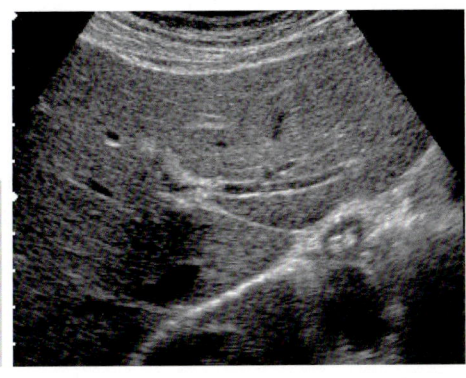

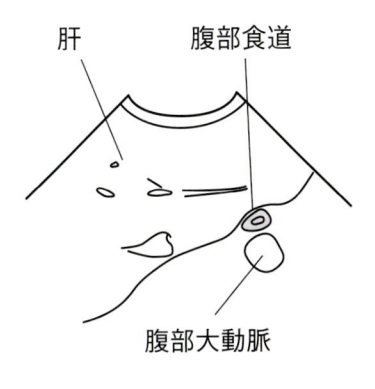

図中ラベル（下段）: 肝, 腹部食道, 腹部大動脈

・心窩部横断走査では肝左葉下面と腹部大動脈の間に腹部食道の短軸像をみることができる．

4　頸部・腹部食道疾患のチェックポイント

頸部・腹部食道疾患のチェックポイントを模式図の番号で示す．

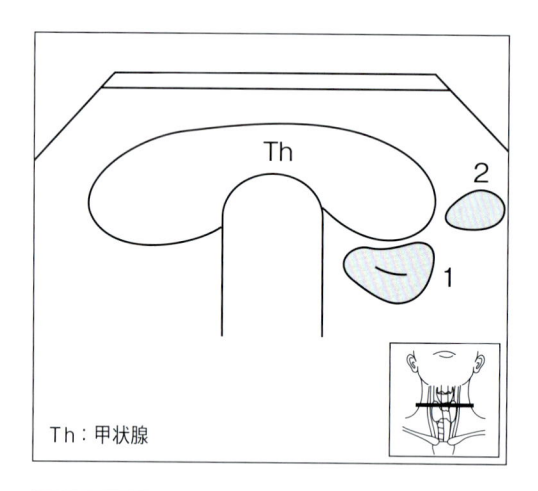

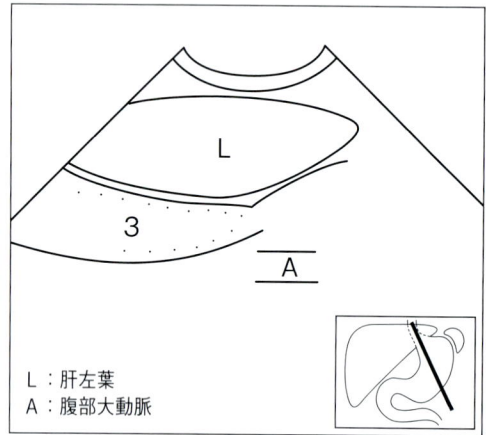

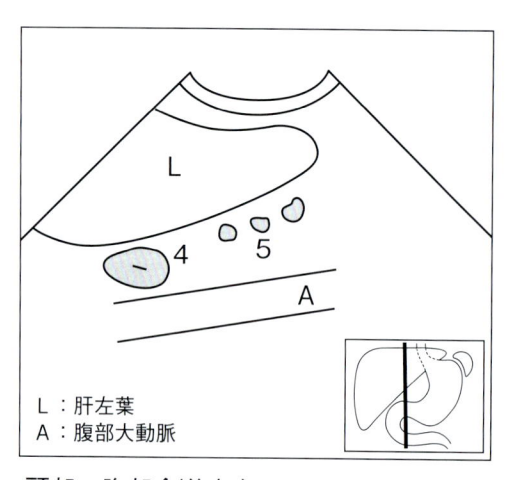

Th：甲状腺

L：肝左葉
A：腹部大動脈

L：肝左葉
A：腹部大動脈

頸部・腹部食道疾患のチェックポイント

1. 頸部食道癌
食道壁が限局性に肥厚し低エコー像を示す．
・リンパ節腫大を伴うことがある．

2. 頸部リンパ節腫大
頸部に円形の低エコー腫瘤を示す．
・頸部のリンパ節は，正常でも描出される．

3. 逆流性食道炎・食道アカラシア・食道裂孔ヘルニア
内容物を伴った腹部食道の拡張を示す．
・逆流性食道炎や食道裂孔ヘルニアでは噴門部から食道へ逆流する様子がみられる．
・逆流性食道炎や食道裂孔ヘルニア，食道アカラシアの鑑別は困難である．

4. 腹部食道癌
腹部食道の層構造は不明瞭で高エコーを伴う限局性の壁肥厚が低エコー像としてみられpseudokidney signを示す．

5. 食道・胃静脈瘤
肝左葉下面に蛇行した管腔状の囊胞像を示す．
・カラードプラで同部位を観察すると静脈瘤では管腔内に血流がみられる．
・肝硬変など門脈圧亢進がある場合，静脈瘤の有無を確認する．
・静脈瘤がみられる場合，脾静脈や門脈血流の逆流の有無を観察する．

5 頸部・腹部食道の良性疾患

頸部および腹部食道における良性疾患の症例を提示する.

症例1　逆流性食道炎　reflux esophagitis

31歳, 女性. 胸焼け.

肝左葉下面に接し腹部食道と内腔には逆流した胃液が高エコー像を示している. リアルタイムで観察すると胃液の流動状態を観察することができる. 図aに腹部食道の長軸像, 図bに短軸像(矢印), 図cに食道内視鏡像を示す. 食道胃接合部の直上に線状のびらんを認め, GERD LA分類 Grade Bと診断された.

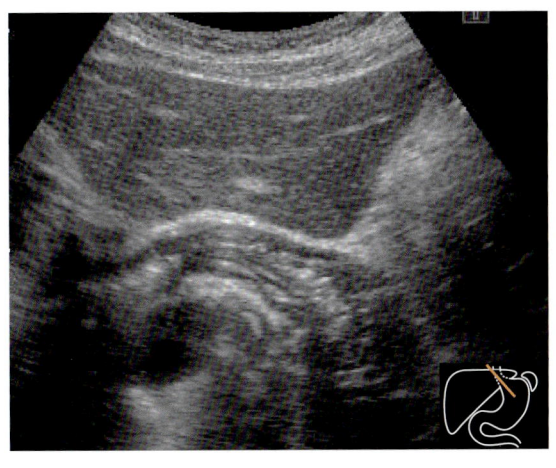

図a　逆流性食道炎の長軸像

肝左葉　腹部食道　噴門部
腹部大動脈　逆流した胃液

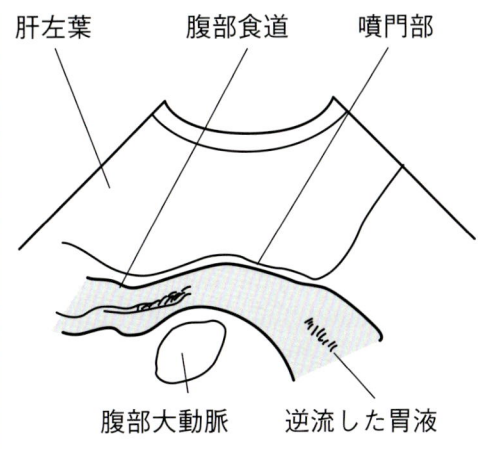

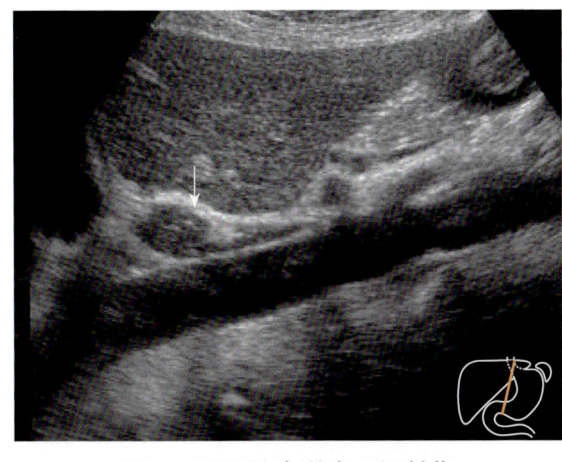

図b　逆流性食道炎の短軸像

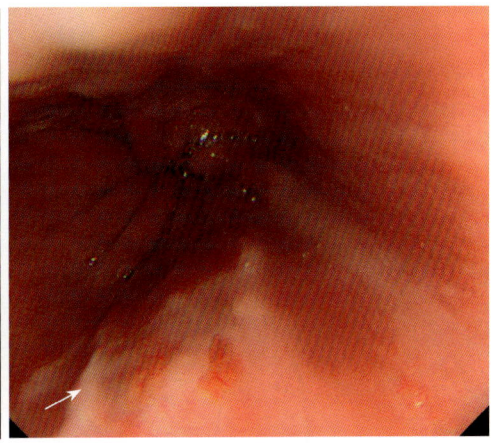

図c　内視鏡像

memo　逆流性食道炎　reflux esophagitis

・胃食道逆流症 gastroesophageal reflux disease : GERD は, 胃内容物が食道内に逆流し長時間停滞することにより食道粘膜が刺激されびらんや炎症がみられる疾患である. 症状は胸焼け heartburn, ゲップ belch, 深夜から朝方の空咳 dry cough, 流涎, 食物による食道痛, 食欲不振, 就寝中逆流物の気道への誤嚥による呼吸器症状がある.

症例2　食道アカラシア　esophageal achalasia

59歳，女性．胸焼け．

　拡張した腹部食道の内腔には滞留する内容物が高エコー像を示すが胃からの内容物の逆流状態をリアルタイムで観察することはできない．食道アカラシア取扱い規約により紡錘型，フラスコ型，S状型に分類されるが，エコー像からこれらの鑑別は困難である．

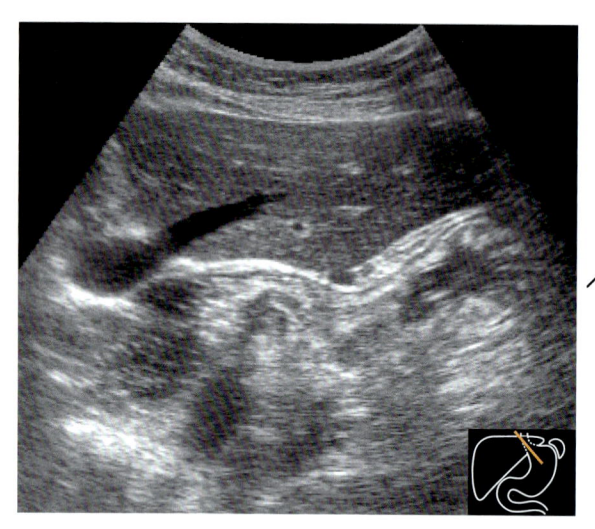

図　食道アカラシアのエコー像

---

memo　食道アカラシア　esophageal achalasia

・食道アカラシアは，食道と胃の接合部が弛緩しないことにより，食物が食道から胃内へ通過せずに食道内に滞留するもので比較的まれな疾患である．代表的な症状は，食物の通過障害による，つかえ，食後の嘔吐や胸痛などである．重症例になると就寝中に食道内に残っている内容物が口腔へ逆流して激しく咳き込んだり，誤嚥性肺炎をきたすことがある．起床時に吐物による枕の汚れに気付くこともある．食道アカラシア取扱い規約では，紡錘型，フラスコ型，S状型の3つに分類される．

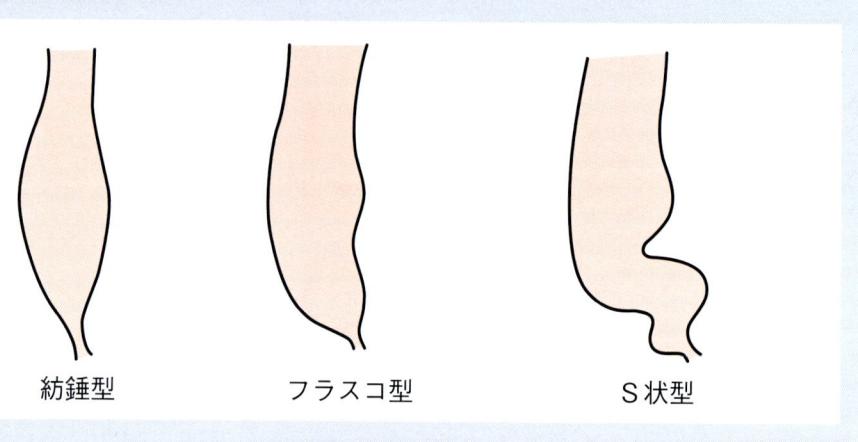

紡錘型　　　フラスコ型　　　S状型

食道アカラシア取扱い規約による3分類

症例3　食道アカラシア　esophageal achalasia

59歳，女性．胸焼け，嘔吐．

　肝左葉と腹部大動脈の間には著明に拡張した腹部食道がみられる．内腔には滞留する内容物が高エコー像で描出されている（図a）．図bは拡張術施行前・後を比較した食道バリウムX線像である．左矢印は食道・胃接合部の平滑で狭小化した弛緩不全部位 bird beak sign である．フラスコ型と診断された．右矢印は拡張術施行後のX線像を示す．

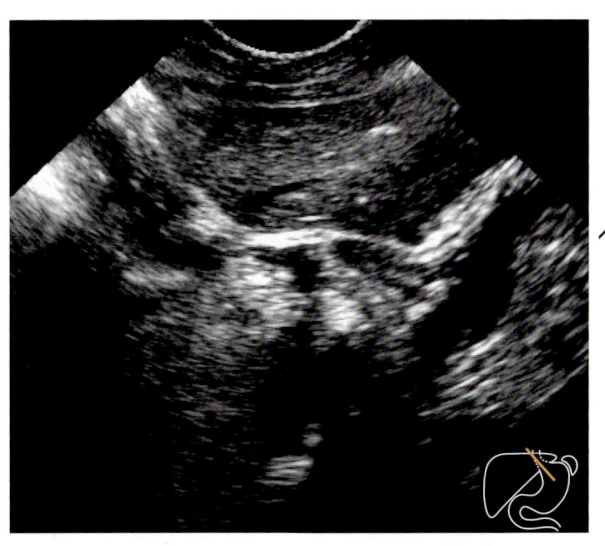

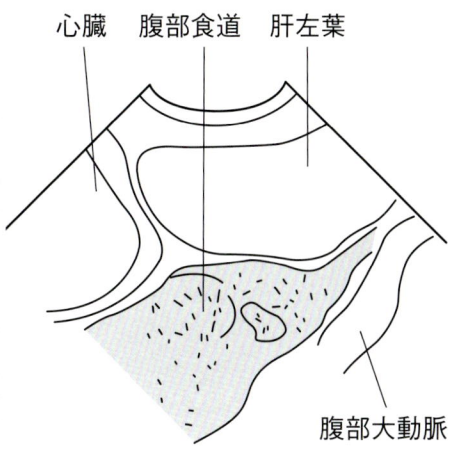

図a　食道アカラシアのエコー像

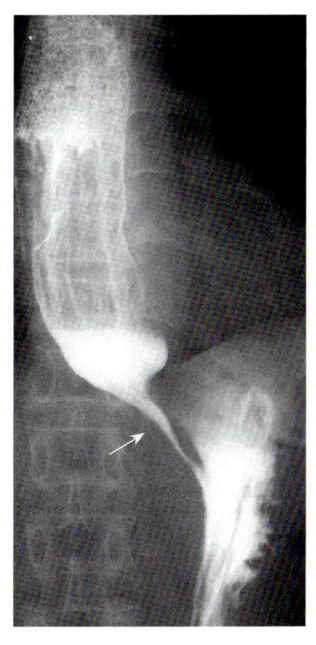

拡張術施行前 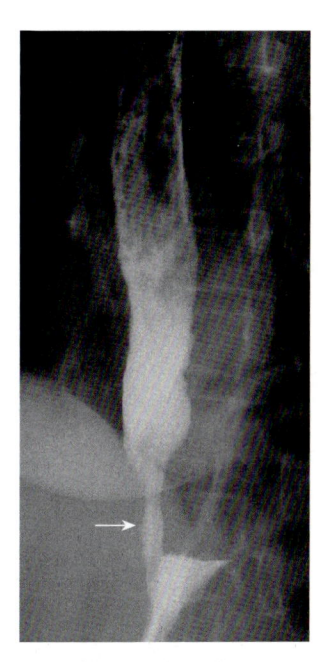　　　　　　　　拡張術施行後

図b　食道バリウムX線像

症例4　食道裂孔ヘルニア　esophageal hiatal hernia

75歳，女性．胸焼け．

肝左葉下面に接し脱出した胃がみられる（図a矢印）．リアルタイム観察下では脱出した胃内容物または胃液の流動状態を観察することができる．図bに噴門部の内視鏡像を示す．食道裂孔ヘルニア（滑脱型）の所見であった（矢印）．

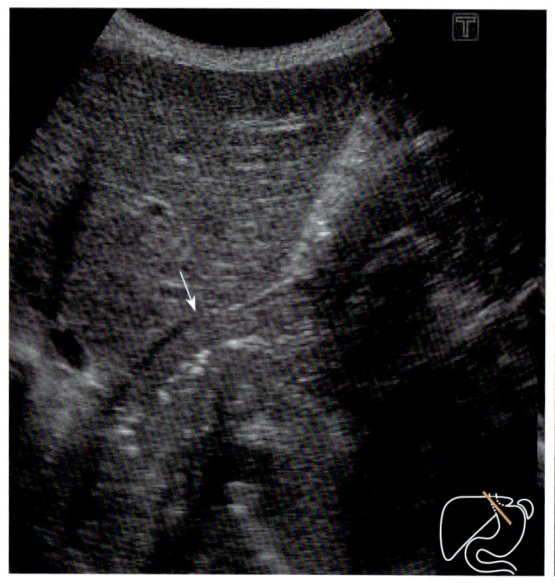

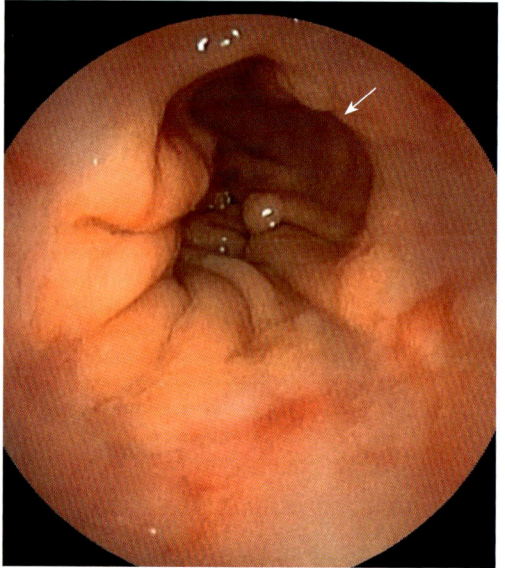

図a　食道裂孔ヘルニアのエコー像

図b　内視鏡像

---

memo　食道裂孔ヘルニア　esophageal hiatal hernia

・陰圧環境にある胸腔と陽圧環境にある腹腔を境する構造物である横隔膜には抵抗減弱部位が存在し，その1つが食道裂孔である．食道裂孔が拡大すると腹腔内臓器が陰圧環境にある胸腔内へ脱出し食道裂孔ヘルニアとなる．食道裂孔ヘルニアは成人の横隔膜ヘルニアの大部分を占める．ほとんどの場合，自覚症状はないが食道逆流症を合併した場合，胸焼け，呑酸などの逆流症状が出現しやすい．滑脱型，傍食道型，混合型に分類されるが，ほとんどが滑脱型である．

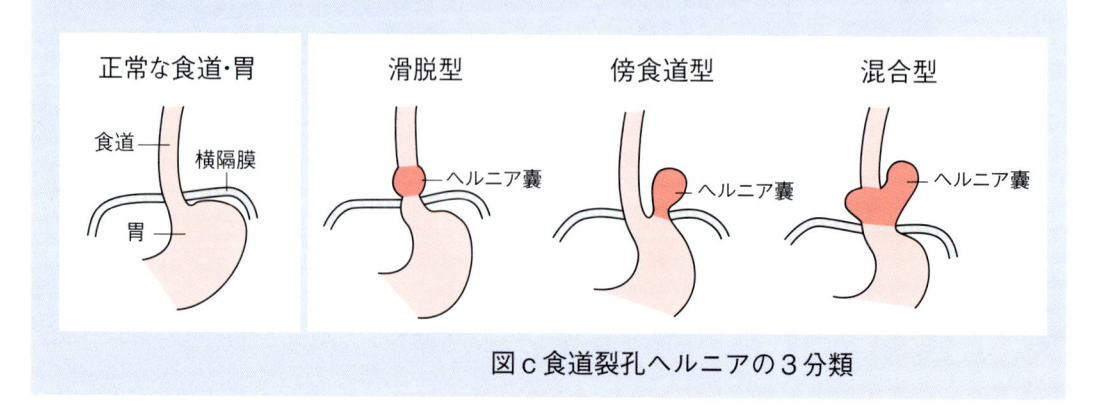

図c　食道裂孔ヘルニアの3分類

症例5　食道再建術後　after esophageal reconstruction

70歳，男性．食道癌術後．

　肝左葉の長軸像である．腹側には，食道癌により再建された胃が層構造を伴ってみられる（図 a）．図 b は肝左葉の横断像である．再建された胃管の短軸像が肝左葉の前面に描出されている．腹部食道の手術は食道切除後，胃管による食道再建が行われる．方法は胃の大彎側を丸く自動ステープル機能付きのリニアカッターで切除し，胃管の形成後，胸骨の下を通して首側に引き上げ吻合する．他に空腸間置法などによる胸腔内吻合がある．

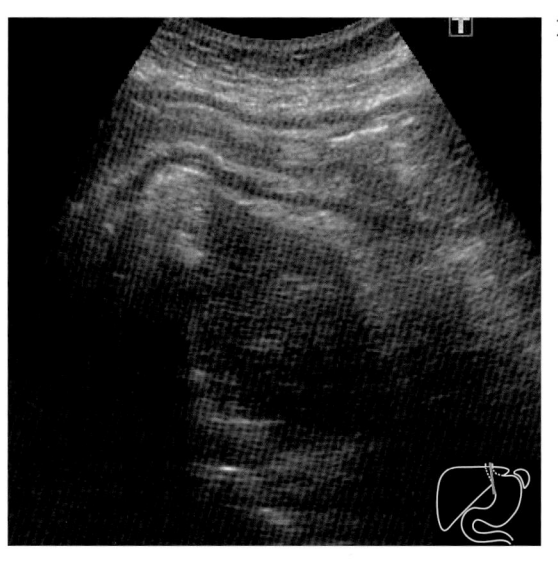

図 a　胃管（食道再建術後）の長軸像

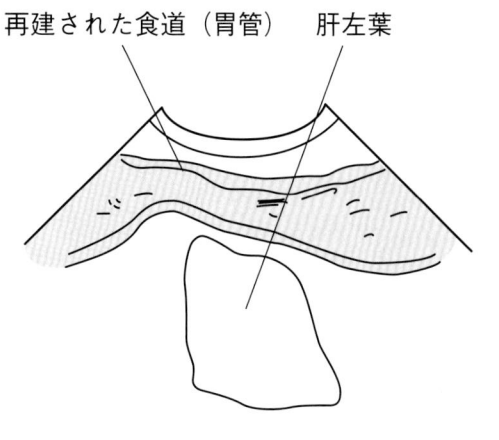

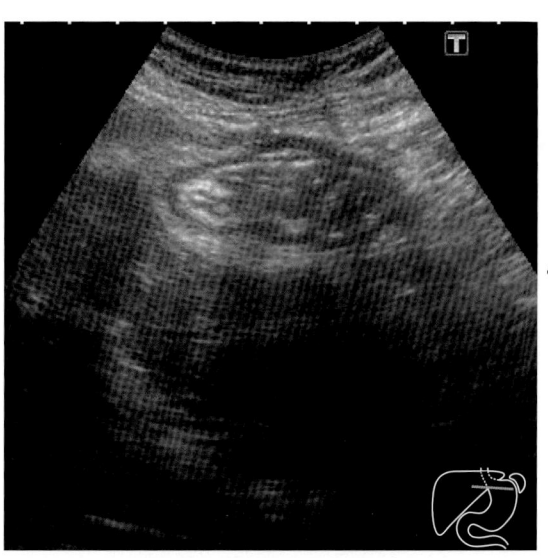

図 b　胃管の短軸像

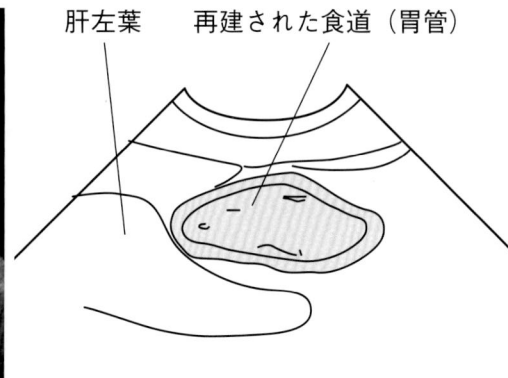

症例6　食道・胃静脈瘤　esophagogastric varices

54歳，男性．肝硬変．

肝左葉下面に怒張した管腔像がみられる．腫大したリンパ節も低エコー像を示すことから血管との鑑別を要することもある．カラードプラを活用すれば血管との鑑別は容易である．

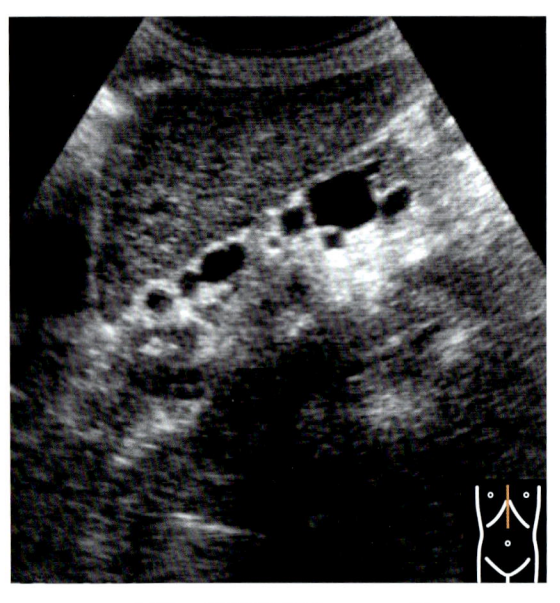

食道・胃静脈瘤のエコー像

memo　食道・胃静脈瘤　esophagogastric varices

・持続的な門脈圧亢進の状態に伴い，生理的に存在する門脈―大循環交通枝の径は拡大し，門脈から大循環への血流ルートの役割を担うようになる．食道・胃静脈瘤はこの門脈―大循環側副血行路の一部で，食道および胃上部の粘膜下層に静脈が腫瘤状に拡張したものである．門脈圧亢進をきたす疾患には，肝硬変，特発性門脈圧亢進症，肝外門脈閉塞症，Budd-Chiari症候群などがある．日本では食道・胃静脈瘤の90％以上は肝硬変の合併症として発生する．症状は出血であり，突然大量の吐血をきたし下血を伴う．出血量が多いとショック状態となり，高度な肝障害例では少量出血でも容易に二次性肝不全をきたし致命的である．

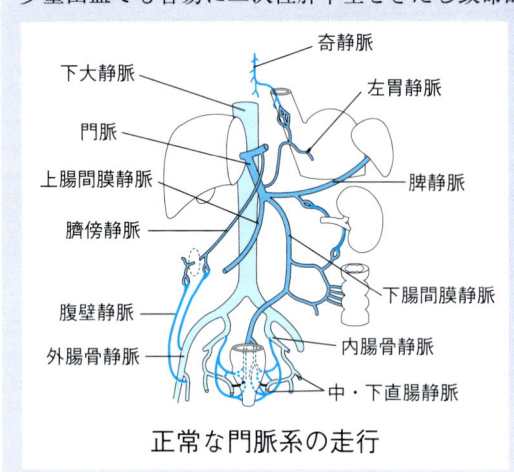

正常な門脈系の走行

・正常な門脈系の走行

門脈の末梢は上方では胃から食道下部を経て奇静脈になる．下方では直腸の中部から下部を経て内腸骨静脈と交通する．このことは肝硬変などにより循環が障害された場合，交通のある静脈に逆流し，静脈の怒張をきたし食道静脈瘤が生じる原因にもなる．左図は正常な門脈系の走行を示す．

症例7　食道・胃静脈瘤　esophagogastric varices

61歳，女性．心窩部痛．

　肝左葉下面と腹部大動脈の間には怒張した管腔像がみられる（図a）．腫瘍性病変との鑑別にカラードプラを活用すると同部位に血流信号が得られ，静脈瘤と判定できる（図b矢印）．図cは内視鏡像を示す．怒張した血管がみられる（矢印）．

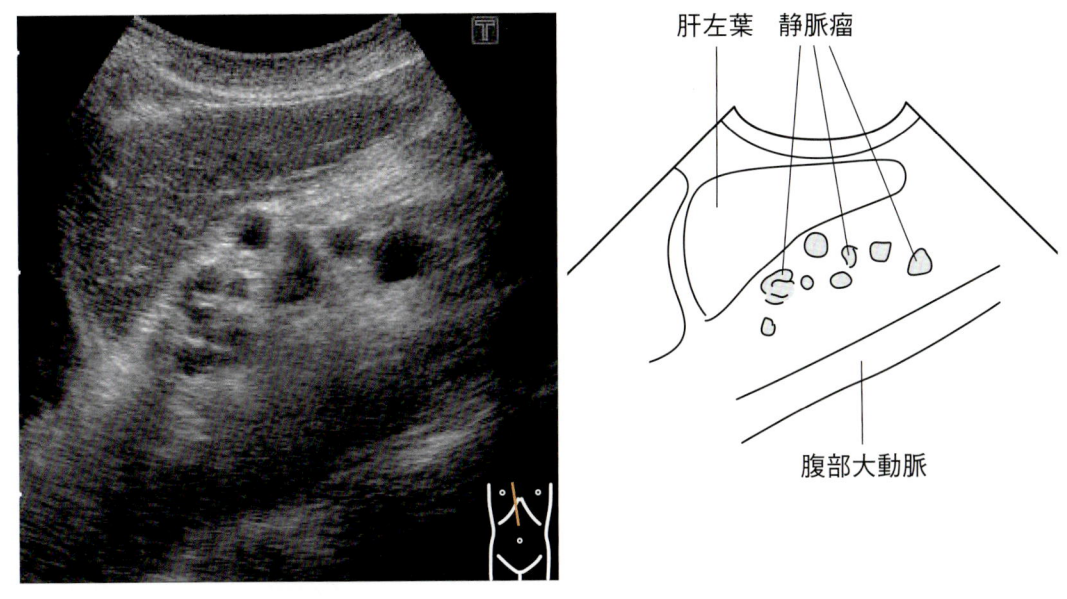

図a　食道・胃静脈瘤のエコー像

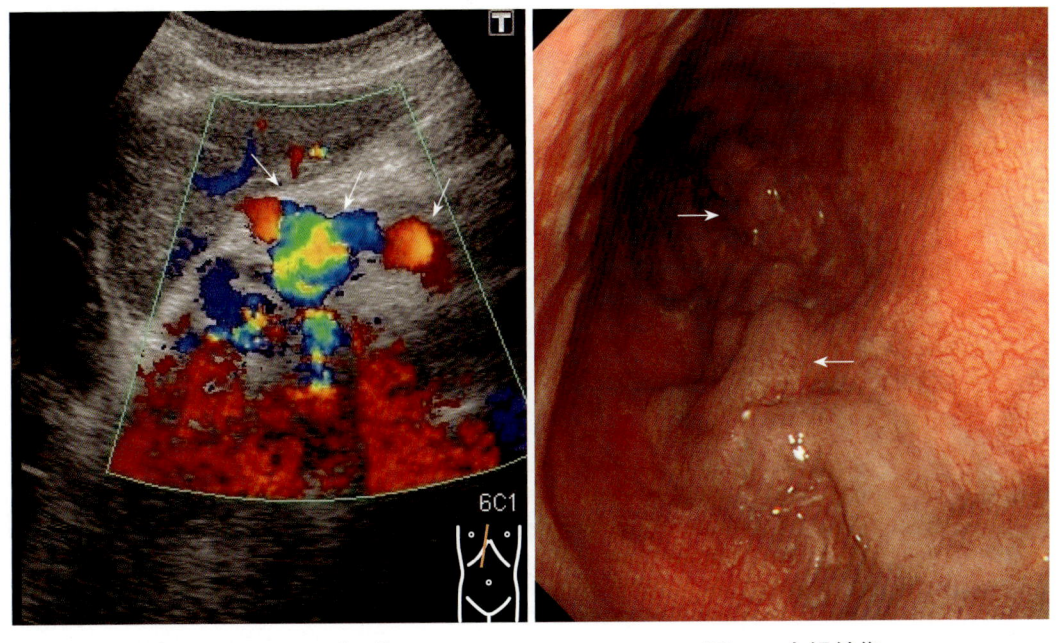

図b　カラードプラ像

図c　内視鏡像

症例8 食道粘膜下腫瘍 esophageal submucosal tumor −腹部食道の例−

31歳,男性.潰瘍性大腸炎の経過観察.

肝左葉下面には,内部エコー均一,境界明瞭平滑な円形の低エコー腫瘍がみられる.腫瘍は腹部食道の壁内より発生し肝左葉を圧排する像を呈している(図a).図bにCT像を示す.エコーで指摘した部位に造影効果の乏しい囊胞性腫瘍がみられる.矢印は腫瘍である.図cはバリウムX線像を示す.噴門部に圧排像を認めるが(矢印),通過障害はきたしておらず,現在経過観察中である.

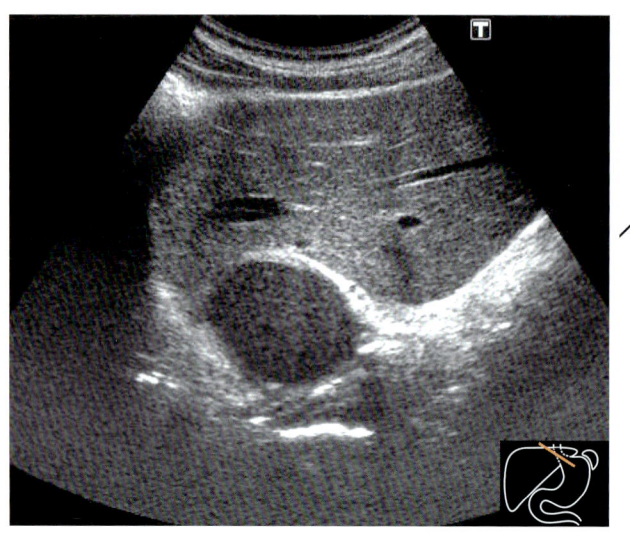

図a 腹部食道粘膜下腫瘍のエコー像

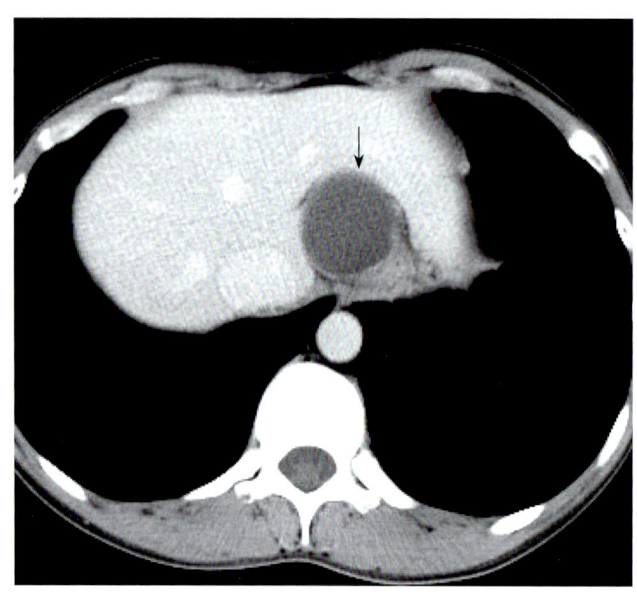

図b CT像(造影)

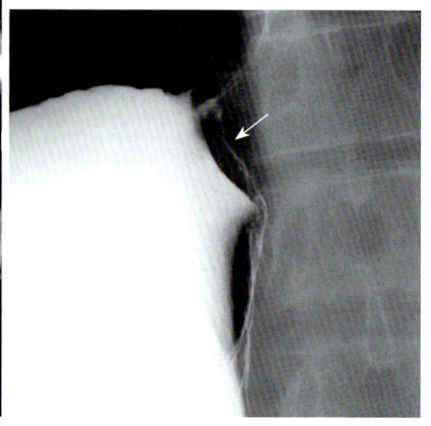

図c 胃バリウムX線像

6 頸部・腹部食道の悪性疾患

頸部食道および腹部食道における悪性疾患の症例を提示する.

症例9　頸部食道癌　carcinoma of cervical esophagus　－リンパ節腫大例－

62歳, 女性. つかえ感.

頸部食道をみたものである（図a）. 限局性に肥厚した食道壁は層構造の消失した低エコー像を示し（矢印）, 中心部には潰瘍形成を示唆する線状高エコーの蛇行がみられる（矢頭）. 肥厚した食道壁の近傍には腫大したリンパ節が低エコー像として認められる（※）. 図bは肥厚した頸部食道壁の短軸像を示す（矢印）. 矢頭は気管である. 食道癌の初期症状は食道違和感など不定愁訴がみられる. リンパ節転移が多いことや他の消化管臓器と異なり漿膜を有していないため, 比較的周囲に浸潤を起こしやすい.

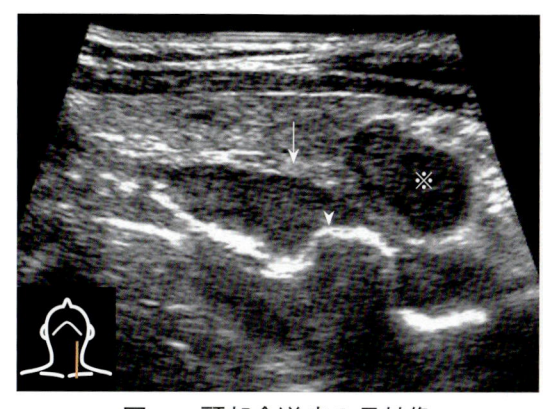

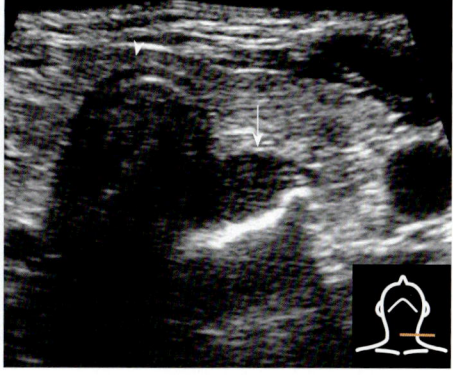

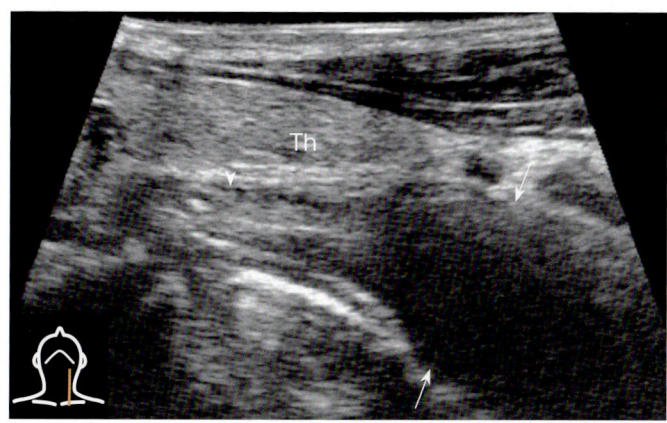

図a　頸部食道癌の長軸像　　　図b　頸部食道癌の短軸像

症例10　頸部食道癌　carcinoma of cervical esophagus

70歳. 男性. 心窩部違和感.

甲状腺左葉に接し頸部食道がみられる（図a矢頭）. これより足側, 甲状腺下極の背側には限局性肥厚を伴う層構造の消失した低エコー像が認められる（矢印）. 図bは食道のバリウムX線像である. 食道壁は腫瘍により陰影欠損を呈している（矢印）. 食道は頸・胸・腹部の3つの領域に分けられるが, 食道癌の発生部位で最も多いのは胸部食道で, 頸部食道や腹部食道に発生するものは食道癌全体の約10％といわれる. Th；甲状腺（左葉）

図a　頸部食道癌の長軸像　　　図b　食道バリウムX線像

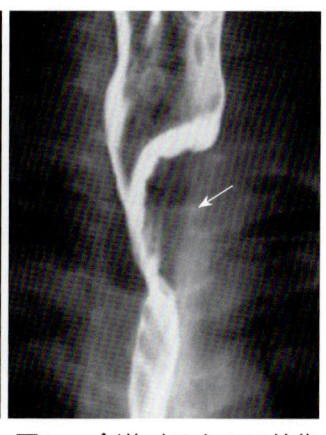

症例11　腹部食道癌（食道胃接合部癌）　carcinoma of abdominal esophagus

69歳．男性．嚥下時違和感．

　腹部大動脈レベルの長軸像である．肝左葉と心臓，腹部大動脈の間には，腹部食道が長軸像として描出され中心部に高エコーを伴った全周性の壁肥厚がpseudokidney signを示している（図a）．図bは腹部食道の短軸像である．下大静脈から分岐する左肝静脈の根部に接し同様の像を観察することができる．このように方向を変えても恒常的に得られる画像であることの確認がエコー検査では大切である．腹部食道癌であった．

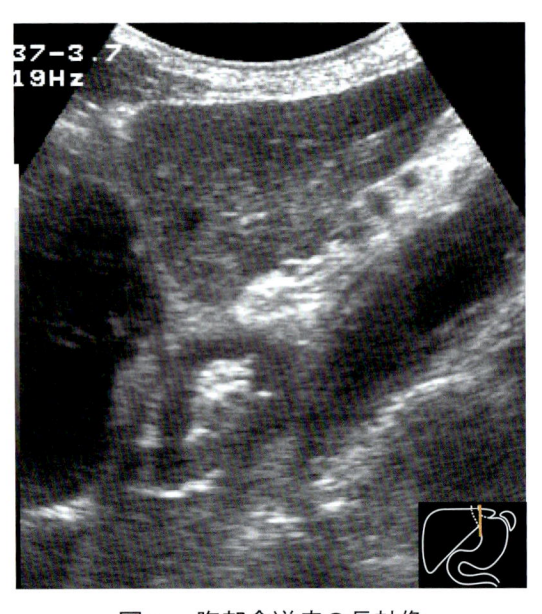

図a　腹部食道癌の長軸像

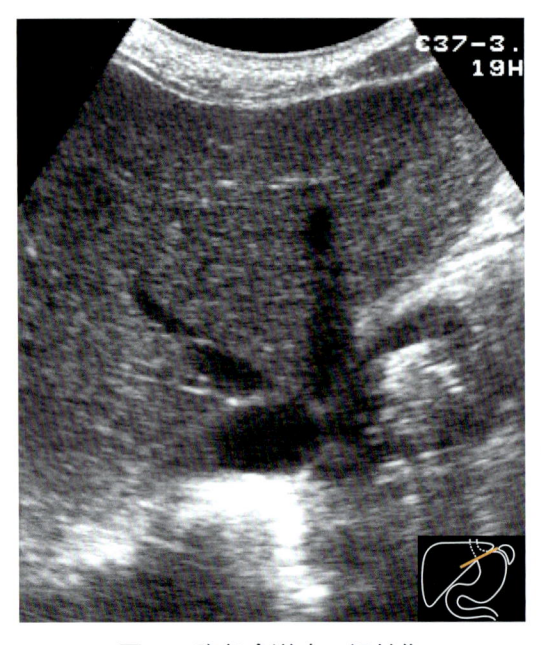

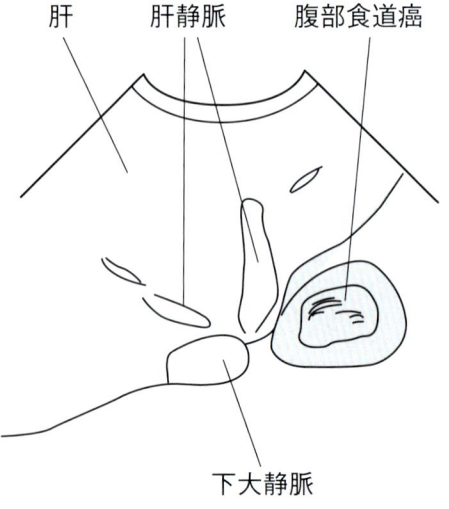

図b　腹部食道癌の短軸像

症例12　食道肉腫　esophageal sarcoma　－下部食道の例－

59歳，男性．のどの違和感．

肝左葉と腹部大動脈の間の腹部食道には内部エコー不均一な円形の低エコー腫瘍がみられる．腫瘍は肝左葉下面を腹側へ圧排し，辺縁不整，心臓との境界は不明瞭な像を呈している（図a）．図bは食道バリウムX線像である．食道壁は圧排性の狭窄をきたしているが通過は良好である（矢印）．図cは摘出標本を示す．病理診断は leiomyosarcoma であった．

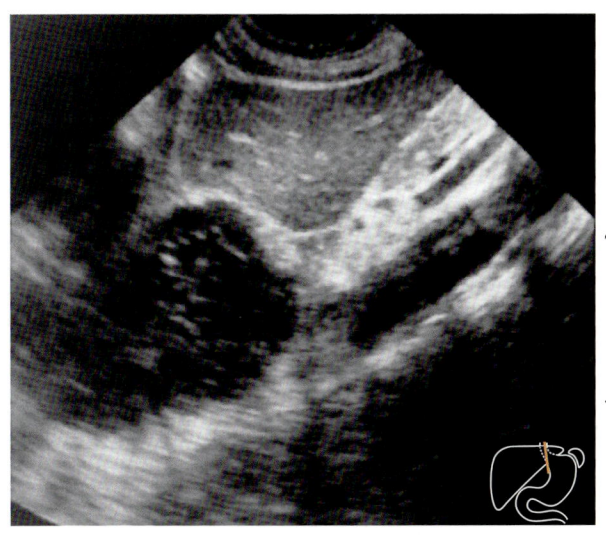

図a　下部食道腫瘍のエコー像

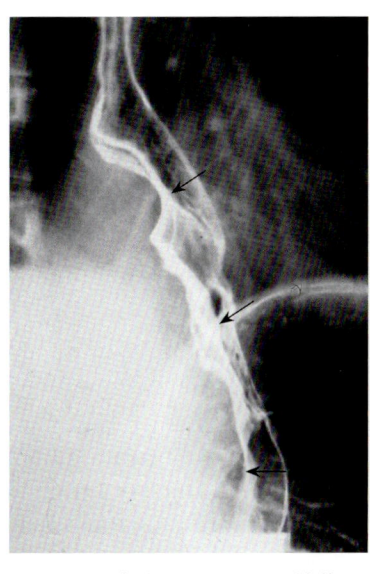

図b　食道バリウムX線像

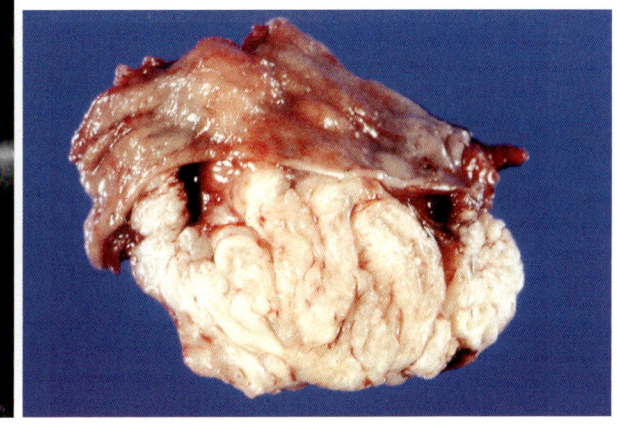

図c　摘出標本

第Ⅱ章　臨床　1．食道

2 胃
stomach

1 胃の解剖

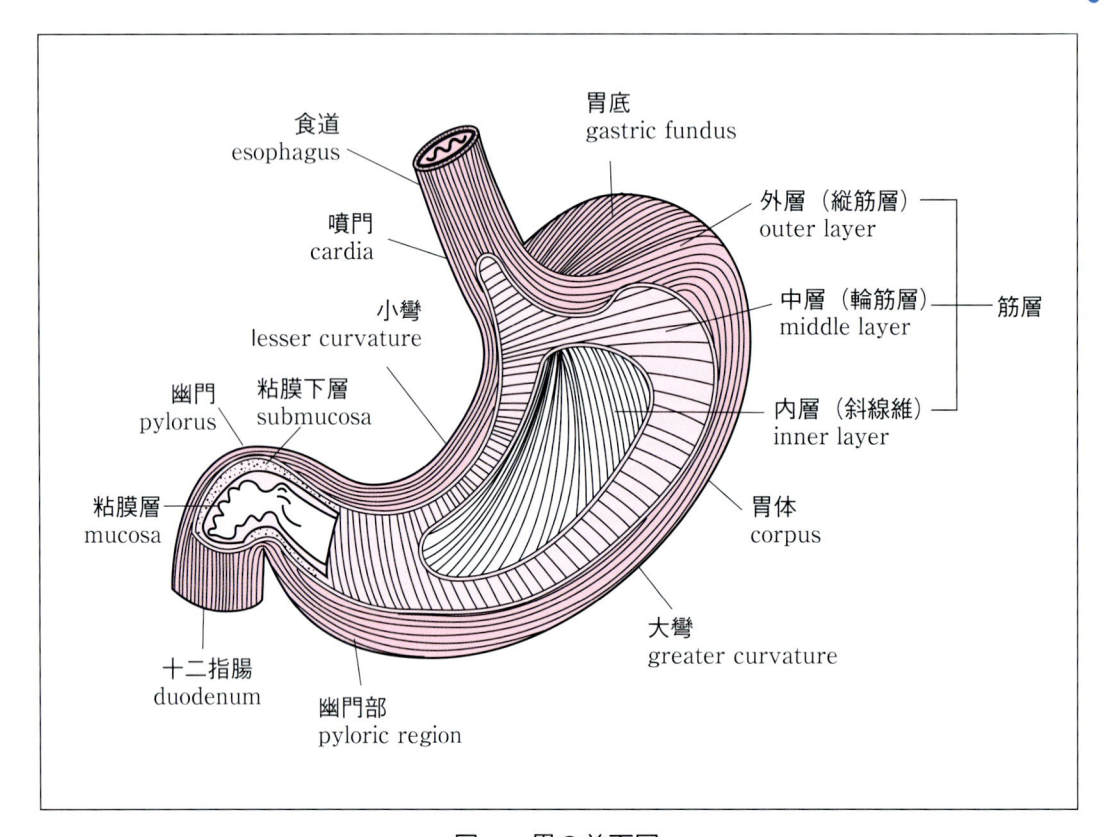

図a　胃の前面図

- 胃について

　胃は腹腔内にあり，左上後方から右下前方にかけ斜めに位置する．食道胃接合部は第11胸椎の高さで正中よりやや左側にある．出口となる幽門口では第1腰椎のほぼ右側に位置する．胃は消化管の中で最も膨大した臓器で，内容量は1,200~2,400mlほどある．胃の作用は食物を一定時間貯留し胃液と蠕動により化学的，機械的消化が行われ，少しずつ十二指腸へ送り出している．筋層は内・中・外の3層の平滑筋層でできている．外層（縦筋層）outer layerで小彎と大彎とに沿って発達する．中層（輪筋層）middle layerで胃を取り囲むように走り筋層のうちで最も発達する．幽門では厚く幽門括約筋をつくる．内層（斜線維）inner layerで噴門の左側から前壁と後壁を放射状に斜め下方に向かって走行する．粘膜下層は，結合組織層で血管，リンパ管，神経，脂肪組織などを有している．図aは胃の前面図を示す．

•胃の区分と名称について

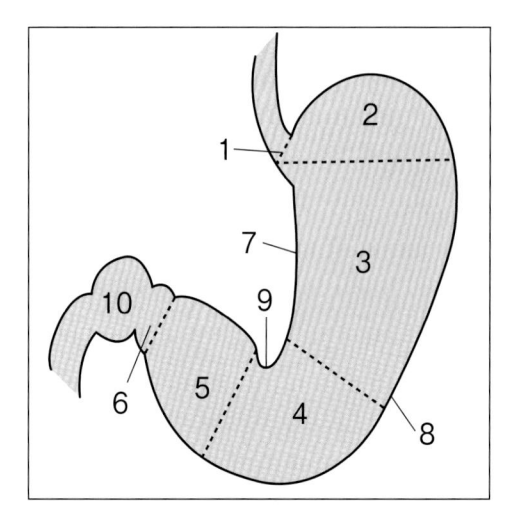

図b　胃の区分と名称

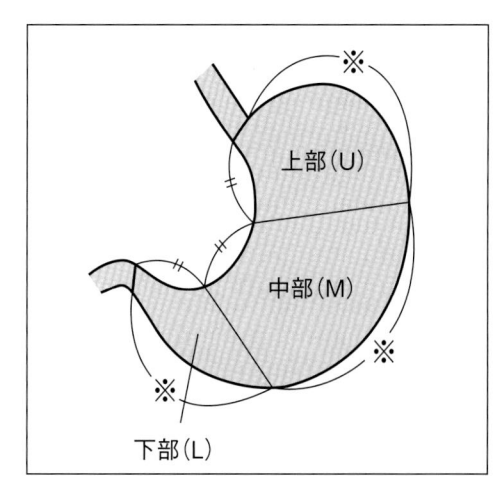

図c　胃の3領域区分

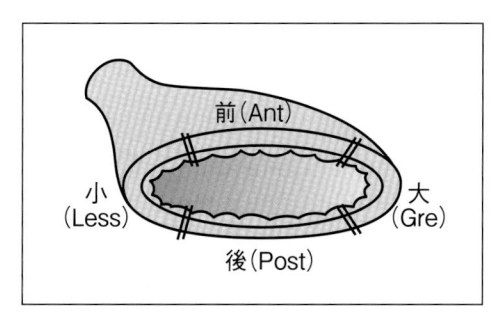

図d　胃壁の断面区分

・胃の区分と名称（図b）
1. 食道胃接合部領域は，食道胃接合部（食道筋層と胃筋層の境界）esophagogastric junction：EGJ の上下2cmの部位をいう．
2. 穹窿部fornix は，噴門より左上方に膨隆した部分をいう．
3. 胃体部corpus は，胃の中央部で膨大した胃の下行部をいう．
4. 胃角部angular region は，直角に曲がる部分で胃前庭部に移行するまでの部分をいう．
5. 前庭部antrum は，胃体と幽門との間で胃角より十二指腸側の部分をいう．
6. 幽門部pyloric region は，十二指腸球部に開口する部位をいう．この開口部を幽門口とよぶ．
7. 小彎lesser curvatureと8. 大彎greater curvatureは，胃の入口の噴門と出口の幽門を結ぶ上縁を小彎，下縁を大彎というが，実際には小彎が上後側に，大彎が下前側に位置する．
9. 胃角angulus は，胃前庭部に移行する位置でほぼ直角に曲がる部分をいう．
10. 十二指腸球部duodenal bulb は，胃の出口（幽門輪）から十二指腸に移行する部分をいう．

・胃の3領域区分（図c）
　胃の切除標本については「胃癌取扱い規約」の分類が用いられている．胃の大彎および小彎を3等分し，その対応点を結び胃を上部（U），中部（M），下部（L）の3つの領域に分ける．

・胃壁の断面区分（図d）
　胃の横断面を4等分して，小彎，大彎，前壁，後壁および全周を区分し，これらを小（Less），大（Gre），前（Ant），後（Post），周（Circ）で表す．

・胃の断面図

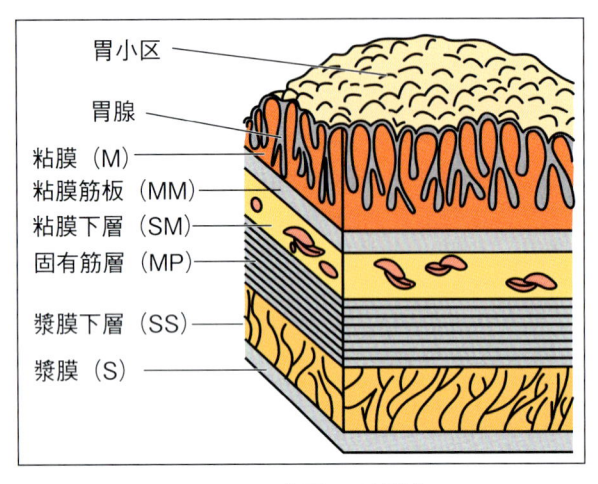

図e　正常胃の層構造

- 胃粘膜の表面は1〜6mm大の胃小区 gastric area があり，1つの胃小区には無数の胃小窩が開口する．粘膜層には胃腺が発達し，胃液とホルモンが分泌される．正常胃の層構造を図eに，臨床の場で用いる用語を次に示す．
  粘膜 mucosa（M）
  粘膜筋板 muscularis mucosae（MM）
  粘膜下層 submucosa（SM）
  固有筋層 muscularis propria（MP）
  漿膜下層 subserosa（SS）
  漿膜 serosa（S）

・エコーでみた胃・腸壁の厚さと層構造

胃・腸管壁厚の目安

胃　：5mm 以下（幽門輪は8mmほど）
小腸：3mm 以下
大腸：4mm 以下
直腸：6mm 以下

- 各消化管の壁厚はそれぞれの部位で異なる．胃は5mm以下（幽門輪では厚く8mmほど），小腸3mm以下，大腸は4mm以下，直腸は6mm以下が正常壁厚の目安とされる．

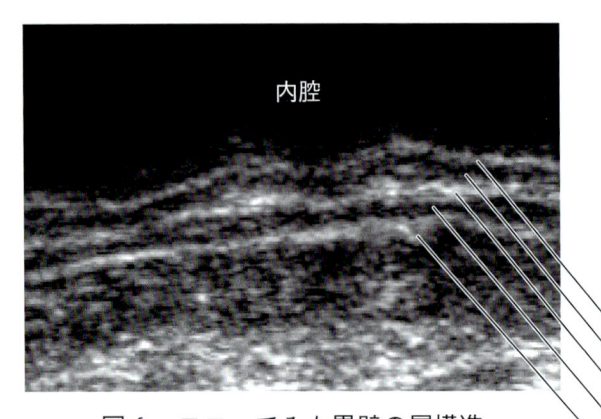

図f　エコーでみた胃壁の層構造

- エコーでみた胃壁の層構造を示す（図f）．第1層が高エコー，第2層が低エコーで「高・低・高・低・高」の5層構造をなす．小腸や大腸の壁構造も胃と同様に内側（粘膜面）から5層構造としてみられる．胃内腔より後壁側の層構造について示す（図f）．

第1層	高エコー	境界エコー＋粘膜層
第2層	低エコー	粘膜層＋粘膜筋板
第3層	高エコー	粘膜下層
第4層	低エコー	固有筋層
第5層	高エコー	漿膜層＋境界エコー

• 胃の周辺器官

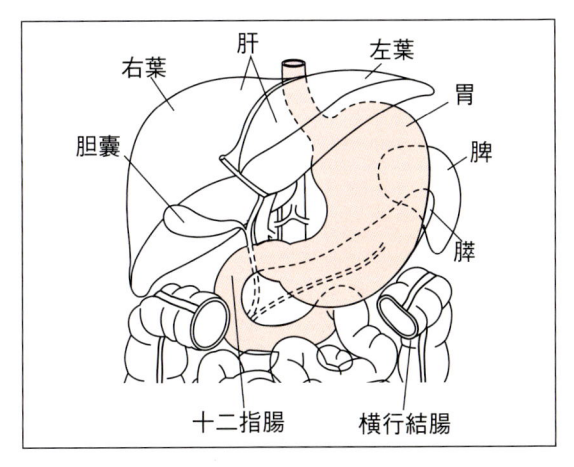

図g　胃の周辺臓器

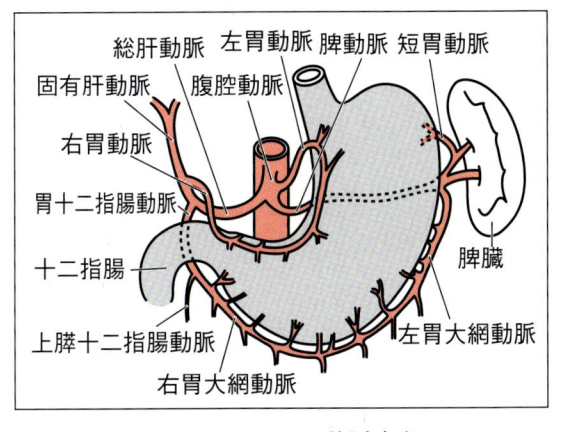

図h　胃周辺の動脈走行

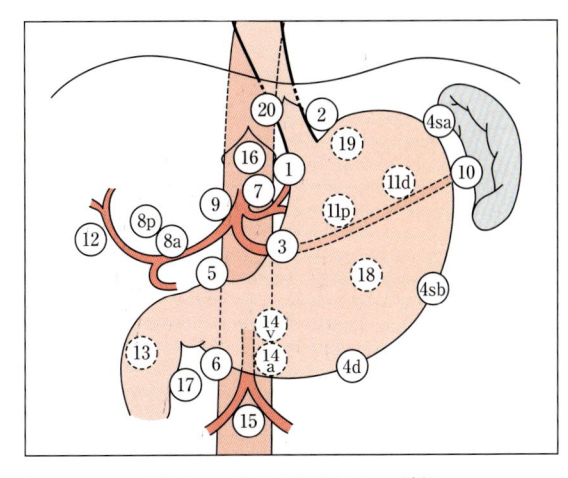

図i　胃の所属リンパ節

・胃の周辺臓器について（図g）
　胃の表面は多くの臓器と接する．胃の小彎には肝左葉，大彎は網嚢を隔て横行結腸に接する．胃前壁では左側が横隔膜の肋骨部に覆われ，右側が肝左葉と方形葉に覆われる．胃後壁は網嚢を隔てて横隔膜の腰椎部ならびに膵に接するが，胃穹窿部は副腎や膵，左腎，脾と左結腸曲などは網嚢を隔て接する．

・胃周辺の動脈走行について（図h）
　胃の動脈は，腹腔動脈から分岐する左胃動脈と総肝動脈および脾動脈の直接分布あるいはその枝から支配を受ける．胃の静脈は，腹腔動脈と併走している．図dは胃周辺の動脈走行について示す．

・胃の所属リンパ節について（図i）
1.　右噴門リンパ節
2.　左噴門リンパ節
3.　小彎リンパ節
4sa. 大彎リンパ節左群（短胃動脈）
4sb. 大彎リンパ節左群（左胃大網動脈に沿う）
4d. 大彎リンパ節右群（右胃大網動脈に沿う）
5.　幽門上リンパ節
6.　幽門下リンパ節
7.　左胃動脈幹リンパ節
8a.　総肝動脈幹前上部リンパ節
8p.　総肝動脈幹後部リンパ節
9.　腹腔動脈周囲リンパ節
10.　脾門リンパ節
11p. 脾動脈幹近位リンパ節
11d. 脾動脈幹遠位リンパ節
12.　肝十二指腸間膜内リンパ節
13.　膵頭後部リンパ節
14a. 上腸間膜動脈に沿うリンパ節
14v. 上腸間膜静脈に沿うリンパ節
15.　中結腸動脈周囲リンパ節
16.　腹部大動脈周囲リンパ節
17.　膵頭前部リンパ節
18.　下膵リンパ節
19.　横隔下リンパ節
20.　食道裂孔部リンパ節

2 胃の病変

・潰瘍の深さと進行度の分類

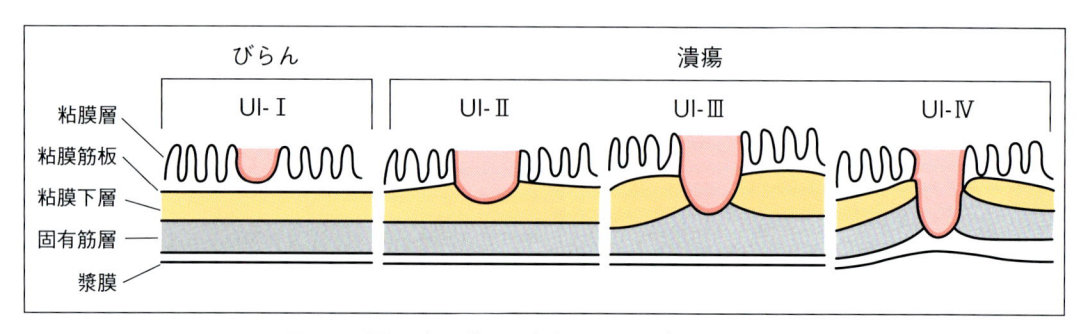

図a　胃・十二指腸潰瘍の分類（村上分類）

・潰瘍の深さと進行度の分類

　胃・十二指腸潰瘍の分類（村上分類）を図aに示す．

　胃や十二指腸の壁は内側から粘膜層，粘膜筋板，粘膜下層，固有筋層，漿膜の5層構造をなす．胃潰瘍や十二指腸潰瘍の傷がどの層にまで達しているかによって，Ul-IからUl-IVの4段階に分類される（潰瘍をUlcerといいUlで表す）．潰瘍の深さによる分類を示す．

Ul-I：組織欠損が粘膜層内にとどまり，びらんとよばれる．
　　　粘膜層より深い障害を「潰瘍」という．
Ul-II：組織欠損は粘膜下層に達する．
Ul-III：組織欠損は固有筋層に達する．
Ul-IV：組織欠損は固有筋層を貫く．

　Ul-IV以上で悪化すると壁に穴が開いた状態を穿孔という．
潰瘍の深さを知ることは潰瘍の重症度を診断するのに大切である．

・胃潰瘍の内視鏡的病期（崎田・三輪分類）

　活　動　期　Active stage
　　A1：潰瘍底の白苔が厚く，辺縁に炎症性腫脹がある．
　　A2：潰瘍辺縁に白色の輪状縁および充血をみる．
　治　癒　期　Healing stage
　　H1：潰瘍は縮小し，辺縁に紅暈があり，皺襞集中および潰瘍周囲に皺襞の細まりが出現．
　　H2：治癒がさらに進み，底の盛り上がりとともに，底はうすい白苔で覆われる．
　瘢　痕　期　Scarred stage
　　S1：瘢痕の中心部に充血が残り赤色を示す（赤色瘢痕）．
　　S2：充血がとれ，周囲粘膜と同じ色調となる（白色瘢痕）．

・胃隆起性病変の肉眼分類

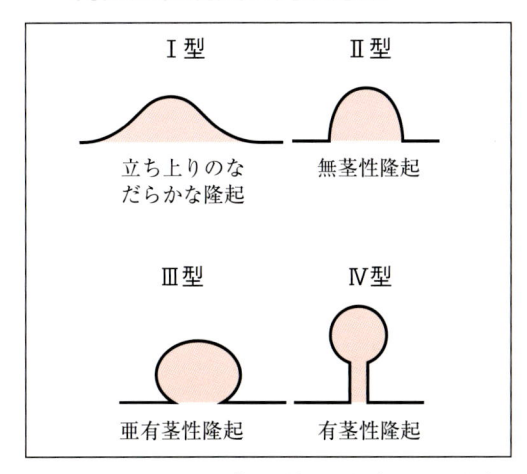

図b　胃ポリープの形態分類（山田分類）

図c　早期胃癌（0型表在癌）の肉眼分類

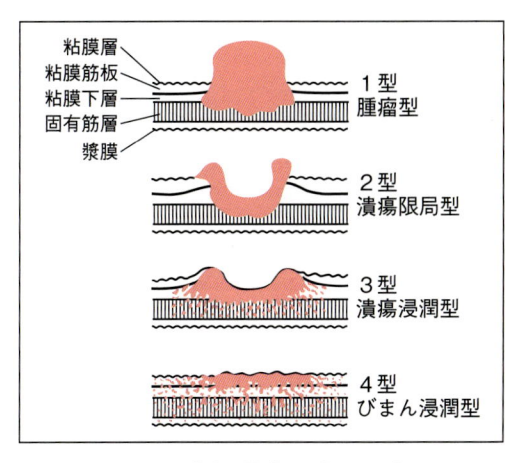

図d　進行胃癌の肉眼分類

・胃ポリープの形態分類

　胃内の隆起性病変を側方からの形状で分類したものに山田分類がある（図b）．胃ポリープの大部分は過形成ポリープで，山田Ⅱ～Ⅲ型を呈する．

・早期胃癌の肉眼分類

　早期胃癌の肉眼分類を図cに示す．
　早期胃癌は，リンパ節転移の有無にかかわらず粘膜または粘膜下層にとどまるものをいう．

> 0-Ⅰ型は隆起型
> 0-Ⅱ型は表面型で，これをさらに，0-Ⅱa（表面隆起型），0-Ⅱb（表面平坦型），0-Ⅱc（表面陥凹型）に分けられる．
> 0-Ⅲ型は陥凹型である．

・進行胃癌の肉眼分類

　図dは進行胃癌の肉眼分類を示す．
　進行癌は，固有筋層の深さに達した癌をいう．

> 1型：腫瘤型
> 　明らかに隆起した形態を示し，周囲粘膜との境界が明瞭なもの．
> 2型：潰瘍限局型
> 　潰瘍を形成し，潰瘍をとりまく胃壁が肥厚し，周囲粘膜との境界が比較的明瞭な周堤を形成する．
> 3型：潰瘍浸潤型
> 　潰瘍を形成し，潰瘍をとりまく胃壁が肥厚し，周囲粘膜との境界が不明瞭な周堤を形成する．
> 4型：びまん浸潤型
> 　著明な潰瘍形成も周堤もなく，胃壁の肥厚・硬化を特徴とし，病巣と周囲粘膜との境界が不明瞭なもの．
> 5型：分類不能
> 　上記のいずれにも分類し難いもの

・1型から4型のうち最も頻度が高いのは2型もしくは3型で，スキルス胃癌は4型になる．
　参考　日本胃癌学会（編）：胃癌取扱い規約．第14版，金原出版，2000．

3 正常な胃バリウムX線像と内視鏡像

　胃バリウムX線像は空腹時にバリウムと空気（発泡剤）で胃壁を伸展させ二重造影とし，胃の各部位を撮影したものである．胃バリウムX線像と内視鏡像とを対比して示す．模式図の濃色部分はA，Bの観察部位を示す．

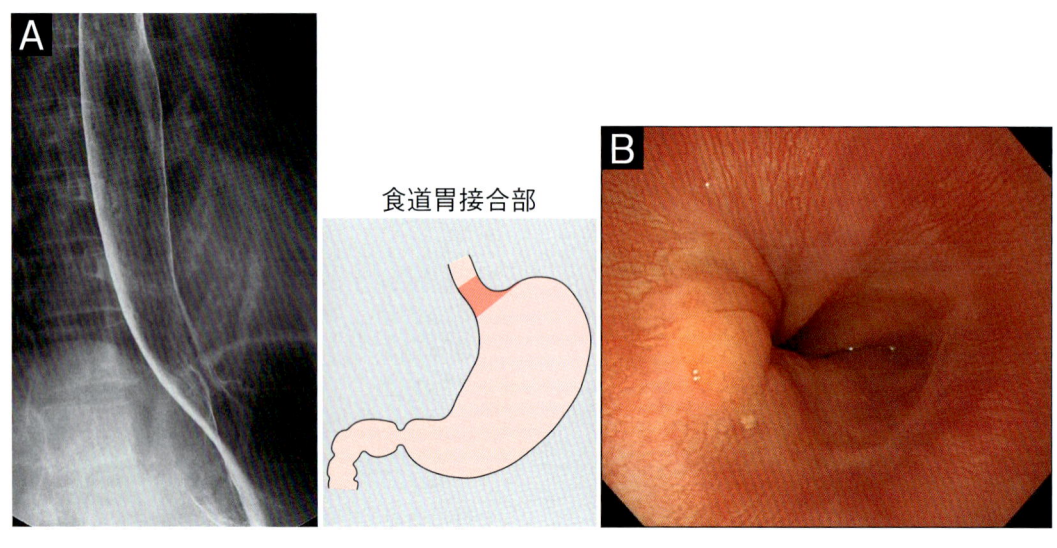

胃バリウム X 線像　　　　　　食道胃接合部　　　　　　内視鏡像

　A, 立位第1斜位による下部食道，食道胃接合部をとらえた食道バリウムのX線像である．食道粘膜の状態を観察することができる．B, 食道・胃接合部の内視鏡像である．

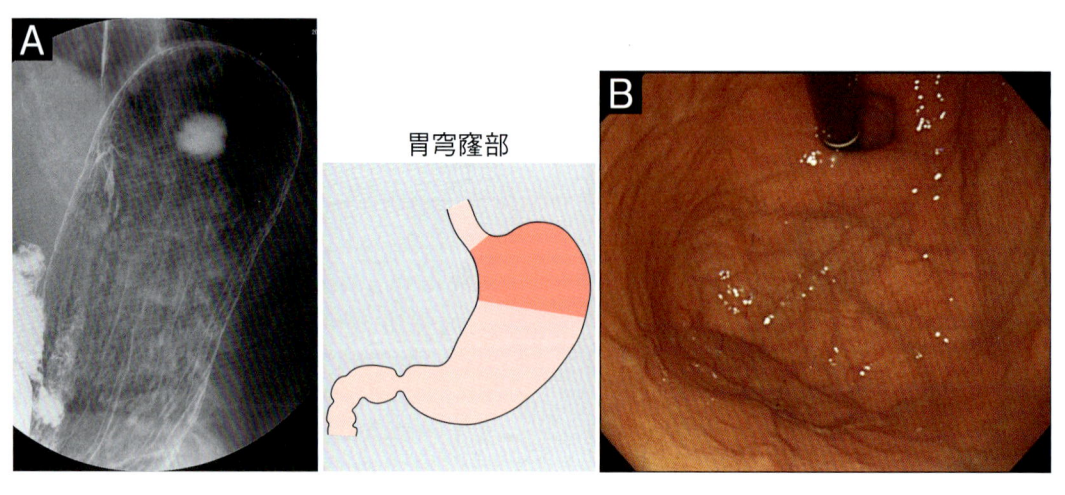

胃バリウム X 線像　　　　　　胃穹窿部　　　　　　内視鏡像

　A, 半臥位第2斜位による穹窿部から体部の胃バリウムX線二重造影像である．胃粘膜の状態や胃壁の伸展具合を観察することができる．B, 穹窿部の内視鏡像である．内視鏡を反転することで観察することができる．

44　ここまで診る消化管エコー

胃バリウムＸ線像 　　　　　　　　　　　　　　　内視鏡像

A，背臥位正面位による胃体部～胃角部の胃バリウムＸ線像である．二重造影により広範な胃粘膜の状態を観察することができる．B，胃体部の内視鏡像である．胃粘膜や皺壁の状態を観察することができる．

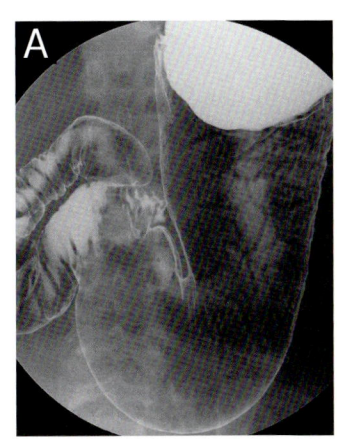

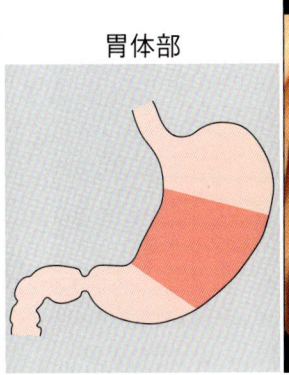

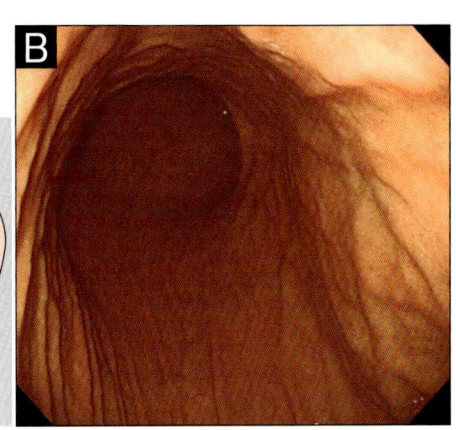

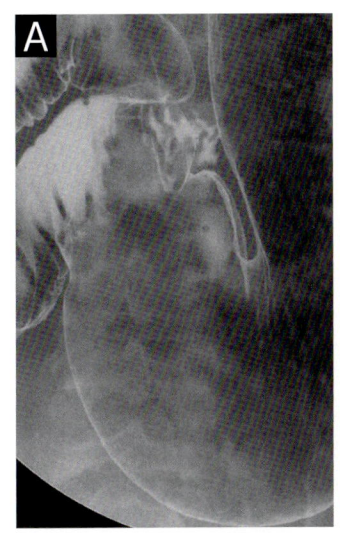

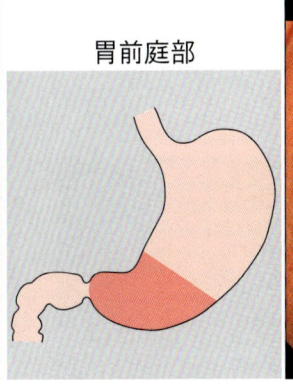

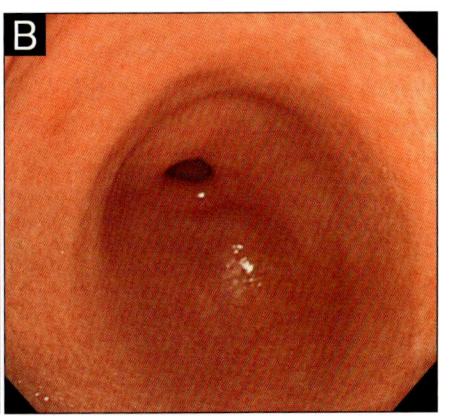

胃バリウムＸ線像 　　　　　　　　　　　　　　　内視鏡像

A，背臥位第１斜位による胃角部～前庭部の胃バリウムＸ線像である．胃角部の状態を観察することができる．B，前庭部の内視鏡像である．Ｘ線像では観察しにくい前庭・幽門部の粘膜状態を観察することができる．

4 胃の基本走査と正常エコー像

エコーによる系統的走査が可能な胃の正常エコー像について示す．模式図のラインは探触子の走査部位を示してある．

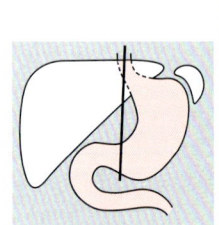

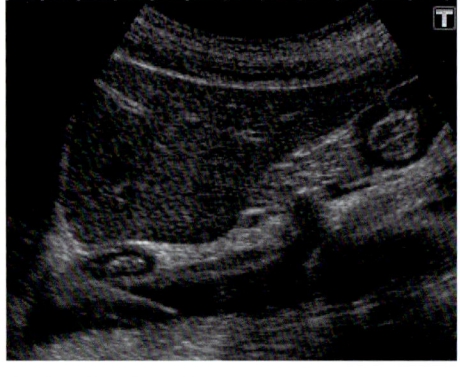

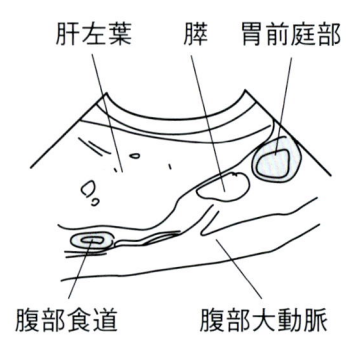

- 心窩部縦走査で肝左葉と腹部大動脈を同一断面で描出したものである．両者の間に挟まれるように楕円形を示す腹部食道が肝左葉に接してみられる．この像は胃の走査の起点とされる像である．

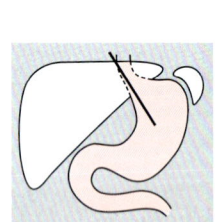

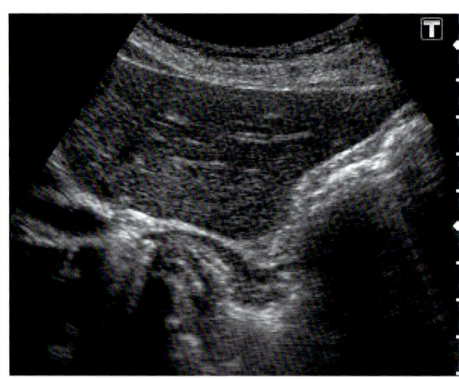

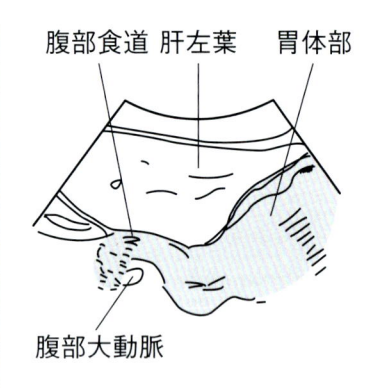

- 心窩部縦断走査で腹部大動脈と肝左葉の間に腹部食道が，さらに探触子を左側へ傾けることで食道胃接合部から噴門，体部の観察ができる．胃内のガスは高エコーとして描出される．

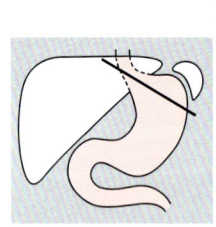

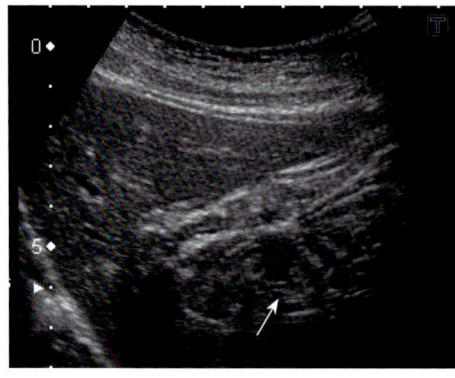

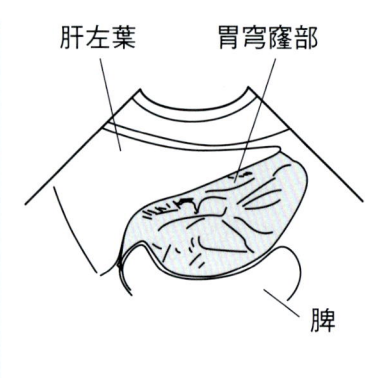

- 心窩部縦走査からさらに左側へ探触子を傾け走査すると，胃体上部から穹窿部の観察ができる．胃内を蛇行する皺襞が描出される（矢印）．

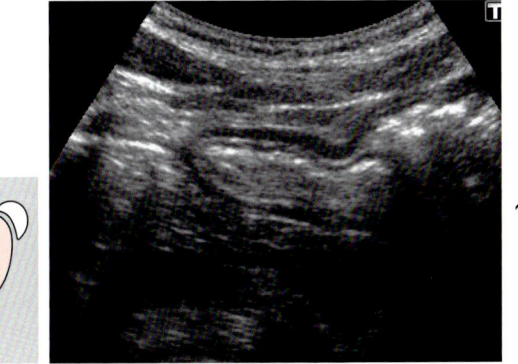

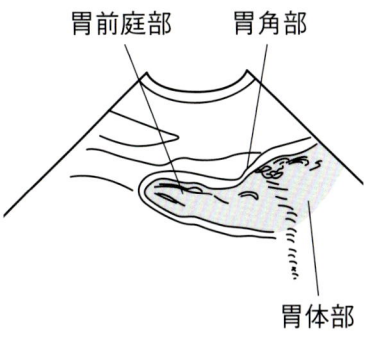

・心窩部横断走査で胃前庭部の長軸像をみたものである．胃角を中心に画面右は胃体部，左は胃前庭部になる．

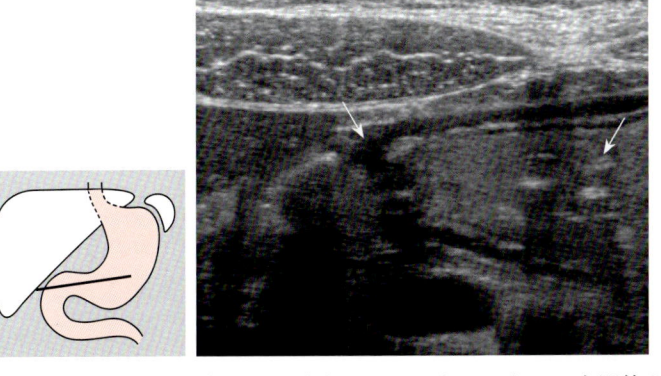

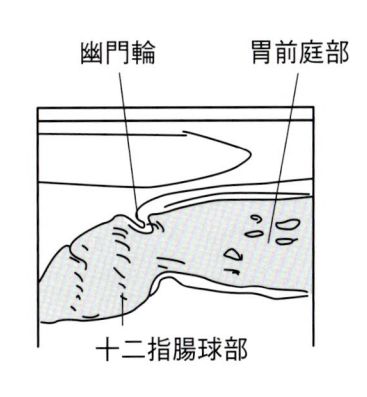

・心窩部横断走査で幽門部を拡大してみたものである．幽門筋が他の胃壁より厚い像を示している（矢印）．十二指腸球部はガスの存在により不明瞭な像を呈し，胃内には残渣がみられる（矢印）．

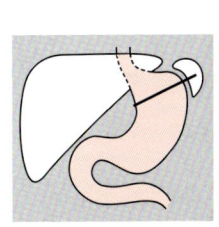

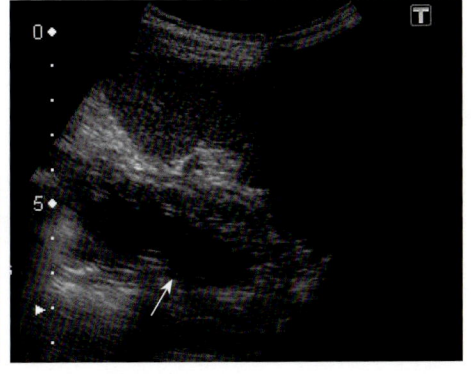

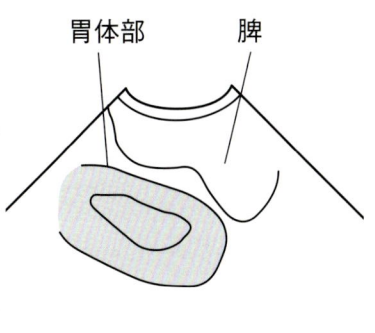

・左肋間走査により脾を介し胃穹窿部をみたものである．胃内腔は液状物（胃液など）の存在により嚢胞領域として描出されている（矢印）．

第Ⅱ章　臨床　2．胃　47

5　胃疾患のチェックポイント

胃疾患のチェックポイントを模式図の番号で示す（図 a，図 b）．

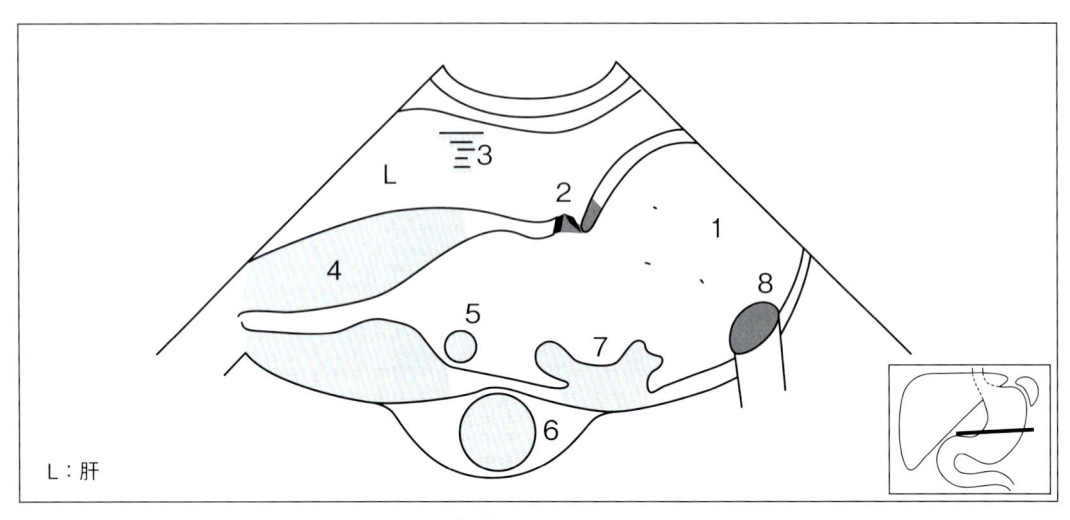

図 a　胃疾患のチェックポイント

1．胃拡張
拡張した胃内に停滞する内容物がみられる．
- 飲水後も同様の像を示すので，被検者に確認するとよい．
- 病的拡張が疑われる場合，拡張原因を十二指腸側へ追及する．

2．胃潰瘍
潰瘍により限局した壁肥厚が低エコー像を示し，白苔や潰瘍底に入りこんだガスが高エコー像を示す．
- 癌との鑑別が困難なこともある．

3．胃穿孔
肝表面に多重エコーを伴った線状高エコー（free air）を示す．
- free air の検索はリニア探触子を用いるとよい．
- 肝前面に腸管がある場合や，横隔膜に近い部位では肺（air）との鑑別を要すことがある．
- 肝表面以外の部位（Morison's pouch や胆嚢周囲など）にも free air が描出されることがある．

4. 急性胃炎
胃粘膜下層の浮腫性肥厚がみられ低エコー化を示す．
- 急性胃粘膜病変 acute gastric mucosal lesion：AGMLやアニサキス胃炎との鑑別はエコー像からは困難であるが，アニサキスの場合，1～2日以内に摂取したサバ，イカなど海産魚介類の生食について確認するとよい．
- 全周性を示す進行胃癌 pseudokidney signとの鑑別は壁構造に注目する．

5. 胃ポリープ
胃壁から隆起した限局性低エコー像を示す．
- ポリープの存在部位に依存するが，小さなものでは描出困難である．
- 検査時に250～300ccほどの飲水を試みるとよい．

6. 胃粘膜下腫瘍
胃壁内（粘膜下層，筋層）に連続した円形の低エコー像を示す．
- 多くは非上皮性であるが一部に上皮性，炎症性，壁外性のものがある．

7. 胃癌
中心部に高エコーを伴った層構造不明瞭な低エコー像が pseudokidney sign を示す．
- 高エコー像は潰瘍内の白苔やガスなどによるものであるが，単なる胃内ガス像では体位変換や探触子による圧迫などで高エコーが移動したり形状の変化がみられ鑑別点になる．

8. 胃石
音響陰影を伴った高エコー像を示す．
- 胃内ガス像との鑑別を要す．

9. 肥厚性幽門狭窄症
胃幽門部が低エコー像で描出され beak signを示す．
- 幽門部直径（a）が14mm以上あり，幽門管の長さ（b）が14mm，固有筋層の厚さ（矢頭）が4mm以上あれば本症が疑われる．
- 本症は幽門部の通過障害により胃の拡張がみられる．
- 新生児（特に4～8週）で嘔吐をきたす代表的疾患である．
- 検査は乳児の右側を下にし，胃内ガスを噴門側へ移動させるなどの配慮をするとよい．

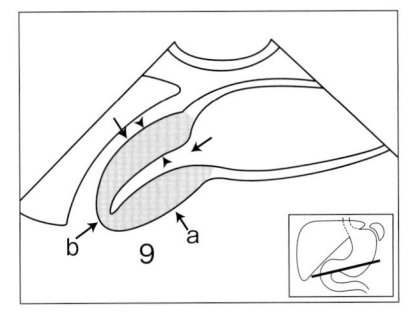

図b　肥厚性幽門狭窄症のチェックポイント

6 胃の良性疾患

胃における良性疾患の症例を提示する.

症例1　胃憩室　gastric diverticulum
59歳, 男性. 上腹部違和感.

脾の背側, 横隔膜に接し囊胞性腫瘤像がみられる（図a矢印）. その画面, 右側には左腎上極が描出されている. 左腎囊胞, 副腎腫瘤またはリンパ節腫大が考えられたが, 胃の憩室であった. 図bは胃のバリウムX線像で, 矢印は憩室を示す. 胃憩室は胃壁の一部が囊状に拡張し外側に突出したもので, 胃の上部によくみられる. 特に治療を必要としないが, 憩室内部に炎症が起こると腹痛や吐き気, 出血の原因になることがある. 十二指腸や大腸に比べ頻度は低い. LK；左腎, S；脾

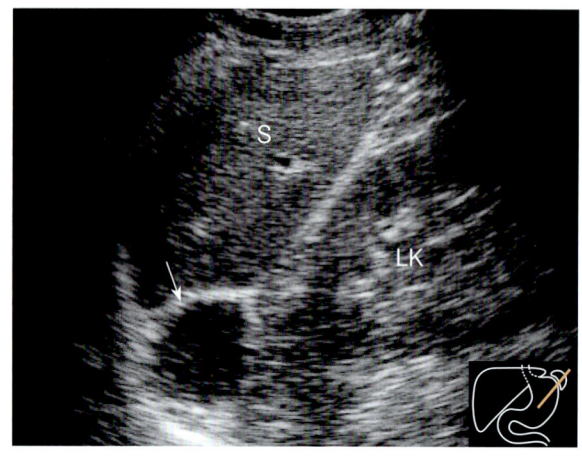

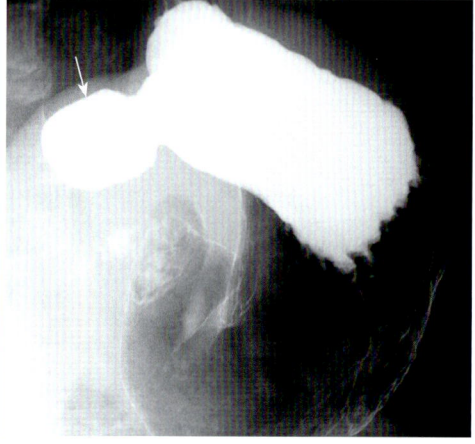

図a　胃憩室のエコー像

図b　胃バリウムX線像

症例2　ガーゼオーマ　gauzeoma
62歳, 女性. 胆囊術後.

肝左葉下面に接し, 音響陰影acoustic shadow を伴った半円形の高エコーがみられる. 胃のガス像と異なり恒常的に描出されたことから胃石が疑われた. 検査の結果, 胆囊手術で置き忘れたガーゼであることが判明した. ガーゼオーマは, 外科的手術で腹腔内に取り残されたガーゼなどが炎症反応により形成される異物肉芽腫である.

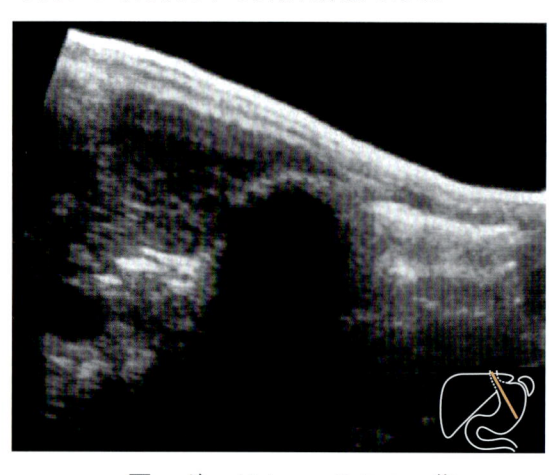

図　ガーゼオーマのエコー像

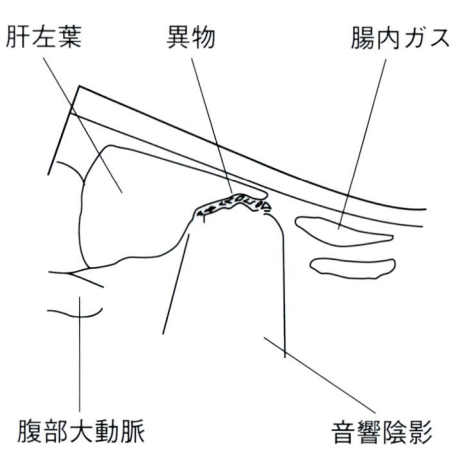

症例3　胃石　bezoar　−柿胃石−

67歳，女性．上腹部痛．

　肝左葉下面には半円形の線状高エコーがみられる（図a矢印）．図bは胃バリウムX線像である．胃体部後壁にはX線吸収の高い像がみられ異物であることがわかる（矢印）．図cは摘出標本を示す．柿胃石と判明した．矢印は胃石の本体と割面を示す．柿胃石は，形成が速く健常な胃内にもできる．この他，植物胃石は，胃切除後の残胃，糖尿病性神経症，胃癌など胃運動の低下や胃排出障害のある場合に形成されやすい．

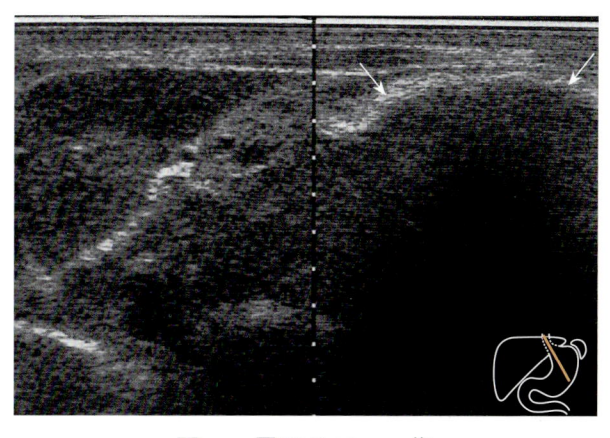

図a　胃石のエコー像

肝左葉　柿胃石

音響陰影

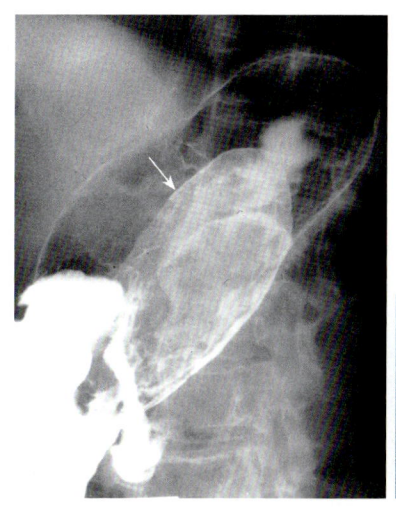

図b　胃バリウムX線像

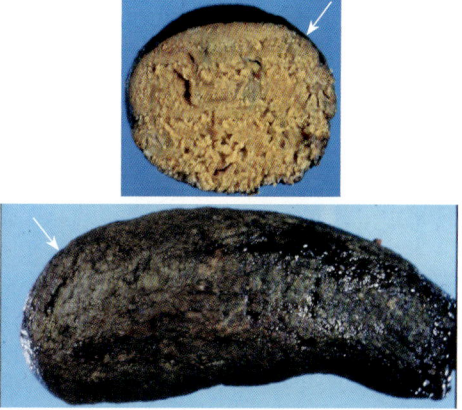

図c　摘出標本

memo　胃石　bezoar

・胃石は胃内の異物の1つで，胃にある石，あるいは石のように硬いものをいう．摂取した食物成分や異物が，胃内で化学的・物理的変化のために結石化したものである．空腹時に柿を大量に食べて生じる柿胃石，コンフリー（ヒレハリソウ＝植物の一種）によるコンフリー胃石，野菜や果実の繊維，海藻類などによる線維胃石，毛髪を飲み込む癖のある人にみられる毛髪胃石などがある．

症例4　肥厚性幽門狭窄症　hypertrophic pyloric stenosis：HPS

生後3週，女児．嘔吐．

胃体部を走査したものである．胃内にはガスが多く，探触子で軽度の圧を加えながら，被検者の体位を左前斜位にして観察したものである．胃内ガスは穹窿部側へ移動し胃内の残渣が高エコー像として描出されている（図a）．図bは幽門部をみたものである．幽門の固有筋層の肥厚による狭窄が認められることからHPSと診断された．

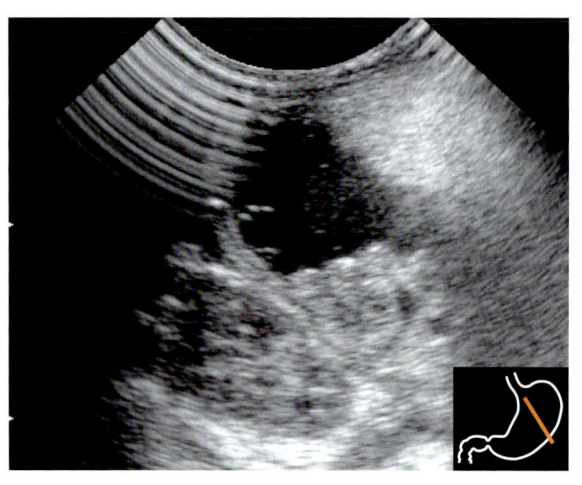

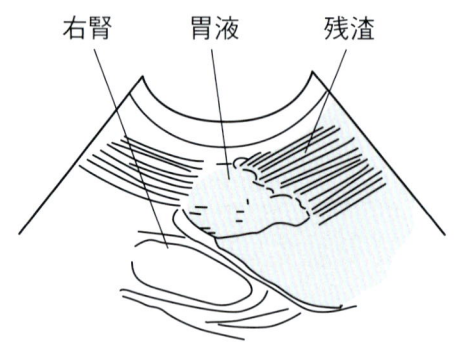

図a　胃残渣のエコー像

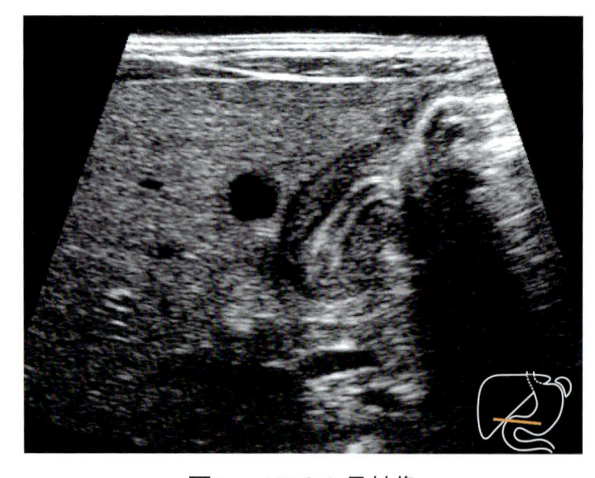

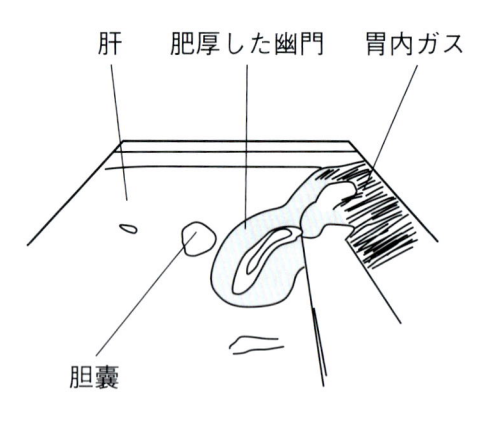

図b　HPSの長軸像

memo　肥厚性幽門狭窄症　hypertrophic pyloric stenosis：HPS

・生後に幽門の輪状筋が著しく肥厚し，胃から十二指腸への流れが不良になった状態をいう．以前は先天性と考えられていたが，現在では生後に起こる機能的な病態としてとらえられている．症状は典型的で，生後2週頃より始まる非胆汁性の嘔吐が次第に増強し，ついには哺乳ごとに噴水状になる．嘔吐により脱水，体重減少が出現する．治療は肥厚した幽門筋のみを切開することにより幽門部の通過障害を改善させる，幽門筋切開術（Ramstedt手術）が行われる．

症例5　肥厚性幽門狭窄症　HPS

生後20日，男児．嘔吐．

　胃幽門部の長軸像である．幽門部固有筋層の肥厚により狭窄をきたし，beak signを示している．胃内には停滞した残渣が，エコーレベルの高い像として描出され，肥厚した幽門が胆嚢を圧排している（図a）．図bは幽門の短軸像である．幽門部の壁構造が腸重積に特徴的なmultiple concentric ring signと類似像を示し，胆嚢腔が圧排されている（矢印）．小児の腸重積もほぼ同じ位置で同様のエコーパターンを示すことがあり見間違わないよう注意が必要である．鑑別法として，エコー検査はリアルタイム観察が可能であることから，胃の内容が幽門をこえて十二指腸内に進まないことや，胃蠕動の亢進なども陽性所見として観察することができる．図cは立位による腹部単純X線像である．single bubble sign（矢印）が認められる．

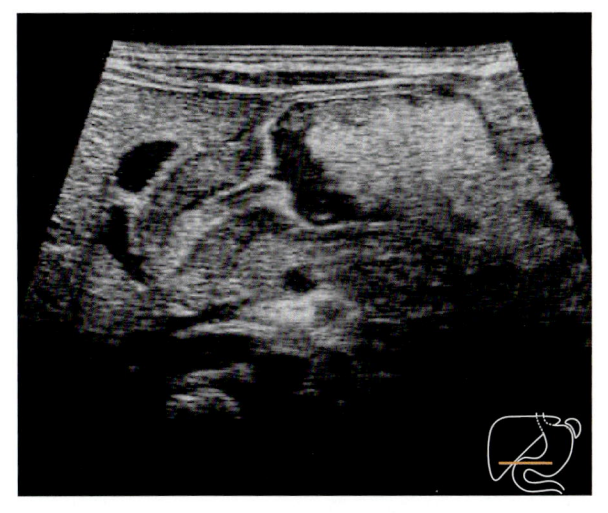

図a　HPSの長軸像

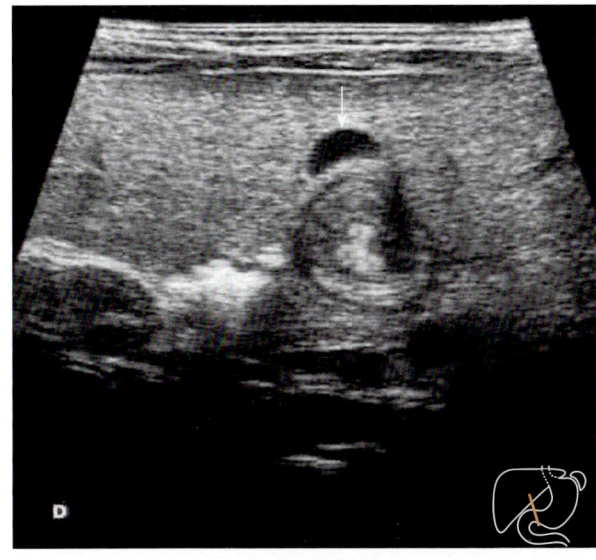

図b　HPSの短軸像

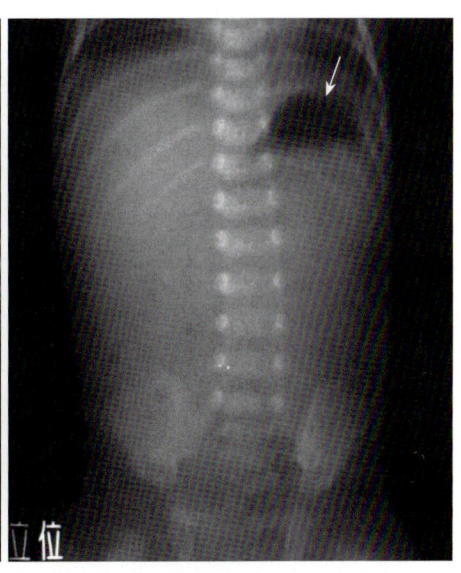

図c　腹部単純X線像（立位）

症例6　胃拡張　gastric dilatation　−ステントグラフトによる十二指腸狭窄−

80歳，男性．直腸癌，腹部大動脈瘤の手術既往あり．嘔吐．

胃体部短軸像である．肝左葉下面には著明に拡張した胃がみられる．胃内には残渣が微細エコーを伴って認められる（図a矢印）．拡張をきたす原因病変部を追求すると十二指腸下行部にも拡張がみられる（図b矢印）．さらに十二指腸水平部を走査すると狭窄がみられ，背側にはステントグラフトの挿入された腹部大動脈瘤が認められ，十二指腸水平部を圧排していることが判明した（図c）．矢頭は十二指腸水平部，矢印はステントグラフトが挿入された腹部大動脈瘤を示す．図dは胃バリウムX線像である．胃から十二指腸にかけ造影されているが，十二指腸水平部にはエコーで指摘された部位にステントグラフトが線状像としてみられ十二指腸を圧排している（矢印）．L；肝左葉

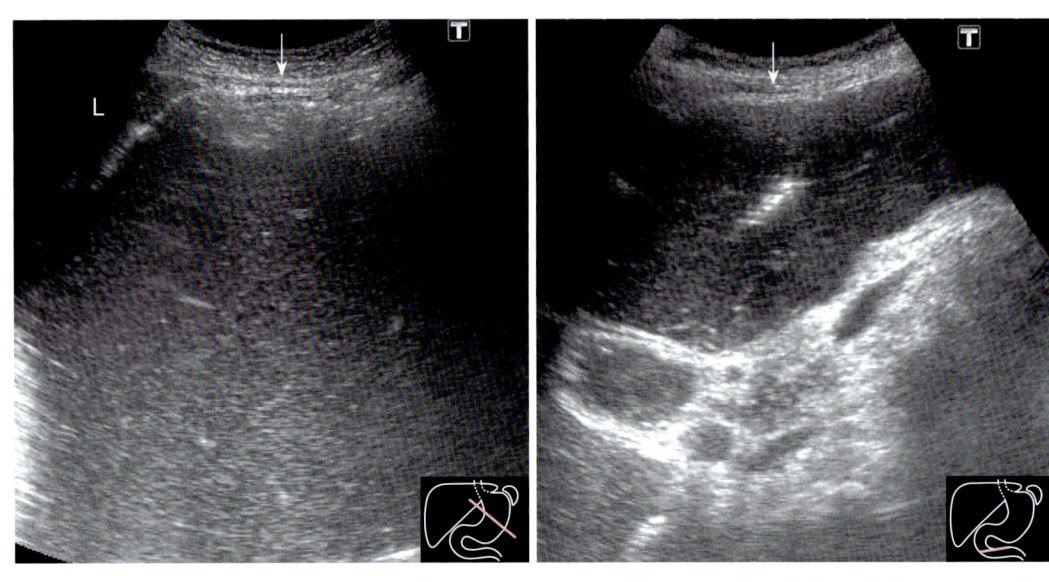

図a　拡張した胃のエコー像

図b　拡張した十二指腸下行部のエコー像

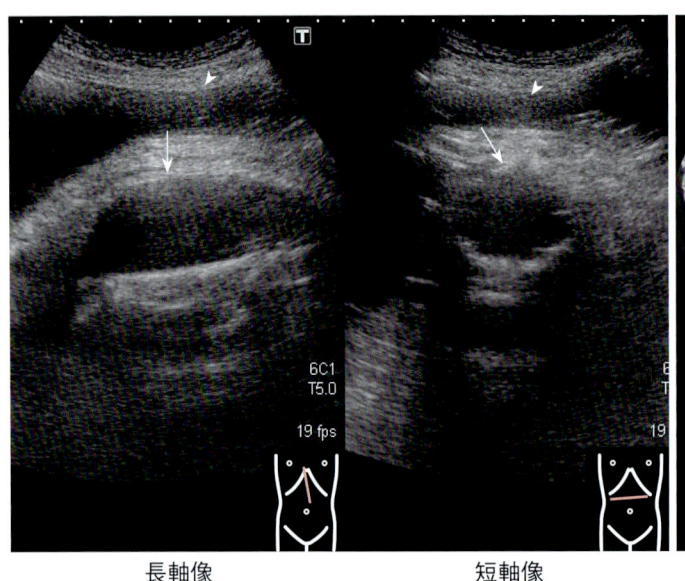

長軸像　　　　短軸像

図c　腹部大動脈瘤に留置されたグラフトのエコー像

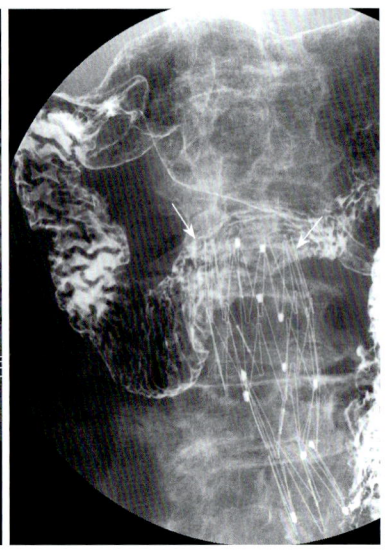

図d　胃バリウムX線像

症例7　胃拡張　gastric dilatation　－胆嚢癌の浸潤による幽門狭窄－

69歳，男性．心窩部痛，食欲不振，高度の貧血．

　拡張した胃の短軸像である（図a）．肝左葉に接し拡張した胃内には残渣の堆積がみられる（矢印）．胃の拡張原因を追及するため胃前庭部の長軸像をみたものである（図b）．胃前庭部から十二指腸球部には肥厚した壁が低エコー像を示し（左矢印），口側には拡張した胃がみられる（右矢印）．胃前庭部の低エコー領域にみられる高エコー像は潰瘍が示唆される（矢頭）．図cはCT像を示す．幽門部に全周性の壁肥厚を認め（矢印）著明に拡張した胃内には残渣がみられる（矢印）．図dは胃内視鏡像を示す．幽門後壁には深い潰瘍を認め，幽門輪は著明な浮腫を示し（矢印），球部正面にも深い潰瘍が認められる．術前診断では胃癌による幽門狭窄であったが，最終診断は胆嚢癌が幽門部へ浸潤し幽門狭窄を生じた症例であった．L；肝左葉

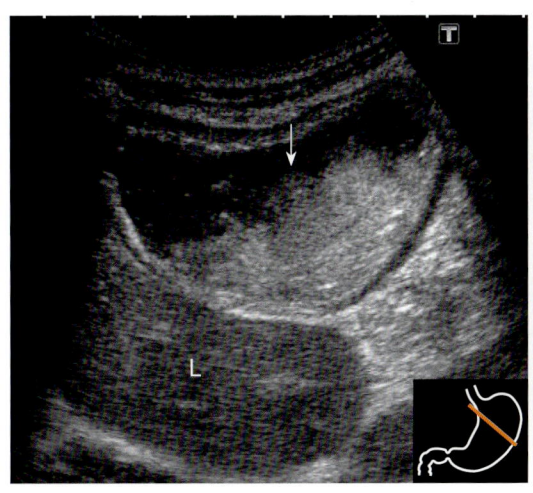

図a　拡張した胃の短軸像

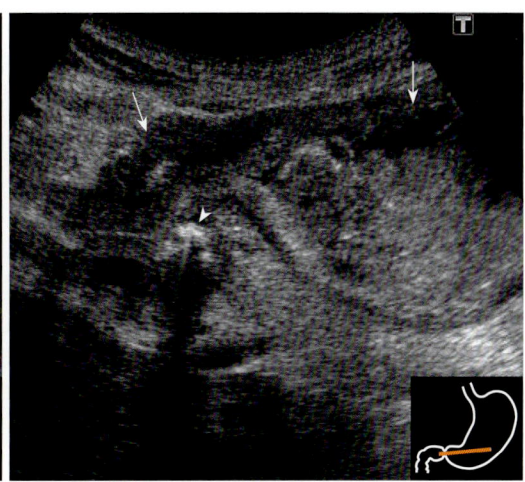

図b　胃狭窄部の長軸像

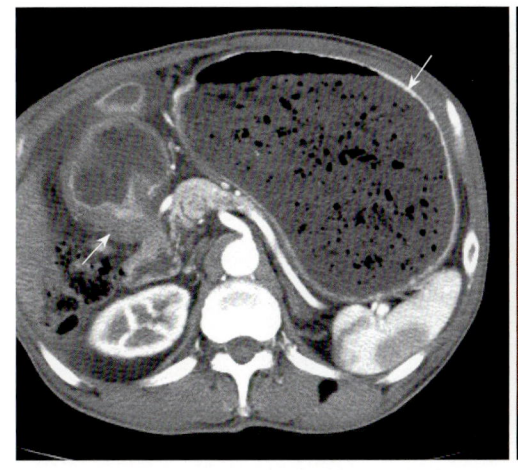

図c　CT像（造影）

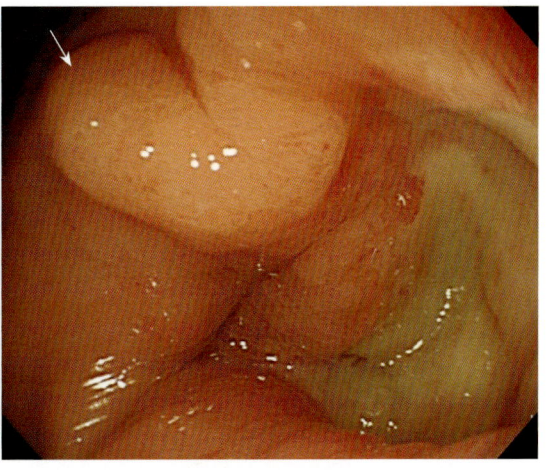

図d　内視鏡像

症例8　胃潰瘍　gastric ulcer　−体部潰瘍　リンパ節の経過−

57歳，女性．上腹部痛．

　胃体部小彎をみたものである．エコーレベルの低い浮腫性肥厚が描出され，肥厚した壁内には点状高エコーがみられる（図 a）．胃腔内ガスを除外するため探触子で加圧走査するも変化はみられないことから潰瘍が疑われた（矢印）．図 b はリンパ節腫大の存在を知るため潰瘍周辺をみたものである．肝左葉下面にはエコーレベルの上昇した脂肪織内に腫大したリンパ節を認める（矢印）．図 c は胃内視鏡像を示す．胃体下部小彎に10㎜ほどの潰瘍（A2）が認められる（矢印）．

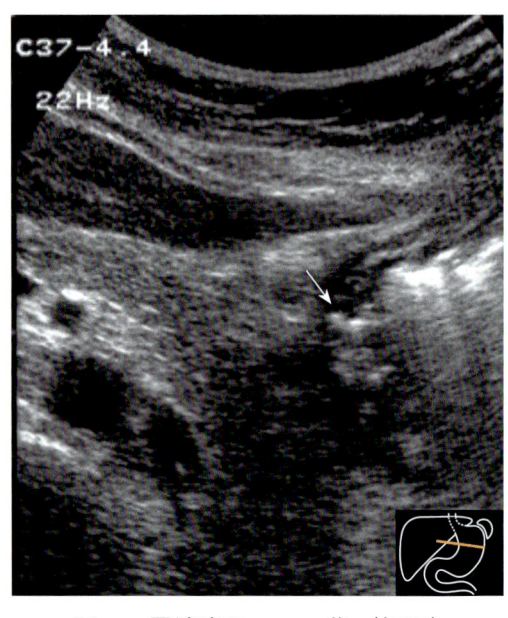

図 a　胃潰瘍のエコー像（初回）

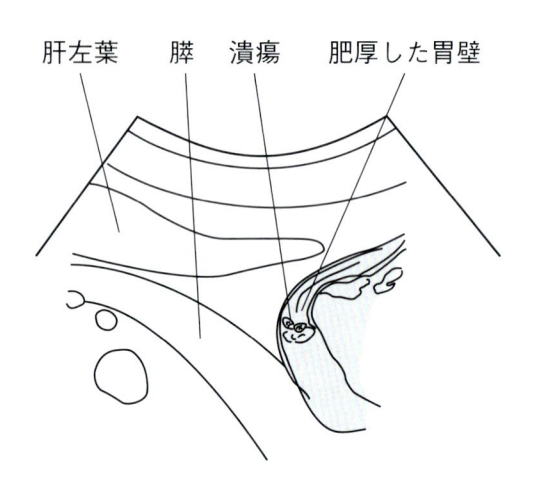

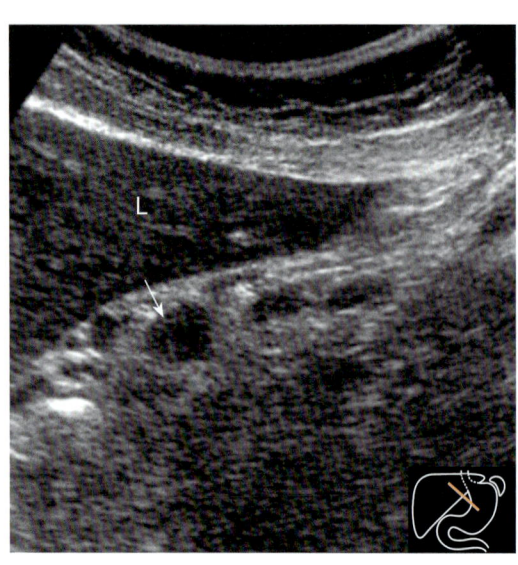

図 b　リンパ節のエコー像（初回）　　図 c　内視鏡像（初回）

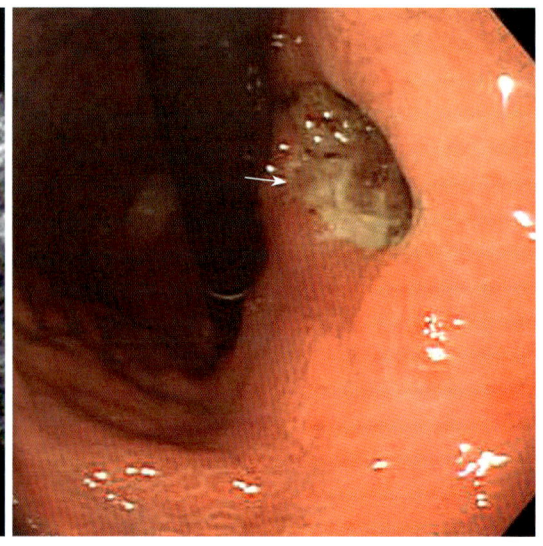

図dは初回検査から約3週後に潰瘍の経過をみたものである．初回時とほぼ同じ部位を観察したものであるが，潰瘍部分の壁肥厚の改善がみられる（矢印）．図eは3週後のリンパ節腫大の経過をみたものである．初回時に比べ縮小していることがわかる（矢印）．同日に施行された胃内視鏡像を図fに示す．潰瘍は縮小し，周囲より皺壁の集中がみられ潰瘍底は薄い白苔で覆われ治癒期の所見であった（矢印）．エコー検査は，害がなく，前処置の必要がなく，胃潰瘍の経時的変化やリンパ節など周辺状態の情報をも，その場で知ることができる有効な検査といえる．L；肝左葉

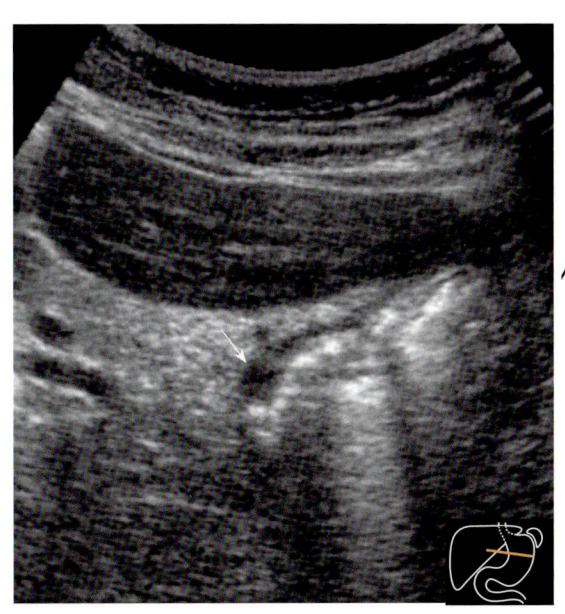

肝左葉　膵　潰瘍　胃壁

図d　胃潰瘍のエコー像（3週後）

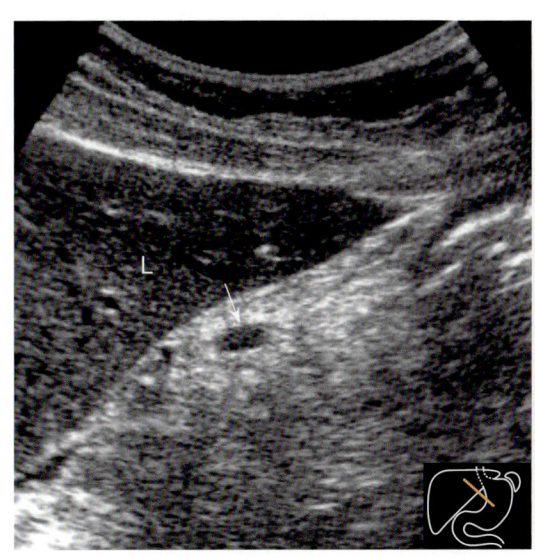

図e　リンパ節のエコー像（3週後）　　図f　内視鏡像（3週後）

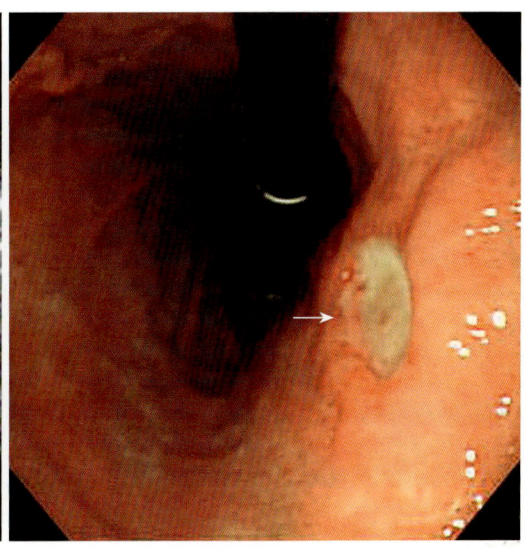

症例9　胃潰瘍　gastric ulcer －体部潰瘍 脂肪織肥厚とリンパ節腫大－

42歳，女性．腹痛．

　胃をリニア探触子で拡大してみたものである．胃壁内には高エコーを伴う潰瘍とエコーレベルの低い浮腫性肥厚像が周辺にみられる．高エコー像は加圧走査しても恒常的に描出されることから胃潰瘍部の白苔が示唆される（図a）．図bは潰瘍周辺のリンパ節をみたものである．肝左葉下面にはエコーレベルの上昇した脂肪織内に円形の低エコー像として認められる（矢印）．図cに胃内視鏡像を示す．胃体下部小彎後壁側には円形で白苔を伴った境界明瞭な潰瘍が認められる．潰瘍周囲に不整領域はみられない．消化性潰瘍（H1）と診断された（矢印）．L；肝左葉

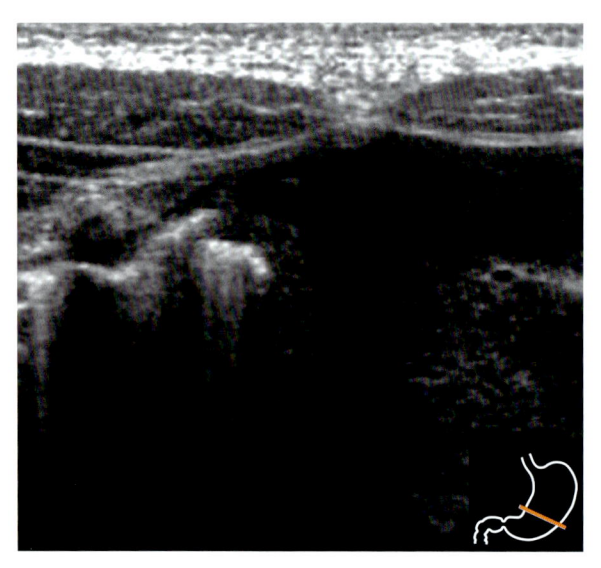

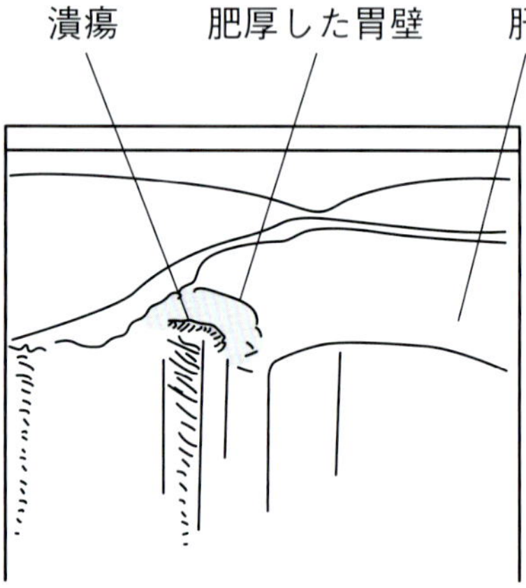

図a　胃潰瘍のエコー像

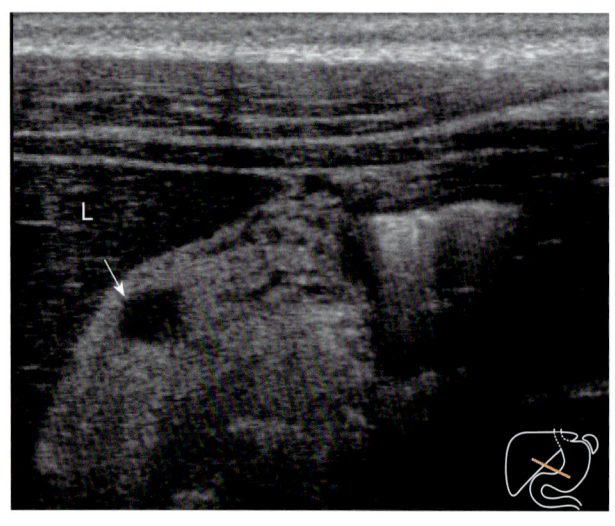

図b　リンパ節のエコー像

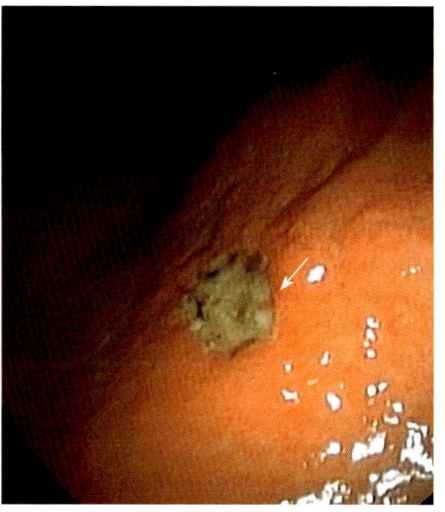

図c　内視鏡像

症例10　胃潰瘍　gastric ulcer　−体部潰瘍 リンパ節腫大多発例−

87歳，女性．右下腹部痛．

コンベックス探触子による胃のエコー像である（図a）．浮腫性肥厚（矢頭）を伴った低エコー領域内には高エコー像がみられる（矢印）．図bはリニア探触子による拡大画像で高エコー像の様子を確認したものである．粘膜下層主体の肥厚を認め（矢頭），エコーレベルの低下した壁内には高エコーが，恒常的にみられることから潰瘍が疑われる（矢印）．肥厚した胃壁（図c矢頭）近傍のリンパ節腫大も認められる（矢印）．図dは胃内視鏡像を示す．胃体下部前壁には周囲に浮腫を伴う潰瘍病変を認めるが，明らかな悪性所見はみられない．消化性潰瘍（A1）と診断された（矢印）．L：肝

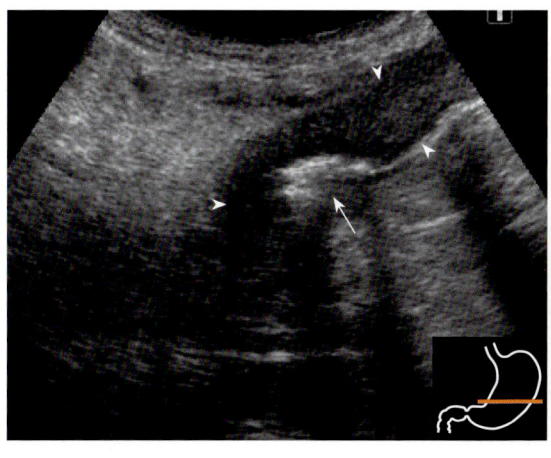

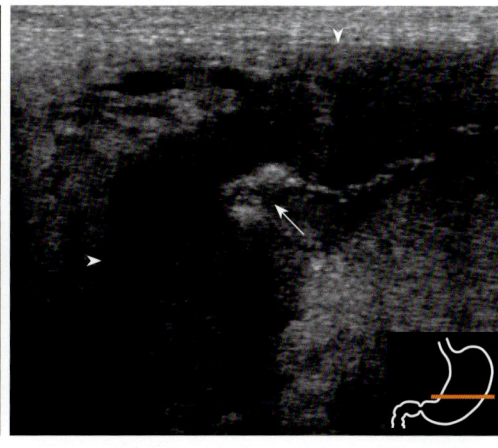

図a　胃潰瘍のエコー像（コンベックス探触子）　　図b　胃潰瘍のエコー像（リニア探触子）

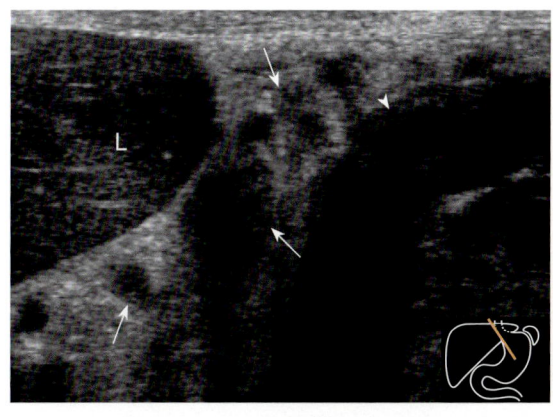

図c　リンパ節のエコー像　　図d　内視鏡像

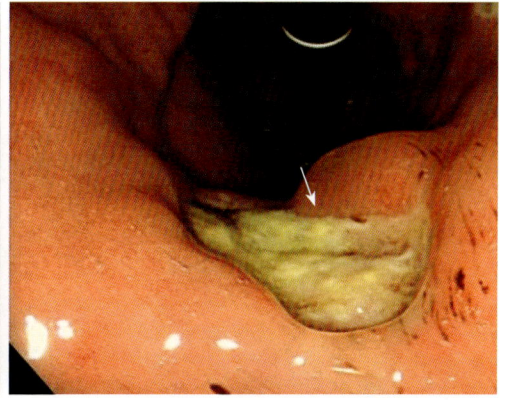

---

memo　消化性潰瘍（胃・十二指腸潰瘍）　peptic ulcer（gastroduodenal ulcer）

・消化性潰瘍は胃液やペプシンなどにより消化管壁が障害を受け，組織の欠損を生じた良性疾患である．一般的には胃潰瘍および十二指腸潰瘍をいう．攻撃因子と防御因子のバランスが失われて潰瘍を生ずるとされ病態については，Helicobacter pylori 感染と非ステロイド系抗炎症薬（NSAIDs）が消化性潰瘍の2大成因であることが判明している．症状としては空腹時の心窩部痛ないしは背部痛であり食物摂取により痛みが軽快するのが特徴である．穿孔性潰瘍では急激な痛みが突然に出現することが特徴である．

症例11　胃潰瘍　gastric ulcer　－角部潰瘍　Ul-Ⅲの例－

56歳，男性．心窩部痛．

高周波コンベックス探触子で胃をみたものである．浮腫性肥厚を伴った胃壁には半円形の張り出し部分が高エコー像を呈している（図a）．図bは同部位をリニア探触子を用い拡大像でみたものである．粘膜下層を主体とする壁肥厚（矢頭）と音響陰影を伴う高エコーが壁内へ食い込むような像を呈している（矢印）．図cはエコー検査が行われてから10日後の胃内視鏡像を示す．胃角大彎前壁側に境界明瞭な潰瘍が認められ（矢印），周囲に不整領域が認められないことより消化性（良性）潰瘍（H1）と診断された．

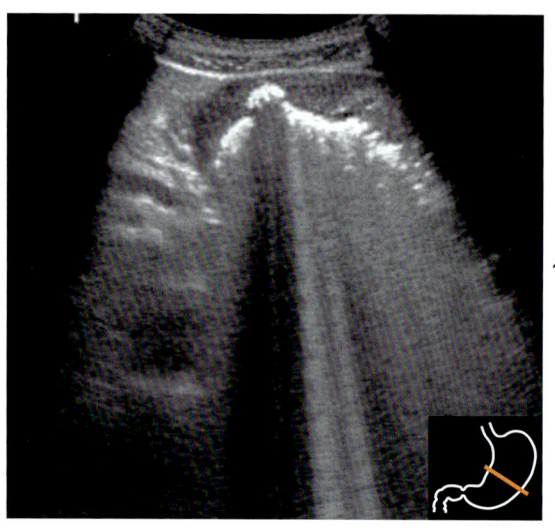

図a　胃潰瘍のエコー像（コンベックス探触子）

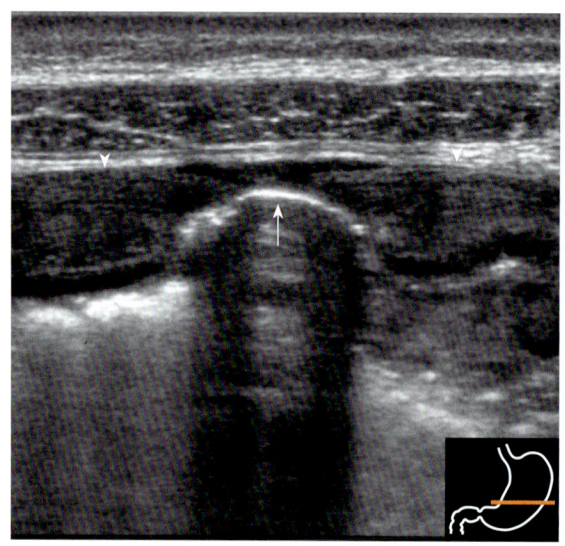

図b　胃潰瘍のエコー像（リニア探触子）

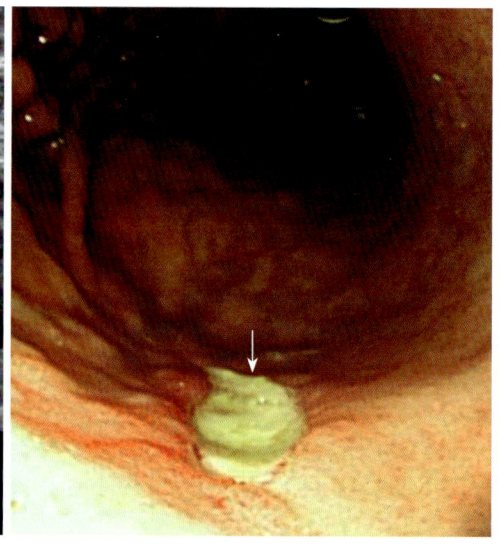

図c　内視鏡像

症例12　胃潰瘍　gastric ulcer　－体部潰瘍 癌との鑑別を要した例－

83歳，女性．心窩部痛．

　リニア探触子を用い拡大画像で胃体部をみたものである．潰瘍に伴う胃壁の陥凹がみられる．潰瘍底内には出血や白苔，残渣，ガスなどを示唆する高エコー像がみられる（図a矢印）．図b左は初回の胃内視鏡像を示す．浮腫性肥厚を伴った周堤と潰瘍底内には白苔などがみられる（矢印）．7日後の経過を示したものを図b右に示す．潰瘍の改善されている様子がわかる（矢印）．内視鏡検査ではこのように粘膜表面の詳細な観察が可能であり，エコーは潰瘍の断面（深さ）について知ることができるため両者は相補する検査といえる．L；肝左葉

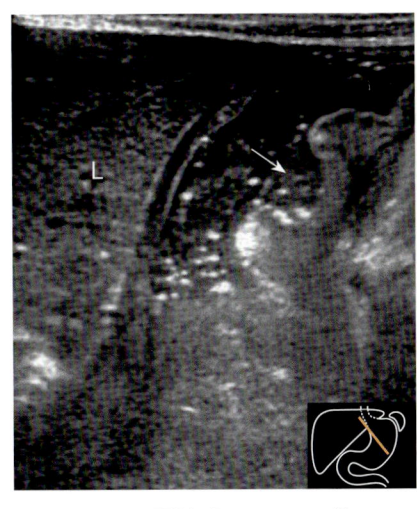

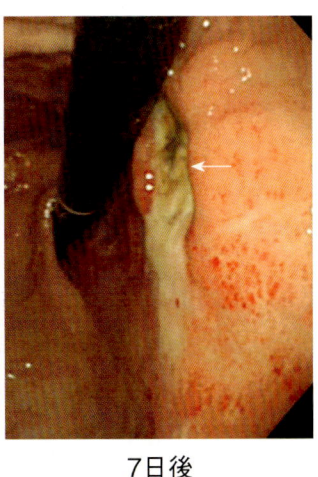

図a　胃潰瘍のエコー像　　　　　初回　　　7日後
　　　　　　　　　　　　　　　　図b　内視鏡像

症例13　胃潰瘍　gastric ulcer　－体部潰瘍 大量の凝血塊を伴った例－

81歳，女性．心窩部痛．

　心窩部縦断像である（図a）．肝左葉下面には拡張した胃が内腔に高エコーを伴ってみられる（矢印）．エコー検査後の胃内視鏡像である．エコーで指摘した胃の内容は大量の凝血塊であり，吸引後の内視鏡像を図bに示す．胃体部後壁には大きな潰瘍がみられ出血をきたしていた．矢印は潰瘍を示す．L；肝

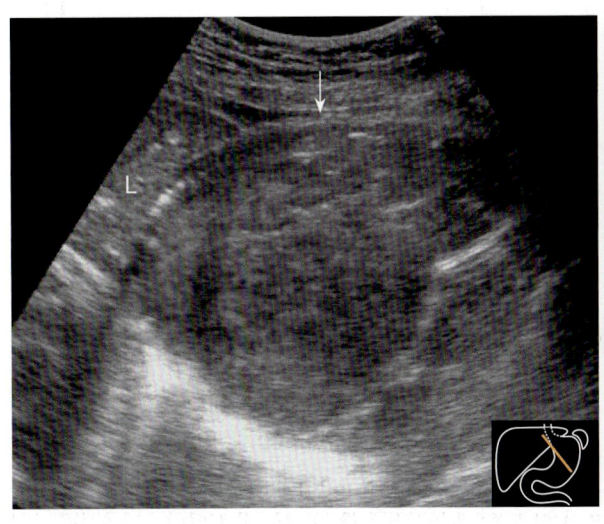

図a　胃潰瘍からの出血によるエコー像　　　　図b　内視鏡像

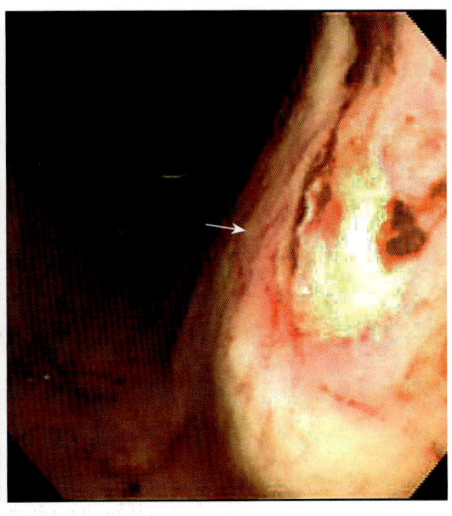

症例14　胃潰瘍　gastric ulcer　−体部潰瘍 内視鏡による経過観察例−

78歳，女性．腹痛．

　胃の長軸像である．胃内には胃液がみられ，その後壁には潰瘍が描出されている．潰瘍断面は周堤様に盛り上がった粘膜下層主体の浮腫性壁肥厚と潰瘍底には血腫を示唆する微細エコーが認められる（図ａ）．図ｂの胃内視鏡は初回，1週後，2ヶ月後における胃潰瘍の経過像である．初回では，胃角小彎にUl-Ⅲ相当の出血性胃潰瘍（Ａ１）を認め（矢印），止血処置が行われた．1週後ではＡ２（矢印），2ヶ月後には瘢痕化（Ｓ１）となった（矢印）．

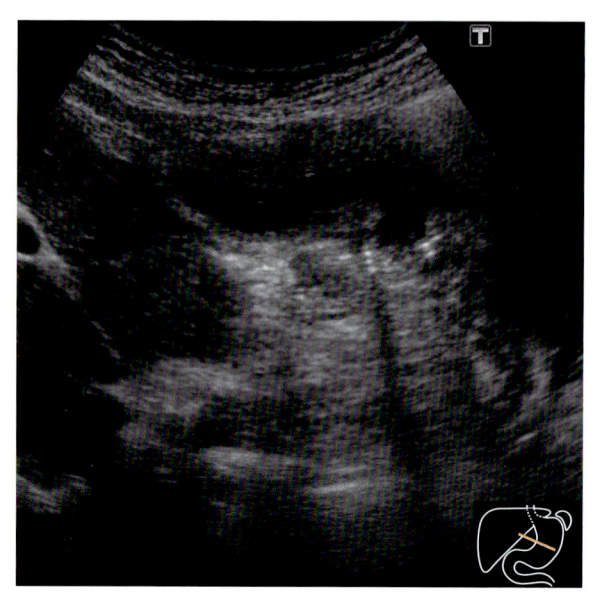

図ａ　胃潰瘍のエコー像

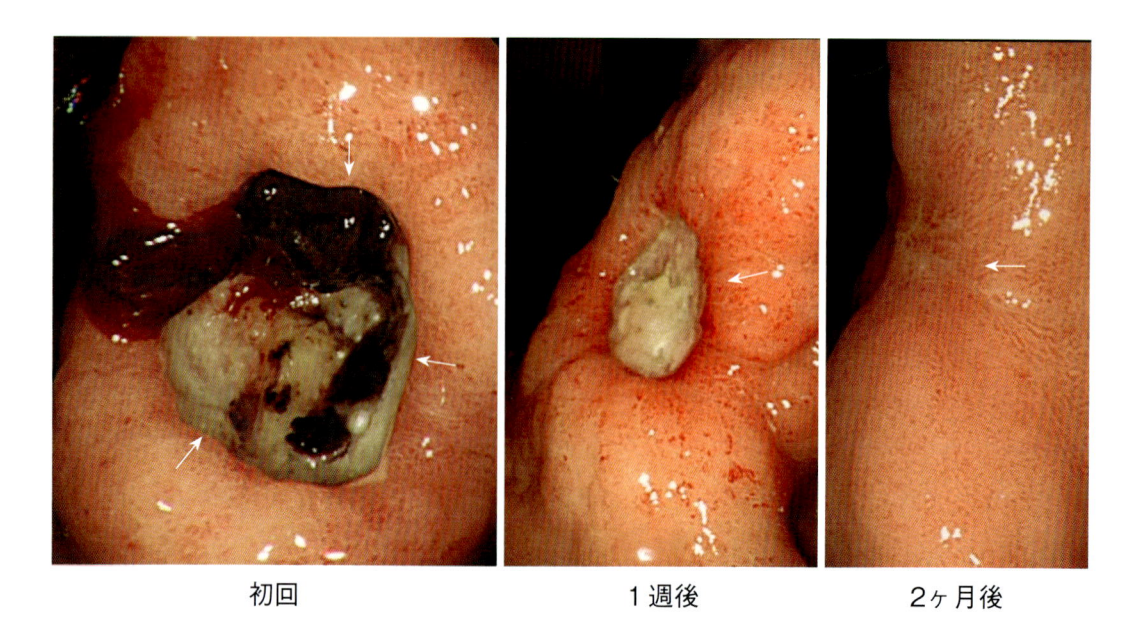

図ｂ　内視鏡による胃潰瘍の経過像

初回　　　　　　　　　1週後　　　　　　　　　2ヶ月後

症例15　胃潰瘍　gastric ulcer　－前庭部潰瘍 穿孔が疑われた例－

50歳，男性．1週間ほど続く心窩部痛．

　コンベックス探触子で胃の長軸像をみたものである．胃内腔には食物残渣や液体貯留がみられ，後壁側には粘膜下層主体の肥厚した胃壁と潰瘍がみられる（図a矢印）．図bはCT像である．エコー像と同様に浮腫性肥厚と大きな潰瘍が描出されている（矢印）．図cは胃短軸像で小彎側をみたものである．浮腫性に肥厚した低エコー内には高エコーの散在がみられ胃壁外，肝下面の free air が示唆された（矢印）．図dはCT矢状断像である．胃小彎の胃壁の浮腫性肥厚と大きな潰瘍は肝下面に接しガス像もみられる（矢印）．入院加療となったが内視鏡の結果，胃穿孔はなく保存的治療となった．P；膵，L；肝

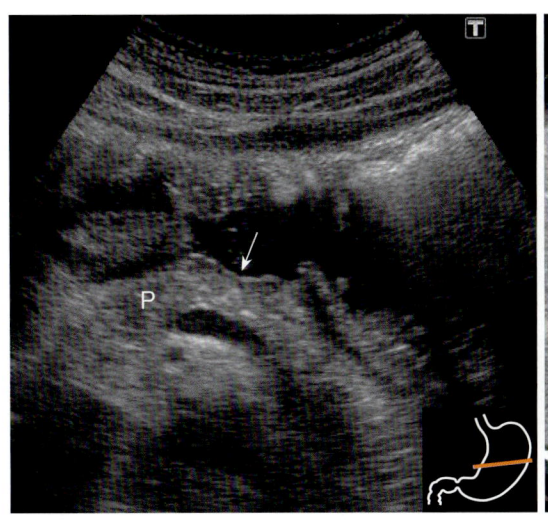

図a　胃潰瘍のエコー像

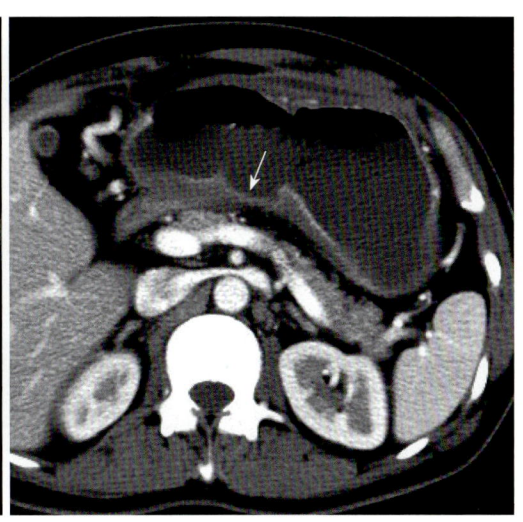

図b　CT像（造影）

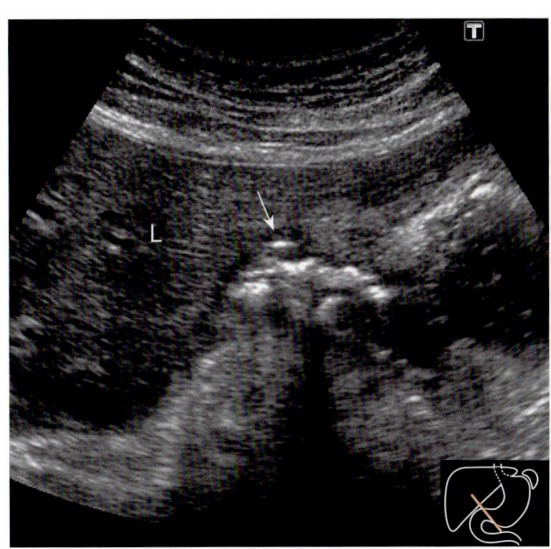

図c　胃前庭部短軸像

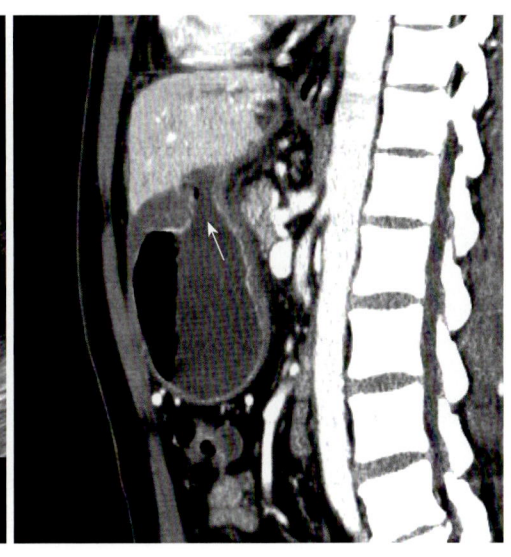

図d　CT矢状断像（造影）

症例16　急性胃粘膜病変　acute gastric mucosal lesion：AGML

32歳，男性．腹痛．

　コンベックス探触子で心窩部矢状走査したものである．肝左葉下面に接し，胃体部には全周性の壁肥厚が認められる（図a）．リニア探触子を用い拡大画像で層構造に注視すると，層構造明瞭で粘膜下層（第3層）の著明な肥厚が認められる（図b矢印）．図cは胃内視鏡像である．前庭部に全周性の浮腫と出血斑を伴うびらん性病変の多発が認められる（矢印）．AGMLの典型的な所見である．

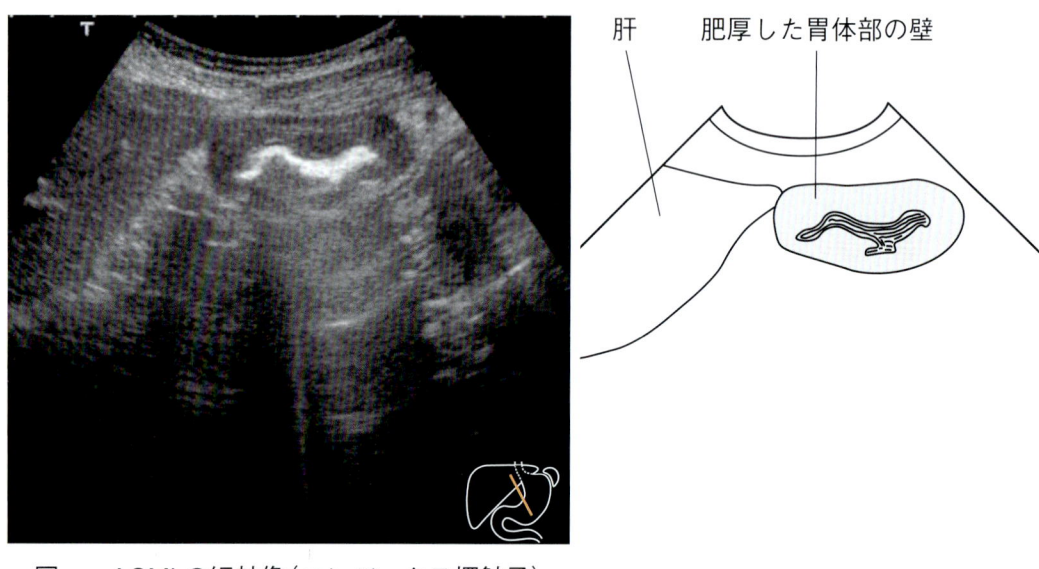

図a　AGMLの短軸像（コンベックス探触子）

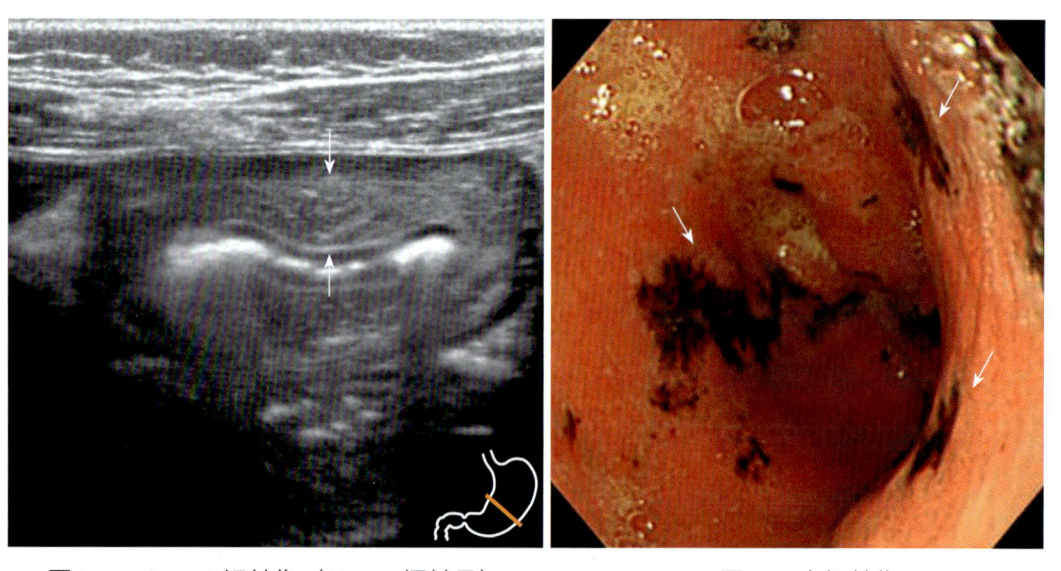

図b　AGMLの短軸像（リニア探触子）

図c　内視鏡像

症例17 急性胃粘膜病変 AGML －エコーによる経過観察例－

39歳，女性．腹痛．

リニア探触子による拡大画像で胃前庭部長軸像をみたものである．粘膜下層主体の著明な浮腫性肥厚が認められる（図a矢印）．図bは胃内視鏡像である．前庭部を中心に出血斑を伴うびらん性病変の多発がみられ（矢印）胃壁は全周性に浮腫を伴っている．図cは発症後2ヶ月後の胃前庭部長軸像である．粘膜下層の軽度肥厚が認められるものの，初回のエコー像に比べ改善がみられる（矢印）．

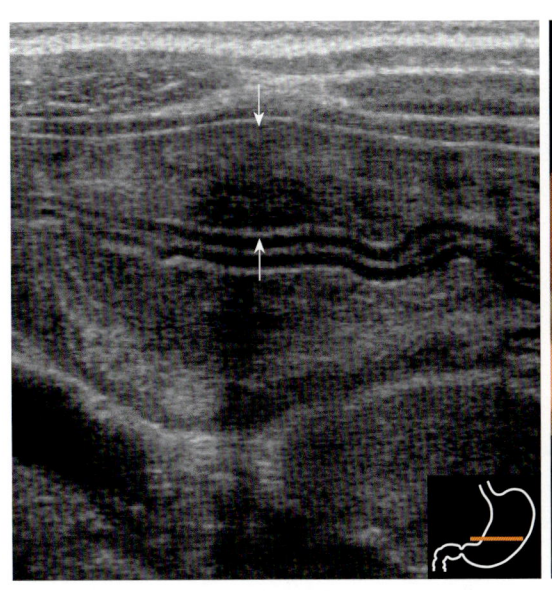

図a　AGMLの長軸像（初回）

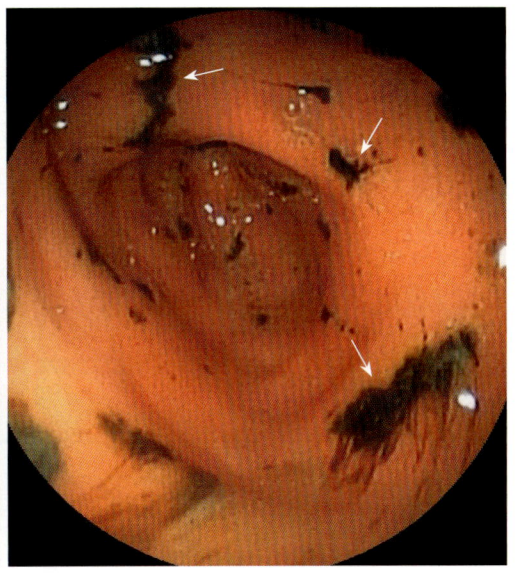

図b　内視鏡像

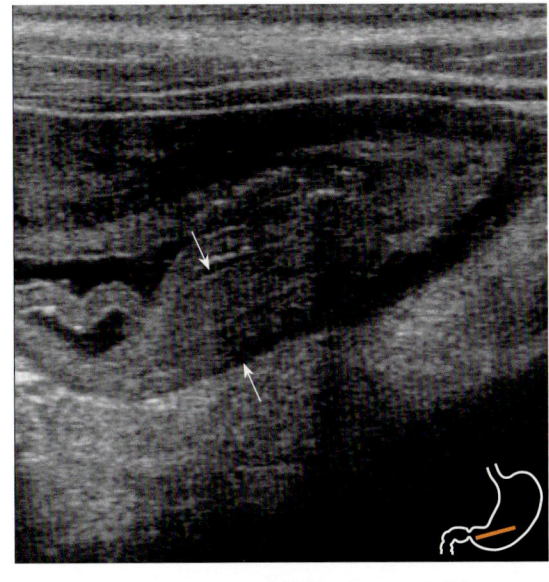

図c　AGMLの長軸像（2ヶ月後）

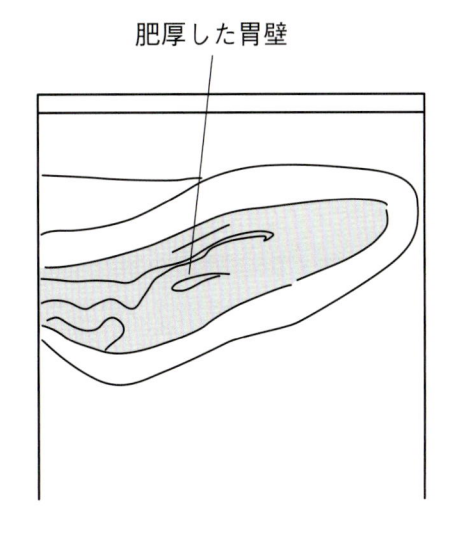

肥厚した胃壁

症例18　急性胃粘膜病変　AGML －幽門狭窄例－

34歳，男性．腹痛，嘔吐．

　肝左葉下面に拡張した胃がみられる（図a 矢印）．胃前庭部を走査すると粘膜下層主体の浮腫性肥厚と低エコー化がみられる（図b 矢印）．図cは肥厚した前庭部の血流をパワードプラでみたものである．軽度の血流増強がみられる（矢印）．エコー直後に胃内視鏡が施行された．前庭部を中心に出血斑を伴うびらん性病変の多発みられ，胃壁は全周性に浮腫を伴っている（図d）．急性胃粘膜病変と診断された．L；肝左葉

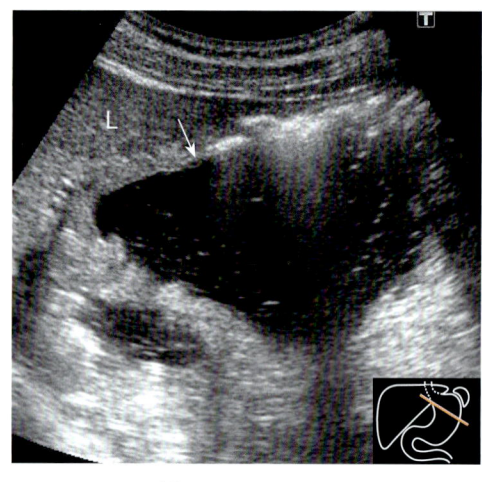

図a　拡張した胃のエコー像

図b　AGMLの短軸像

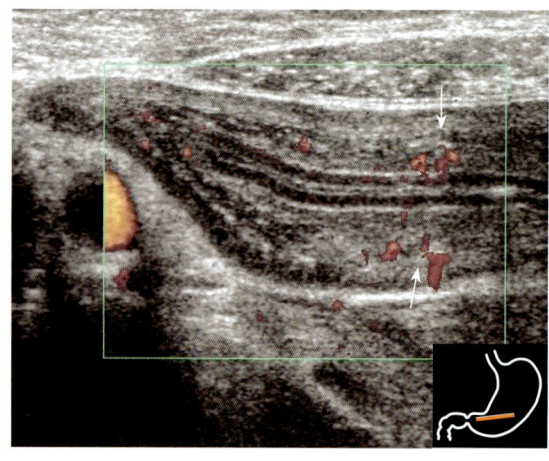

図c　パワードプラ像

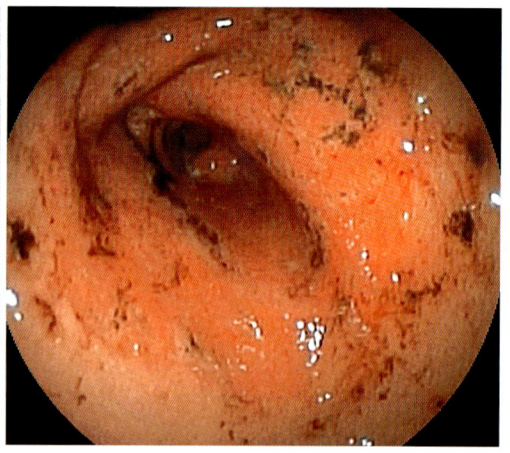

図d　内視鏡像

memo　急性胃粘膜病変　acute gastric mucosal lesion；AGML

- AGMLは上腹部症状と胃粘膜所見から提案された疾患概念で，内視鏡検査で胃内に多発する不整形の出血，びらん，浮腫，不整形の急性潰瘍を認める場合，AGMLと診断される．病変が胃にとどまらず十二指腸下行部に及ぶ場合には急性胃・十二指腸粘膜病変（AGDML）とよぶ．甚大なストレスに伴う潰瘍は胃体部に多く，胃体部小彎の深ぼれ縦走潰瘍は塹壕潰瘍 trench ulcer とよばれる．薬剤起因性のAGMLは胃前庭部を中心に出血性の黒苔を伴う多発性不整形びらんや急性潰瘍を認める場合が多い．

症例19　急性胃粘膜病変　AGML　－潰瘍を伴った例－

28歳，男性．心窩部痛．

　胃の短軸像をリニア探触子を用い拡大像でみたものである．胃体部から前庭部に粘膜下層を主体とする全周性の壁肥厚と（図a矢印），潰瘍を示唆する高エコーがみられる．図bはリニア探触子で胃の長軸像を走査したものである．胃の短軸像と同様に著明な浮腫性肥厚がみられる（矢印）．図cは胃内視鏡像である．粘膜面にみられる黒い部分は出血斑で（矢頭），周辺には著明な浮腫性変化がみられる（矢印）．エコー像からはアニサキス胃炎との鑑別が困難な場合があるが，検査中，被検者からは刺身など海産魚介類の生食摂取はないとのことからAGMLと診断された．

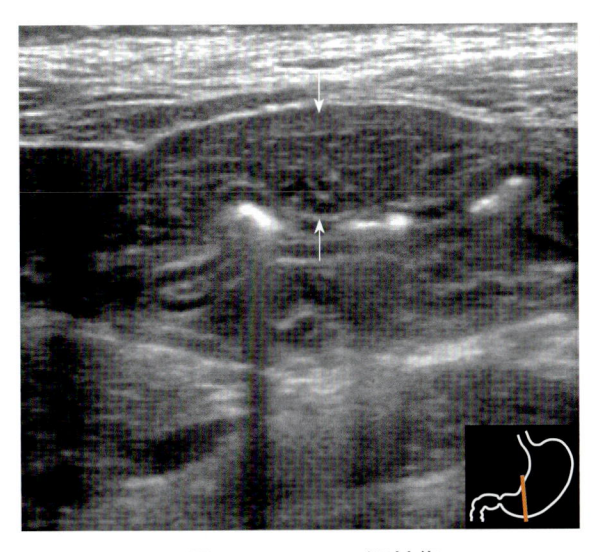

図a　AGMLの短軸像

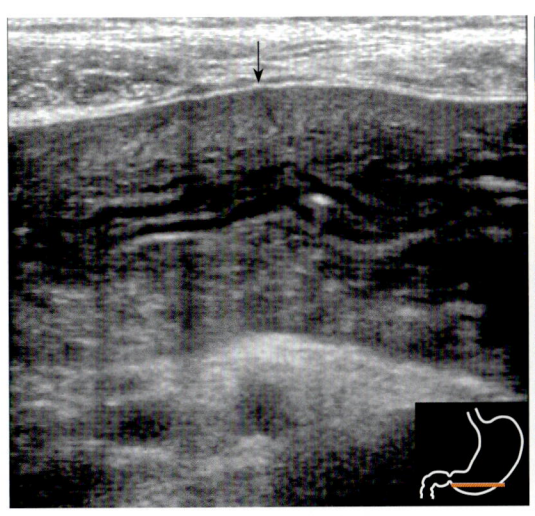

図b　AGMLの長軸像

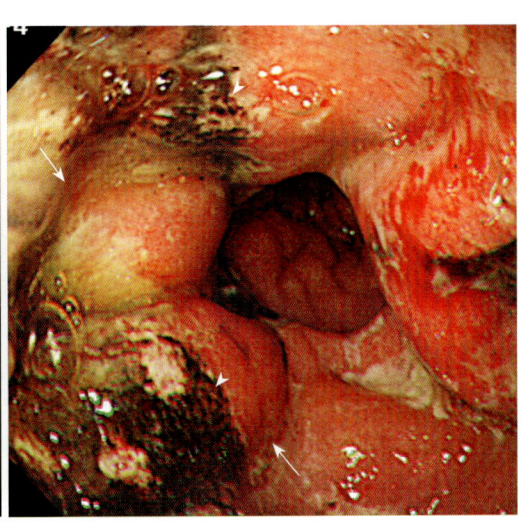

図c　内視鏡像

症例20　アニサキス症　anisakiasis −胃アニサキス症−

50歳，男性．シメサバ摂取後の腹痛．

　胃前庭部長軸像をリニア探触子の拡大画像でみたものである．中心部には前壁・後壁の境界面（粘膜面）が線状高エコーとしてみられ，前壁・後壁の胃粘膜下層は浮腫性肥厚により低エコー化を呈している（図a）．矢印は前壁側の肥厚した粘膜下層を示す．図bはエコー検査直後に施行した胃内視鏡像である．胃体下部大彎にアニサキス虫体が認められる（矢印）．エコー検査では虫体の指摘は困難である．

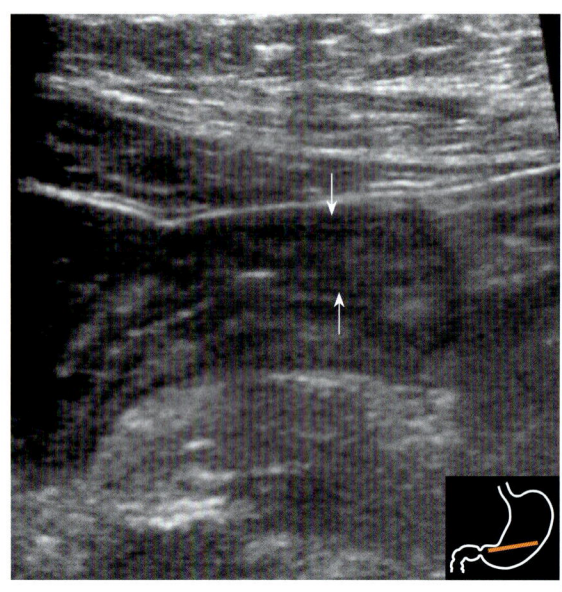

図a　アニサキス胃炎の長軸像

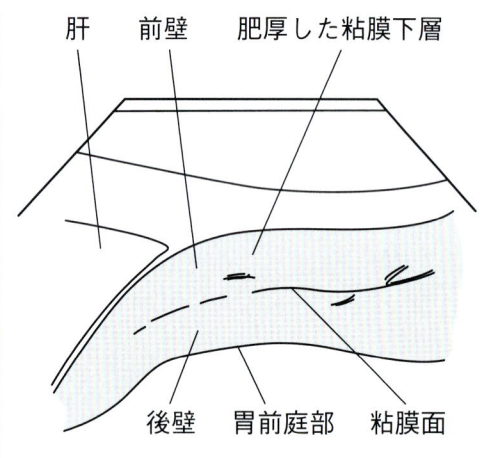

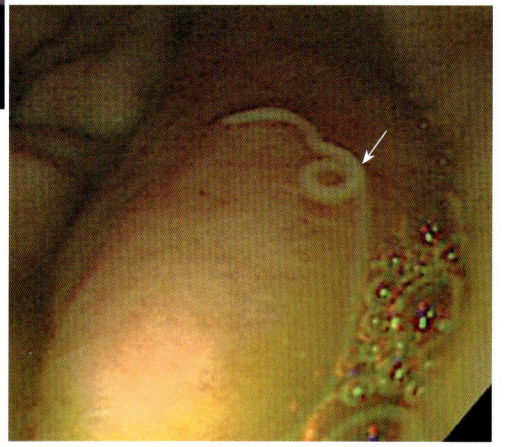

図b　内視鏡像

| memo | アニサキス症　anisakiasis |

・アニサキスは胃壁に刺入し上腹部痛で発症することが多いが，小腸や大腸の腸壁に刺入した場合，虫垂炎，腸閉塞，腸穿孔と誤診され，開腹手術を受けることもある．診断は内視鏡や，注腸X線検査による虫体の発見であるが，ペア血清によるアニサキス抗体の上昇も有用である．臨床症状は，明らかな生魚摂取の病歴と，その後の急激な腹痛の出現である．胃アニサキス症は幼虫が寄生している魚を食べてから4〜8時間後に症状が出現するが，腸アニサキスでは数時間から数日後に症状が現れる．嘔吐を伴う場合も多く，ときには腹膜刺激症状や腹水貯留を伴う場合もみられる．急激な心窩部痛，悪心，嘔吐を呈するため胃潰瘍や胃穿孔，胆石症との鑑別が必要である．

症例21　アニサキス症　anisakiasis　−胃アニサキス症 著明な肥厚例−

67歳，男性．心窩部痛．

　胃体部の短軸像である．浮腫状に肥厚した胃壁とガスの高エコーがレモンの輪切り状様を示す像としてみられる（図a矢印）．図bは胃の長軸像である．中心部の線状高エコーは胃粘膜表面と境界エコー像を示していることから，前・後壁側の区別ができる．肥厚の主座は第3層の粘膜下層で著明な浮腫性肥厚がみられる．矢印は前壁側の肥厚を示す．図cは胃内視鏡像である．胃体下部大彎後壁にアニサキス虫体を認め（矢印），周囲粘膜には浮腫性変化が認められる．

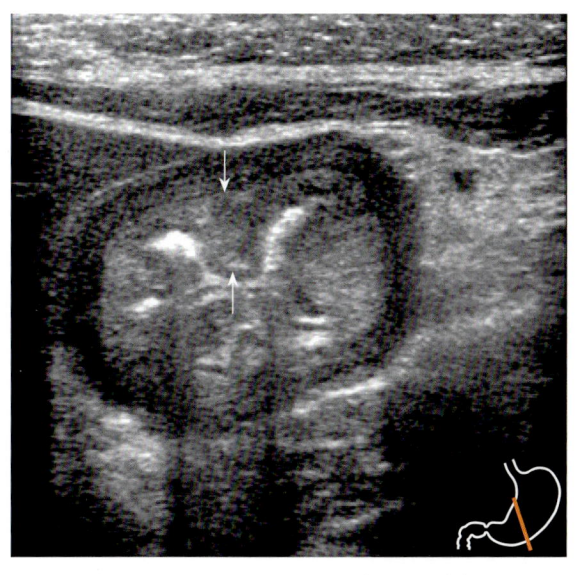

図a　アニサキス胃炎の短軸像

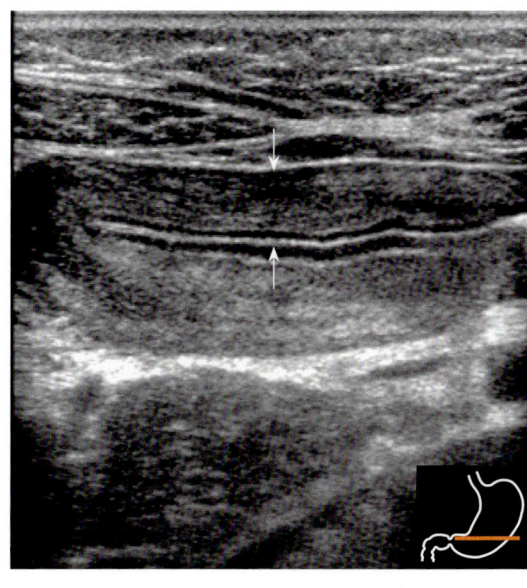

図b　アニサキス胃炎の長軸像

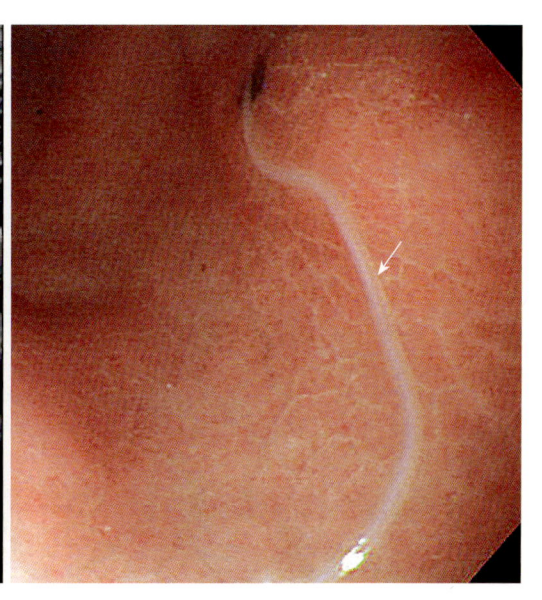

図c　内視鏡像

症例22　アニサキス症　anisakiasis　－胃アニサキス症　コンベックス探触子観察例－

38歳，女性．心窩部痛．

コンベックス探触子を用い拡大した画像で胃前庭部の短軸像をみたものである．胃壁の全周性浮腫性肥厚が認められる（図a）．同一病変の長軸像からも膵に接し前庭部の浮腫性肥厚が低エコー像として描出されている（図b矢印）．図cは胃内視鏡像を示す．胃体部には著明な浮腫性変化がみられ前庭部大彎にはアニサキス虫体が認められる（矢印）．P；膵

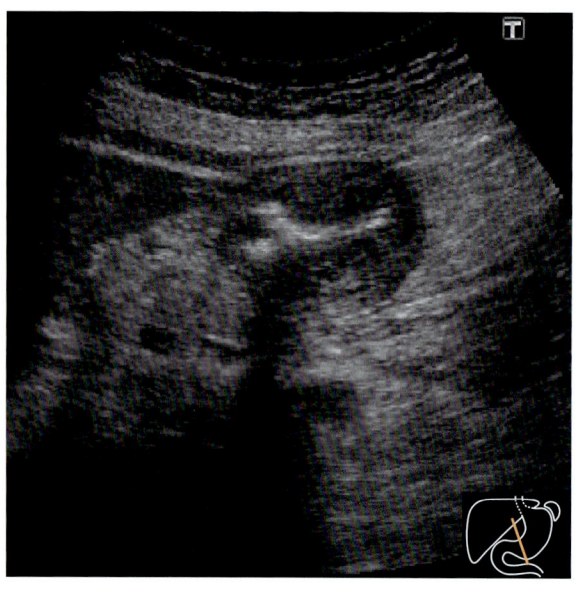

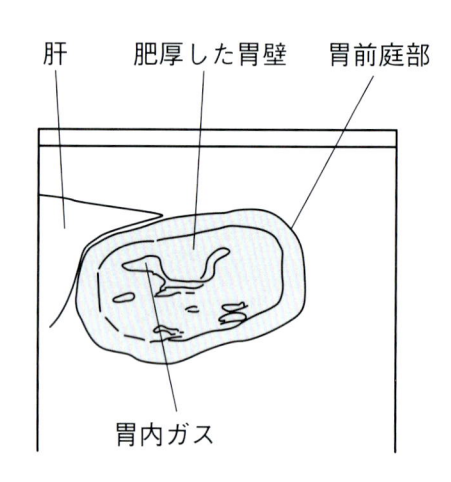

図a　アニサキス胃炎の短軸像

図b　アニサキス胃炎の長軸像

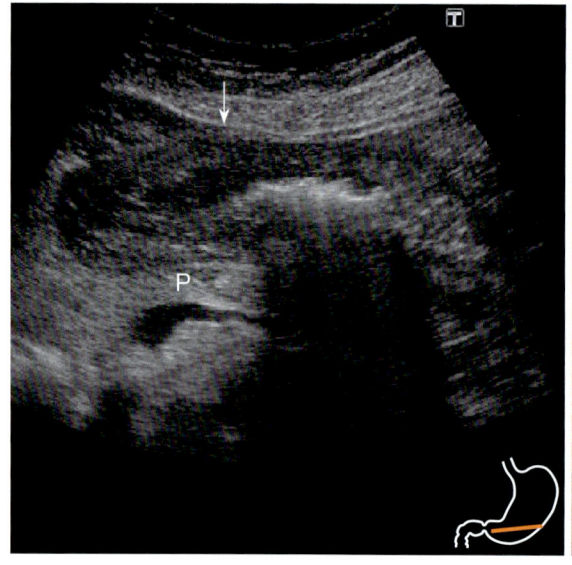

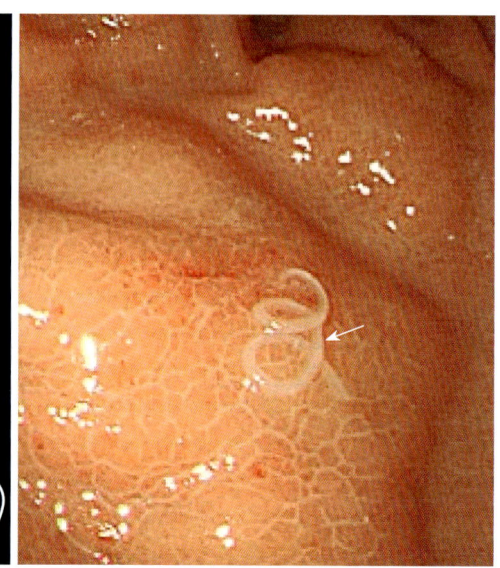

図c　内視鏡像

症例23 アニサキス症 anisakiasis －胃アニサキス症 腹水を認めた例－

77歳，男性．心窩部痛．

胃前庭部の長軸像である．浮腫性肥厚を示す粘膜下層のエコーレベルの低下が不明瞭な層構造を示している（図a）．図bは近傍腸管をみたものである．少量の腹水（矢印）がアニサキス症にみられる二次的所見の一つであり，被検者が，前日にサバの刺身を摂取とのことから胃アニサキス症が示唆された．図cは胃内視鏡像である．胃体部から前庭部にかけ中等度の浮腫性変化がみられ胃角前壁にはアニサキス虫体が認められる（矢印）．本症の腹水は，少量または中等量みられ好酸球を多く含むといわれる．

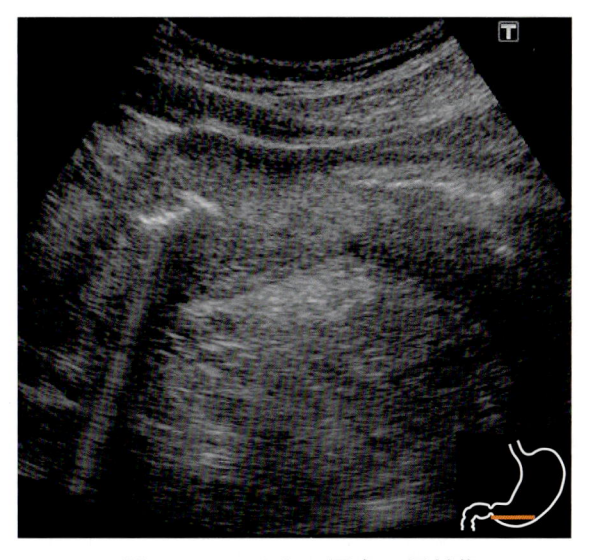

図a アニサキス胃炎の長軸像

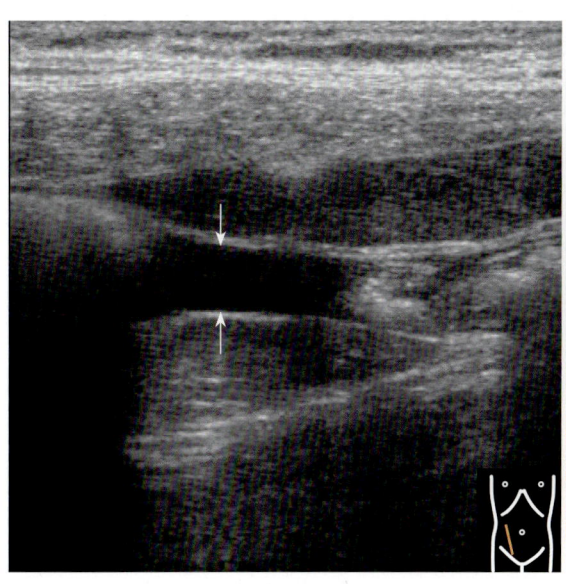

図b 腹水のエコー像

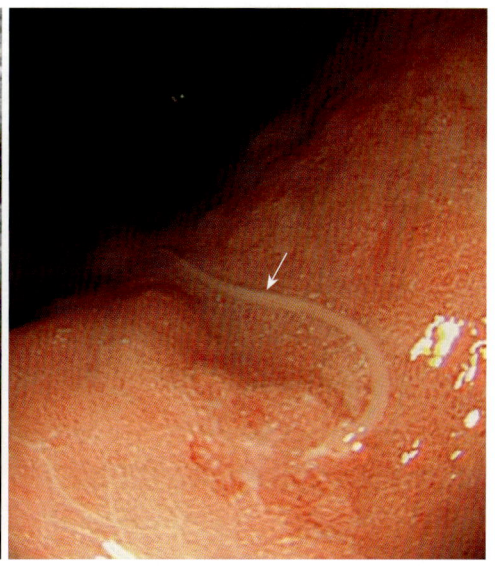

図c 内視鏡像

症例24　胃ポリープ　gastric polyp　−前庭部ポリープ例−

77歳，女性．胃部不快感．

コンベックス探触子による胃の長軸像である．胃の前庭部には境界不明瞭な限局性低エコー域がみられる（図a）．図bは短軸走査で病変部を確認したものである（矢印）．図cは胃内視鏡像である．ポリープは前庭部大彎側に認められ亜有茎性（山田Ⅲ型）で，大きさは7mmであった．生検結果より過形成性ポリープ（hyperplastic polyp）であった（矢印）．本症は，腺窩上皮の過形成であり，胃のポリープで最も多い．

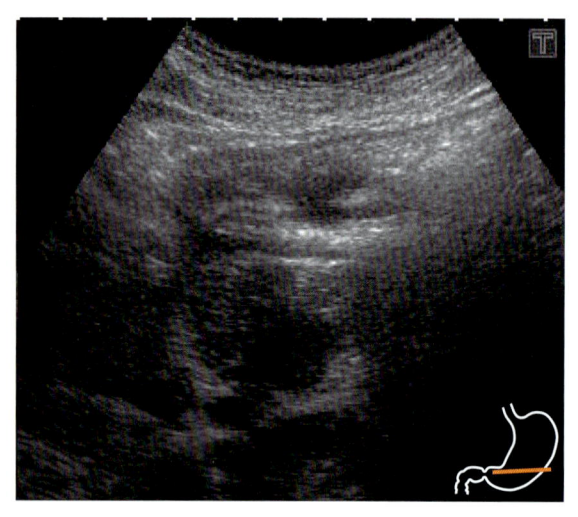

図a　胃長軸のポリープ像

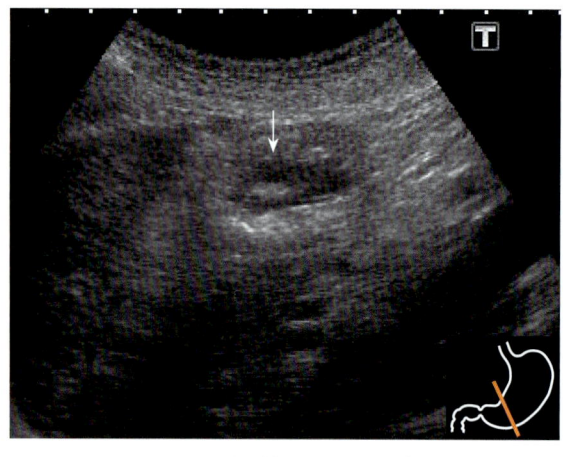

図b　胃短軸のポリープ像　　図c　内視鏡像

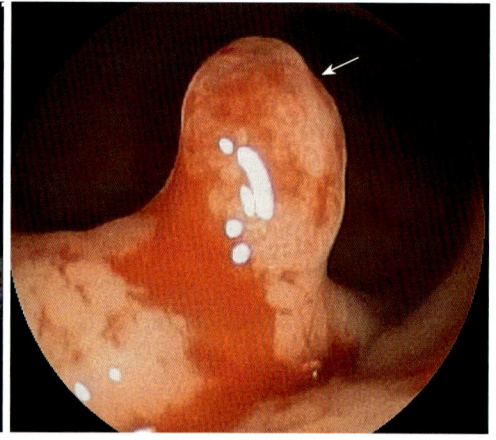

memo　胃良性腫瘍　benign gastric tumor・胃ポリープ　gastric polyp

・胃良性腫瘍は胃に生じる発育速度が遅く転移をきたさない腫瘍で，上皮性のものと非上皮性のものがある．上皮性の胃良性腫瘍の多くは粘膜上皮の局所的増殖によって胃内腔に突出する隆起性病変が胃ポリープである．無症状のことが多く，上部消化管内視鏡検査や胃バリウムX線検査で偶然に発見されることが多い．一方，非上皮性の胃良性腫瘍は胃粘膜下に腫瘤が存在し胃粘膜下腫瘍とよばれる．

症例25　胃ポリープ　gastric polyps　−Peutz-Jeghers 症候群−

18歳，女性．Peutz-Jeghers 症候群，悪性腫瘍合併の除外診断．

　コンベックス探触子で胃の長軸像をみたものである．胃内ガスが高エコー像，固有筋層が低エコー像を示しているが異常所見は指摘できない（図 a）．図 b は約300ccを飲水後，得られた胃の拡大長軸像である．層構造を示す胃粘膜面にポリープ像を観察することができる（矢印）．図 c は胃内視鏡像である．矢印はポリープを示す．胃内には多発するポリープが指摘されていたがエコーでの観察は，飲水なくして通常の経腹的走査ではこの大きさのポリープを描出することは難しい．

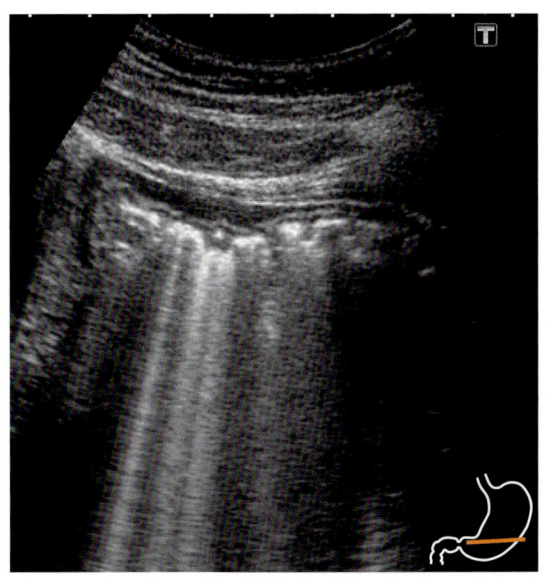

図 a　胃前庭部の長軸像

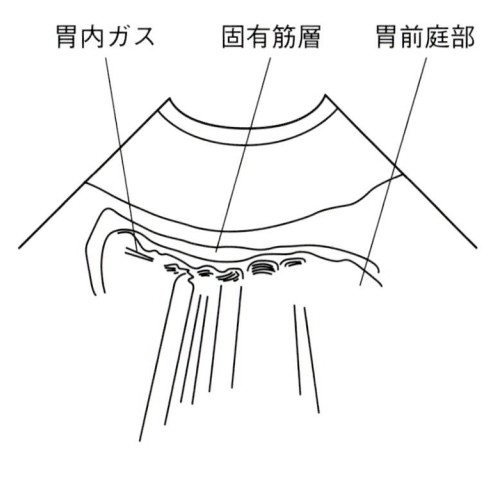

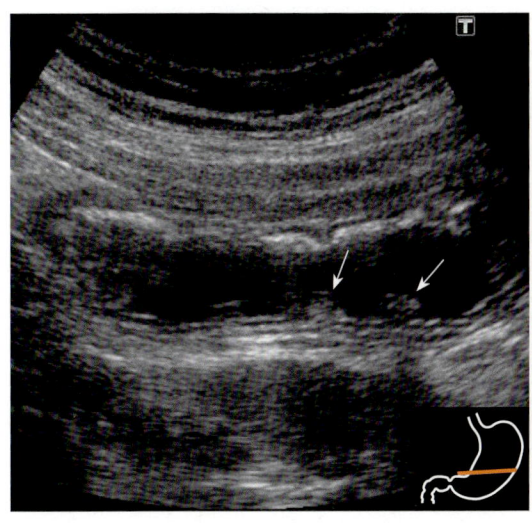

図 b　胃前庭部のポリープ像（飲水後）

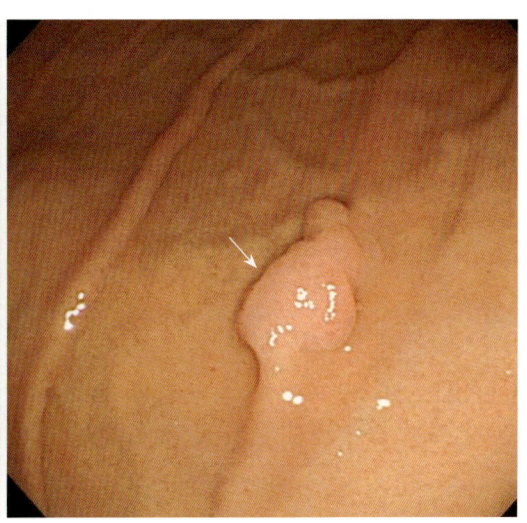

図 c　内視鏡像

症例26　胃粘膜下腫瘍　gastric submucosal tumor：SMT　−体部後壁の例−
62歳，女性．右側腹部腫瘤の検査．

　胃体下部横断走査で得られた胃のエコー像である．後壁側の筋層内には粘膜下層を圧排する低エコー腫瘍がみられ，腫瘍内には内部エコーも認められる（図a矢印）．図bはCT矢状断像を示す．エコーと同様に胃壁内に淡い造影効果を呈する楕円形の腫瘍が認められる（矢印）．図cは腫瘍の短軸像を示す．胃壁筋層内の腫瘍は膵尾部に接しているが漿膜は保たれている（矢印）．図dにCT像を示す．矢印は粘膜下腫瘍である．エコー像とCT画像を対比して示したものであるが，エコー検査は消化管においてもCTより優れた空間分解能を有し，壁構造の変化や周辺臓器との評価が可能であり最初に選択される検査といえる．St；胃，P；膵

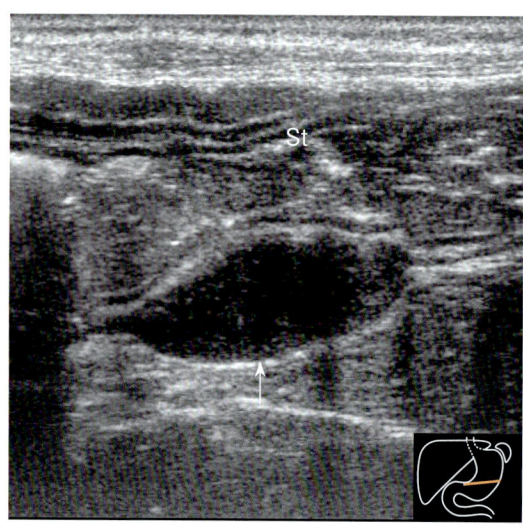

図a　胃SMTの長軸像

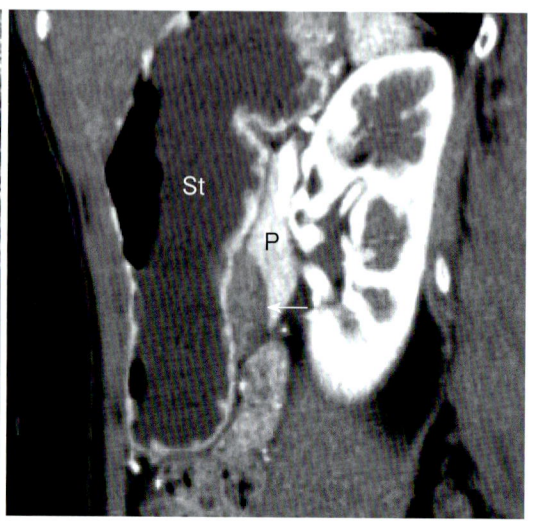

図b　CT矢状断像（造影）

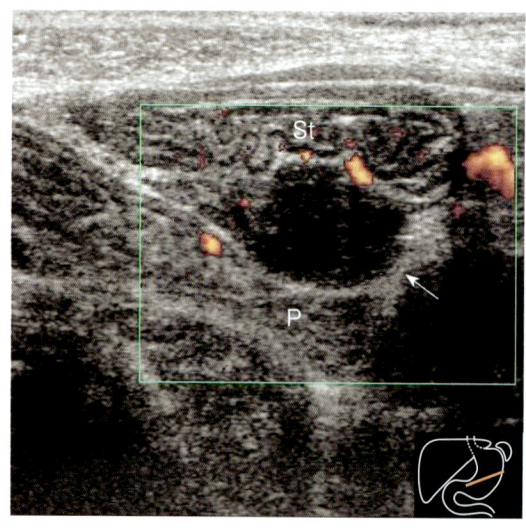

図c　胃SMTの短軸像

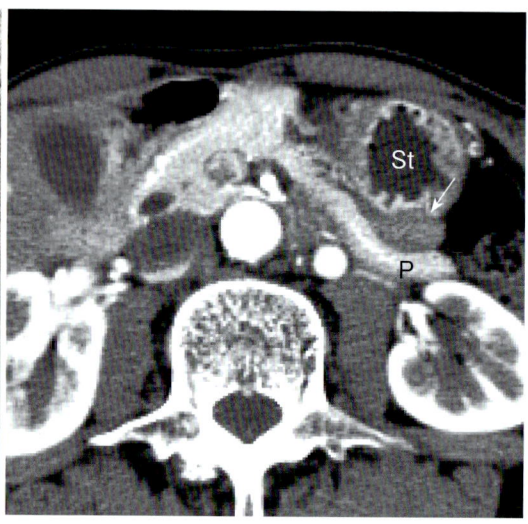

図d　CT像（造影）

症例27　胃粘膜下腫瘍　gastric SMT　－体部小彎の例－

73歳，女性．スクリーニング検査．

胃の長軸像である．胃壁筋層に連続し内部エコー均一，境界明瞭平滑な円形の低エコー腫瘍がみられる（図a矢印）．図bは胃バリウムX線像である．胃体上部から中部小彎前壁に立ち上がりが緩やかな隆起性病変が認められる（矢印）．表面は平滑で硬化所見もなく粘膜下腫瘍の所見である．

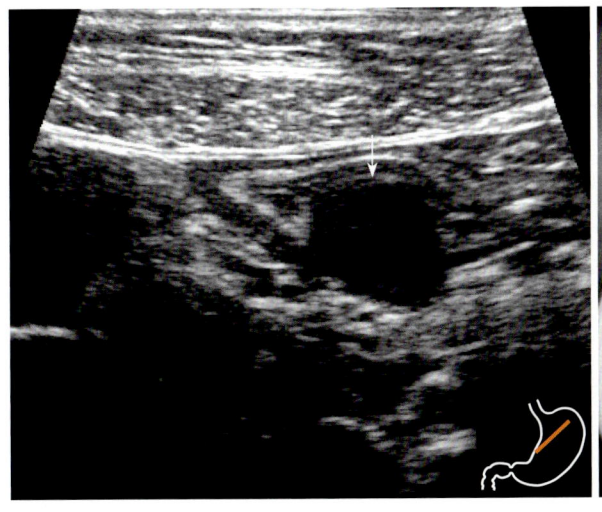

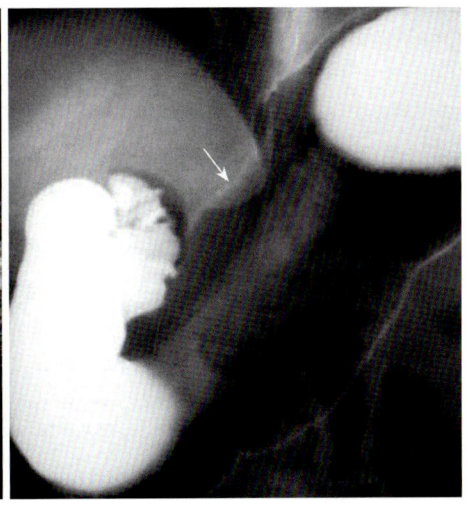

図a　胃SMTの長軸像　　　　　図b　胃バリウムX線像

---

memo

胃粘膜下腫瘍　gastric submucosal tumor : SMT

・胃粘膜下腫瘍とは，胃の隆起性病変のうち主病巣が粘膜下に存在する総称で，胃粘膜下の組織から発生した，良性あるいは悪性の腫瘍性病変や非腫瘍性病変もこの中に含まれる．たとえば，平滑筋腫や平滑筋肉腫のような筋原性腫瘍，消化管間質腫瘍 gastrointestinal stromal tumor: GIST，神経原性腫瘍（神経鞘腫），好酸球性肉芽腫，脂肪腫，迷入膵，炎症性類線維ポリープ，嚢腫，リンパ管腫，血管腫などが含まれる．悪性リンパ腫，カルチノイド腫瘍，転移性腫瘍も形態的には粘膜下腫瘍であるが，別に取り扱われていることが多い．そのなかでもGISTは近年急速に理解が深まった疾患であり頻度も多く注目されている．

消化管間質腫瘍 gastrointestinal stromal tumor : GIST

・GISTは腸管の運動を制御するペースメーカー細胞であるCajal介在細胞由来の間葉系腫瘍であり，消化管に生ずる間葉系腫瘍の中で最も頻度が高い．GISTはc-kit遺伝子産物（KIT）が陽性であることが特徴である．GISTの場合，良性，悪性の明確な区別は難しく腫瘍の大きさ，核分裂数によって悪性度が判断される．腫瘍径5cm以上で，10/50HPF（high-power fields：400倍視野）以上の腫瘍細胞分裂像数を示すもので悪性度が高い．腫瘍径と核分裂数が同等でも小腸GISTは胃GISTに比べ悪性度が高い．GISTは血管増生に富み，粘膜下腫瘍の形態をとるが粘膜側に潰瘍を形成することが多く消化管出血を初発症状とすることが多い．消化管のGISTの60～70％は胃に発生し，20～30％が小腸，5％が大腸，5％が食道に発生する．胃体上部から穹窿部にかけて発生するものの多くがGISTである．小腸GISTの発生部位としては約3/4が空腸に生じ，悪性リンパ腫は回腸に多い．

症例28　胃粘膜下腫瘍　gastric SMT　−EUSでみたSMT観察例−

76歳，男性．前立腺癌術後，再発転移の有無．

リニア探触子で胃の長軸像を走査したものである．胃壁内の粘膜下層内には辺縁やや不整な低エコー腫瘍がみられ，内部エコーは不均一である（図a）．図bは胃内視鏡像である．胃角部小彎に架橋ひだ bridging fold（矢頭）を伴う30mm大の腫瘍がみられ（矢印），表面は正常粘膜で覆われている．超音波内視鏡 endoscopic ultrasonography：EUS では境界明瞭平滑で粘膜下層由来のSMTであった（図c矢印）．鑑別として肉腫や1型進行癌がある．

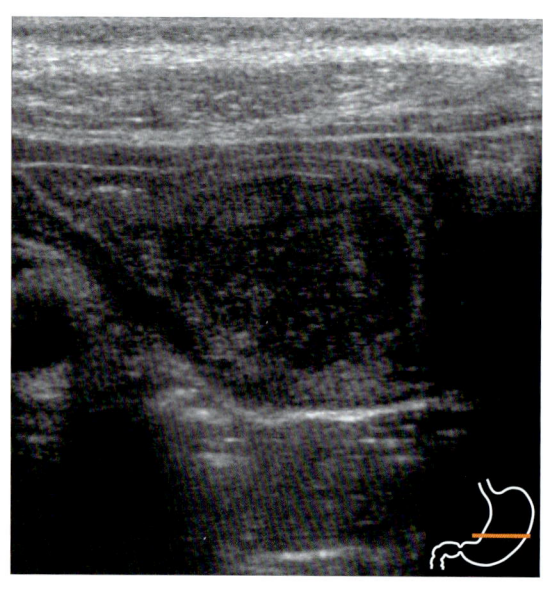

図a　胃SMTの長軸像

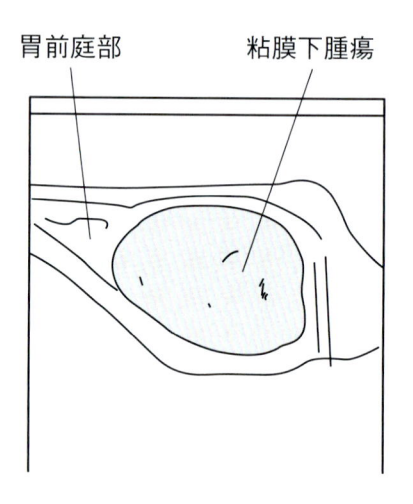

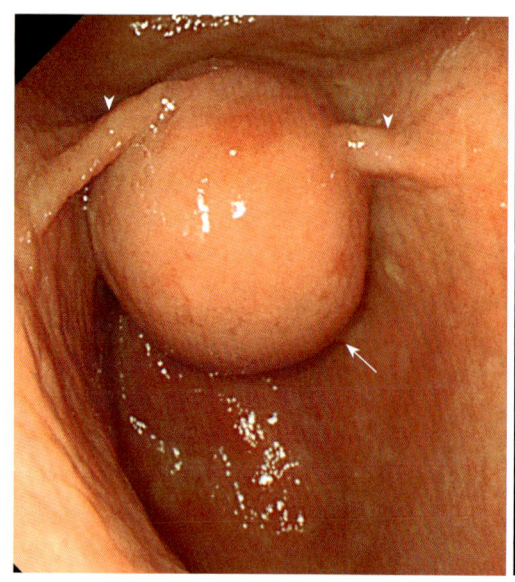

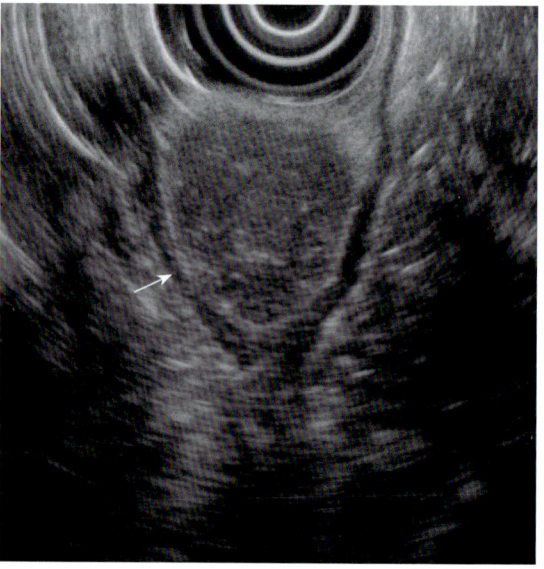

図b　内視鏡像

図c　胃SMTのEUS像

症例29 胃粘膜下腫瘍 gastric SMT －異所性膵－

22歳，女性．心窩部痛．

下大静脈レベルの縦断像である．胃壁内には厚い被膜と隔壁を伴った囊胞性腫瘤がみられる（図a矢印）．図bはリニア探触子で囊胞性腫瘤を拡大像でみたものである（矢印）．図cは胃バリウムX線像である．幽門小彎には円形の圧排像がみられるものの通過障害は認められない（矢印）．図dは摘出標本を示す（矢印）．囊胞性腫瘤内には膵液がみられ，病理診断は異所性膵であった．異所性膵 ectopic pancreas は，迷入膵 aberrant pancreas，副膵 accessory pancreas ともよばれ胎児の発生期に十二指腸の背側膵原基が異所性に迷入し，本来の膵組織とは解剖学的に連続性のない膵組織であると定義されている．IVC；下大静脈

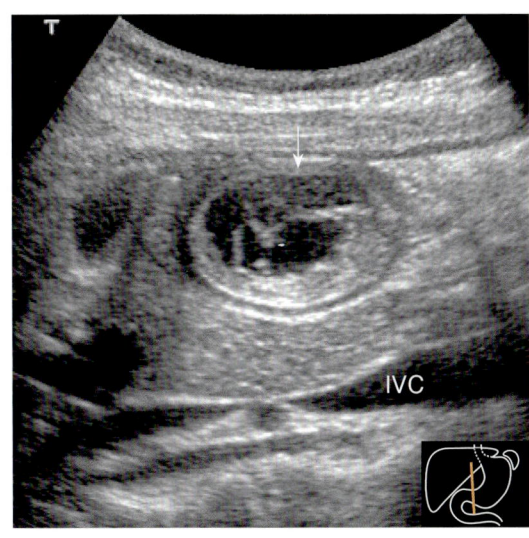

図a　異所性膵の短軸像　　　　図b　異所性膵の長軸像

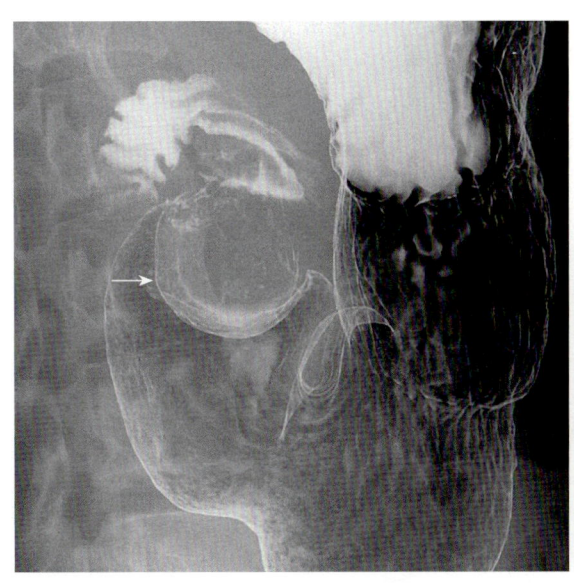

図b　胃バリウムX線像　　　　図d　摘出標本

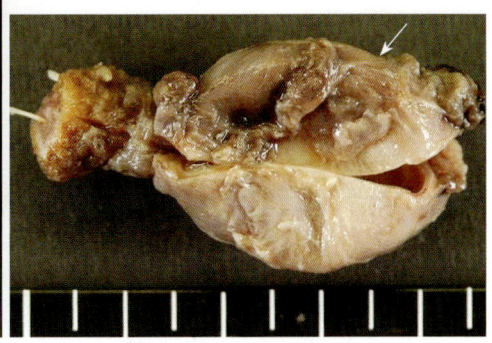

症例30 胃GIST gastric GIST －体上部後壁例－

67歳,女性.腹痛.

　心窩部縦断像である.肝下面より背側にかけ内部エコー不均一,境界明瞭な分葉状の低エコー腫瘍がみられる(図a).図bは胃バリウムX線像である.胃体上部後壁を主座とする急峻な立ち上がりを示す隆起がみられる.大きさは70mm大の楕円形腫瘍で,表面平滑,潰瘍の合併は認められない.GISTが疑われる所見である.矢印は腫瘍を示す.図cは胃内視鏡像である.同部位に表面が健常粘膜で覆われた粘膜下腫瘍像を示す(矢印).GISTであった.

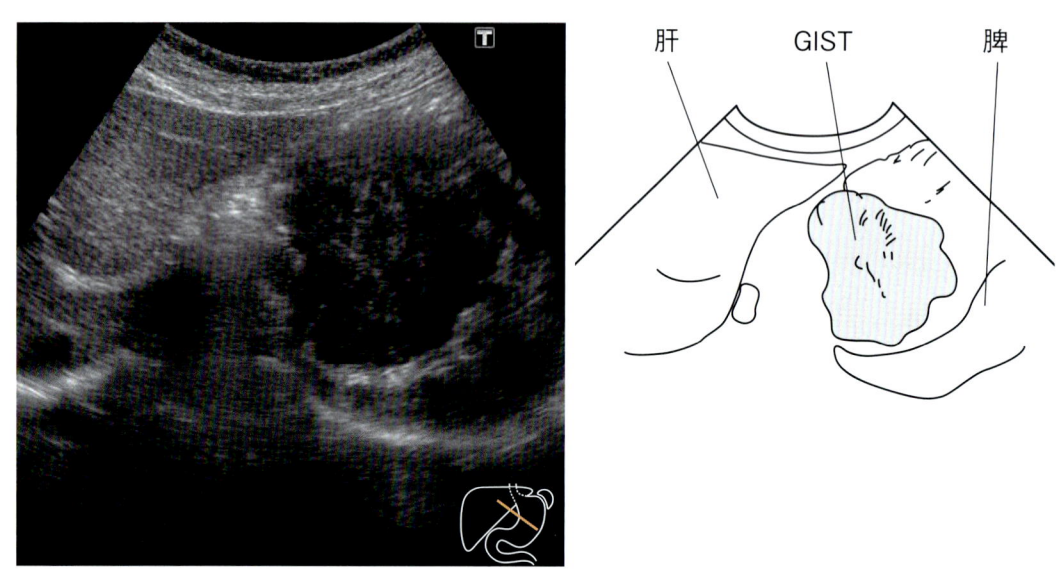

図a　胃GISTのエコー像

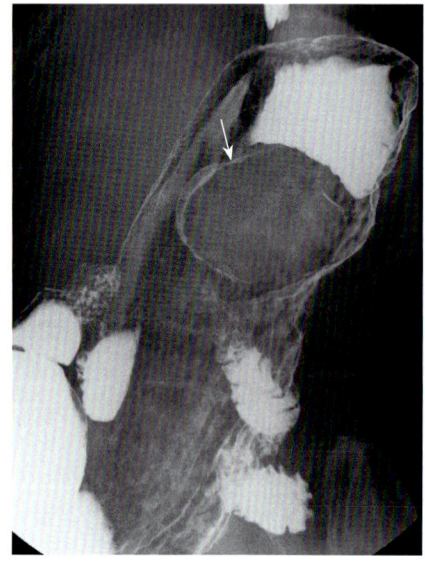

図b　胃バリウムX線像

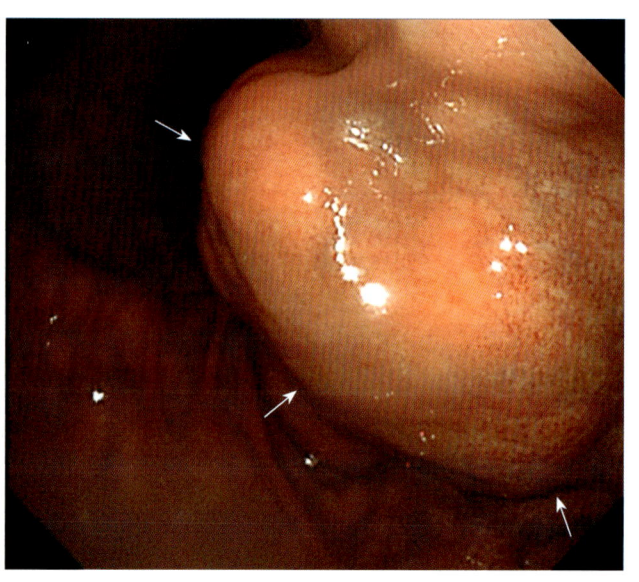

図c　内視鏡像

7 胃の悪性疾患

胃における悪性疾患の症例を提示する．

症例31　胃肉腫　gastric sarcoma

52歳，男性．心窩部痛．

心窩部縦断像である．胃壁内には内部不均一な低エコー腫瘍が円形，境界明瞭な像としてとらえられている（図a矢印）．図b矢印は超音波内視鏡像である．胃筋層内に経腹壁超音波像と同様なエコーパターンを呈する腫瘍がみられる（矢印）．図cは約4年後の経腹壁超音波像である．腫瘍は著明に増大し，境界不明瞭，内部エコー不均一で不整形な像を呈している．病理診断は胃肉腫であった．

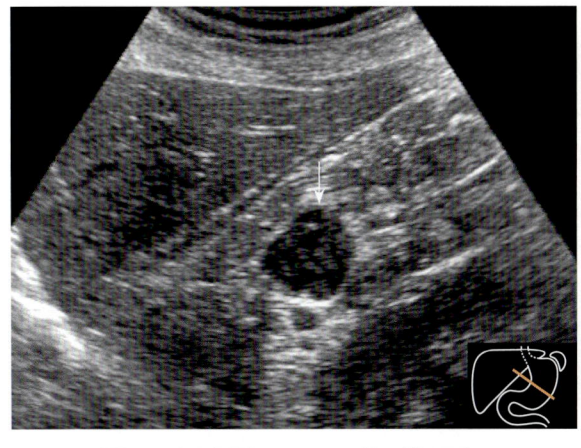

図a　胃肉腫のエコー像（初回）

図b　胃肉腫のEUS像

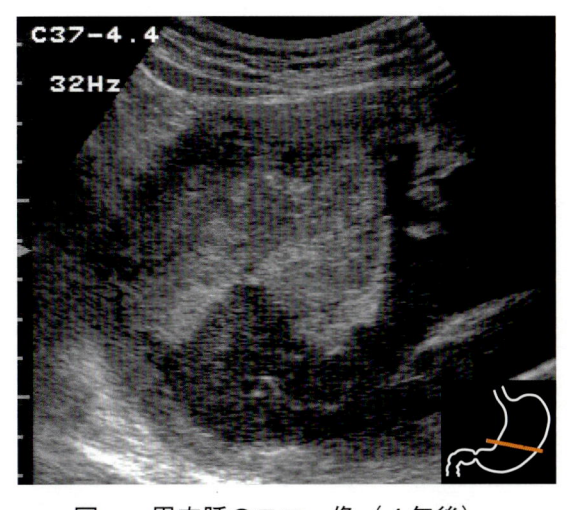

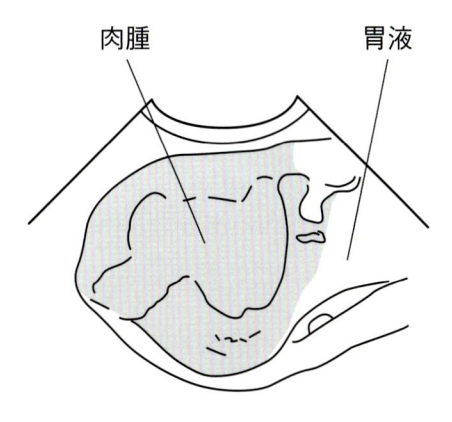

肉腫　胃液

図c　胃肉腫のエコー像（4年後）

memo　胃肉腫　gastric sarcoma

・GISTの疾患概念の確立により，かつての胃肉腫と診断された腫瘍の大半は悪性度の高いGISTであり，悪性度の評価にはリスク分類が重要になる．GISTは腫瘍化の中心的異常分子であるKITに対する強力な分子標的治療薬が開発，導入され臨床効果が期待される．

症例32　胃悪性リンパ腫　gastric malignant lymphoma　－胃皺襞肥厚例－

53歳，男性．心窩部痛．

　心窩部斜走査で胃体部をみたものである．著明に肥厚した胃壁は低エコー腫瘤が重なり合うように描出され，粘膜面が圧排された像を呈している（図a）．図bは内視鏡像である．皺襞の肥厚と発赤した粘膜面には白苔を伴った潰瘍病変がみられる（矢印）．図cはCT像を示す．不均一に濃染する胃壁の肥厚が認められる．矢印が病変部位を示す．病理組織診断は悪性リンパ腫であった．

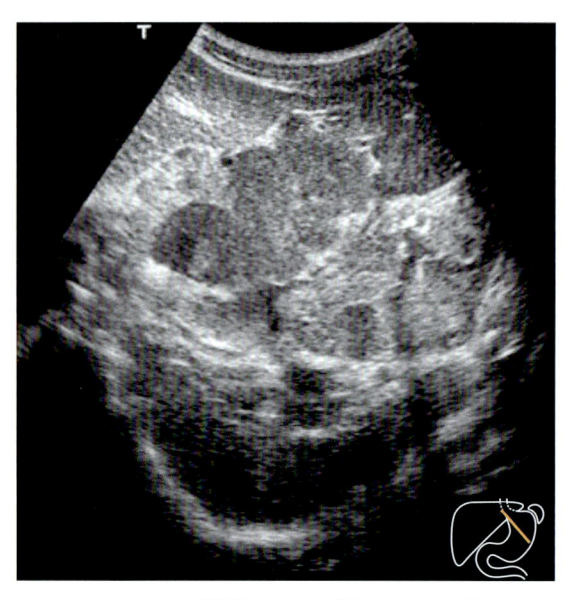

図a　胃悪性リンパ腫のエコー像

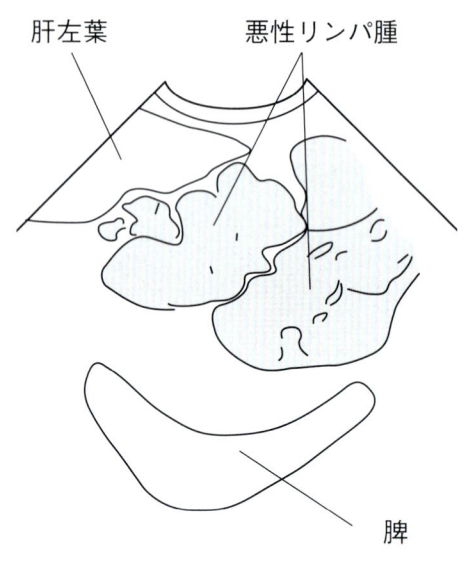

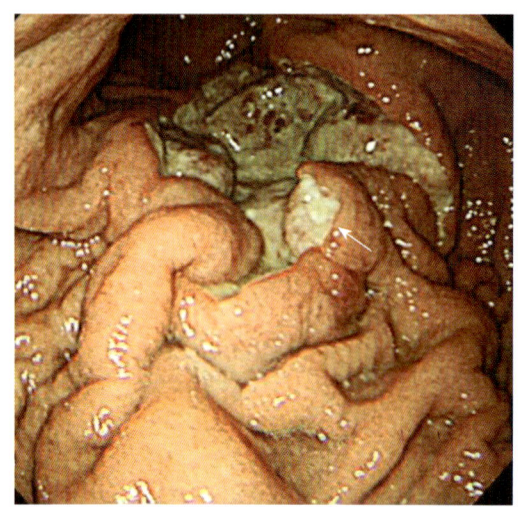

図b　内視鏡像

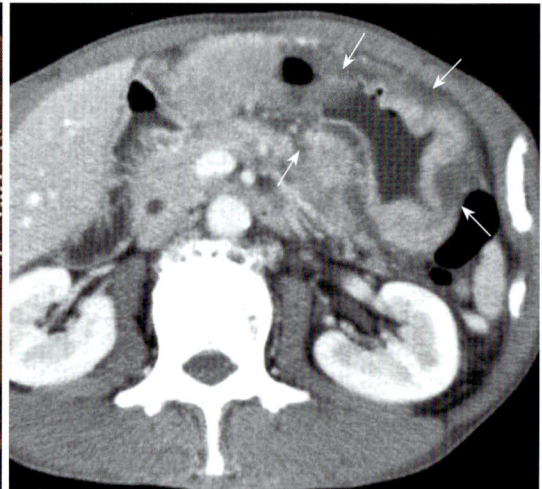

図c　CT像（造影）

80　ここまで診る消化管エコー

症例33 胃悪性リンパ腫 gastric malignant lymphoma −低エコー例−

60歳,女性.腹痛.

胃の短軸像である.前庭部には極めてエコーレベルの低い全周性の壁肥厚がみられる(図a矢印).図bは胃の長軸像をみたものである.胃角部から前庭部にかけ胃壁の肥厚が認められる(矢印).図cは胃バリウムX線像である.矢印が潰瘍部を示す.エコー像から胃癌と悪性リンパ腫との両者の鑑別点は,胃癌より悪性リンパ腫の方がエコーレベルの低い像を示す傾向にある.

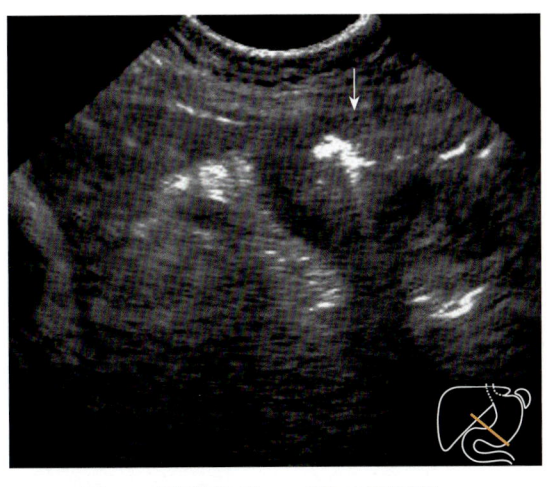

図a 胃悪性リンパ腫の短軸像

図b 胃悪性リンパ腫の長軸像

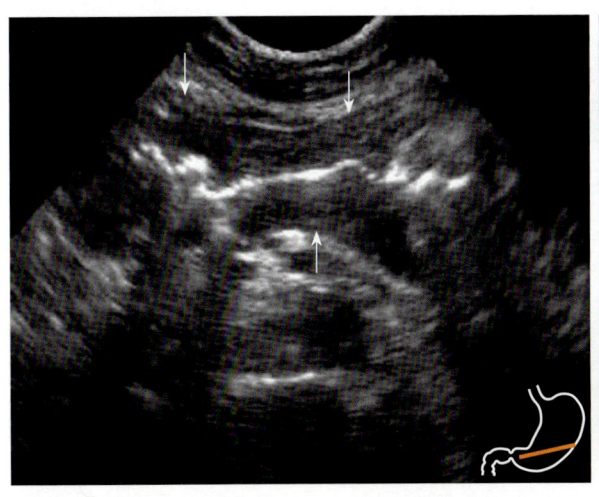

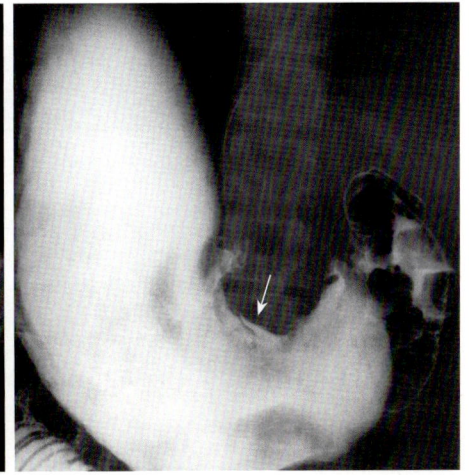

図c 胃バリウムX線像

memo 胃悪性リンパ腫 gastric malignant lymphoma

・消化管悪性リンパ腫は節外性リンパ腫の約30%を占め,そのうち60〜80%は胃原発で,20〜30%が小腸・大腸で,食道は1%以下と極めてまれである.消化管リンパ腫では mucosa-associated lymphoid tissue:MALTリンパ腫とdiffuse large B-cell lymphoma:DLBCLが最もよくみられる.胃原発ではMALTリンパ腫が多くそのほとんどが *Helicobacter pyloli* 感染が関与しており,除菌治療が有効なものがある.腸管原発ではDLBCLの頻度が多く治療は外科手術と化学療法になる.

症例34　胃癌　gastric cancer　－前庭部0-Ⅱc型早期癌－

76歳，男性．食欲不振．

　胃前庭部の縦断像である．肝左葉下面に接し胃の短軸像がみられる．胃壁内には限局した粘膜層の壁肥厚と陥凹を示唆する点状の高エコーが認められる（図a矢印）．図bは胃バリウムX線像である．前庭部前壁大彎側に隆起を伴う陥凹病変がみられる．大きさは20mmほどで壁硬化が認められる（矢印）．図cは胃内視鏡像を示す．バリウム検査の指摘部位には病変の厚みを伴う陥凹病変がみられ進達度SM2が疑われた（矢印）．図dは摘出標本である．病理診断は0-Ⅱa+Ⅱc，22×20mmの早期胃癌（SM2）であった（矢印）．L；肝左葉

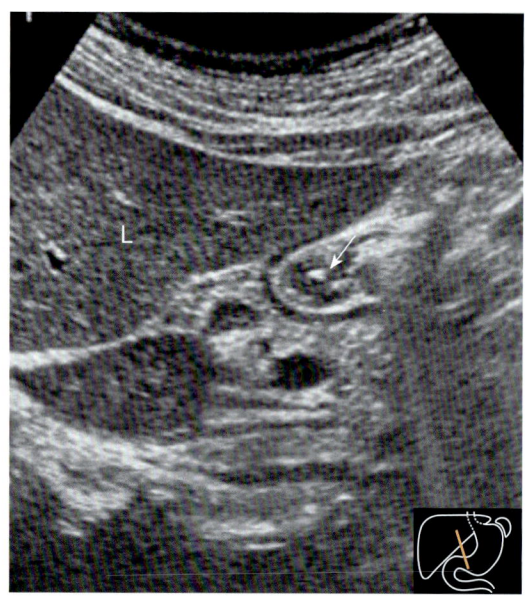

図a　胃癌のエコー像

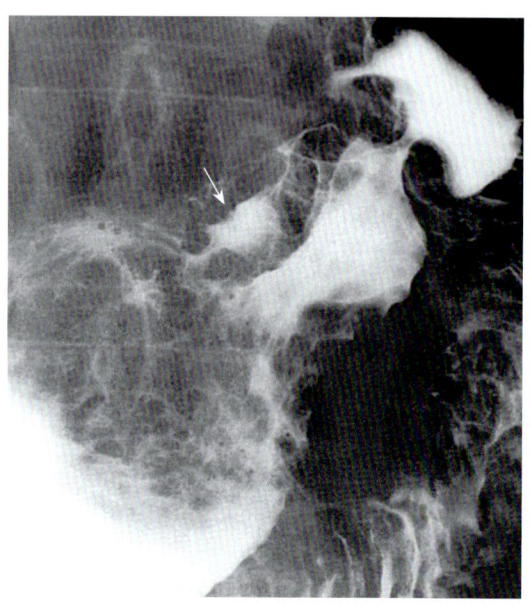

図b　胃バリウムX線像

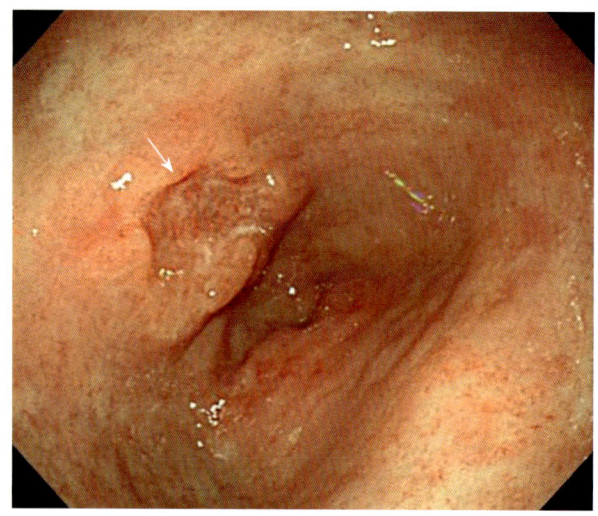

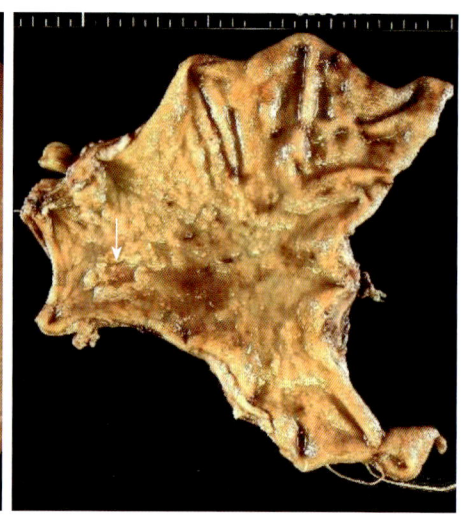

図c　内視鏡像

図d　摘出標本

症例35　胃癌　gastric cancer　－体部0-Ⅱa+Ⅱc型早期癌 EUS例－

65歳，男性．食欲不振．

　早期胃癌をEUSでみたものである．胃壁には粘膜面の凹凸を呈した丈の低い像がみられる．低エコー域は粘膜下層にとどまり固有筋層には達していないことから早期胃癌eary gastric cancerと考えられる（図a矢印）．図bは観察対象表面の病変が目立つようにインジゴカルミンを散布した胃の内視鏡像を示す．矢印は0-Ⅱcの早期癌である．胃の内視鏡像では粘膜面の観察に適しているのに対し，エコーは胃の断面をとらえるのに適した検査法といえる．

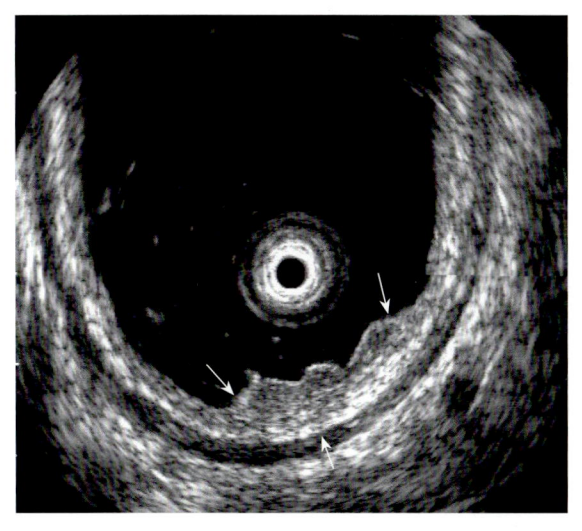

図a　胃癌のEUS像

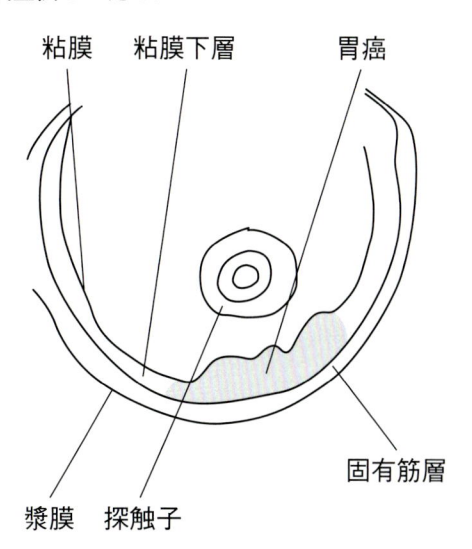

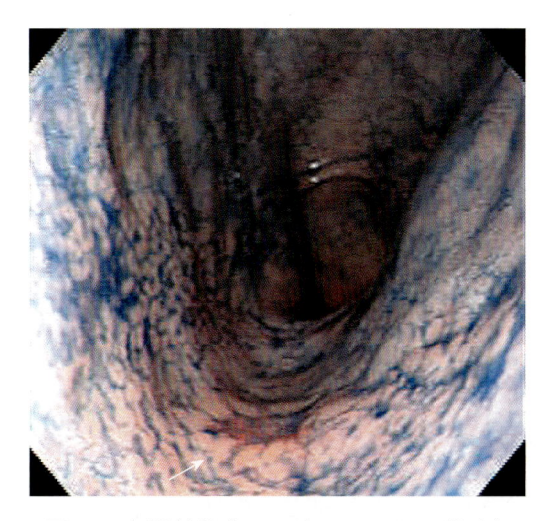

図b　内視鏡像（インジゴカルミン散布）

memo　超音波内視鏡　endoscopic ultrasonography：EUS

・内視鏡の先端に超音波検査の探触子がついているものをEUSという．経腹壁エコー検査と異なり，胃や腸管内ガス，腹壁，腹腔の脂肪や骨の影響を受けることがなく，高周波数で目的部位を走査することができる．観察対象は全消化管疾患と胆膵疾患，それらに関連したリンパ節などである．

症例36　胃癌　gastric cancer　—前庭部O-Ⅰ型早期癌—

86歳，女性．上腹部不快感．

コンベックス探触子による拡大画像で胃の長軸像をみたものである．内腔には境界明瞭平滑，内部エコー均一な類円形の低エコー腫瘤が認められる（図a矢印）．図bは250cc飲水後にリニア探触子で検索したものである．腫瘤は茎の長いポリープで，茎内には粘膜下層が引き込まれていた（矢印）．図cはポリープの血流情報をみたものである．豊富な血流がみられる（矢印）．

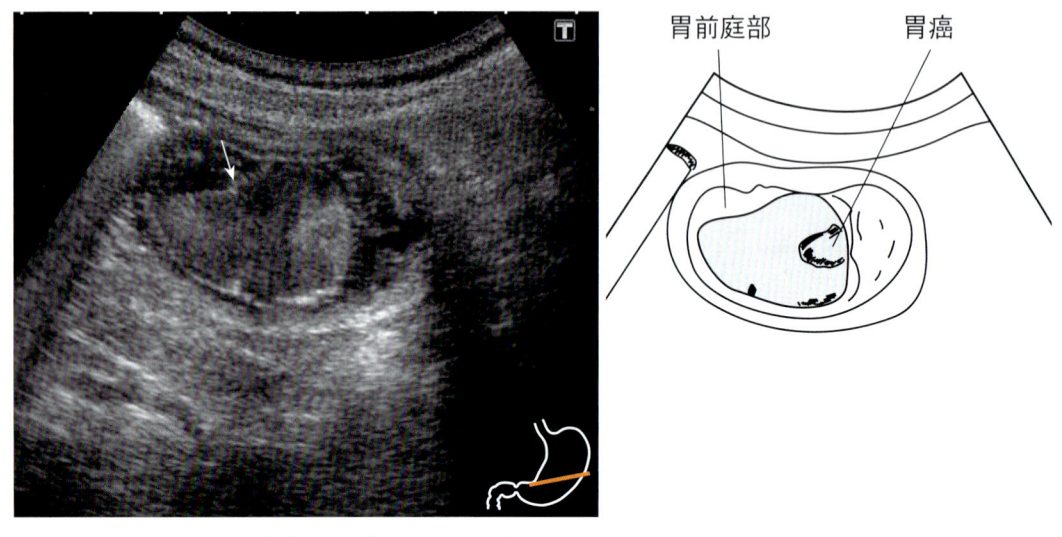

図a　胃癌（ポリープ）のエコー像

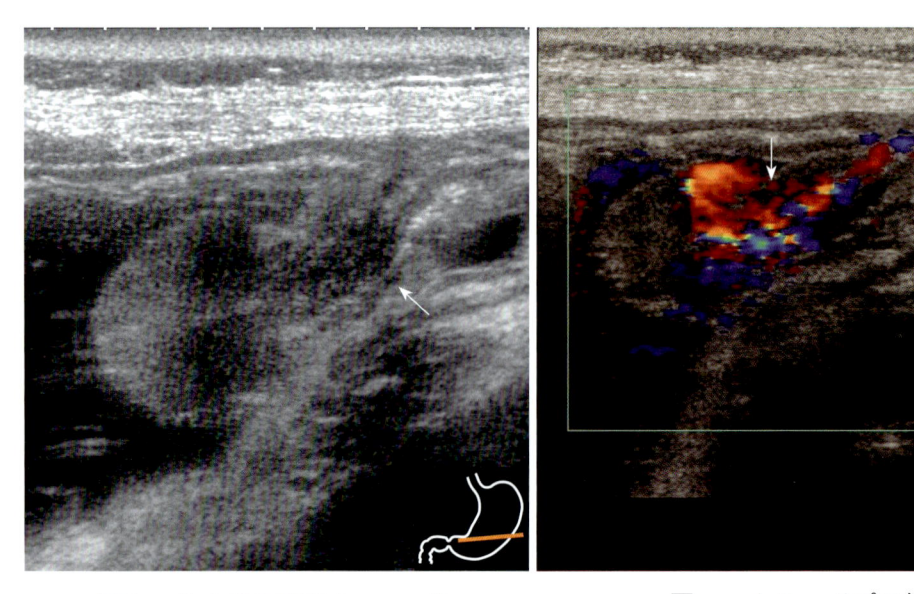

図b　飲水後の胃癌のエコー像
　　（リニア探触子）

図c　カラードプラ像

図dはCT像を示す．胃体部前壁から内腔に下垂する有茎性ポリープがみられ動脈相より濃染する血流豊富な腫瘍である（矢印）．図eは発砲剤で胃をふくらませてから撮影し，その後，専用ソフトで画像構築された air image 像である．茎を伴ったキノコ状の腫瘍像を呈している（矢印）．図fは胃バリウムX線像である．胃体部に有茎性ポリープが認められる（矢印）．図gは胃内視鏡像を示す．胃体下部前壁に有茎性ポリープ（山田-Ⅳ）がみられる（矢印）．頭部の形状は分葉形，表面発赤調であった．その後，内視鏡的治療が施行され，病理診断は早期胃癌（tub 1）で深達度はMであった．

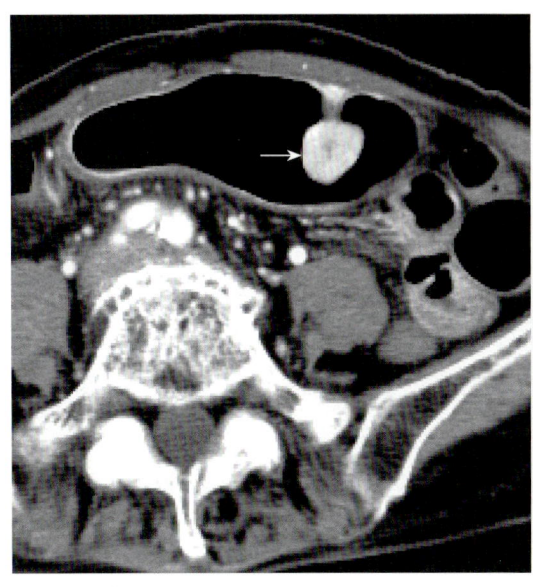

図d　CT像（造影）

図e　air image 像

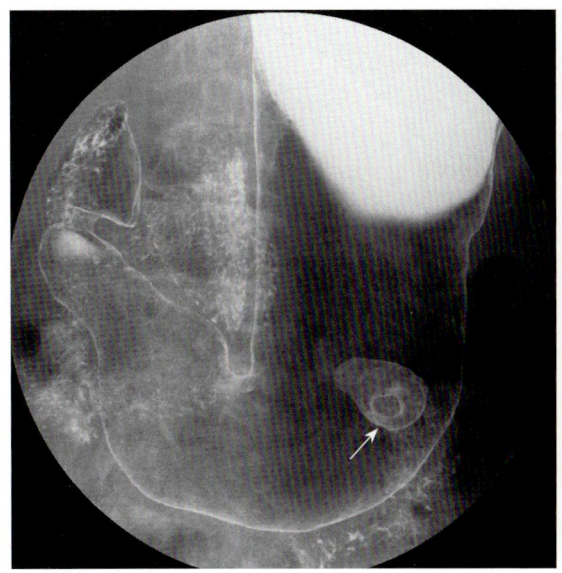

図f　胃バリウムX線像

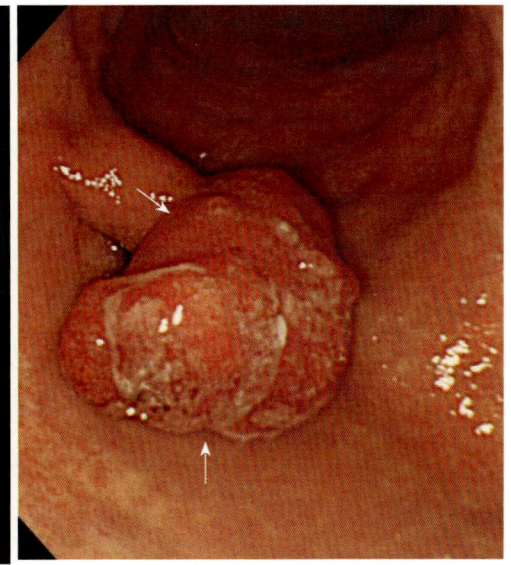

図g　内視鏡像

症例37 胃癌 gastric cancer －体部1型進行癌－

63歳，男性．心窩部不快感．

　胃の短軸像である．胃壁は限局性に肥厚し粘膜面の凹凸不整がみられる（図a矢印）．図bは胃バリウムX線像である．胃体中部大彎に急峻な立ち上がりを呈する粗大隆起が認められる．大彎側はひきつれ，硬化がみられる（矢印）．図cは胃内視鏡像を示す．胃体中部大彎に腫瘍が認められる（矢印）．図dは摘出標本を示す（矢印）．病理診断は1型進行胃癌進達度SEであった．

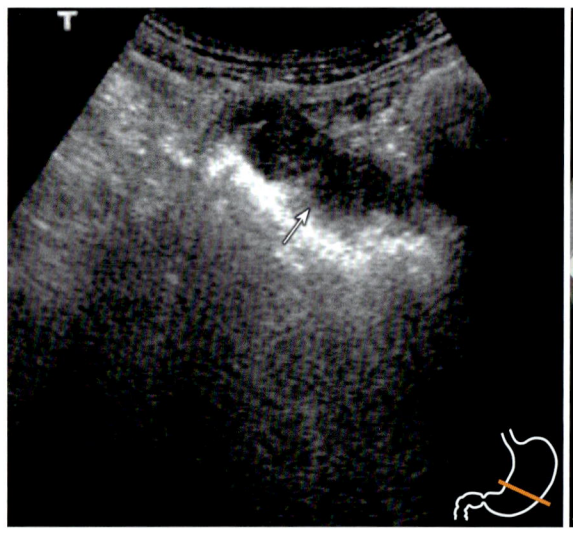

図a　胃癌のエコー像

図b　胃バリウムX線像

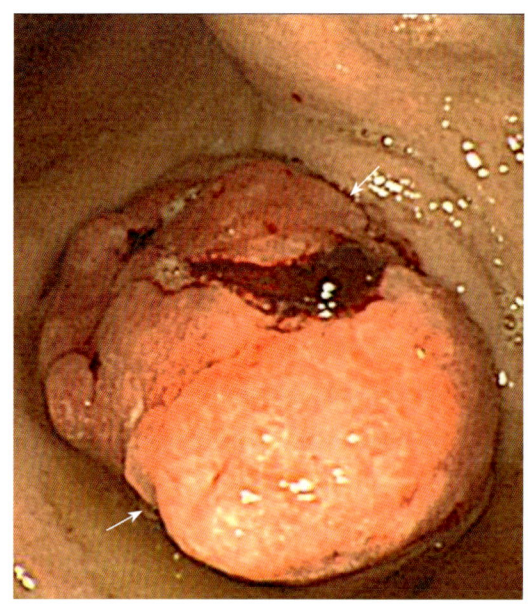

図c　内視鏡像

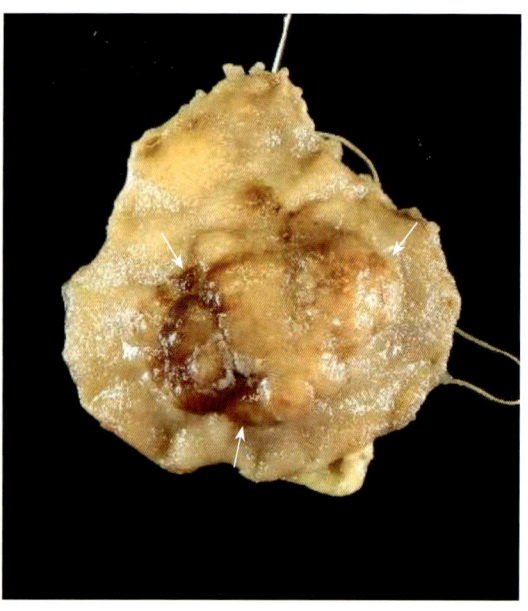

図d　摘出標本

症例38　胃癌　gastric cancer　－体部2型進行癌 EUS例－

74歳，男性．心窩部違和感．

2型，進行胃癌 advanced gastric cancer のEUS である．比較的，丈の高い腫瘍性病変が粘膜面に隆起し粘膜下層は断裂し筋層に達している（図a 矢印）．図bは内視鏡像である．矢印が2型進行胃癌を示す．

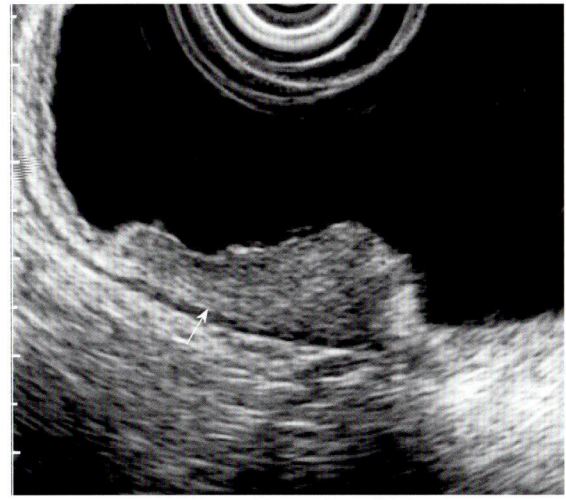

図a　胃癌のEUS像

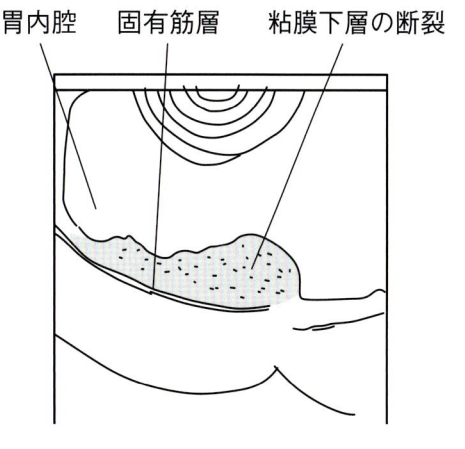

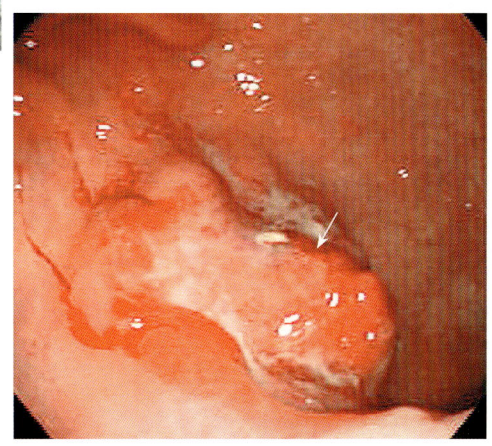

胃内腔　固有筋層　粘膜下層の断裂

図b　内視鏡像

memo　　胃癌　gastric cancer

・胃癌は胃粘膜から発生する上皮性の悪性腫瘍で，胃を上部，中部，下部に三等分すると，中部と下部に発生する場合がほぼ同等で，全体の80%を占める．胃癌取扱い規約では，胃癌の組織型分類を一般型 common type，それ以外の組織型を特殊型 special typeとしている．一般型は，大きくは5つに分けられている．1．乳頭腺癌pappillary adenocarcinoma，2．管状腺癌 tubular adenocarcinoma，3．低分化腺癌poorly differentiated adenocarcinoma，4．印環細胞癌signet-ring cell carcinoma，5．粘液癌mucinous adenocarcinoma に分類される．特殊型は腺扁平上皮癌adenosquamous carcinoma，扁平上皮癌squamous cell carcinoma，カルチノイド腫瘍carcinoid tumor，その他の癌 miscellaneous carcinomaである．また，乳頭腺癌，管状腺癌をまとめて分化型癌とし，低分化腺癌，印環細胞癌，粘液癌をまとめて未分化型癌と呼称している．

症例39　胃癌　gastric cancer　－前庭部2型進行癌－

62歳，男性．心窩部痛．

　コンベックス探触子による腹部ルーチン検査で下大静脈レベルの縦断像である（図a）．肝左葉下面に接し胃前庭部には層構造の消失した壁肥厚が低エコー像を示し，胃内ガスなどの高エコー源が中心部に描出されpseudokidney sign を呈している（矢印）．図bは同部位に注目し，前庭部長軸像を拡大像でみたものである．壁肥厚域は前庭部に限局し（矢印），中心部高エコーは潰瘍が示唆される（矢頭）．図cは胃バリウムX線像を示す．前庭部小彎，前壁側に周堤隆起を伴う不整潰瘍病変がみられる（矢印）．図dは胃内視鏡像を示す．X線で指摘された部位に限局した病変がみられ2型進行胃癌と診断された（矢印）．L；肝左葉，IVC；下大静脈

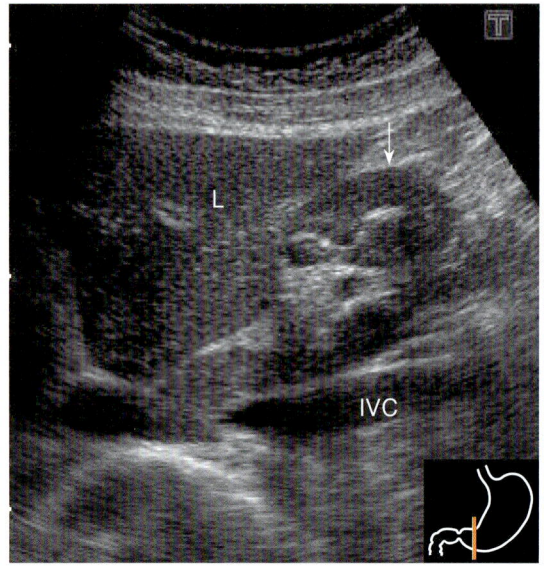

図a　胃癌のエコー像

図b　前庭部長軸像

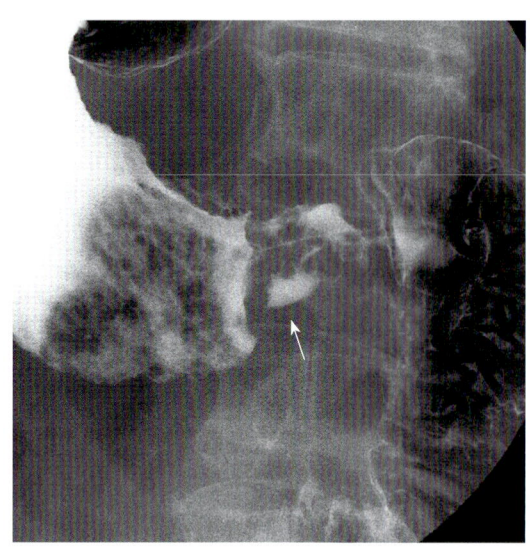

図c　胃バリウムX線像

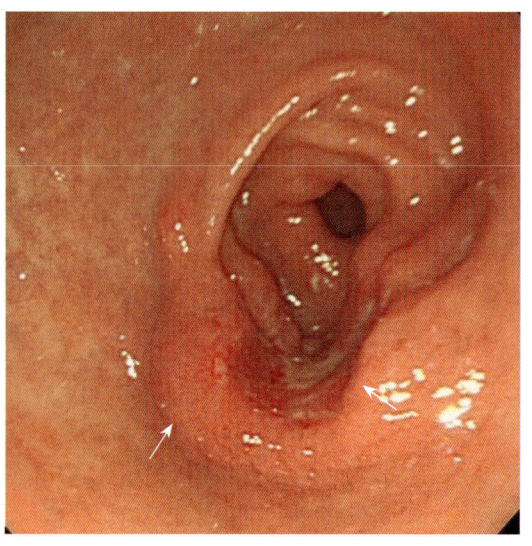

図d　内視鏡像

症例40　胃癌　gastric cancer　－前庭部2型進行癌　飲水法で観察－

67歳，男性．心窩部不快感．

　腹部臓器のスクリーニング検査で指摘した画像である．肝左葉下面，胃前庭部前壁側には層構造が消失した限局性低エコー像がみられる（図a矢印）．異常所見と考えリニア探触子を用い，拡大画像で壁肥厚の確認をしたものである（図b矢印）．図cは250cc飲水後，壁肥厚部分を詳細に観察したものである．潰瘍と思われる不整な深掘れ像がみられ潰瘍底には高エコーが認められ白苔が示唆される（矢印）．図dは内視鏡像を示す．前庭部前壁に長径50mm大の周堤隆起を伴う不整潰瘍がみられ，病変部は硬く易出血性である．L；肝左葉

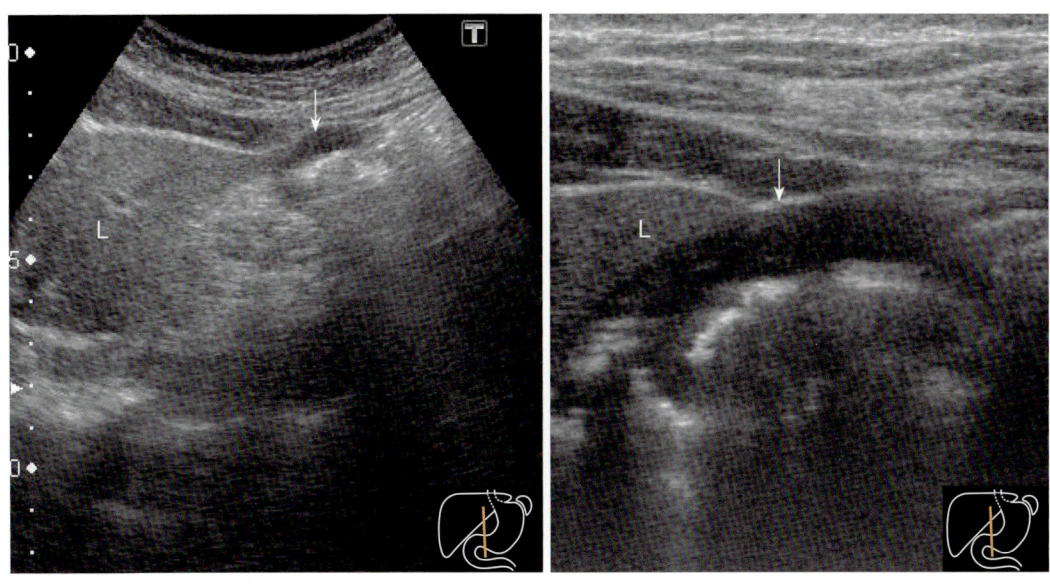

図a　胃癌のエコー像（コンベックス探触子）　　図b　胃癌のエコー像（リニア探触子）

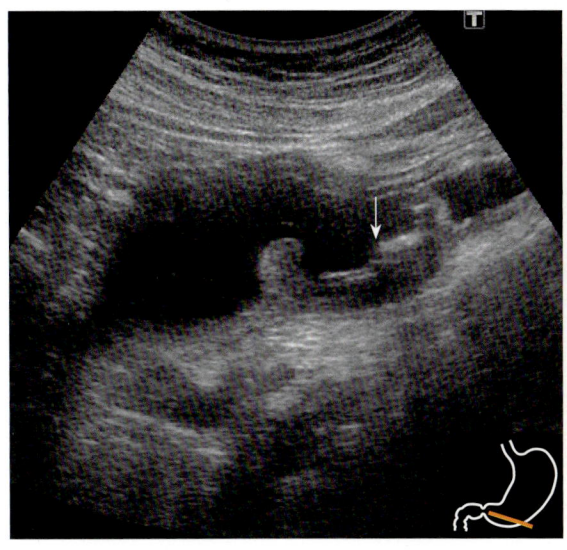

図c　胃癌のエコー像（飲水後）　　図d　内視鏡像

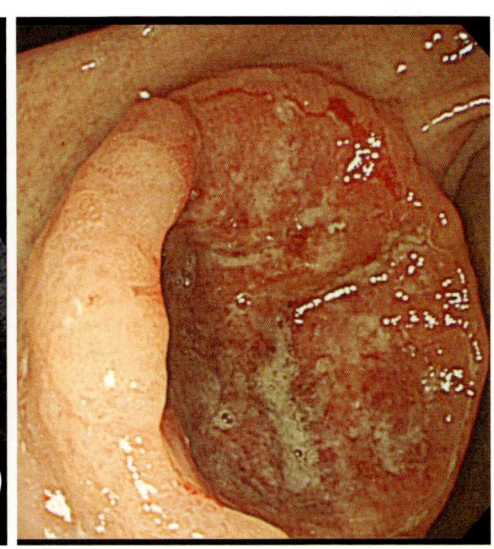

症例41　胃癌　gastric cancer　－前庭部3型進行癌　水浸法でみた切除標本－

61歳，男性．食欲不振，嘔吐．

コンベックス探触子を用い拡大像で胃前庭部短軸像をみたものである．前庭部には層構造の消失した全周性の壁肥厚がpseudokidney signを呈している（図a矢印）．図bは壁肥厚を伴った近傍の腸間膜リンパ節腫大をとらえたものである（矢印）．図cは前庭部長軸像の壁肥厚範囲と層構造をみたものである．口側には正常な層構造が描出されているが（矢頭），病変部は低エコー化をきたし層構造の消失がみられる（矢印）．粘膜面は凸凹不整であり中心部高エコーは潰瘍底の白苔が示唆される．

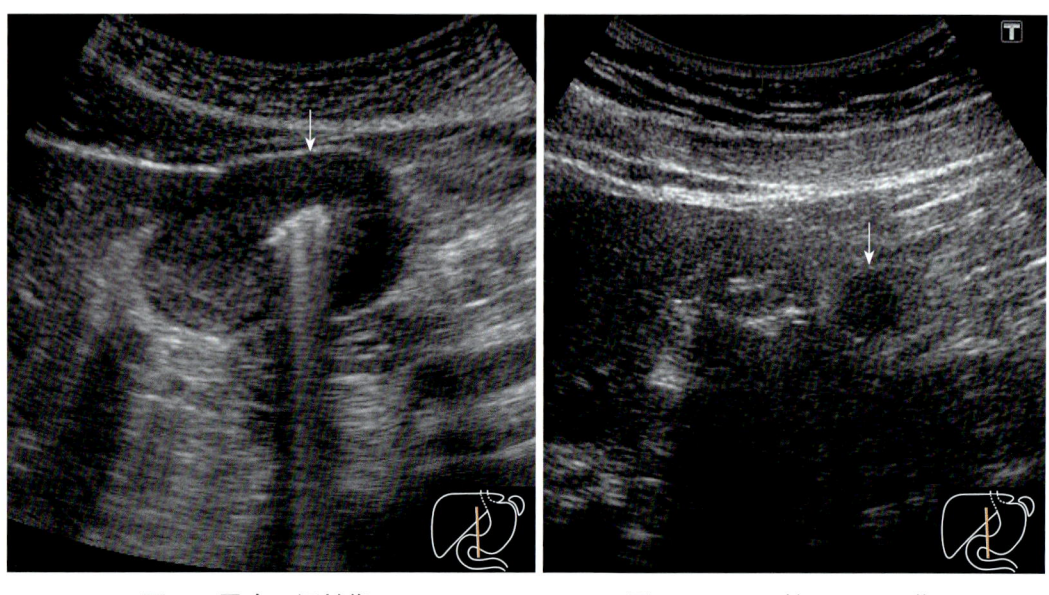

図a　胃癌の短軸像

図b　リンパ節のエコー像

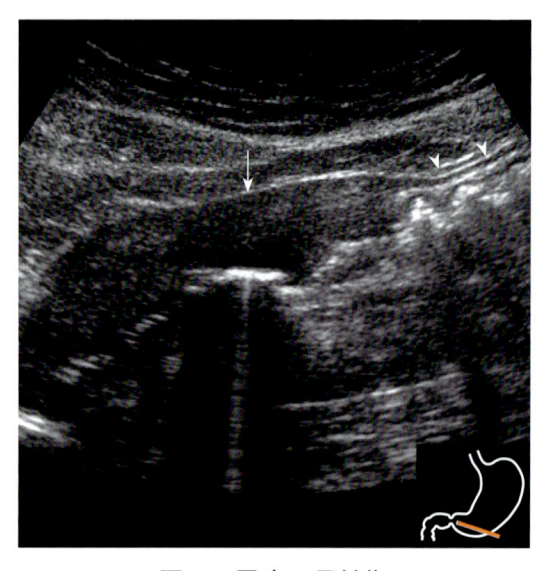

図c　胃癌の長軸像

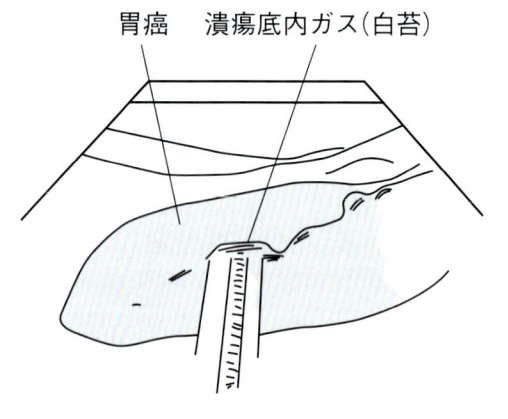

図dは胃バリウムX線像である．胃前庭部は全周性に変形をきたし，内腔の狭窄が認められる（矢印）．図eは同部位の胃内視鏡像を示す．図fは胃癌摘出後，水浸法で正常部分から癌病巣の変化をとらえたものである．矢頭は正常部位，矢印は病変部位を示す．図gは切除標本に存在していた腸間膜リンパ節を水浸法で描出したものである（矢印）．

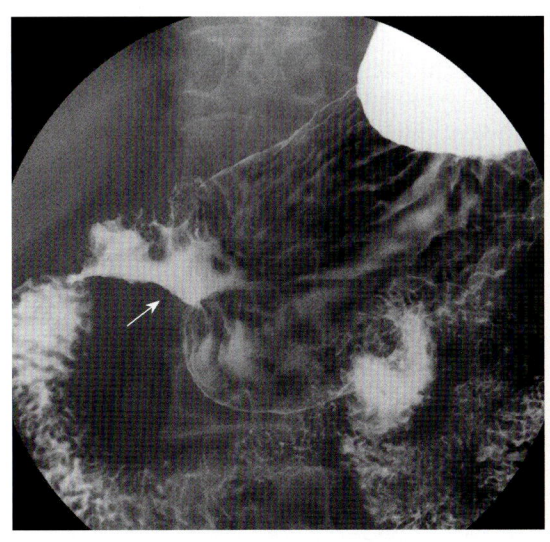

図d　胃バリウムX線像

図e　内視鏡像

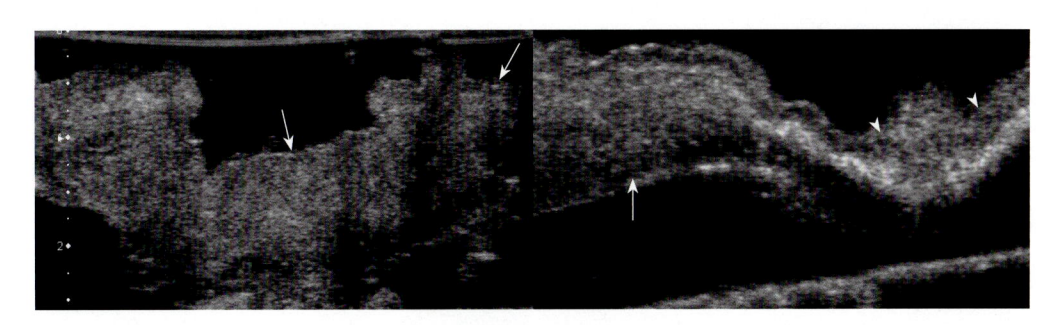

図f　水浸法でみた胃癌のエコー像

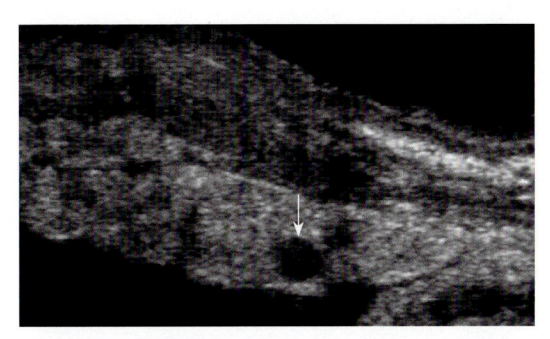

図g　水浸法でみたリンパ節エコー像

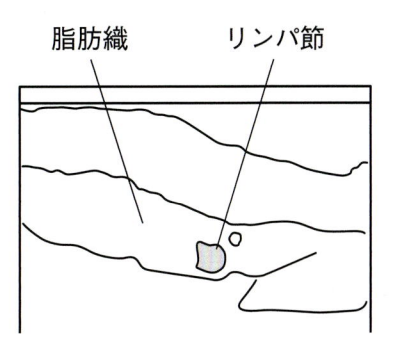

症例42　胃癌　gastric cancer　－体部3型進行癌　エコーで肝浸潤否定例－

51歳，女性．心窩部痛．

心窩部斜走査で胃噴門から体部をみたものである．胃体部小彎側には壁肥厚が低エコー像を示し（図a矢印），壁構造が消失し粘膜面には線状高エコーが不連続な線状像を呈しており潰瘍性病変が示唆される（矢頭）．図bはリニア探触子による胃壁肥厚を拡大像でみたものである．壁肥厚は肝と接しており浸潤が疑われ探触子で圧を加えるなどdynamic testをしたが，肝と病変部の同調はなく浸潤なしと診断された（矢印）．図cは胃バリウムX線像である．胃体上部を主座に広範な不整潰瘍は周堤を形成し，境界不明瞭な3型進行胃癌を示唆する所見である（矢印）．図dはCT像で，著明な胃壁の肥厚がみられ肝への浸潤が疑われた（矢印）．胃全摘術が施行され，腫瘍は漿膜に達していたが，肝への浸潤は認められなかった（進達度SE）．L；肝

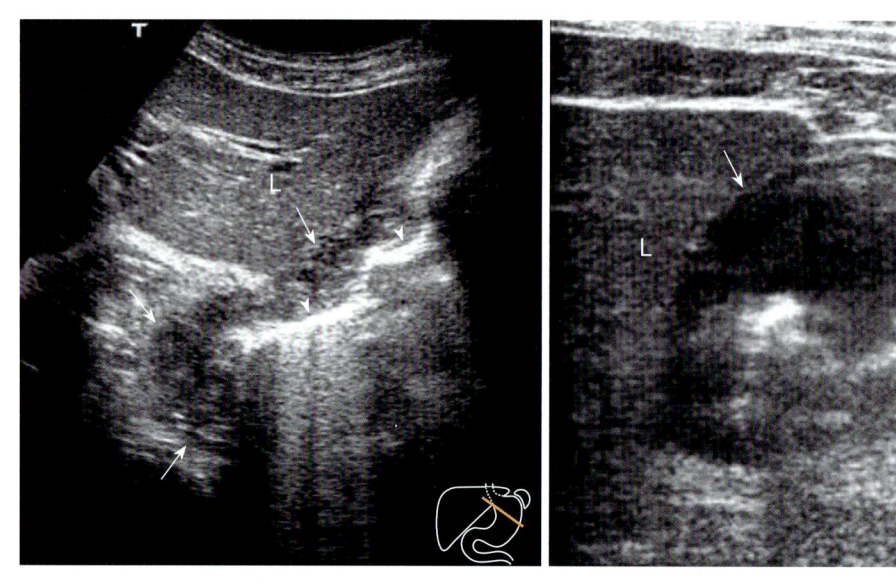

図a　胃癌の長軸像

図b　胃癌の短軸像（dynamic test）

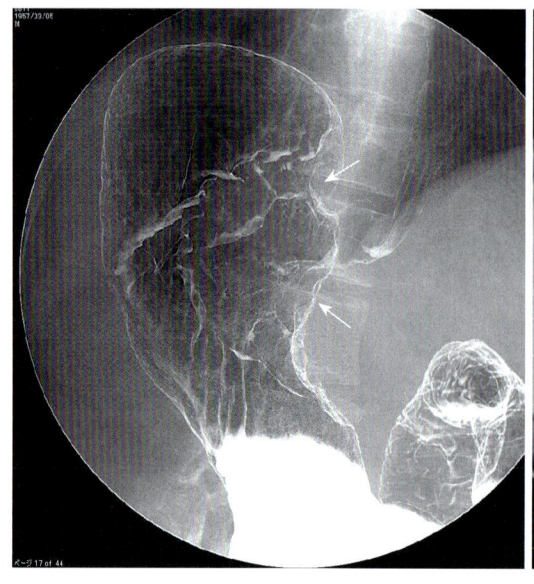

図c　胃バリウムX線像

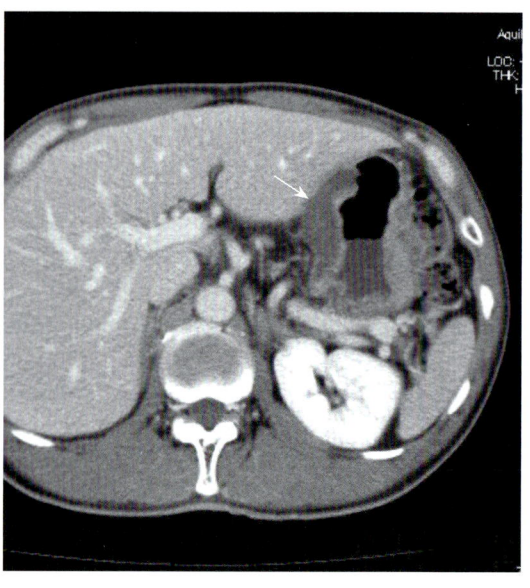

図d　CT像（造影）

症例43　胃癌　gastric cancer　－角部3型進行癌 穿孔例－

50歳，男性．急性腹症．

　心窩部縦断像である．free air による多重反射のアーチファクトが肝左葉および胃の描出を妨げている像である（図a矢印）．同部位を加圧走査するとfree air が排除され腫瘍性病変がpseudokidney sign として描出された（図b矢印）．由来臓器を特定するため心窩部横走査すると胃壁の層構造消失が低エコー化を示し，不整な粘膜面には高エコー像が恒常的にみられる．白苔または潰瘍底内のガス像が示唆され，潰瘍の存在が疑われる（図c矢印）．図dは腹部単純X線像である．free air の存在により右横隔膜挙上が認められ（矢印）胃癌による穿孔と診断された．矢頭は胃泡である．P；膵，AS；腹水，St；胃

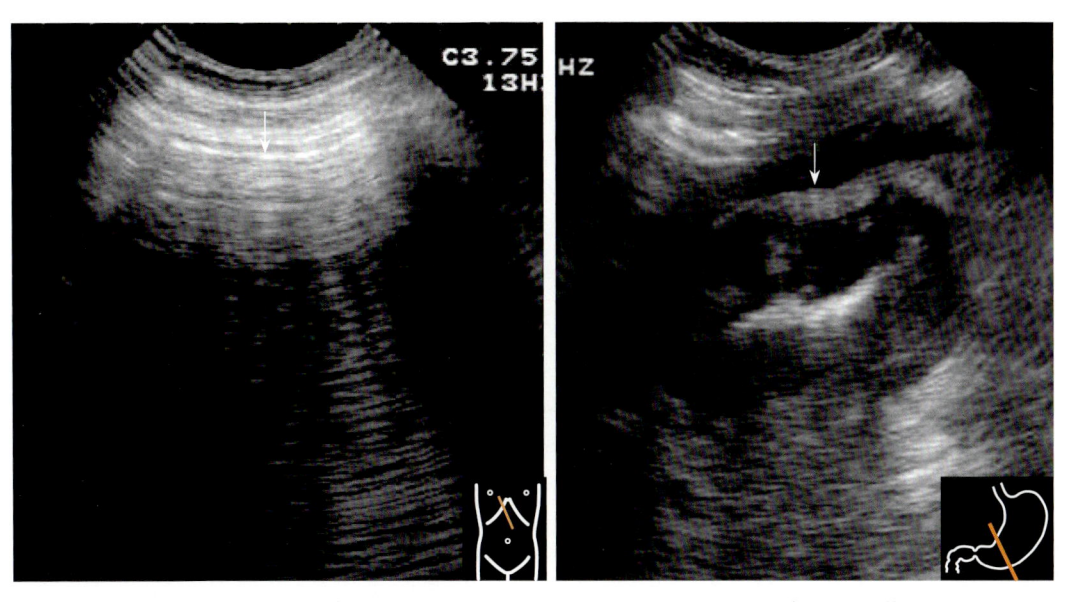

図a　free air による多重反射像

図b　胃癌の短軸像

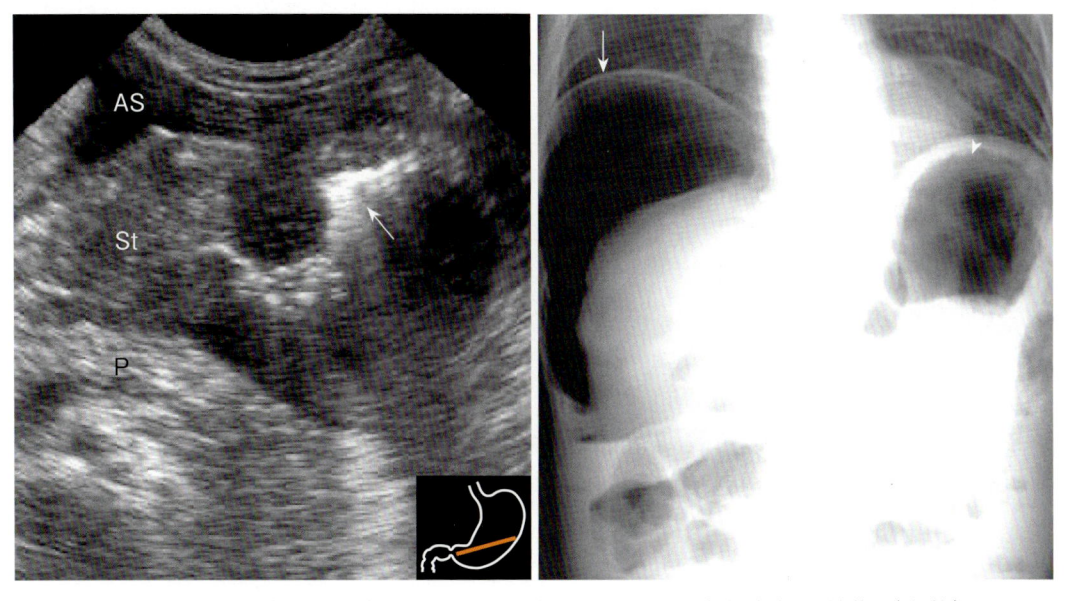

図c　胃癌の長軸像

図d　腹部単純X線像（立位）

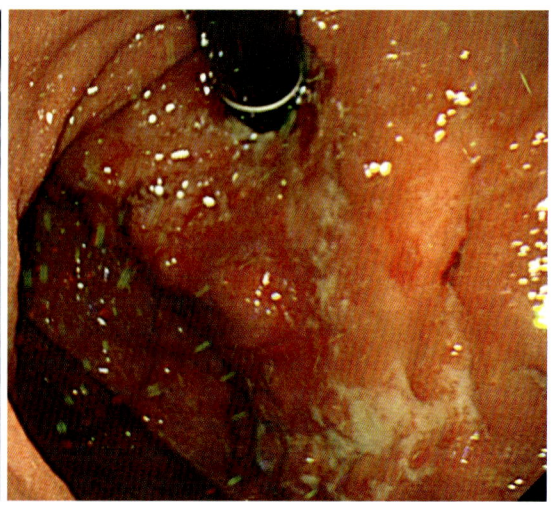

症例44 胃癌 gastric cancer －食道胃接合部3型進行癌－

53歳，女性．心窩部痛．

　肝左葉下面には，中心部高エコーを伴った全周性の壁肥厚が pseudokidney sign としてみられる（図a矢印）．図bはCT像である．エコー検査と同様に全周性の壁肥厚が認められる．矢印は肥厚した食道・胃接合部近傍を示す．図cは胃内視鏡像である．食道・胃接合部を中心に境界不明瞭な周堤隆起を伴う不整潰瘍である．3型進行胃癌の症例である．

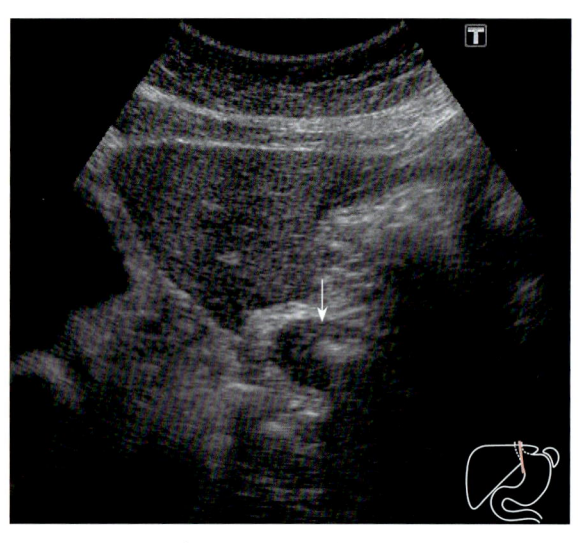

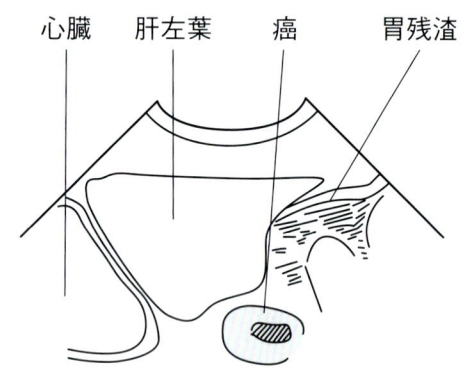

図a　食道胃接合部癌のエコー像

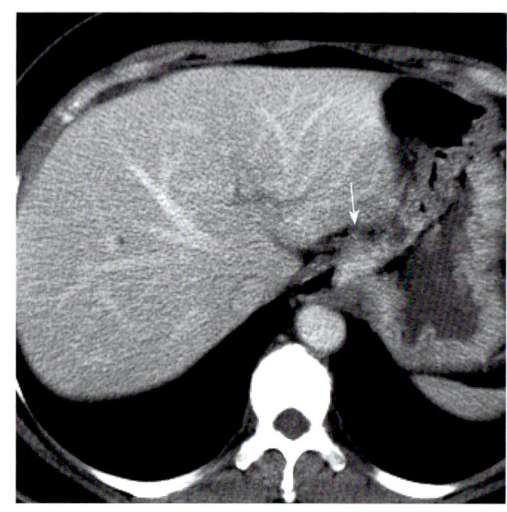

図b　CT像（造影なし）

図c　内視鏡像

症例45　胃癌　gastric cancer　－体部3型進行癌　偶発病変例－

67歳，男性．泌尿器科依頼．

心窩部縦断走査で胃の短軸像をみたものである．肝左葉下面に胃の短軸像がみられるが壁肥厚は指摘できない（図a矢印）．図bは初回より1年半後の胃の短軸像をリニア探触子でみたものである．胃体部前壁の壁構造は消失しエコーレベルの低い壁肥厚が pseudokidney sign を示している（矢印）．肥厚した胃壁の近傍には低エコー腫瘤がみられ血管との鑑別をカラードプラでみたが，低エコー部分には血流信号は描出されず腫大した腸間膜リンパ節であった（図c矢印）．図dは胃内視鏡像を示す．胃角部中心に不整隆起がみられ発赤強く，周囲粘膜に褪色域がみられる（矢印）．3型進行胃癌であった．本例は泌尿器科からの依頼で検査したものであるが，腎臓，膀胱，前立腺にとどまらず，腹部全体の検査が必要であることを経験した症例である．L；肝左葉

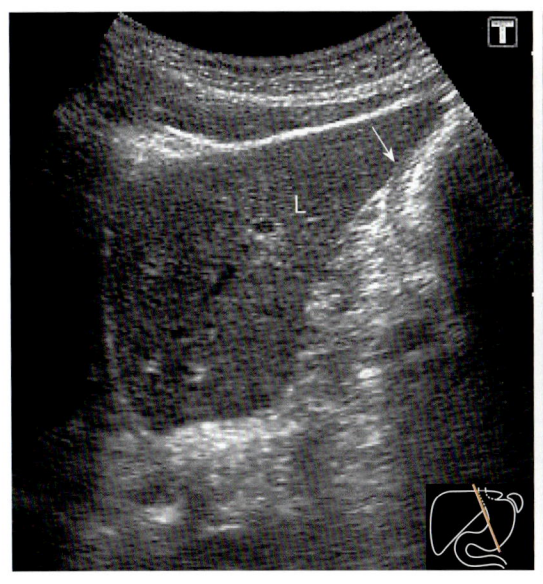

図a　肥厚のない胃短軸像（初回）

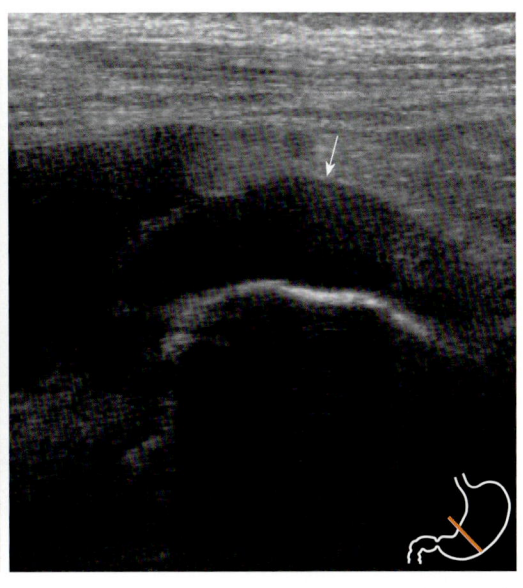

図b　1年半後の胃癌の短軸像（リニア探触子）

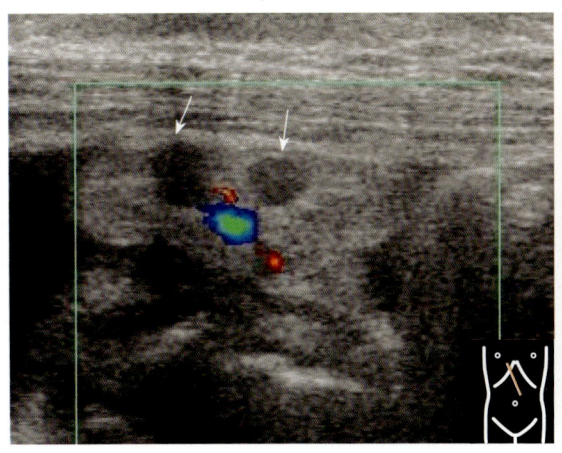

図c　カラードプラ像

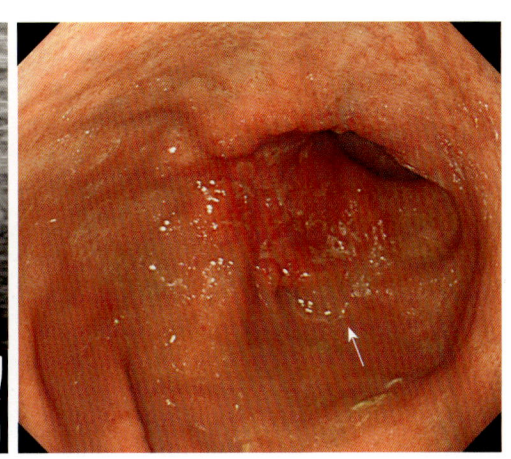

図d　内視鏡像

症例46　胃癌　gastric cancer －4型進行癌 CTとの比較例－

62歳，女性．心窩部痛．

コンベックス探触子で胃壁の肥厚を長軸像でとらえたものである．中心部線状高エコーは粘膜表面および前壁・後壁の境界エコーを表しているが，粘膜下層から筋層にかけ全周性の肥厚が低エコー像としてみられる（図a矢印）．図bは肥厚した胃壁の短軸像で，pseudokidney sign を呈している（矢印）．図cはＣＴ像を示す．胃体部から前庭部には全周性の壁肥厚が濃染された像を呈し，エコーと同様の像を示している（矢印）．4型進行胃癌である．図dは摘出標本を示す．

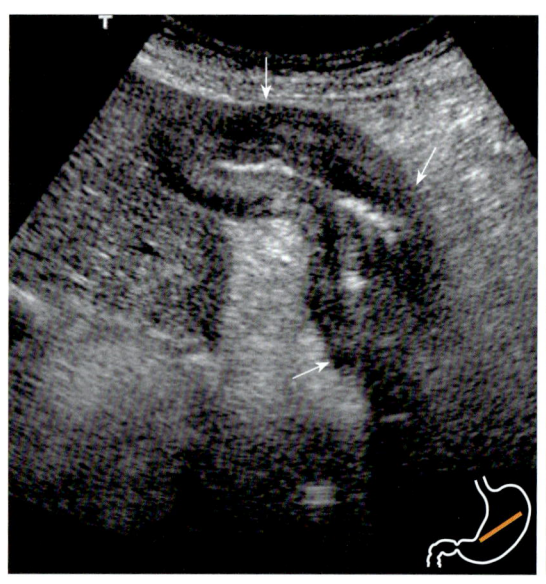

図a　胃癌の長軸像

図b　胃癌の短軸像

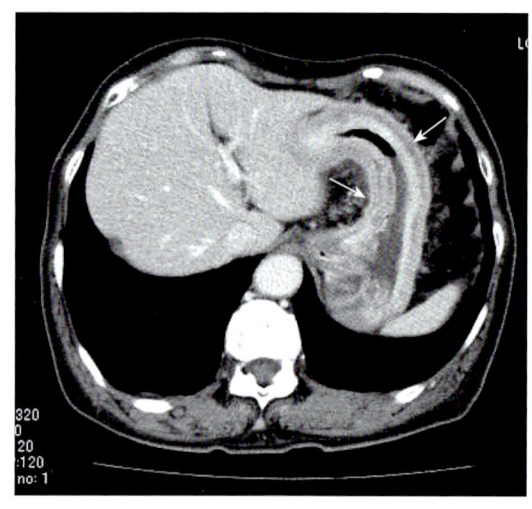

図c　ＣＴ像（造影）

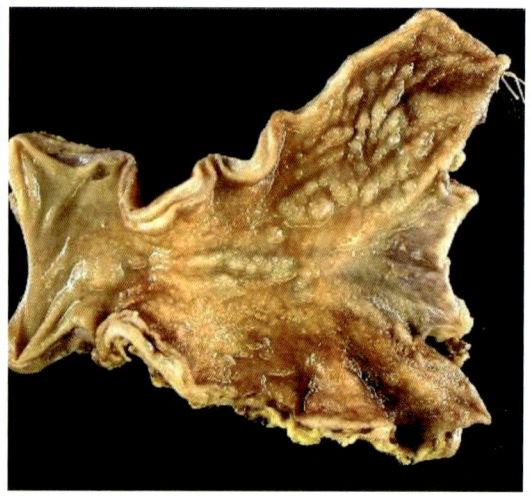

図d　摘出標本

症例47　胃癌　gastric cancer －4型進行癌 前庭部狭窄例－

58歳，男性．食欲不振，嘔吐．

心窩部斜走査像である（図 a）．胃体部小彎側の壁肥厚がみられ（矢頭）漿膜側は不整で，脂肪織の肥厚が認められることから漿膜外浸潤が示唆される（矢印）．図 b は胃前庭部長軸像である．胃壁は前壁・後壁ともに粘膜下層主体の肥厚とエコーレベルの低下が認められる（矢印）．図 c は胃バリウムX線像である．胃内には残渣が大量にみられ通過障害をきたしている．矢頭は病変部を示す．図 d は CT 像である．胃前庭部を中心に不均一に濃染する肥厚した胃壁がみられ（矢印），狭窄による口側拡張も認められる（矢頭）．L；肝左葉

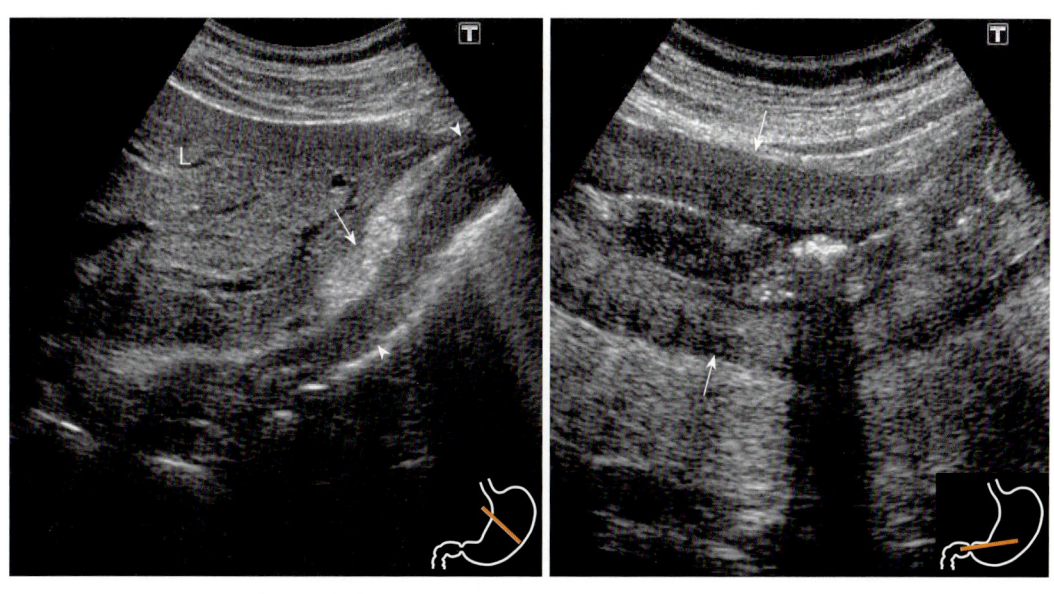

図a　胃癌の短軸像

図b　胃癌の長軸像

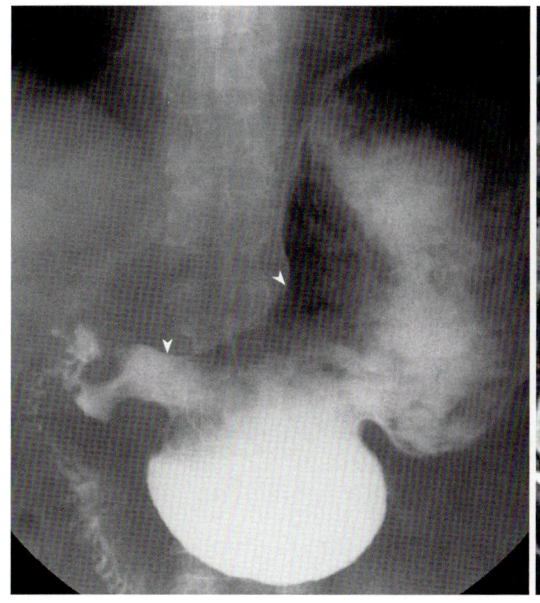

図c　胃バリウムX線像

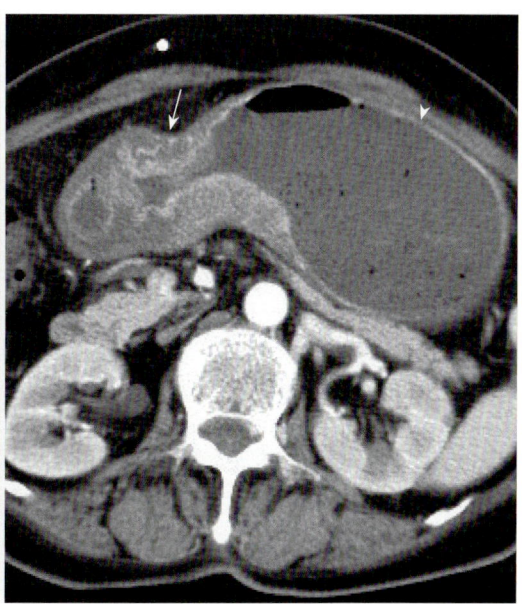

図d　CT像（造影）

症例48　胃癌　gastric cancer －4型進行癌　幽門狭窄例－

81歳，女性．食欲不振．

　胃の短軸像である．胃前庭部には全周性の壁肥厚がみられる（図a矢印）．同部位の長軸像を図bに示す．前庭部には壁構造不明瞭な全周性の壁肥厚が低エコー像としてみられ（矢印），胃体部口側の拡張と残渣が高エコー像としてとらえられている（矢頭）．4型進行胃癌により幽門狭窄を呈した例である．

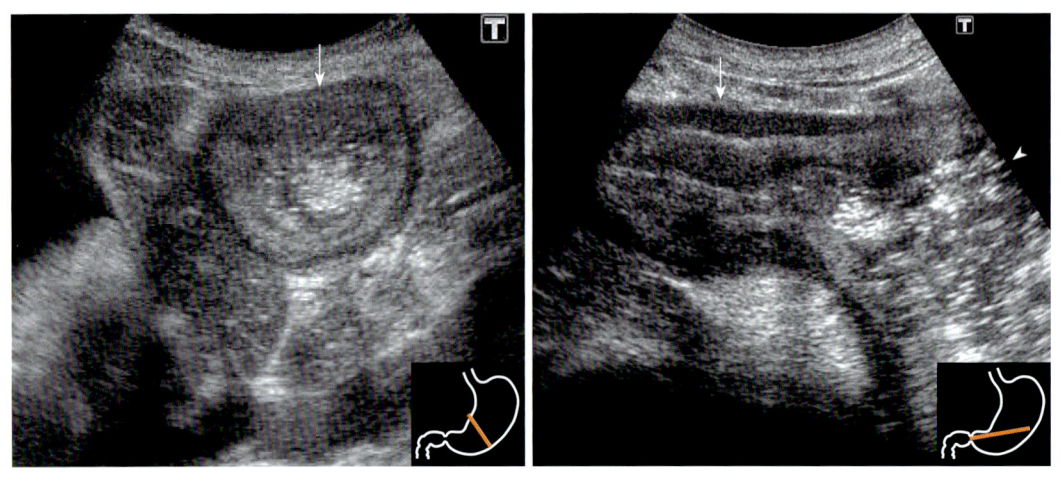

図a　胃癌の短軸像

図b　胃癌の長軸像

症例49　胃癌　gastric cancer －4型進行癌　癌性腹膜炎－

50歳，男性．下肢のむくみ．

　胃の短軸像である．前庭部には中心部線状高エコーを伴う層構造不明瞭な全周性の壁肥厚が低エコー像を示しpseudokidney signを呈している（図a矢印）．腹側には多量の腹水が認められる（矢頭）．図bは前庭部長軸像である．腹水の内部には微細エコーの浮遊もみられることから腹膜播種が示唆される（※）．腹水に接し，肥厚した壁の低エコー部分と中心部の高エコー部分が腎のエコー像に類似した像を呈している（矢印）．L；肝

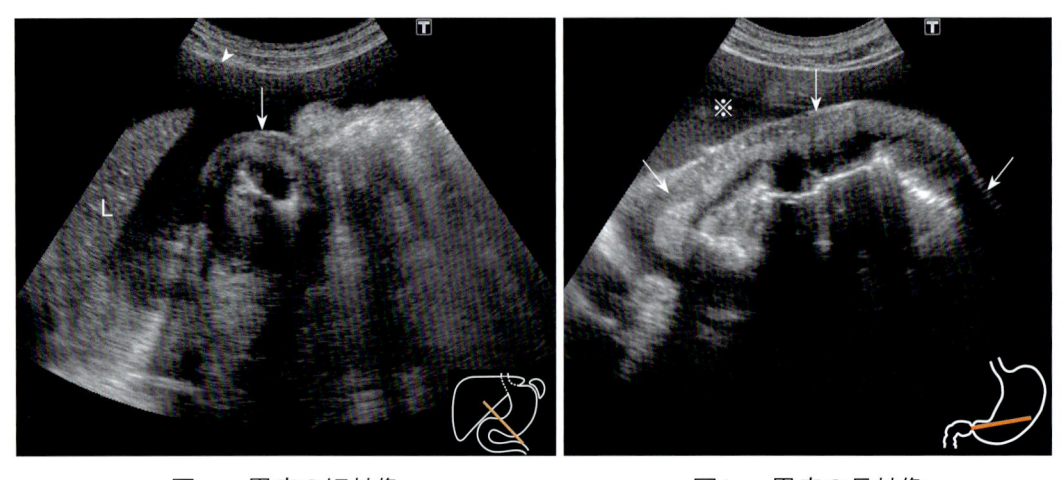

図a　胃癌の短軸像

図b　胃癌の長軸像

症例50 胃癌 gastric cancer －食道胃接合部 残胃癌－

58歳，男性．上腹部痛．

肝左葉下面に接し，中心部に高エコーを伴った辺縁不整な全周性の壁肥厚がpseudokidney signとして描出されている（図a矢印）．図bは胃バリウムX線像である．体上部小彎に周堤隆起を伴う不整な潰瘍病変が認められる（矢印）．2型進行胃癌が示唆される．

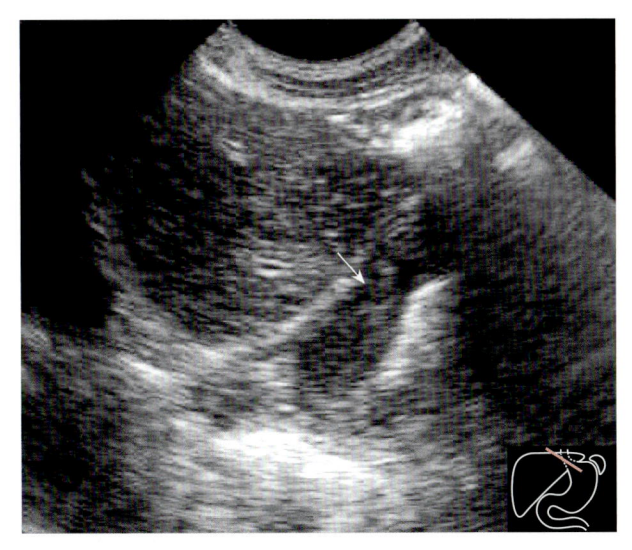

図a　残胃癌のエコー像

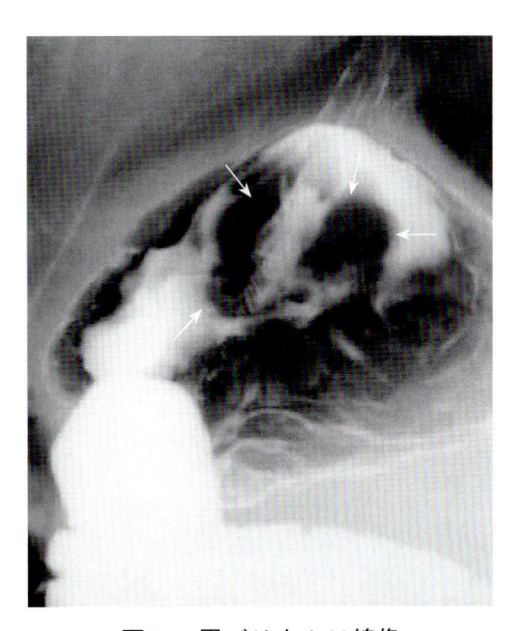

図b　胃バリウムX線像

memo　　残胃癌　residual gastric cancer

・胃癌取扱い規約では，残胃癌とは，初回手術時の病変，切除範囲，再建法などを問わず，再発癌の可能性がある症例を含めて胃切除後の残胃に発生したと考えられる胃癌をいう．

8 胃癌に伴う他臓器浸潤

胃癌による他臓器浸潤の症例を提示する．

症例51　胃癌　gastric cancer　－体部3型進行癌 横行結腸浸潤例－

73歳，女性．食思不振，倦怠感．

心窩部縦断像である．胃体部から前庭部には層構造不明瞭な壁肥厚が低エコー像としてみられる（図a矢印）．肥厚した胃壁に接する横行結腸は圧排され不明瞭な壁構造を示し，横行結腸浸潤が示唆される（矢頭）．図bはCTの矢状断像を示す．肥厚した胃壁（矢印）に接し，胃との境界不明瞭な横行結腸には限局性壁肥厚がみられ（矢頭），エコーと同様の所見を呈している．図cは胃バリウムX線像を示す．胃体中部から前庭部に周堤隆起を伴う巨大潰瘍病変がみられ（矢印），管腔狭窄により口側の拡張がみられ通過障害をきたしている．図dは横行結腸の内視鏡像である．横行結腸には圧排性の管腔狭小化と粘膜は易出血性で不整を呈している（矢印）．胃癌の直接浸潤を疑う所見である．TC；横行結腸

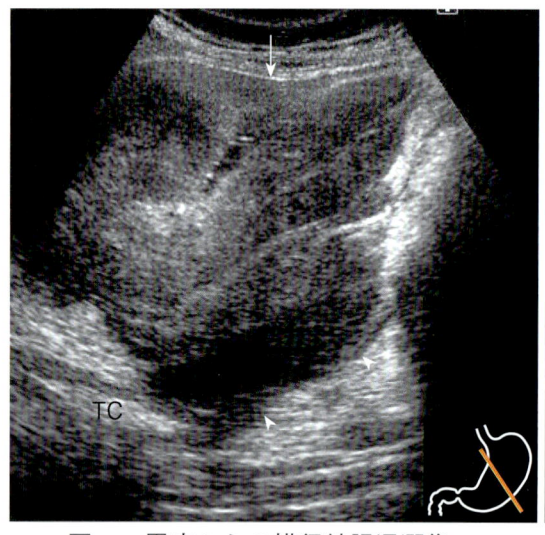

図a　胃癌からの横行結腸浸潤像

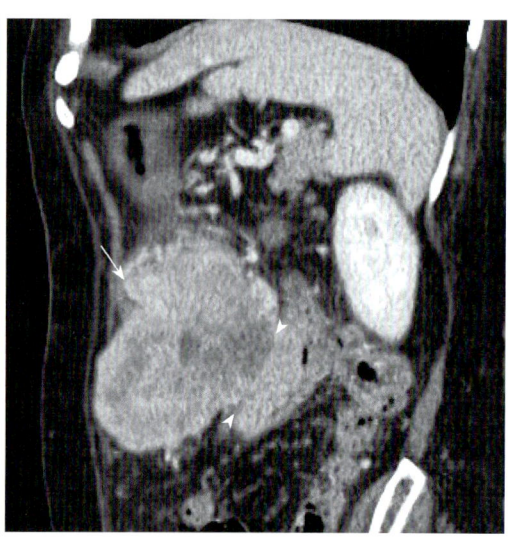

図b　CT矢状断像（造影）

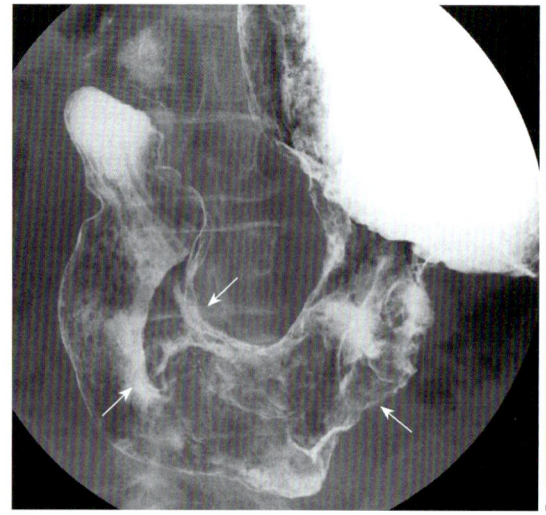

図c　胃バリウムX線像

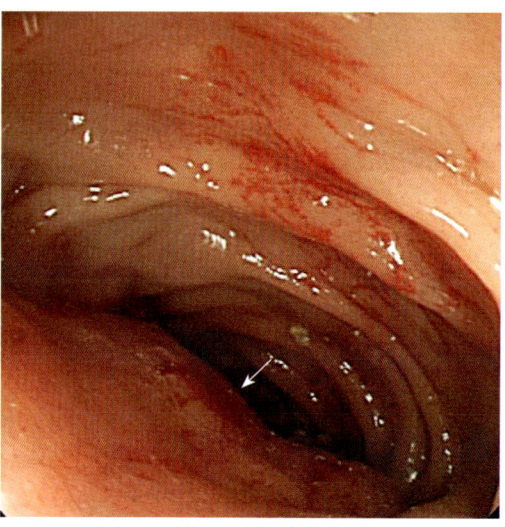

図d　横行結腸内視鏡像

症例52 胃癌 gastric cancer －体部3型進行癌 膵浸潤例－

64歳，女性．下痢．

　心窩部横断像である．胃体下部には胃壁の層構造の消失と辺縁不整な低エコー像がみられる．膵実質はエコーレベルの高い像で描出されていることから，尾部の境界不明瞭な低エコー像の存在が，胃癌による膵への直接浸潤と診断された．矢印は浸潤部位を示す．

脾静脈　膵　胃　胃癌

腹部大動脈

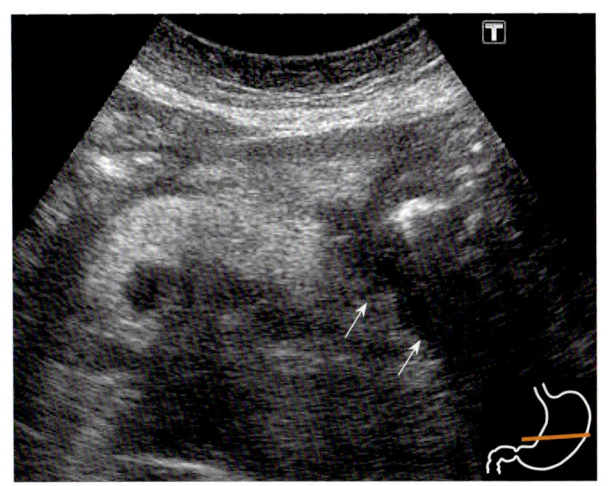

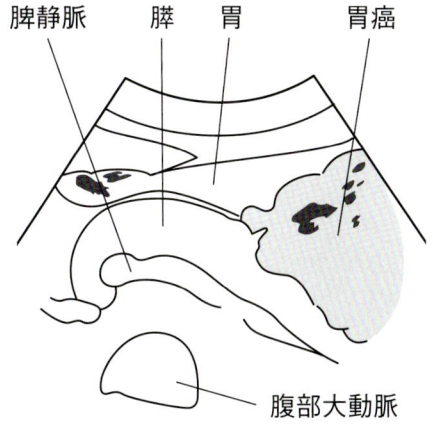

図　胃癌からの膵浸潤像

症例53 胃癌 gastric cancer －体部3型進行癌 膵・SMV浸潤例－

77歳，女性．腹部不快感．

　胃前庭部の長軸像である（図 a）．胃体部側の壁構造は明瞭であるが（矢頭），前庭部から十二指腸球部側では辺縁不整，境界不明瞭な低エコー域がみられる．膵は頭部から体部にかけ不整な低エコー域の連続がみられ膵への浸潤が示唆される（矢印）．図 b は上腸間膜静脈の長軸像である．血管内には不均一な内部エコーを認め（矢印），胃前庭部の癌が膵頭部および上腸間膜静脈へ浸潤をきたしたものと診断された．P；膵，Ao；腹部大動脈，SMV；上腸間膜静脈

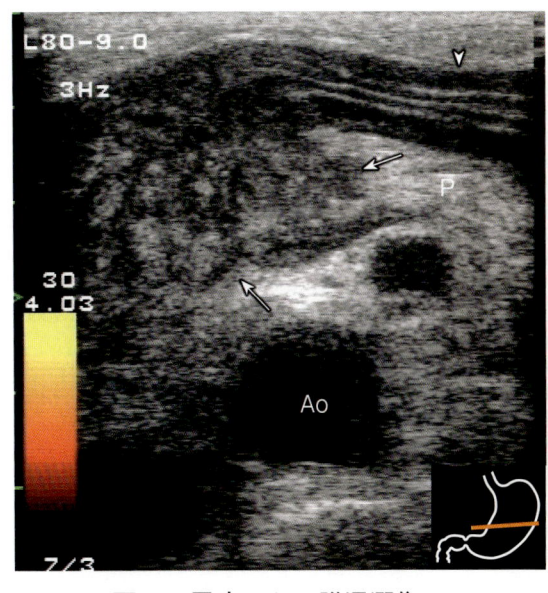

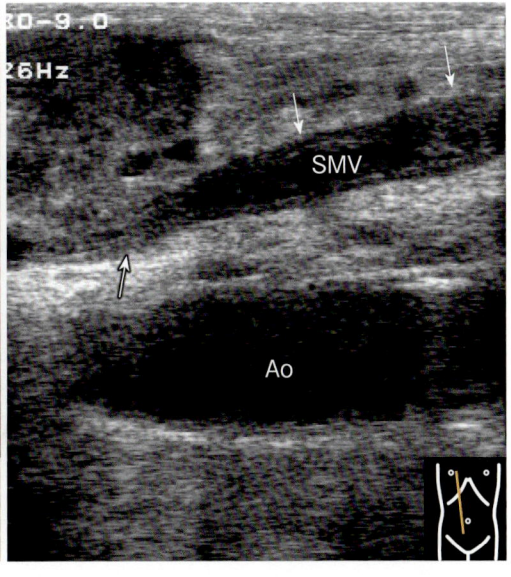

図 a　胃癌からの膵浸潤像　　図 b　胃癌からの上腸間膜静脈浸潤像

3 十二指腸
duodenum

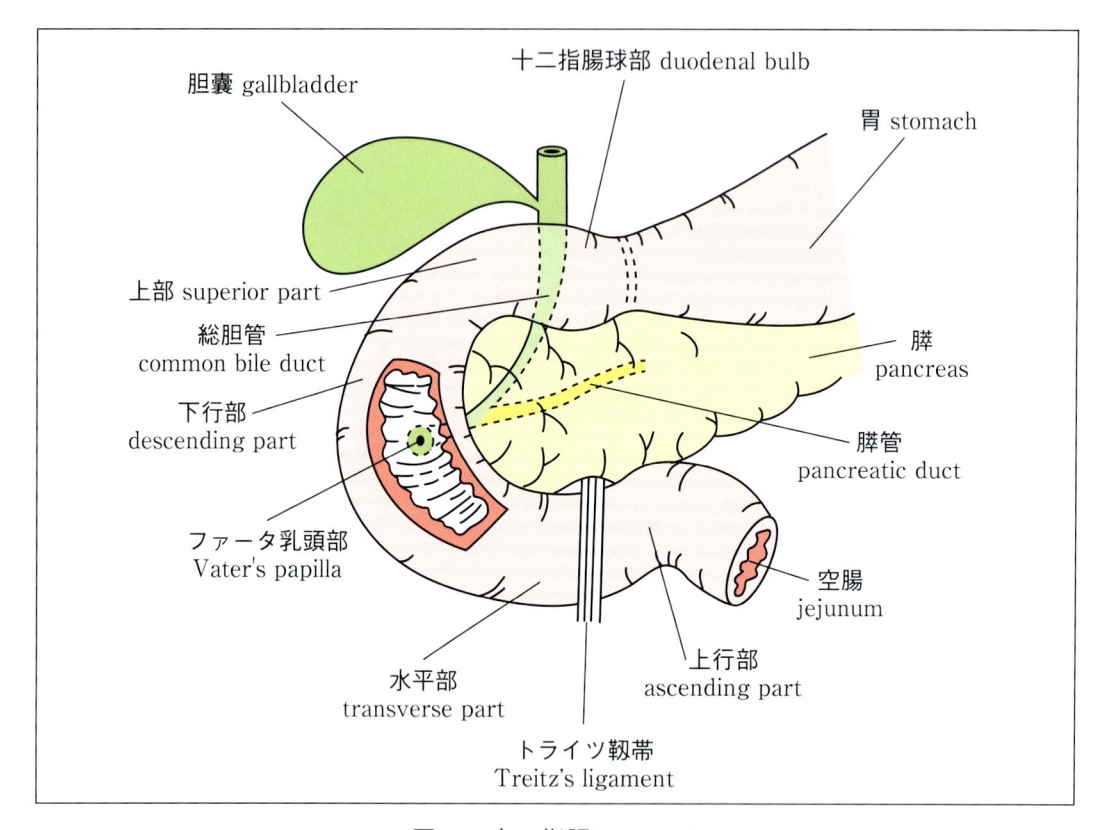

1 十二指腸の解剖

図a 十二指腸について

- **十二指腸の解剖について**

　十二指腸は，胃幽門に続き十二指腸球部duodenal bulbからTreitz靱帯までをいう．彎曲する十二指腸の内側には膵頭部がありC字型を形成している．長さは20〜30cmあり空腸に移行する．十二指腸下行部には大十二指腸乳頭（Vater乳頭）があり，総胆管，主膵管が十二指腸壁を貫通し，胆汁や膵液を十二指腸に排泄する重要な機能を有している．図aは十二指腸について示す．

・十二指腸のX線造影像と名称

十二指腸の区分と名称について示す（図b）．

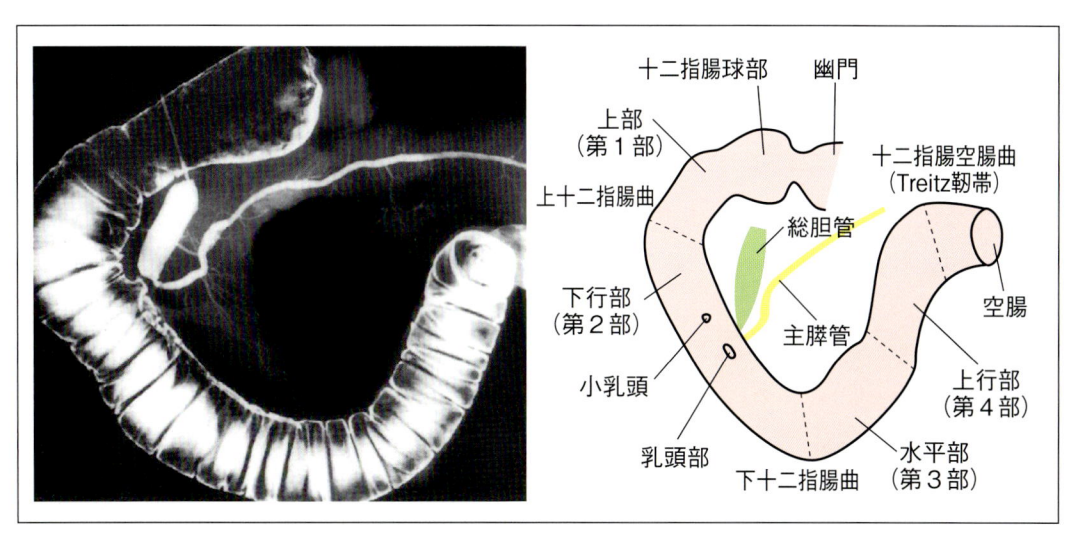

図b　十二指腸剖検造影像と各部の名称（金森勇雄・他「X線造影検査の実際」医療科学社，2000．より）

・十二指腸の区分と名称

十二指腸は一般に4部に分けられる．

- 上　部（第1部）superior part（first portion）
　幽門輪から十二指腸球部より十二指腸曲までの上部をいう．後腹膜に固定されていないため可動性がある．
- 下行部（第2部）descending part（second portion）
　上十二指腸曲より下十二指腸曲までの垂直下行部をいい，中央内側にVater乳頭が開口する．これよりやや上部（口側）に小乳頭がある．後腹膜腔にあるため可動性に乏しい．
- 水平部（第3部）transverse part（third portion）
　下十二指腸曲より水平に移行する部分で，前面には上腸間膜動脈，背面には下大静脈ならびに腹部大動脈が走行する．
- 上行部（第4部）ascending part（fourth portion）
　水平部よりやや上行し十二指腸空腸曲のTreitz靱帯までの部分をいう．
- Treitz靱帯
　Treitz靱帯は，横隔膜の右脚から発生した線維筋性の靱帯で，十二指腸空腸曲が強固に支持されている．
- 空腸曲
　十二指腸空腸曲は，十二指腸から空腸への移行部分で第1～2腰椎の高さに位置している．

2 正常な十二指腸バリウムX線像と内視鏡像

　十二指腸のバリウムX線像は，ゾンデを用いる有管法と，経口的にバリウムを投与する経口法がある．十二指腸球部の造影は，胃部造影検査に引き続きみたものである．十二指腸下行部の造影は，ゾンデによりバリウムと空気で二重造影とし撮影したものである．正常な十二指腸のバリウムX線像と内視鏡像を対比して示す．模式図の濃色部分はA，Bの観察部位を示す．

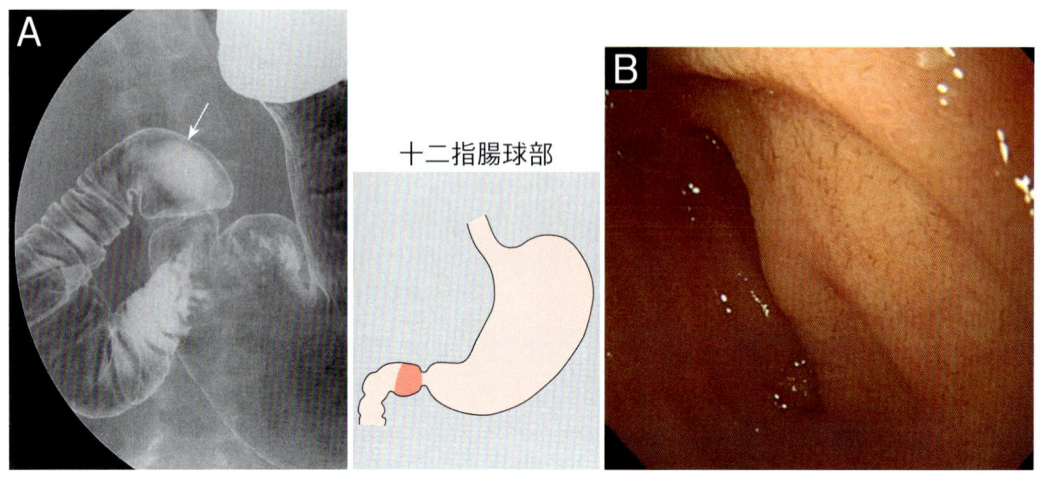

十二指腸バリウムX線像　　　　　　　　　　　　　　　内視鏡像

　A．十二指腸のバリウムX線像を示す．胃前庭部から球部移行部には幽門輪があり，くびれた像を呈している．球部（矢印）から十二指腸へは少し上向きの走行を示し，上部といわれる部位である．B．十二指腸球部の内視鏡像を示す．左側が前壁，右側が後壁にあたる．

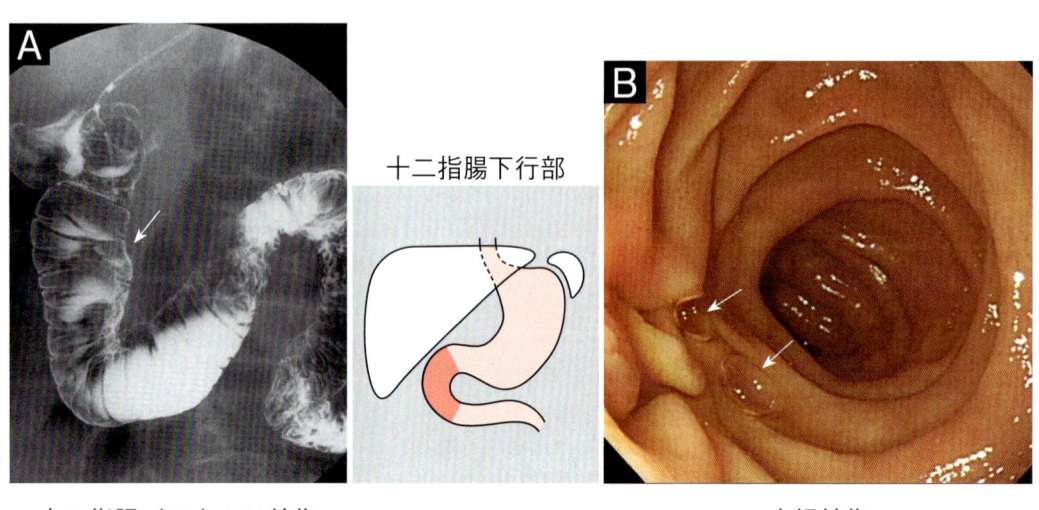

十二指腸バリウムX線像　　　　　　　　　　　　　　　内視鏡像

　A．十二指腸のバリウムX線像でみた十二指腸下行部である（矢印）．十二指腸の皺襞がアコーディオン状のレリーフを示している．B．十二指腸下行部の内視鏡像を示す．矢印は，乳頭部に付着した気泡である．X線造影像でみられる皺襞が内視鏡で明瞭に観察できる．

3 十二指腸の基本走査と正常エコー像

エコーによる系統的走査が可能な十二指腸の正常エコー像について示す．模式図のラインは探触子の走査部位を示してある．

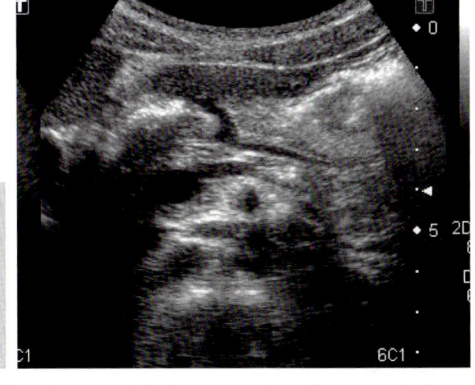

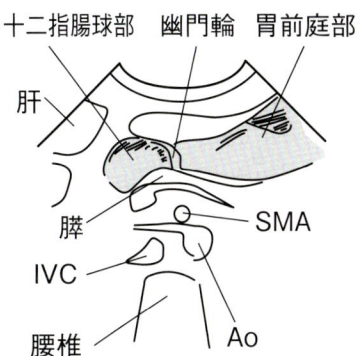

・胃幽門部の長軸像である．胃前庭部から幽門輪，十二指腸球部が膵の腹側に描出されている．
 SMA；上腸間膜動脈，Ao；腹部大動脈，IVC；下大静脈

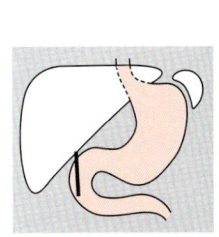

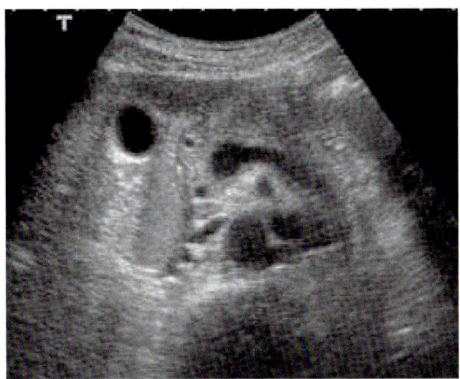

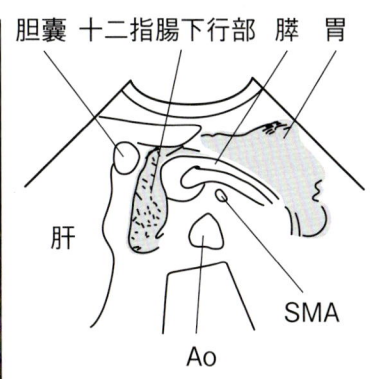

・胆嚢と膵頭部の間を縫うように十二指腸下行部が走行する．この部位の走査では多くがガスにより描出困難な場合が多い．適度な加圧走査と250〜300cc程度の飲水後に観察するとよい．体位は左前斜位など適宜，画像に注目し観察する．

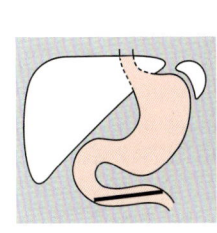

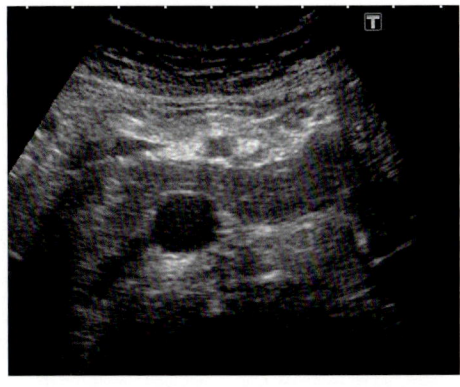

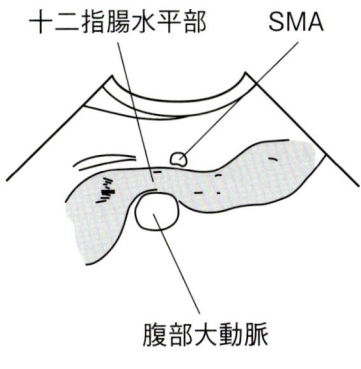

・上腸間膜動脈（SMA）と腹部大動脈の間を十二指腸水平部が走行する．この像を同定する際にもガスなどの影響により明瞭に描出されないことが多い．体位変換や加圧走査などの配慮が大切である．

第Ⅱ章 臨床 3．十二指腸 105

4 十二指腸疾患のチェックポイント

十二指腸疾患のチェックポイントを模式図の番号で示す．

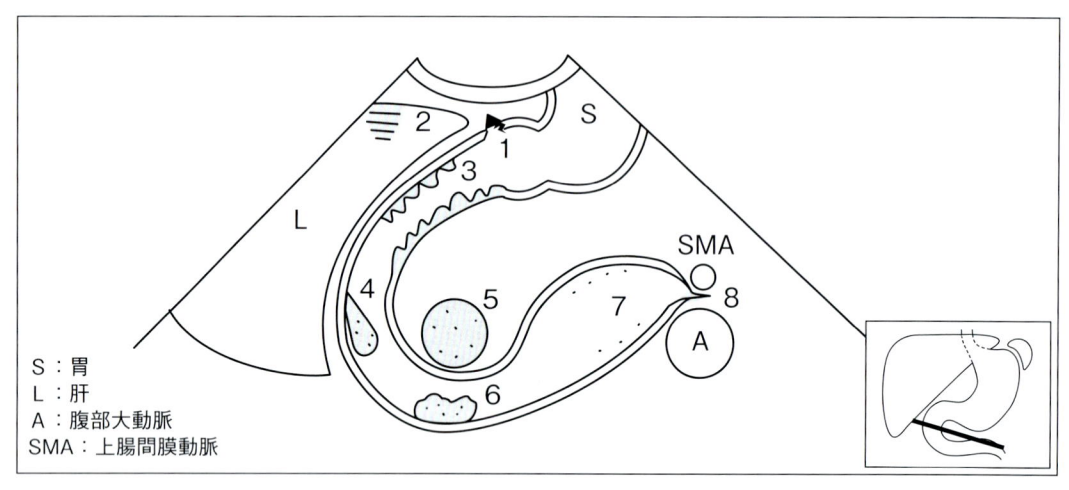

S：胃
L：肝
A：腹部大動脈
SMA：上腸間膜動脈

十二指腸疾患のチェックポイント

1. **十二指腸潰瘍**
   十二指腸壁は浮腫性肥厚を示し，潰瘍底を反映した高エコーを示す．
   ・高エコーは体位変換や探触子で加圧走査しても変化がみられない．

2. **十二指腸潰瘍穿孔**
   十二指腸の壁肥厚を伴いfree air が肝表面に線状の多重エコーを示す．
   ・free air は体位変換や探触子の加圧走査で画像に変化がみられる．
   ・肝ドーム下では肺内の air による多重エコーとの鑑別を要する．
   ・Chiraiditis 症候群でも偽 free air 像を示すため鑑別を要す．

3. **ヘノッホ・シェーンライン紫斑病**
   十二指腸壁がトウモロコシ状の浮腫性肥厚 corn sign を示す．

4. **十二指腸ポリープ**
   内腔に突出したエコーレベルの高い腫瘤像を示す．

5. **粘膜下腫瘍**
   類円形の低エコー像を示す．
   ・小腸内容物との鑑別を要す．リアルタイムの動態観察で鑑別する．

6. **十二指腸腫瘍（癌）**
   中心部に高エコーを伴った低エコー像 pseudokidney sign を示す．
   ・悪性リンパ腫ではエコーレベルがさらに低い像を呈する．

7. **輸入脚症候群**
   十二指腸の拡張と胆道系の拡張を示す．
   ・十二指腸の拡張がみられた場合，胃切除（BillrothⅡ法）の既応の有無を確認する．

8. **SMA症候群**
   胃・十二指腸に限局した拡張がみられ，拡張した十二指腸が腹部大動脈と上腸間膜動脈の間で狭窄した像を示す．
   ・十二指腸が走行する部位の腹部大動脈と上腸間膜動脈の間が4mm以下，SMAの分岐角が12度以下を診断の目安とする．

5 十二指腸の良性疾患

十二指腸における良性疾患の症例を提示する．

症例1　十二指腸潰瘍　duodenal ulcer　－浮腫を伴うA1例－

35歳，男性．心窩部痛．

心窩部横断走査で十二指腸球部をみたものである．肝下面に接し十二指腸球部がみられる．球部は浮腫性肥厚を示し，壁にくい込む高エコーがみられる．高エコー像は加圧走査しても変化がなく恒常的に認められることから十二指腸潰瘍内のガスや白苔が示唆される（図a）．図bは内視鏡像である．深堀れした潰瘍には白苔がみられる（矢印）．ステージ分類はA1であった．

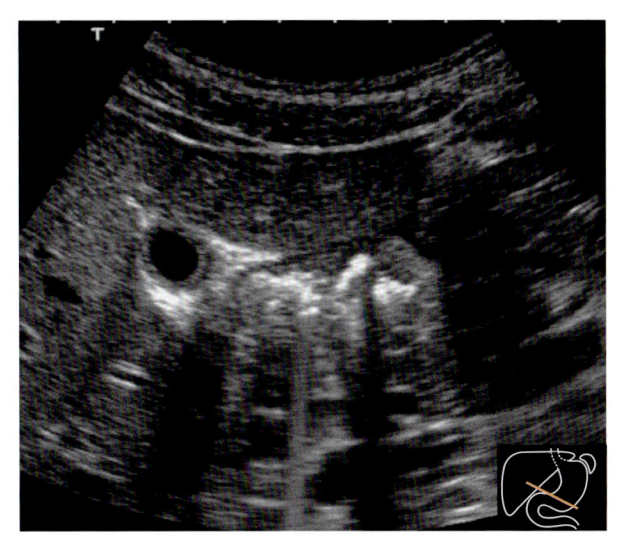

図a　心窩部横断像

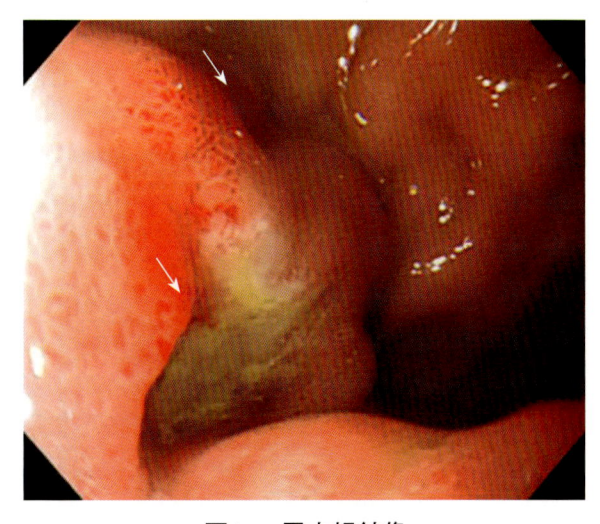

図b　胃内視鏡像

症例2　十二指腸潰瘍　duodenal ulcer　−kissing ulcer A2例−

69歳，女性．腹痛．

十二指腸球部の前・後壁の短軸像を2画面で示したものである（図a）．肝に接し壁肥厚を伴った十二指腸球部前壁と対側の後壁には粘膜下層内に高エコーがみられ，加圧走査するも画像に変化がみられないことから，接吻潰瘍 kissing ulcer が示唆される．左矢印は前壁潰瘍，右矢印は後壁潰瘍を示す．図bは内視鏡像である．エコー像と同様に十二指腸球部前壁とその対側に白苔を伴う深い潰瘍病変が認められる．ステージ分類はA2であった．十二指腸潰瘍は球部に好発し，前壁・後壁に潰瘍を生じ kissing ulcer を呈することがある．単発の場合は前壁に多く，前壁の潰瘍は穿孔しやすいといわれる．しばしば再発を繰り返し球部の変形・狭窄をきたす．L；肝

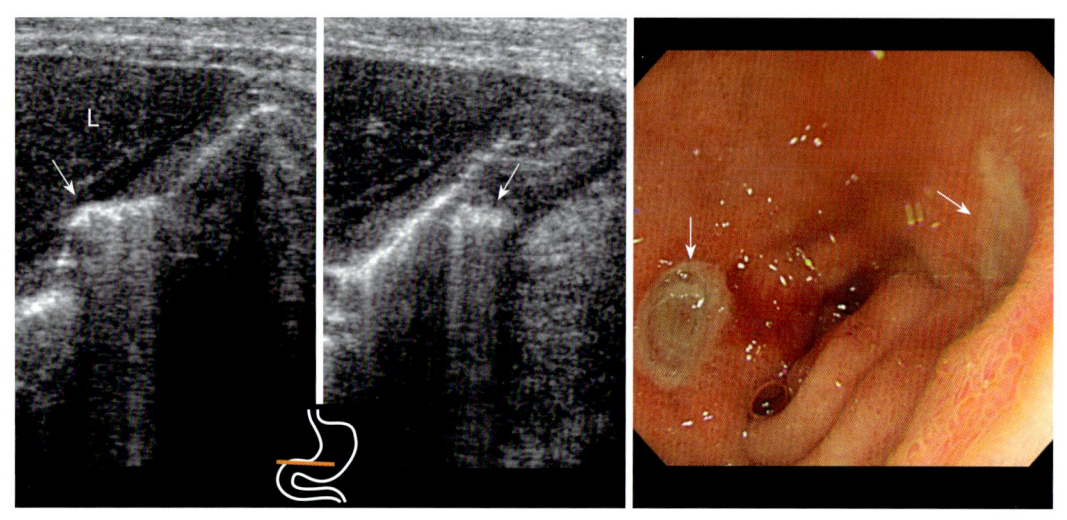

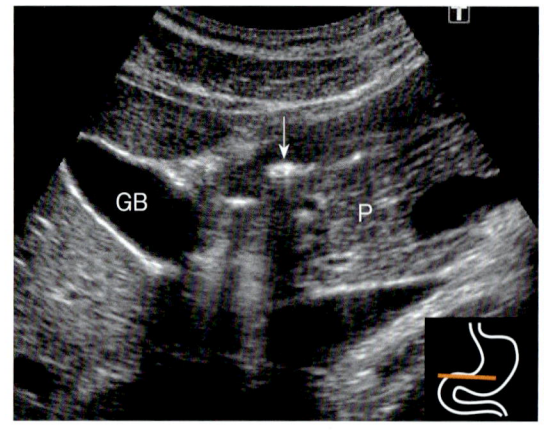

図a　十二指腸潰瘍のエコー像　　　図b　内視鏡像

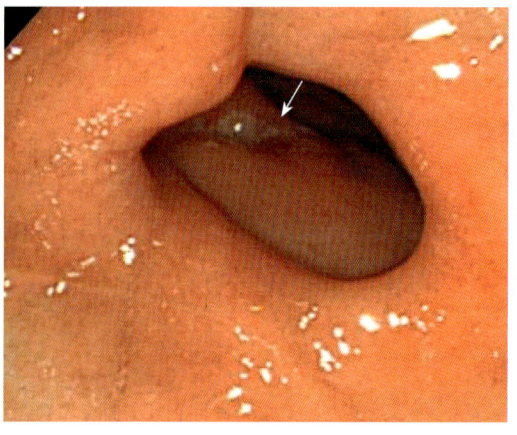

症例3　十二指腸潰瘍　duodenal ulcer　−A2例−

27歳，男性．2〜3週間前より心窩部痛．

胆嚢と膵頭部の間には，球部の浮腫性肥厚がみられ，高エコーが潰瘍内のガス・白苔である（図a矢印）．図bは内視鏡像である．球部前壁にはA2の潰瘍が認められる．矢印は潰瘍を示す．GB；胆嚢，P；膵

図a　十二指腸潰瘍のエコー像　　　図b　内視鏡像

症例4　十二指腸潰瘍　duodenal ulcer －強い浮腫を伴うA1例－

29歳，女性．腹痛．

　十二指腸球部の横断像である．胆嚢に接し浮腫性肥厚を伴った球部がみられる．肥厚した壁内には高エコーが認められることから潰瘍の存在が示唆される（図a矢印）．図bは潰瘍近傍のリンパ節腫大をみたものである（矢印）．図cは内視鏡像である．浮腫性に肥厚した粘膜（矢頭）の中心には深掘れした潰瘍が認められる（矢印）．治療は胃酸および分泌を抑制するための制酸薬，抗コリン薬，H2受容体拮抗薬，プロトンポンプ阻害薬が基本的な薬剤である．GB；胆嚢

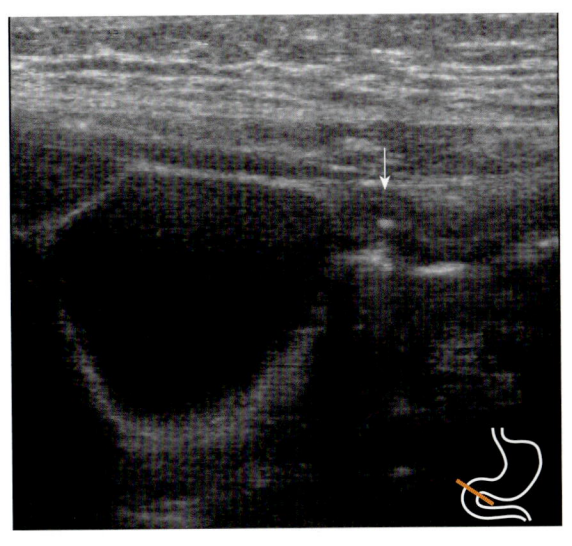

図a　十二指腸潰瘍のエコー像

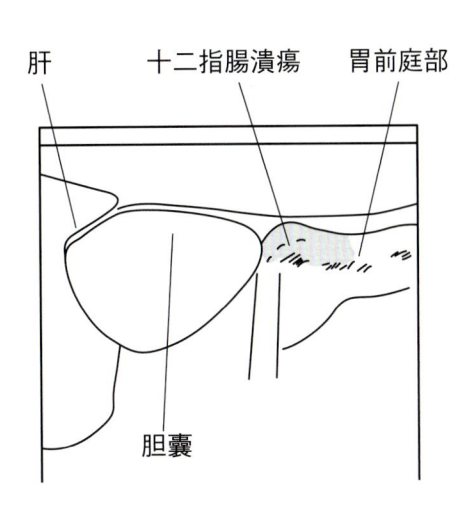

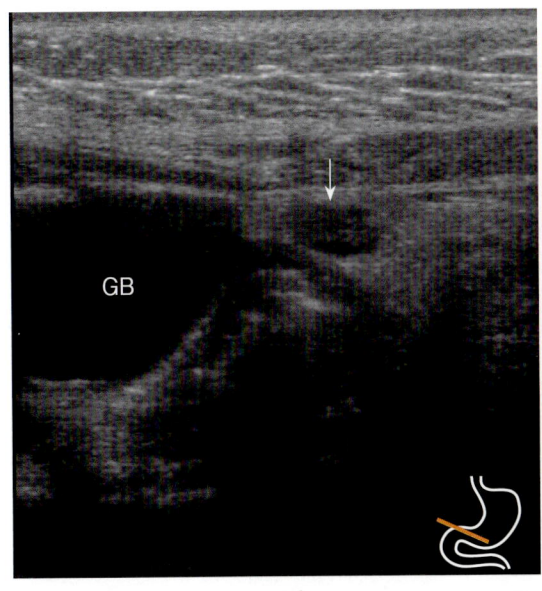

図b　腫大したリンパ節（No.5）のエコー像

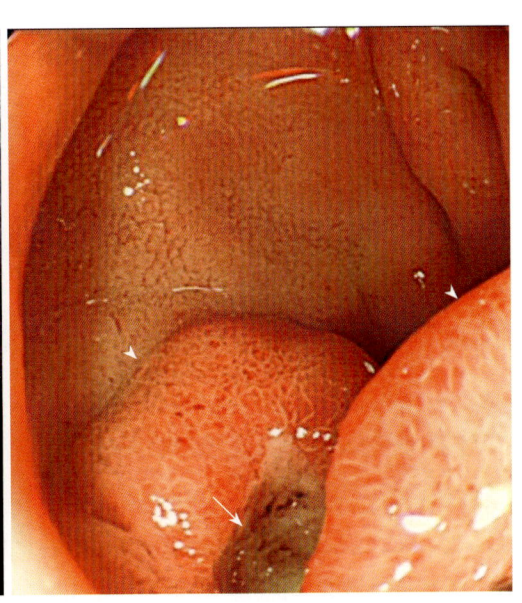

図c　内視鏡像

症例5　十二指腸潰瘍　duodenal ulcer　－穿孔による胆嚢周囲の free air－
52歳，男性．心窩部痛．

　十二指腸球部の長軸像である．胆嚢に接し浮腫性肥厚を伴った十二指腸球部がみられる．肥厚を伴った球部壁内には高エコーが認められ，free air を疑う点状高エコーが胆嚢の肝床側にみられることから穿孔性潰瘍が示唆される（図 a）．図 b は腹腔内遊離ガス free air の存在を確認するため肝右葉の前面をみたものである．多重反射を伴う線状高エコーを認め free air が疑われる．図 c は CT 像である．矢印が free air を示す．L；肝

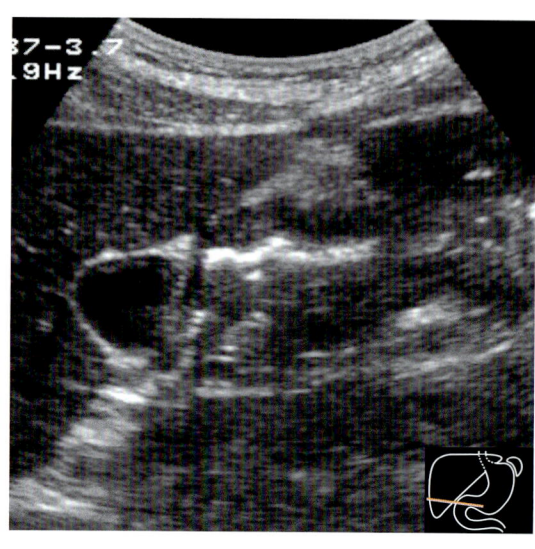

図 a　十二指腸潰瘍穿孔のエコー像

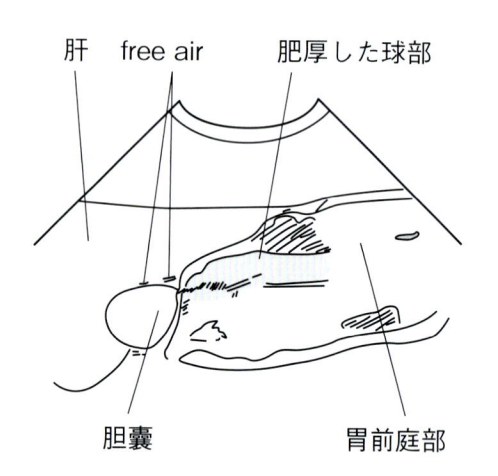

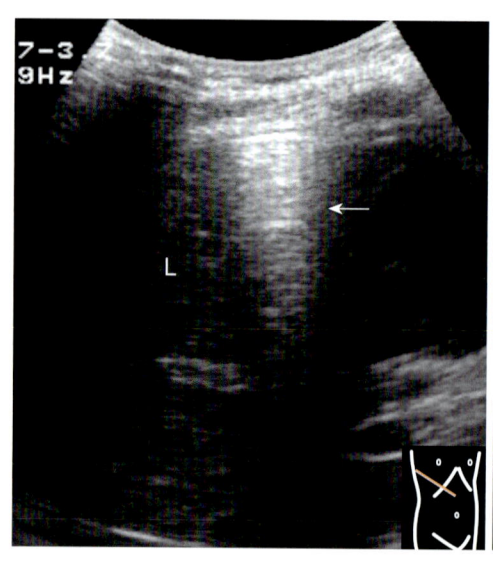

図 b　肝表面 free air のエコー像

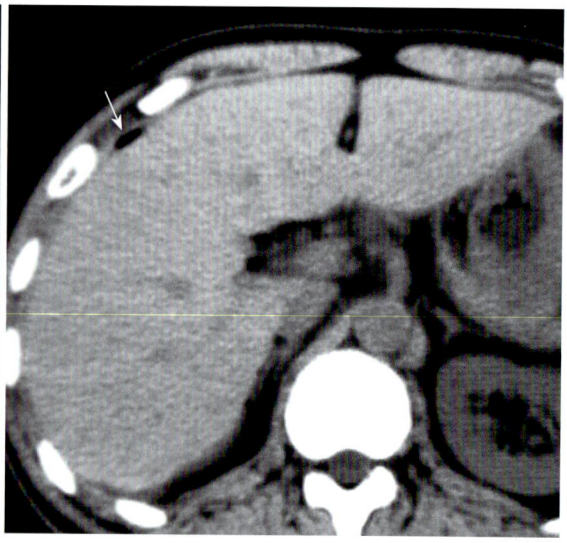

図 c　CT像（造影なし）

症例6　十二指腸潰瘍　duodenal ulcer　－穿孔による十二指腸壁を貫く free air－

56歳，男性．腹痛．

十二指腸球部の短軸像である．浮腫性肥厚を伴った球部がみられる（図a矢頭）．十二指腸壁を貫く高エコーを認め穿孔性潰瘍による腹腔内遊離ガス free air が示唆される（矢印）．図bはfree air が多重反射を伴い肝を覆うような像を呈している（矢印）．十二指腸穿孔をきたすと残渣や胃液が腹腔内に漏れて腹膜炎になる．保存的治療でも腹部所見の改善がみられない場合やエコー検査で腹水が増加したり，血液検査で白血球，CRP値が上昇する場合には腹膜炎の重症化に注意が必要である．free air を検出するためにエコー検査は有効な検査である．L：肝

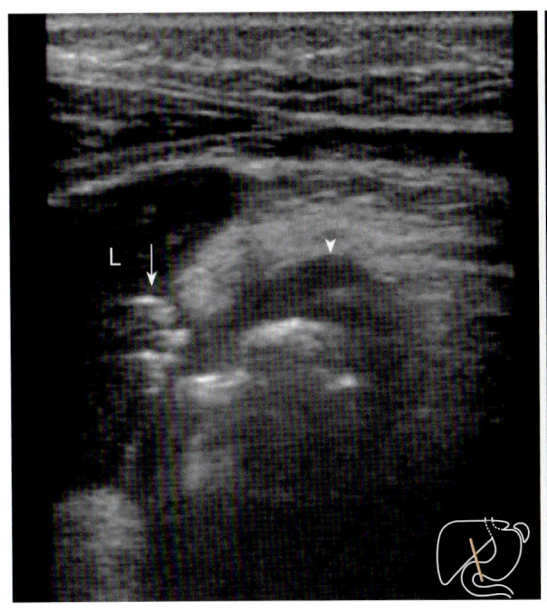

図a　十二指腸潰瘍穿孔のエコー像 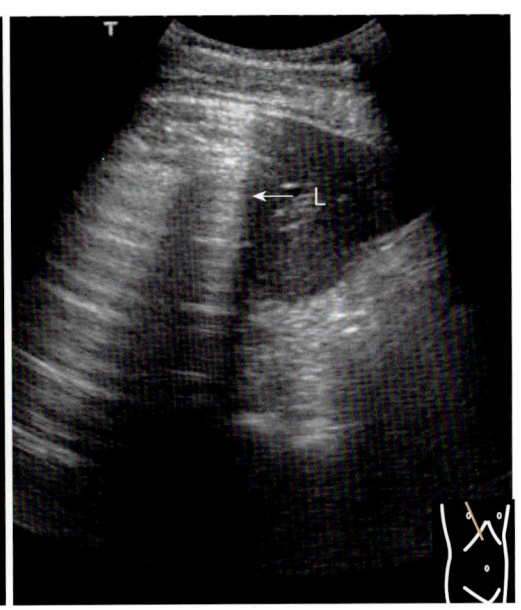　　　図b　肝表面 free air のエコー像

memo　十二指腸潰瘍穿孔　duodenal ulcer perforation

・胃より十二指腸の方が壁が薄いため，胃潰瘍よりも十二指腸潰瘍の方が穿孔を起こしやすく，約70％が十二指腸潰瘍といわれる．潰瘍の状態が悪化すると，十二指腸壁に穴が開く状態が穿孔である．穿孔で食物や胃液が腹腔内に漏出すると胃酸により腹膜が刺激され激しい痛み，嘔吐，吐気を生じる．症状がさらに悪化すると腹部膨満が起こり，ショック状態になる．近年，緊急開腹術になることは少なく，胃管挿入による保存的治療や腹腔鏡下大網充填術の適応となることが多い．この条件として①上腹部に開腹手術の既往がない，②十二指腸潰瘍による狭窄がない，③潰瘍からの出血がない，④穿孔部が大きくない（径2cm以下），⑤血圧などが安定している，⑥発症から24時間以内の条件が揃えば，腹腔鏡下大網充填術の適応になる．

症例7　十二指腸潰瘍　duodenal ulcer　-穿孔による肝表面の free air -

82歳，男性．腹痛．

十二指腸の短軸像である．肝下面には肥厚した脂肪織に取り囲まれ十二指腸球部の肥厚がみられる．十二指腸内ガスの高エコー像は壁を貫き壁外へ連続してみられる（図a矢印）．図bは肝の肋骨弓下走査像である．多重エコーを伴った線状高エコーがfree airである（矢印）．図cは立位による腹部単純X線像を示す．右横隔膜下の椎体近傍にfree airの存在が認められる（矢印）．L；肝

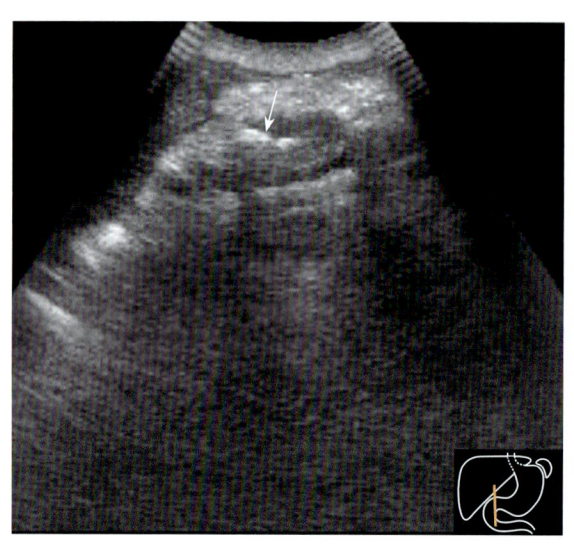

図a　十二指腸潰瘍のエコー像

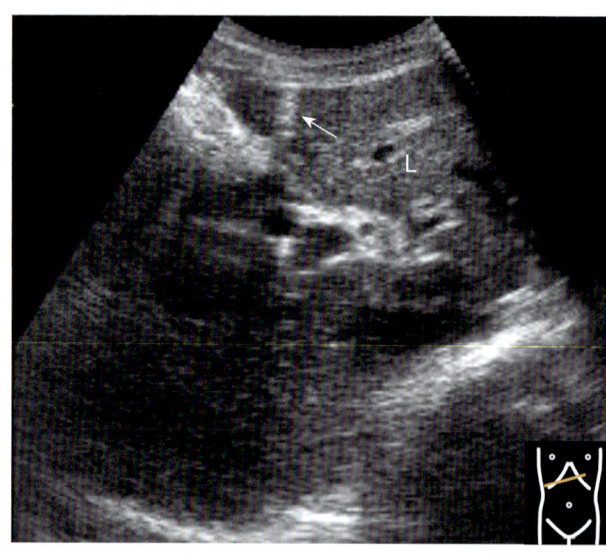

図b　肝表面のfree air像

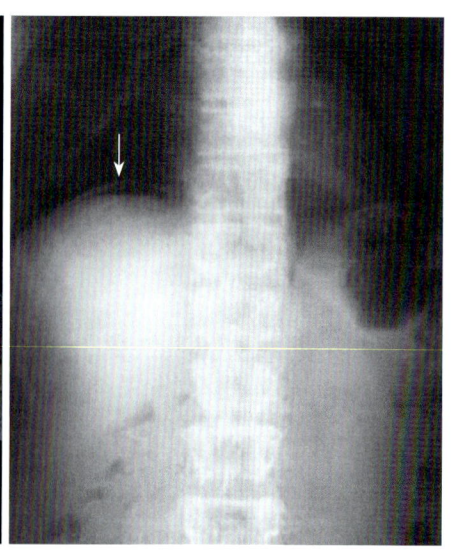

図c　腹部単純X線像（立位）

112　ここまで診る消化管エコー

症例8　十二指腸潰瘍　duodenal ulcer　－穿孔によるMorison's pouch の free air－

36歳，男性．急性腹症．

十二指腸球部の短軸像である．胆嚢に接し浮腫状に肥厚した十二指腸球部がみられる．肥厚した球部壁内には高エコーがみられ潰瘍が示唆される（図a矢印）．図bはリニア探触子で肝表面をみたものである．free air によるアーチファクトが多重エコーを伴い幅のある高エコー像として肝右葉を覆うようにみられる（矢印）．図cは肝右葉レベルの右腎である．モリソン窩に後方エコーの減弱を伴った線状高エコーが認められる（矢印）．図dはCT像を示す．矢印はエコーで指摘されたモリソン窩のfree air である．モリソン窩 Morison's pouch とは肝腎陥凹ともいい肝と右腎の間にあり，仰臥位では右上腹部で最も低い領域となり腹水などが貯まりやすい部位をいう．GB；胆嚢，L；肝，RK；右腎

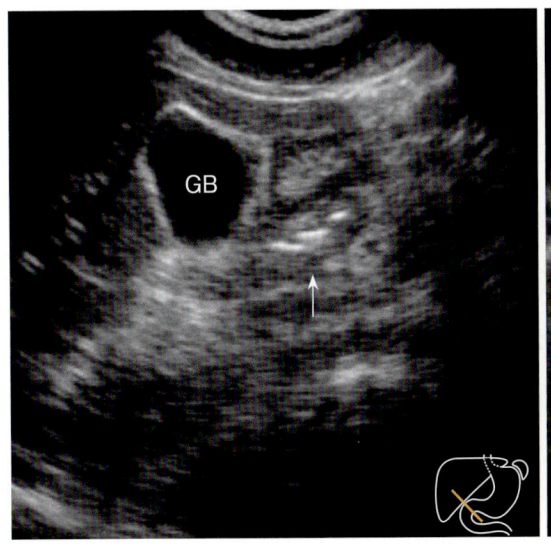

図a　十二指腸潰瘍のエコー像

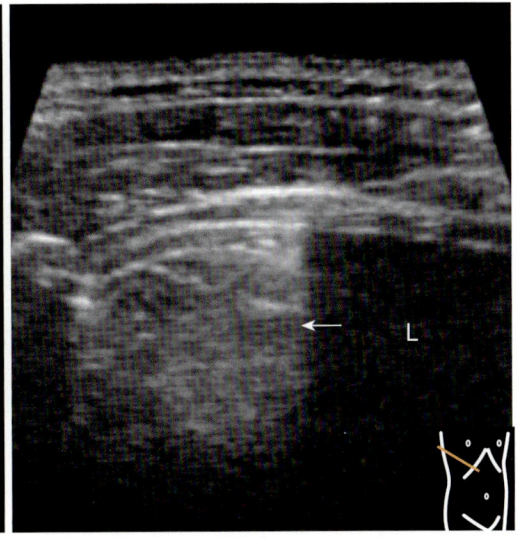

図b　肝表面のfree air像

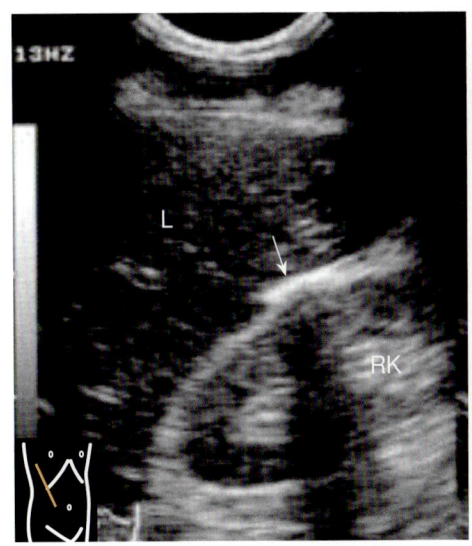

図c　モリソン窩のfree air像

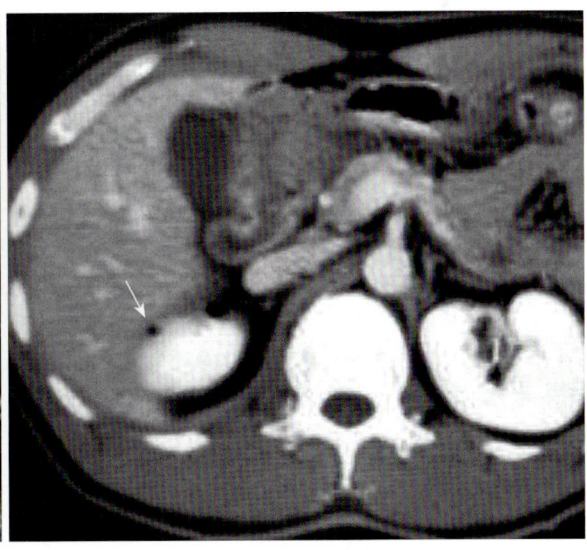

図d　CT像（造影）

症例9　輸入脚症候群　afferent loop syndrome　−肝内胆管拡張例−

69歳，男性．ビルロートⅡ法による胃切除術後，腹痛，黄疸．

心窩部横断像である．門脈左枝と伴走する肝内胆管の軽度拡張がみられる（図a矢印）．図bは膵が描出されるレベルよりやや足側の横断像である．著明に拡張した輸入脚が描出されている（矢印）．図cは吻合部拡張術後の胃から輸入脚のガストログラフィンによるX線造影像を示す．食道から残胃を通過した造影剤は吻合部から輸入脚への造影がみられ狭窄の改善が認められる．矢印がエコーで指摘された輸入脚である．図dは幽門側胃切除後の再建法を示す．L：肝左葉，Ao；腹部大動脈

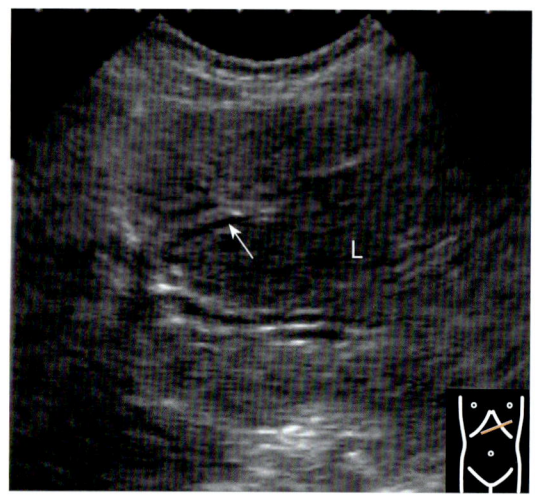

図a　拡張した肝内胆管像

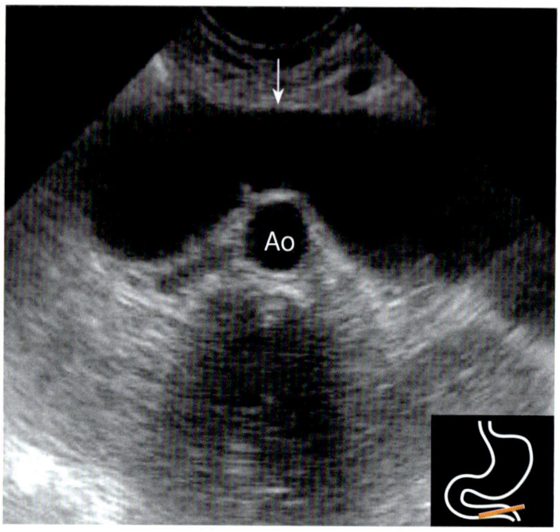

図b　輸入脚の拡張像

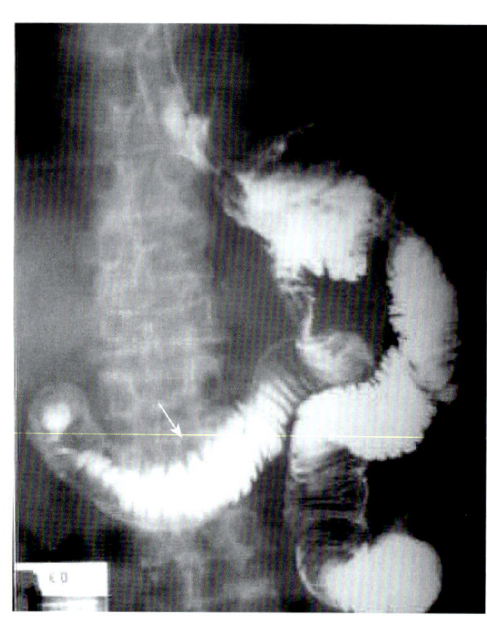

図c　輸入脚のX線造影像

memo　輸入脚症候群　afferent loop syndrome

・Billroth Ⅱ法で手術をしたとき，持ち上げた十二指腸部分が輸入脚となる．この部分が何らかの原因で閉塞すると輸入脚内圧が上昇し突然，激しい上腹部痛で発症，胆汁が逆流し嘔吐を認めることが多い．輸入脚症候群の合併は比較的まれであるが，術後10日以内の早期発症や，1年以上経過した後期発症例もみられる．図dに幽門側胃切除後の再建法を示す．

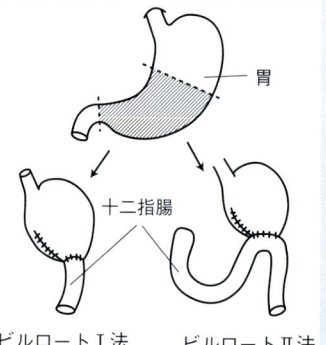

図d　幽門側胃切除後の再建法

症例10　輸入脚症候群　afferent loop syndrome　－胆嚢腫大例－

85歳，男性．ビルロートⅡ法による胃切除術後，腹痛．

肝の肋骨弓下走査像である．腫大した胆嚢とdebrisがみられるが，結石や壁肥厚は認められない（図a矢印）．矢頭は少量の腹水を示す．図bは総胆管をみたものである．軽度の拡張がみられるものの結石や腫瘍性病変は認められない（矢印）．図cは十二指腸水平部をみたものである．拡張とケルクリング襞がみられるものの肛門側の拡張は認められない（矢印）．図dはCT像を示す．エコーでとらえた部位と同様に拡張した十二指腸水平部の狭窄が認められる（矢印）．輸入脚症候群と診断された．腹部エコー検査の際，胆道系と十二指腸に拡張を認め，器質的疾患が描出されない場合，胃手術の既往があれば，本症も鑑別に考え検査に当たることが大切である．GB；胆嚢

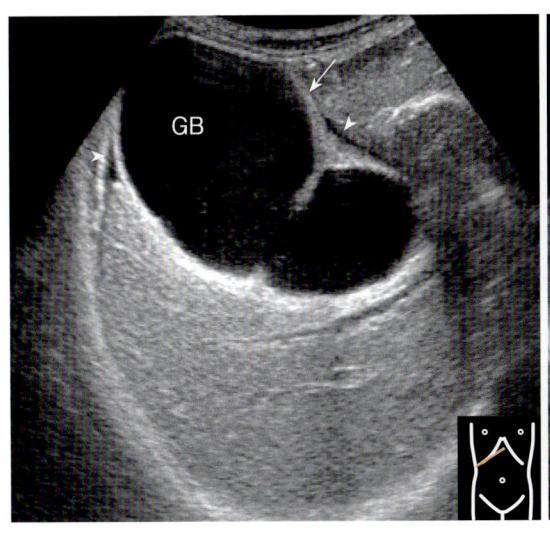

図a　腫大した胆嚢像

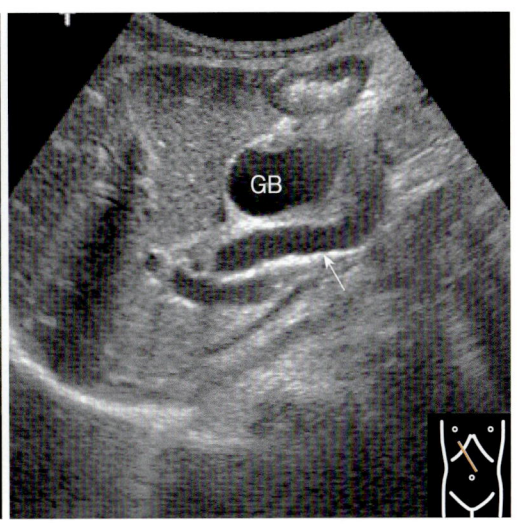

図b　軽度拡張した総胆管像

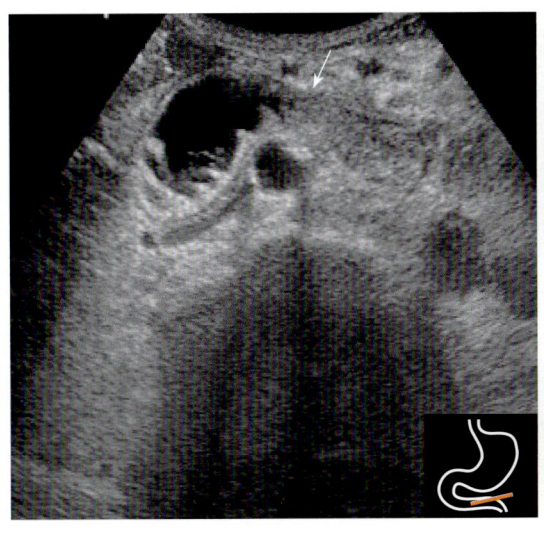

図c　輸入脚の拡張像

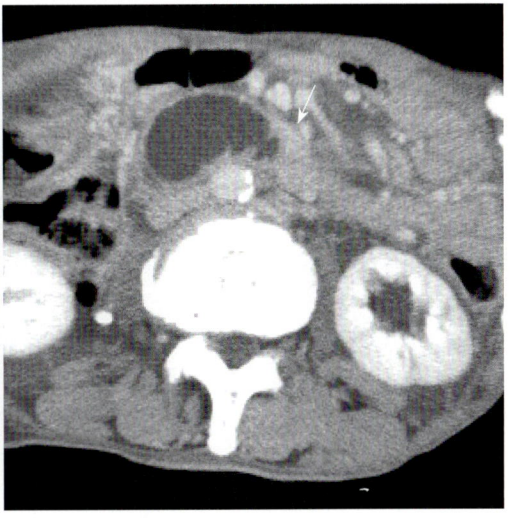

図d　CT像（造影）

症例11　輸入脚症候群　afferent loop syndrome　－早期発症例－

82歳，男性．ビルロートⅡ法による胃切除後，腹痛．

　右肋間走査像である．総肝管の軽度拡張がみられる（図a 矢印）．図b は拡張した胃（矢頭）とケルクリング襞を伴った十二指腸下行部（矢印）を同一断層面でとらえたものである．図c はケルクリング襞を伴った輸入脚の緊満した像を（矢印），図d はCT冠状断像を示す．術式がビルロードⅡ法であることから輸入脚である十二指腸水平部の拡張がみられ（矢印），輸出脚には拡張は認められない（矢頭）．輸出脚吻合部の狭窄が原因であった．

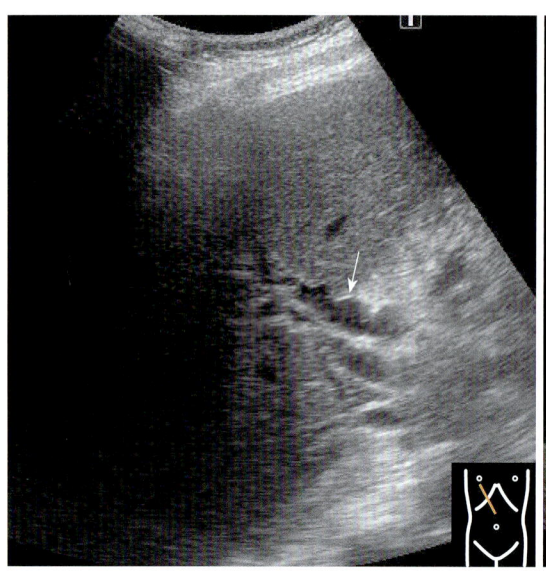

図a　拡張した総肝管のエコー像

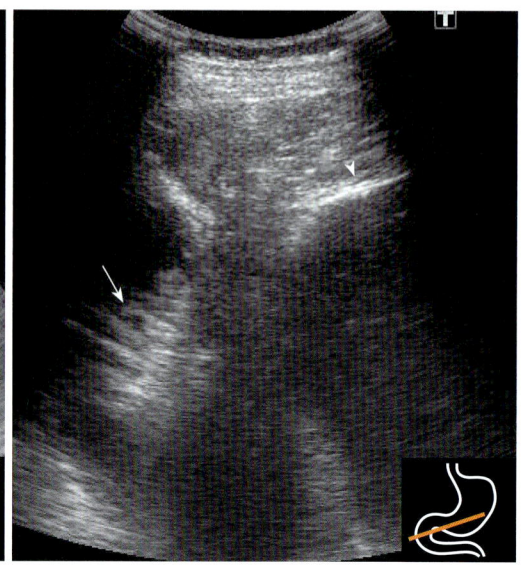

図b　拡張した胃・十二指腸のエコー像

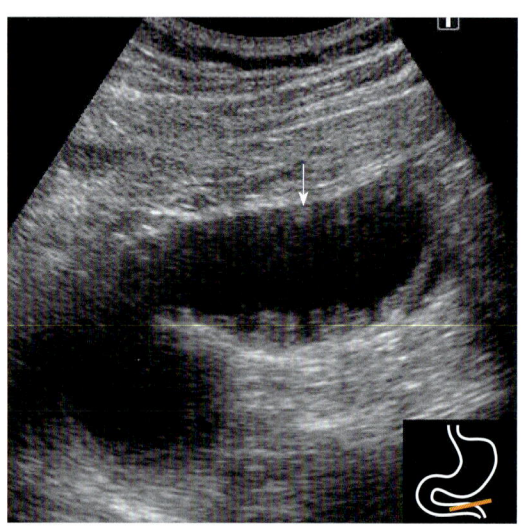

図c　輸入脚の拡張像

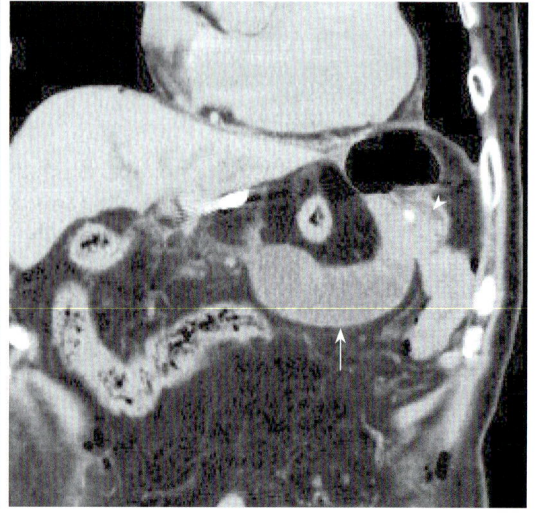

図d　CT冠状断像（造影）

症例12 十二指腸炎　duodenitis

34歳，男性．腹痛，嘔吐．

十二指腸下行部の短軸像である．胆嚢に接し浮腫性肥厚を伴った十二指腸がみられる（図a矢印）．図bは十二指腸の内視鏡像である．粘膜面の軽度の浮腫性変化がみられる（矢印）．本例は急性胃粘膜病変で十二指腸にも炎症を認めたAGDMLの症例である．GB；胆嚢，L；肝，RK；右腎

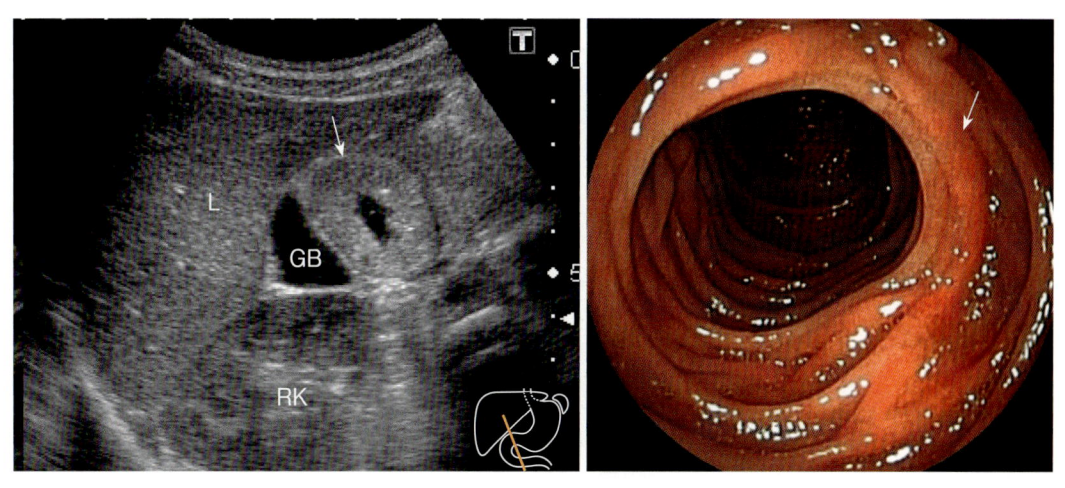

図a　肥厚した十二指腸のエコー像　　　　　図b　内視鏡像

症例13 十二指腸嚢胞　duodenal cyst

80歳，男性．心窩部痛．

十二指腸球部をリニア探触子で拡大してみたものである．肝下面に接し十二指腸球部の壁に，隔壁，微細エコーを伴った嚢胞性腫瘤がみられる（図a矢印）．体位変換を加え加圧走査するも嚢胞は恒常的に描出された．図bは内視鏡像を示す．球部後壁には透明感のある柔らかい腫瘤の隆起が認められる（矢印）．L；肝

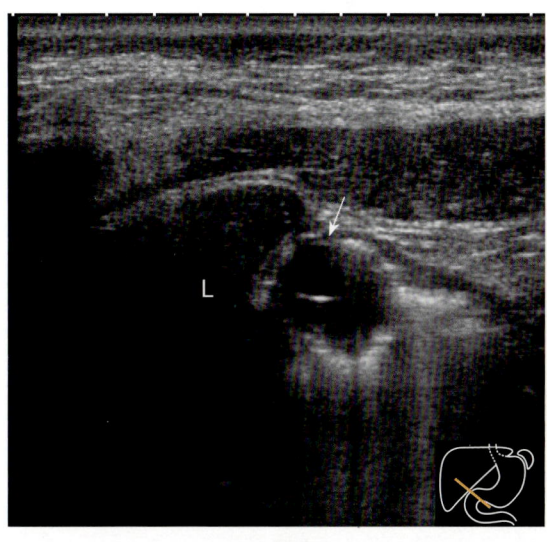

図a　十二指腸嚢胞のエコー像　　　　　図b　内視鏡像

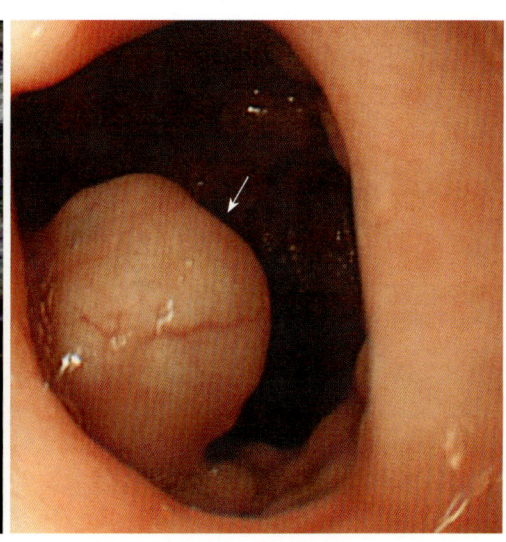

症例14　SMA症候群　superior mesenteric artery syndrome
74歳，男性．腹痛，嘔吐，腹部膨満感．

十二指腸下行部をみたものである．内部エコーを伴ったエコーレベルの高い液状の内容物がみられる（図a矢印）．図bは拡張した腸管の通過障害部を肛門側へ追求したものである．腹部大動脈と上腸間膜動脈（SMA）の間に狭窄が認められる（矢印）．治療は主に保存的治療であるが，急性型で激しい症状を訴える場合は，胃管を挿入し減圧を図る．

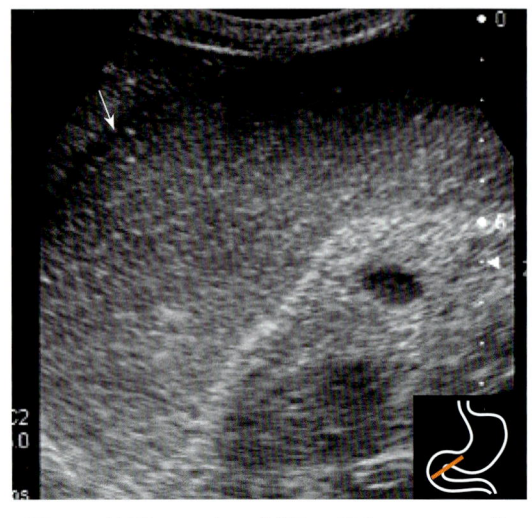

図a　拡張した十二指腸下行部のエコー像

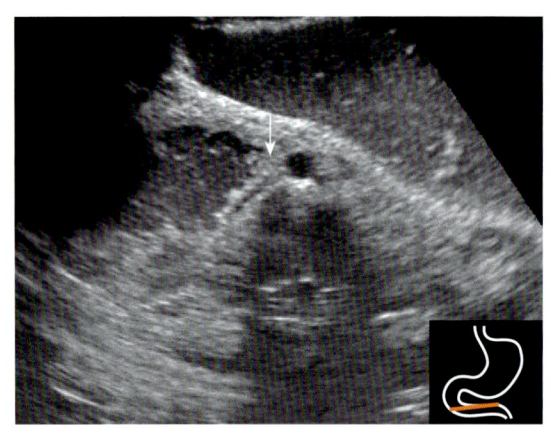

図b　SMA症候群のエコー像

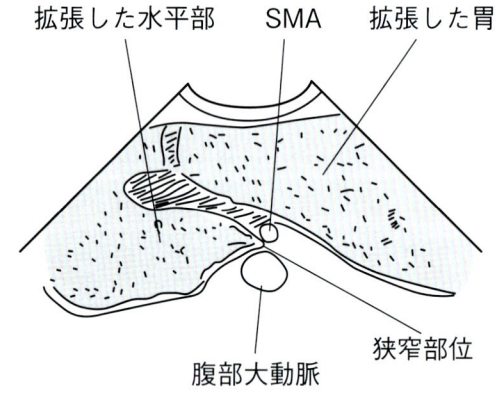

> **memo**　SMA症候群　superior mesenteric artery syndrome：SMA syndrome
>
> ・上腸間膜動脈（SMA）は膵臓の後方を下行した後，十二指腸水平部の前方を走行する．この部分は椎体の前面にあるため，十二指腸水平部は前方をSMA，後方を椎体に挟まれるように走行している．この部分で十二指腸の通過障害をきたしたものがSMA症候群である．やせた女児や若い女性に多く認められ，内臓が下垂することによりSMAが鋭角に分岐するため，十二指腸を挟み込むような形態に陥るとされる．十二指腸の通過障害により，嘔吐，食欲不振，胃部膨満，胆汁性嘔吐，体重減少がみられる．SMAの圧排が取れる腹臥位や左側臥位で通過障害が軽快し，仰臥位で増悪する．

症例15　SMA症候群　superior mesenteric artery syndrome

68歳，女性．腹痛，嘔吐．

十二指腸水平部の横断像である．十二指腸の拡張がみられたので通過障害部を追跡すると，腹部大動脈とSMAの間で十二指腸の狭窄がみられる（図a）．図bは十二指腸の拡張に伴う胃の状態をみたものである．著明に拡張した胃腔内には，大小の高エコーを示す残渣の滞留がみられる（矢印）．胃のエコー像でありながら門脈ガス血症でみられる肝の内部エコーと類似像を呈している．図cは腹部単純X線像である．拡張した胃内には著明なガス像が描出されている（矢印）．

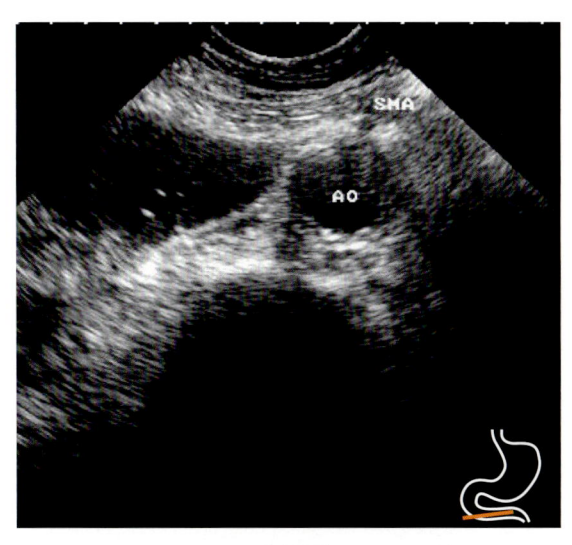

図a　SMA症候群のエコー像

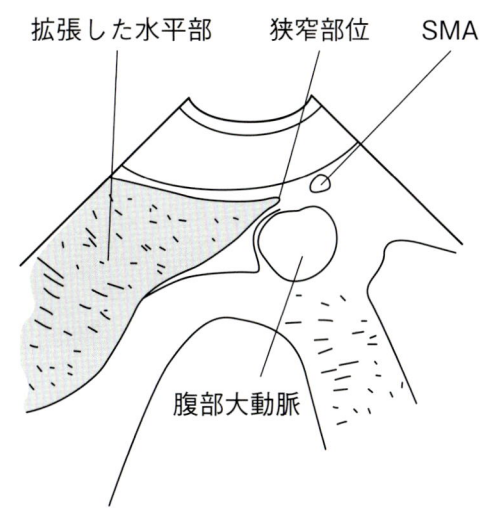

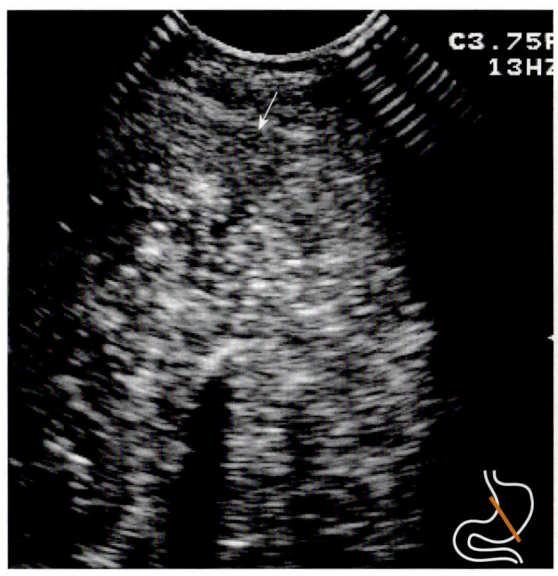

図b　拡張した胃エコー像

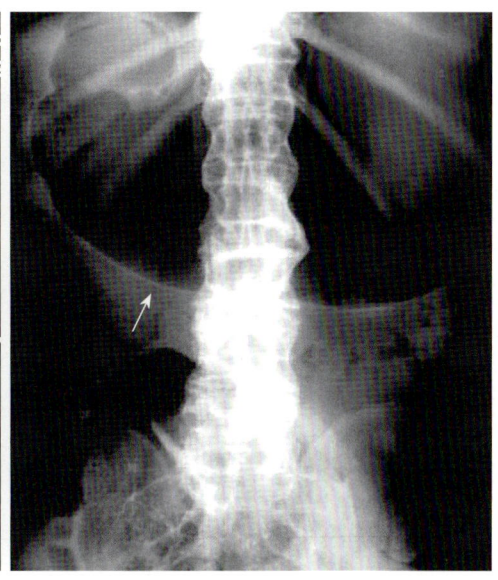

図c　腹部単純X線像（立位）

症例16　キライディティ症候群（結腸嵌入症）　Chilaiditi's symdrome
62歳，男性．上腹部痛．

胆嚢レベルの心窩部縦断像である．通常の走査では胆嚢の同定はできないが，胆嚢の描出される部位に圧を加えると胆嚢前面のガスが移動し，胆嚢が描出できる（図a矢印）．探触子の圧を弛めると腸管内ガスが元の位置に戻り，腸管内ガス由来の多重エコー像が胆嚢の描出を妨げている（図b矢印）．消化管穿孔などによるfree airも同様のエコーパターンを示すことから鑑別を要す．本症は，横隔膜と肝の間に結腸が嵌入した状態をいい結腸嵌入症ともいう．図cはCT像を示す．矢印が肝の前面に嵌入した横行結腸である．図dは腹部単純X線像である．右横隔膜直下には腸管ガス像がみられる（矢印）．GB；胆嚢

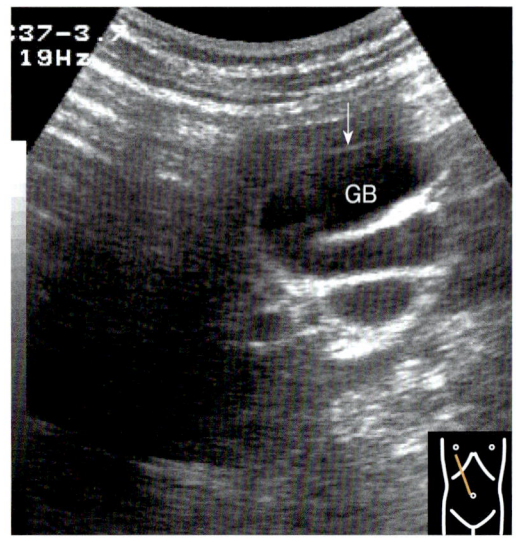

図a　心窩部縦断像（加圧あり）　　図b　心窩部縦断像（加圧なし）

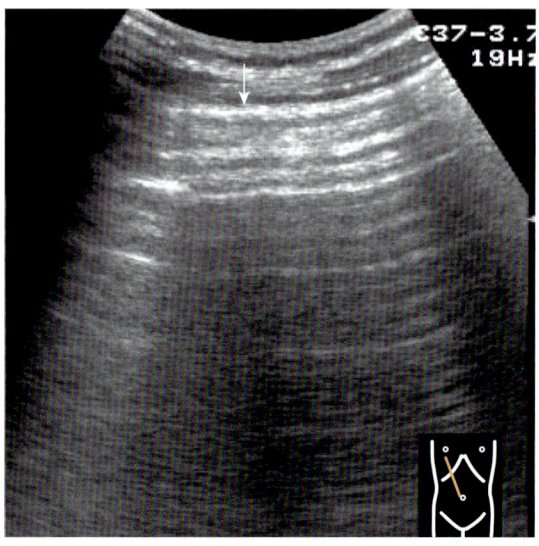

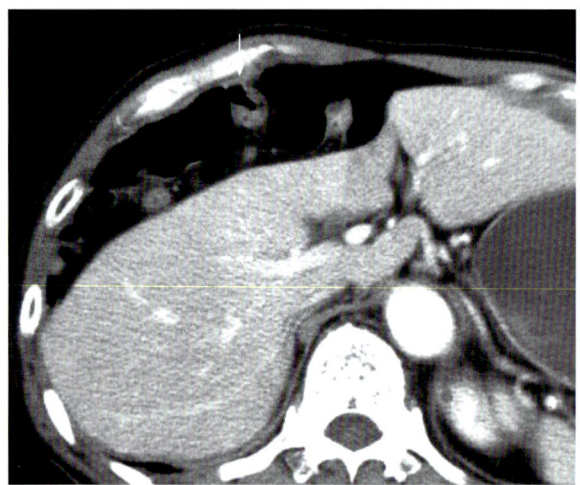

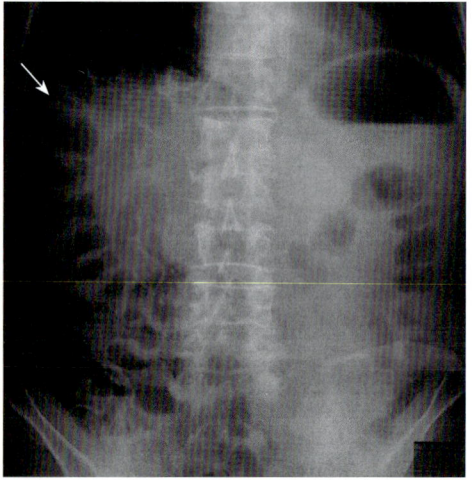

図c　CT像（造影）　　図d　腹部単純X線像（立位）

症例17 術後みられる多重エコー像　postoperative multiplex echo

66歳，女性．大腸癌術後，腹痛．

腹腔内 echo free space の存在についてみたものである．下腹部にはプリーツドレーンが挿入されている様子を観察することができる．ドレーン管内（画面左矢印）には輝度の高い内容物がみられるが膿瘍などを示唆する echo free space は周辺には認められない（図 a）．図 b はリニア探触子で肝表面をみたものである．術後であるため，free air が肝表面にみられる．臨床的意義はないが，free air のエコーパターンを経験することができる．

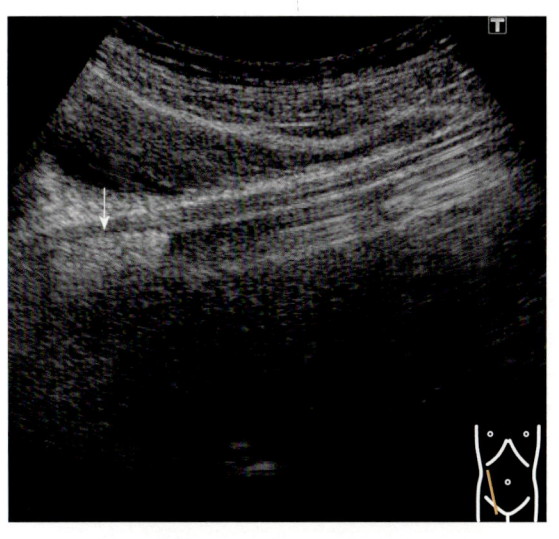

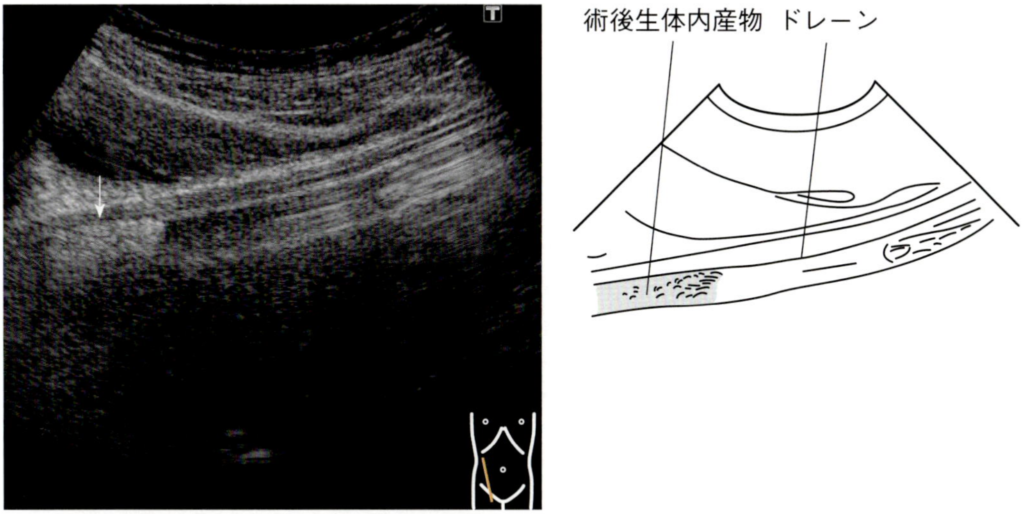

図 a　腹腔内ドレーン管のエコー像

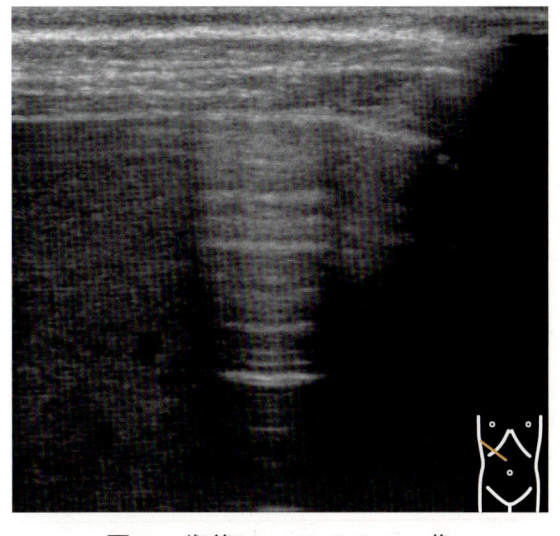

術後生体内産物　ドレーン

図 b　術後 free air のエコー像

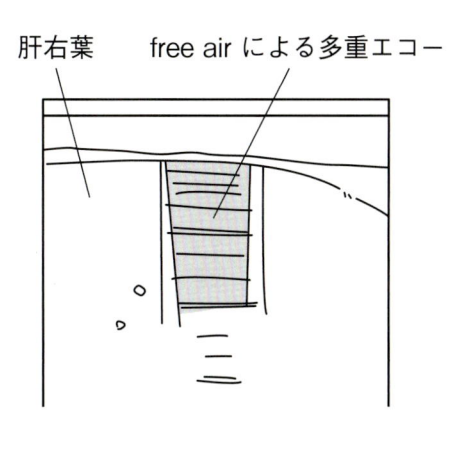

肝右葉　free air による多重エコー

症例18　十二指腸GIST　duodenal GIST

71歳，女性．心窩部不快．

心窩部横断像である．十二指腸下行部の筋層には内部エコー不均一，境界明瞭平滑な円形の低エコー腫瘍がみられる（図a 矢印）．図bはカラードプラ像である．腫瘍内には豊富な血流信号がみられる（矢印）．腫瘍は十二指腸と膵頭部に挟まれており膵内分泌腫瘍との鑑別が困難であったが，手術の結果，GIST（消化管間質腫瘍）であった．GISTは粘膜の下層から発生する粘膜下腫瘍の一種で，粘膜から発生する癌とは異なる．腫瘍径2cm以下は経過観察，2～5cmは，症状に応じ手術適応とし，腫瘍径5cm以上が手術適応とされている．しかし，術前にEUS-FNA（超音波内視鏡下吸引穿刺生検法）などでGISTと診断されれば大きさに関係なく手術がすすめられる．

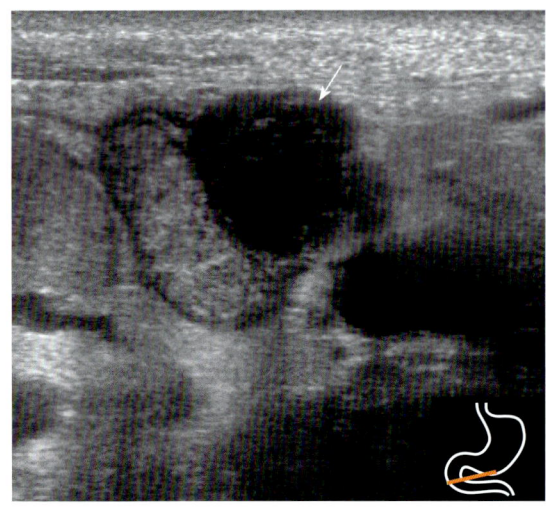

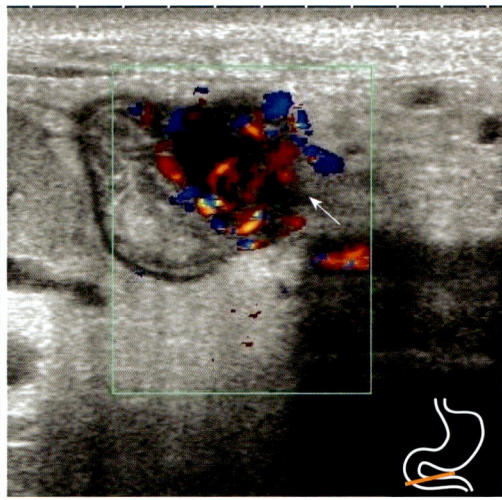

図a　十二指腸GISTのエコー像　　　　　図b　カラードプラ像

症例19　十二指腸ポリープ　duodenal polyp

66歳，女性．肝硬変，食道静脈瘤の有無．

十二指腸下行部には長い茎を伴ったポリープがみられる（図a 矢印）．図bは内視鏡像である．下行部に茎を有する10mm大のIp型病変が認められ，表面粘膜の変化は乏しく平滑である（矢印）．

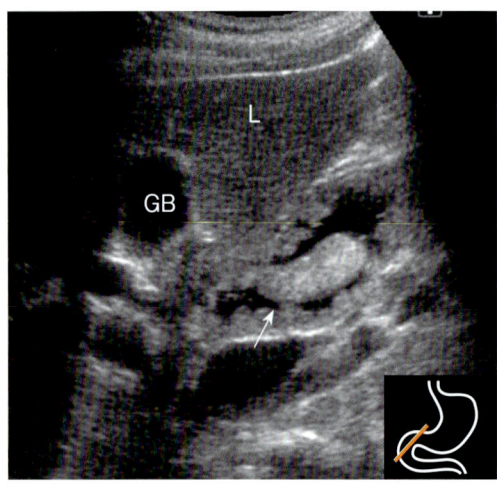

図a　十二指腸ポリープのエコー像　　　　図b　内視鏡像

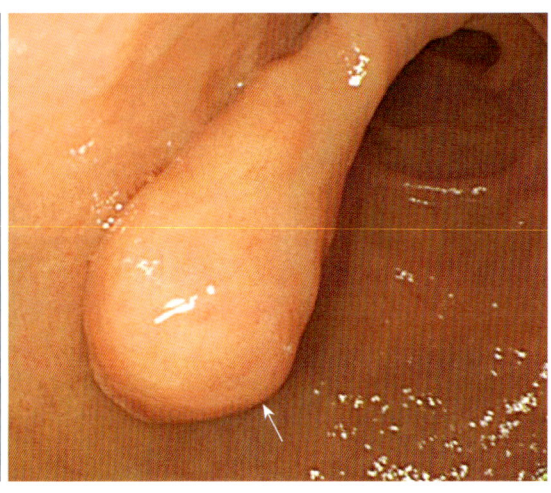

6 十二指腸の悪性疾患

十二指腸における悪性疾患の症例を提示する．

症例20　十二指腸癌　duodenal carcinoma

55歳．男性．心窩部痛．

十二指腸下行部の像である．壁内には囊胞性腫瘤の多発がみられる（図a矢印）．図bは十二指腸下行部から移行部をみたものである．壁構造の消失した全周性の壁肥厚がpseudokidney signとして描出されている．病変部漿膜側の境界は不整で漿膜外浸潤が示唆される（矢印）．図cは下行部の内視鏡像である．図aで示した病変部に一致して粘膜面へ突出する腫瘤は，Brunel 腺の過形成である(矢印)．図dは水平部の内視鏡像である．周堤隆起を伴った潰瘍病変が認められる(矢印)．生検の結果，十二指腸癌であった．十二指腸乳頭部から発生した癌は通常，胆道癌に準じて取り扱われるので，それ以外の十二指腸粘膜から発生した悪性腫瘍（腺癌）を十二指腸癌とよぶ．消化管に発生する癌の中では0.3〜2.9%を占める比較的まれなものといわれる．

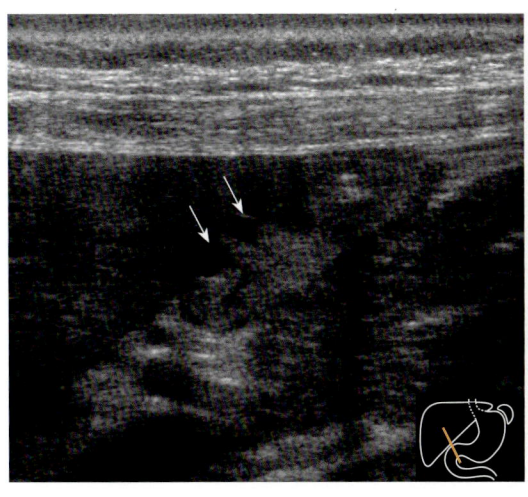

図a　十二指腸腫瘤のエコー像

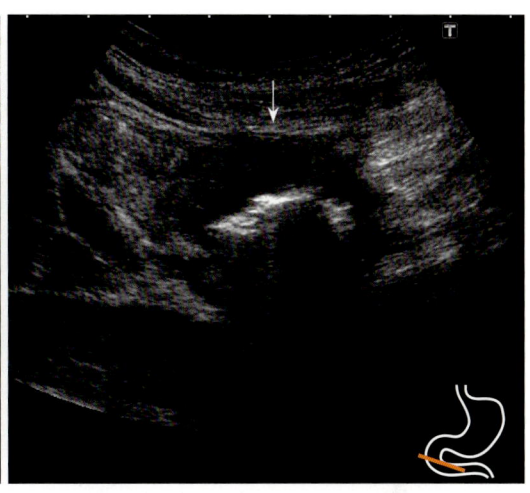

図b　十二指腸癌のエコー像

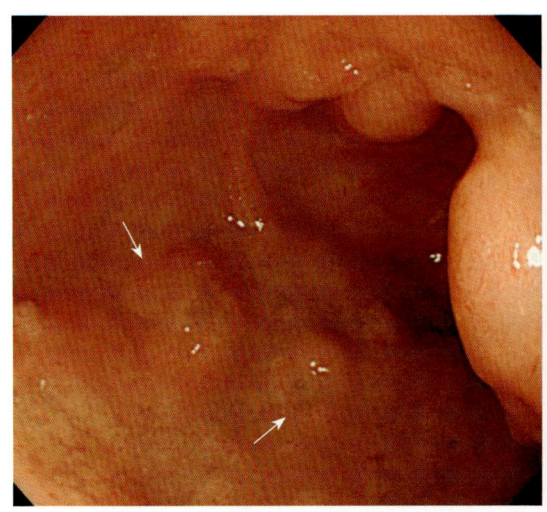

図c　十二指腸下行部の内視鏡像

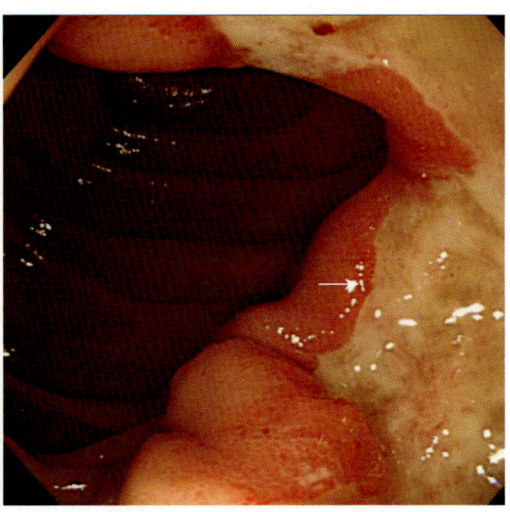

図d　十二指腸癌の内視鏡像

4 小 腸
small intestine

1 小腸の解剖

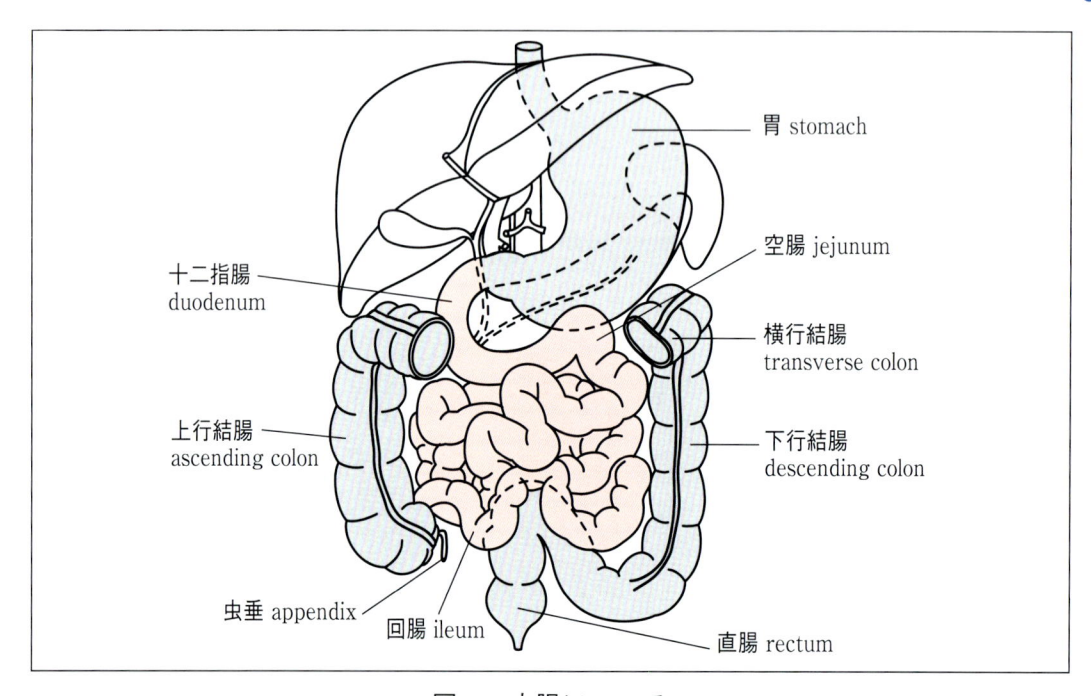

図a　小腸について

• 小腸の解剖について

　小腸は十二指腸duodenum，空腸 jejunum，回腸 ileumの3部分に区分され，胃と大腸との間にある長さ4～5mの腔状臓器である．十二指腸は，幽門から続き膵頭に沿ってC字形を成し，後腹壁に付着する長さ約12横指（25cm）の部分で上部，下行部，水平部，上行部に区分される（十二指腸についてはP.102～参照）．

　空腸は，十二指腸空腸曲に始まり小腸の口側約2/5を占める．腹腔内を屈曲蛇行し臍部と下腹部および左腸骨窩に位置する．腸管径は回腸より大きく，ケルクリング皺襞 Kerckring's fold（本書ではケルクリング襞とする）は回腸より丈が高く密に並列している．

　回腸は，空腸に続く肛門側約3/5を占める．通常は正中～右下腹部にあり右腸骨窩で回盲部となり結腸へと続く．腸管径は空腸から回腸になるに従い細くなり，ケルクリング襞は空腸より丈が低く疎である．回腸には集合リンパ小節（Peyer板）があり，20～30個のリンパ小節が1箇所に密集している．小腸の役目は消化を完結し，栄養素の吸収を行う器官である．空腸，回腸には明瞭な境界はみられない．図aは小腸について示す．

• 小腸の腸間膜

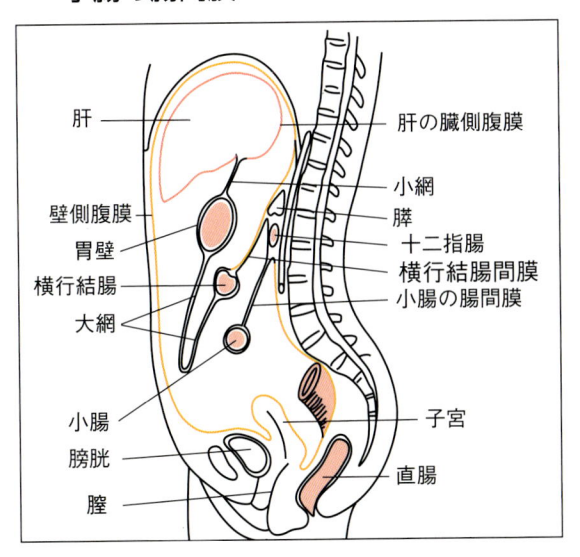

図b　小腸と腸間膜の縦断図

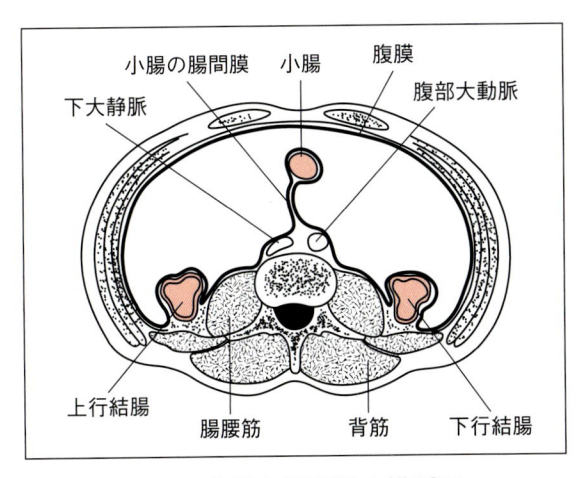

図c　小腸と腸間膜の横断図

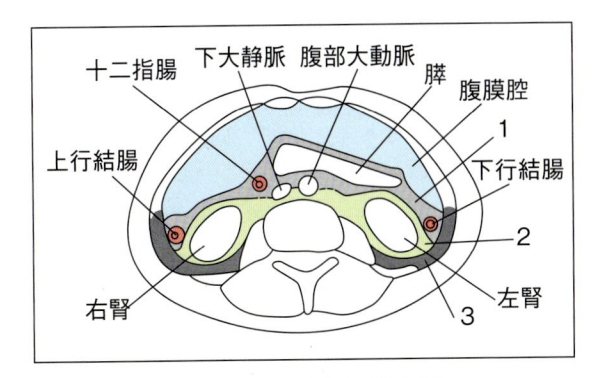

図d　後腹膜腔の横断図

・小腸の腸間膜について

　腸管をつり上げ腹腔の後壁に連絡する膜で，腸管を包んだ腹膜が2枚合わさり，その端は再び1枚ずつに分かれて腹腔の内面を覆い腹膜に移行する．腸間膜は腸管へ行く神経や血管，リンパ管などの通路であり，腸管の栄養や機能の役割を持つ．十二指腸や上行結腸，下行結腸，直腸などは後腹壁に固定されているため移動性がなく腸間膜はほとんどない．小腸の中で空腸や回腸にはよく発達した小腸間膜があり移動性に富む．図bは小腸と腸間膜の関係を縦断図でみたものである．

・横断面でみる腸間膜

　小腸と腸間膜の関係を横断面でみたものである（図c）．

・後腹膜臓器について

　後腹膜腔は，前腎傍腔，腎周囲腔，後腎傍腔の3つの独立した領域に分かれる（図d）．

1. 前腎傍腔には，上行結腸，下行結腸，十二指腸（下行部以下），膵，腹部大動脈，下大静脈，上腸間膜動静脈（近位部）などがある．
2. 腎周囲腔には，腎，副腎，尿管（近位側）がある．
3. 後腎傍腔には明らかな実質臓器は存在しない．

第Ⅱ章　臨床　4．小腸　125

・腸間膜リンパ節

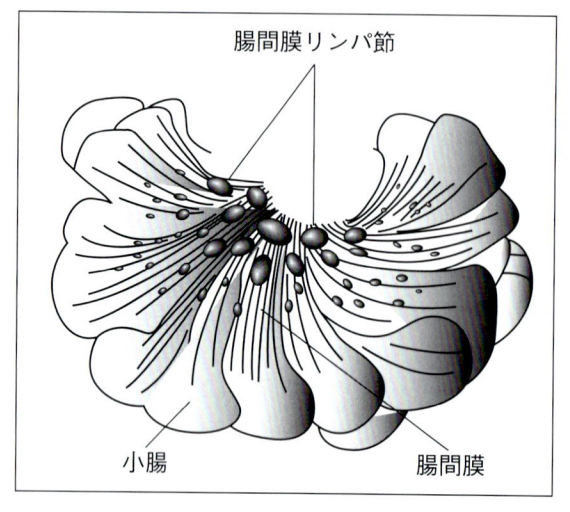

図e　小腸と腸間膜リンパ節

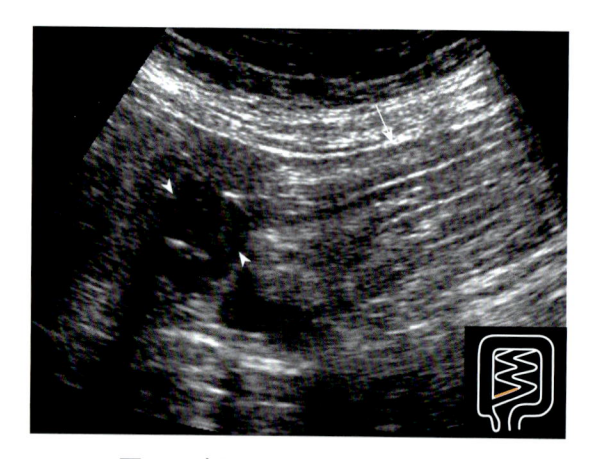

図f　小腸と腸間膜のエコー像

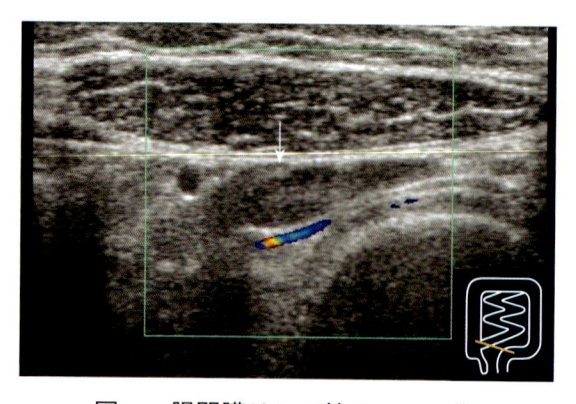

図g　腸間膜リンパ節のエコー像

・腸間膜リンパ節について

　腸間膜は腸管へ行く神経や血管，リンパ管などの通路であり，腸管の栄養や機能に不可欠である．図eは，小腸と腸間膜およびリンパ節について示す．腸管の腫瘍や何らかの炎症が生じた場合，リンパ節は腫大する．エコー検査は腫大したリンパ節の描出に優れていることから，病態の2次的情報を得るための検査意義は大きい．

・腸間膜リンパ節炎について

　腸間膜リンパ節は，若年者では意識的に観察すれば腫大のない正常リンパ節も描出可能であるが，高齢者になると描出できないことが多い．腸間膜リンパ節腫大がよく観察される部位は回盲部近傍である．回盲部痛がある場合，鑑別を要す疾患は，虫垂炎，回腸末端炎，憩室炎などがあげられる．いずれの疾患も腸間膜リンパ節腫大を伴うことが多い．

　腸間膜リンパ節炎の鑑別所見として虫垂の腫大がなく（最大径5 mm以下），腫大したリンパ節の最大径11 mm以上が5個以上あることが所見との報告もある．

　虫垂炎や回腸末端炎などの腸疾患がみられず，リンパ節腫大を認める部位に圧痛があれば腸間膜リンパ節炎を疑う．

　図fは正常な小腸（矢頭）と腸間膜（矢印）をとらえたものである．図gは正常な腸間膜リンパ節を回盲部の走査で描出したものである（矢印）．

・小腸の血管

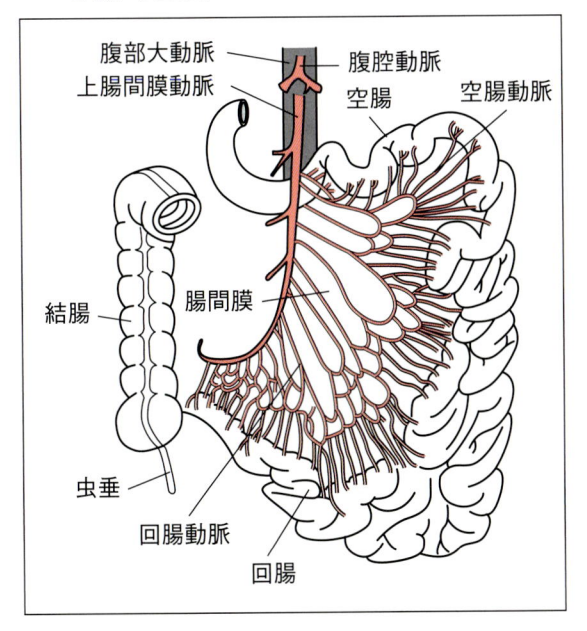

図h　小腸の動脈走行

・小腸の血管について
　腹部大動脈から分岐した上腸間膜動脈は，すぐに腸間膜内に入り空腸，回腸に血液を供給後はやがて静脈になる．空腸や回腸の静脈は，上腸間膜静脈に合流し，門脈を経て肝へ流入する．図hは小腸の動脈走行を示す．

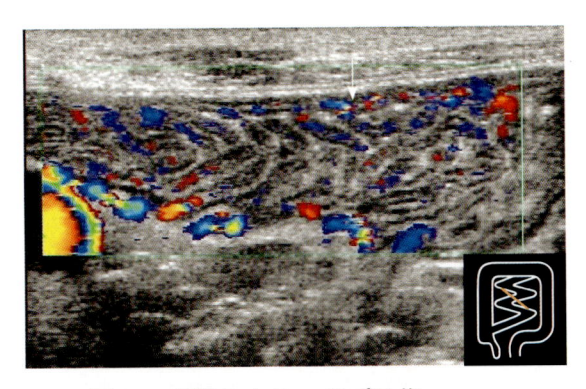

図i　空腸のカラードプラ像

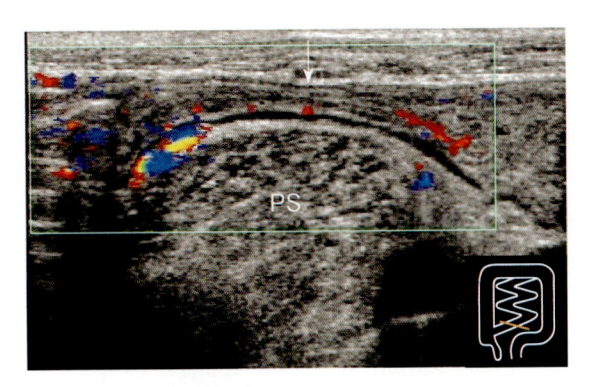

図j　回腸のカラードプラ像

・小腸の血流について
　正常な空腸，回腸の血流をみたものである．炎症などにより腸壁の浮腫性変化が認められれば病変部に血流信号の増強がとらえられることが多い．図iは空腸のカラードプラ像（矢印），図jは回腸のカラードプラ像を示す（矢印）．PS；腸腰筋

2　正常な小腸バリウムX線像と内視鏡像

　小腸のバリウムX線像は，スクリーニング目的で行う経口法と精密検査を目的に行う有管法（ゾンデ）がある．図はゾンデにより透視下でバリウムと空気を注入し二重造影として空腸・回腸を撮影したものである．正常な小腸のバリウムX線像と内視鏡像を対比して示す．模式図に示す赤色部分はA，Bの観察部位を示す．

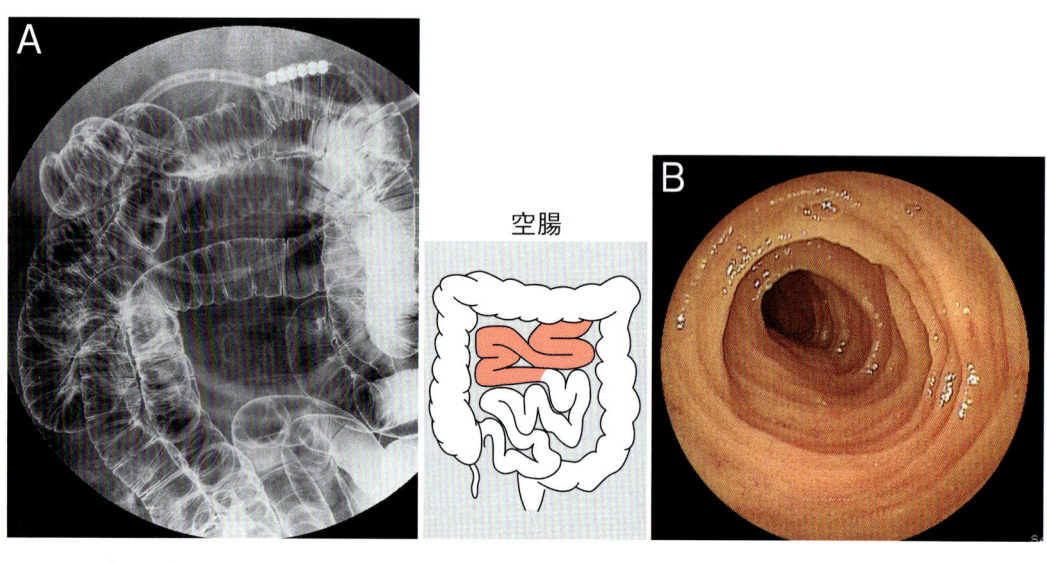

空腸バリウムX線像　　　　　　　　　　　内視鏡像

　A，屈曲蛇行する空腸のバリウムX線像を示す．二重造影ではケルクリング襞がみられる．B，空腸の内視鏡像である．空腸粘膜面の一部を示す．

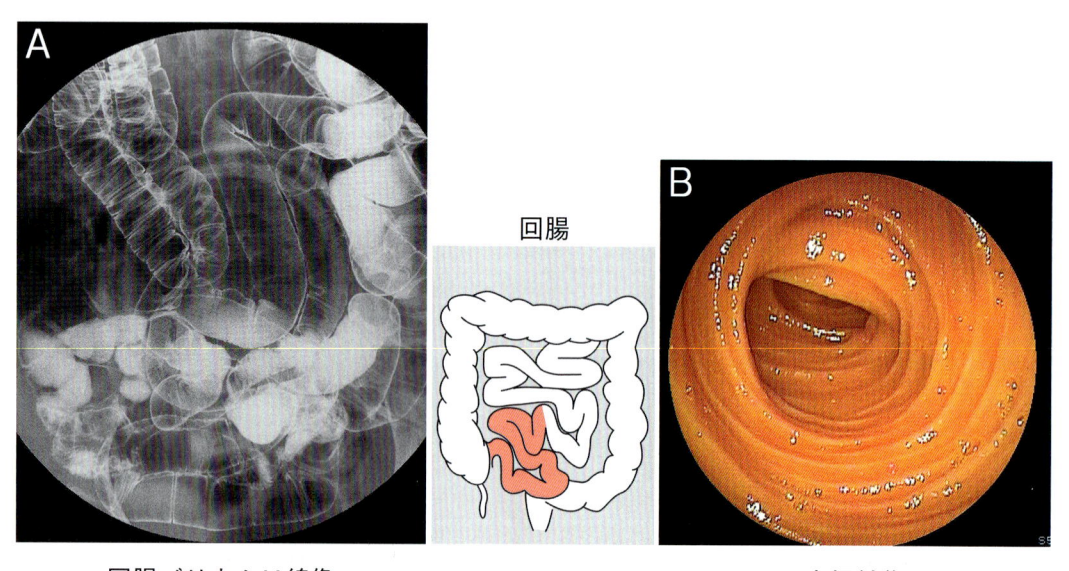

回腸バリウムX線像　　　　　　　　　　　内視鏡像

　A，回腸のバリウムX線像を示す．造影された回腸が下腹部にみられる．B，回腸の内視鏡像である．回腸粘膜面の一部を示す．

回腸末端と回盲弁のバリウムX線像は，注腸検査時に観察するとよい．盲腸に溜めたバリウムを圧迫や二重造影で回盲弁を観察する．図は，体位変換でバリウムを回腸末端に逆行させ二重造影で撮影したものである．模式図に示す赤色部分はA，Bの観察部位を示す．

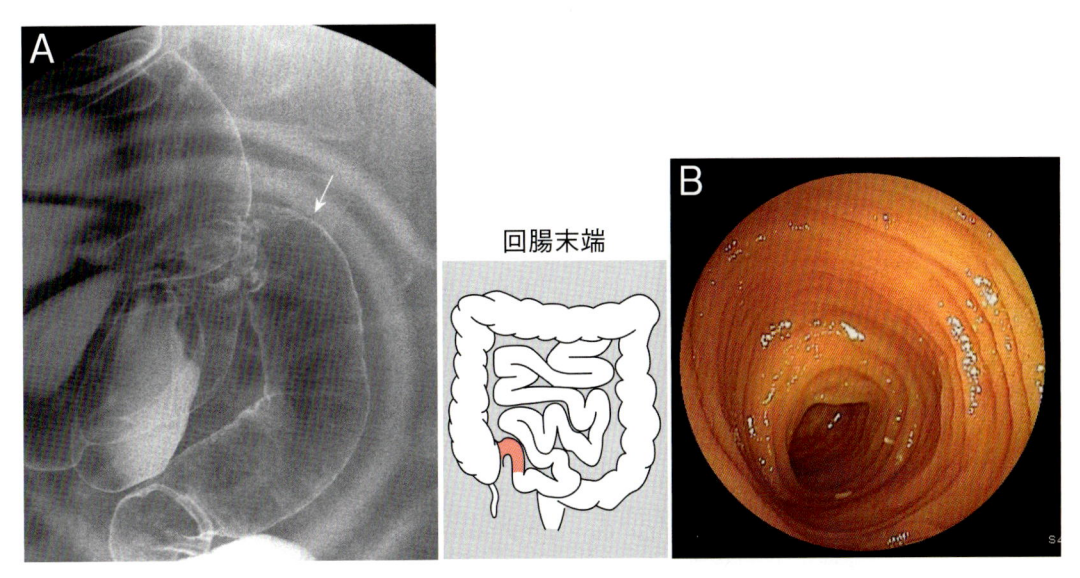

回腸末端バリウムX線像　　　　　　　　　回腸末端　　　　　　　内視鏡像

A，回腸末端のバリウムX線像を示す（矢印）．回腸が盲腸に連続する様子がみられる．B，内視鏡を経肛門的に挿入し，バウヒン弁（回盲弁）より観察した回腸末端像である．

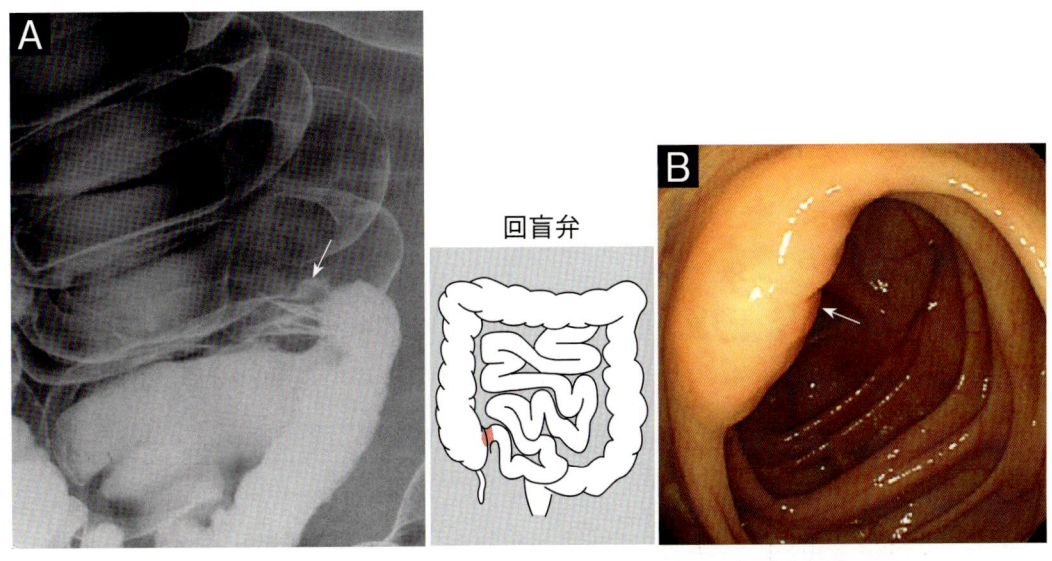

回盲弁バリウムX線像　　　　　　　　　回盲弁　　　　　　　内視鏡像

A，回盲弁のバリウムX線像である（矢印）．B，回盲弁の内視鏡像である（矢印）．

3 小腸（空腸・回腸）の基本走査と正常エコー像

　一部を除きエコーで系統的走査ができない小腸の正常エコー像について示す．模式図のラインは探触子の走査部位を示してある．

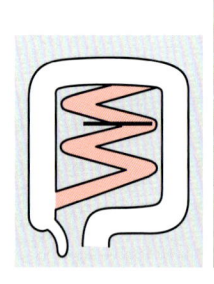

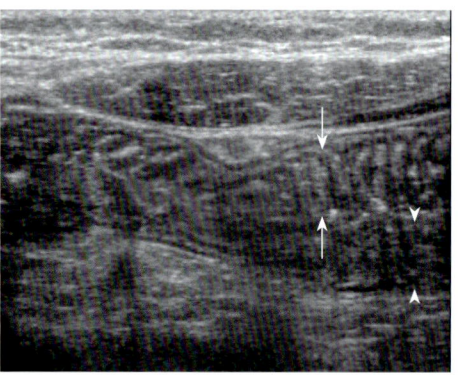

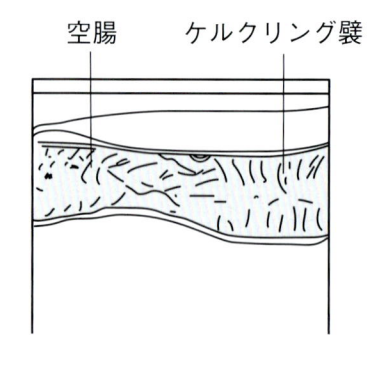

空腸　ケルクリング襞

・空腸の長軸像である．丈の高いケルクリング襞がみられる．リアルタイムで観察するとケルクリング襞の蠕動運動が観察できる．矢印は前壁，矢頭は後壁を示す．

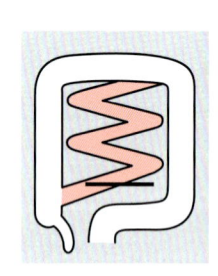

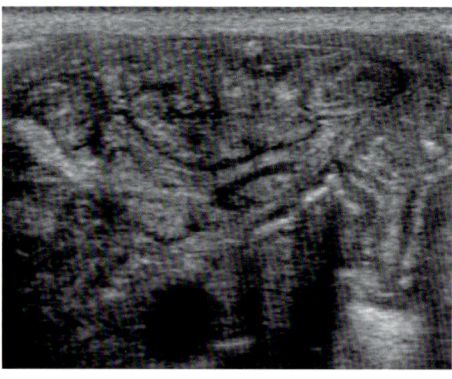

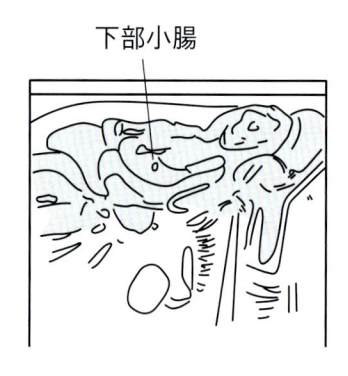

下部小腸

・左下部小腸をみたものである．屈曲蛇行する小腸の様子がわかる．液体の貯留やガスエコーはほとんどみられない．

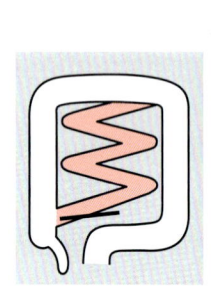

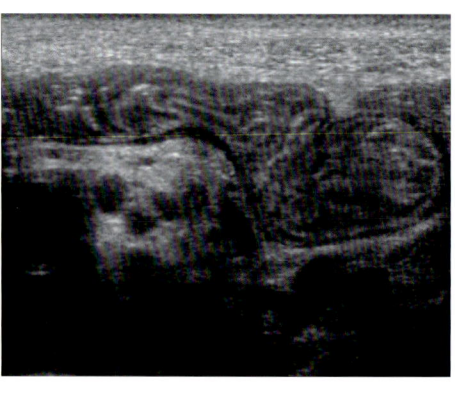

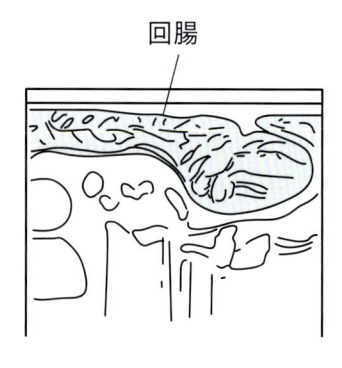

回腸

・右腸腰筋周辺の回腸をみたものである．蠕動により拡張した部分と収縮した部分がみられる．正常腸管は拡張・収縮の蠕動運動が規則的にみられる．

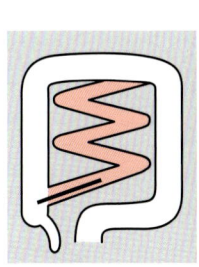

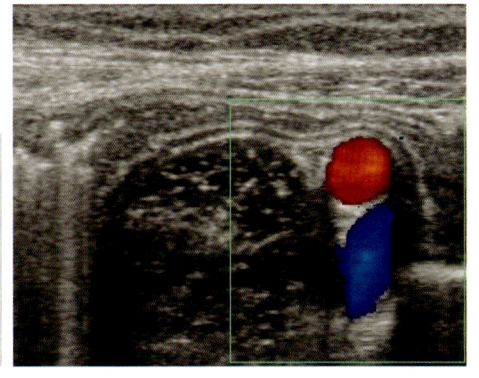

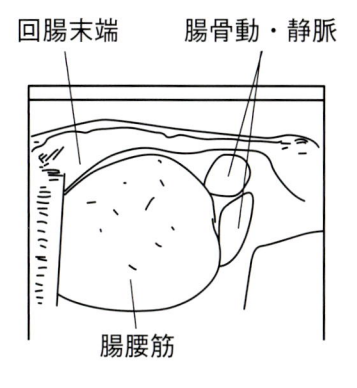

・腸腰筋の腹壁側にみられる回腸末端像は，腸管内ガスにより壁の層構造がみられないことが多い．画面右の血流信号は腸骨動・静脈である．回腸末端の様子を知るには，探触子で適宜加圧しながら観察するとよい．

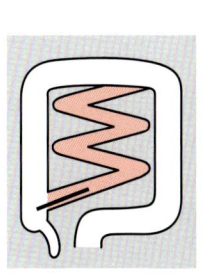

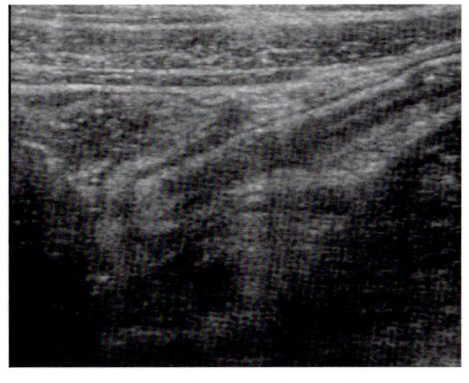

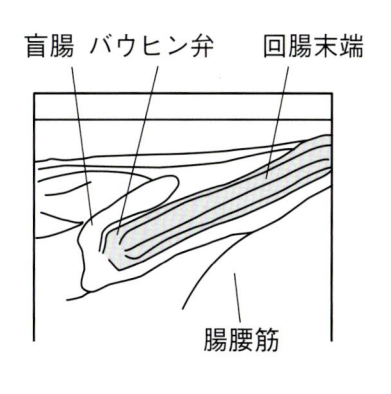

・腸腰筋の腹壁側にみられる回腸末端像を探触子で加圧しながら盲腸側へ走査していくと腸管内ガスや内容物は振り分けられバウヒン弁から盲腸の観察が可能である．

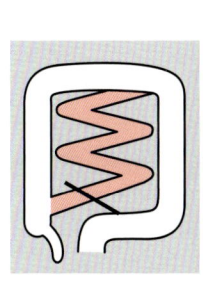

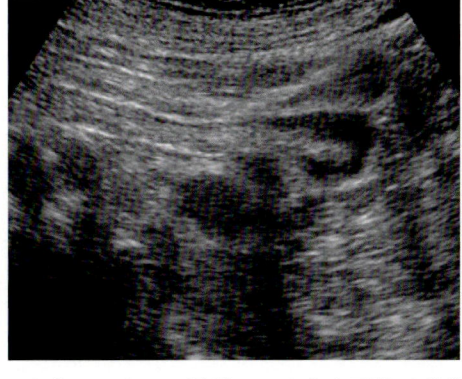

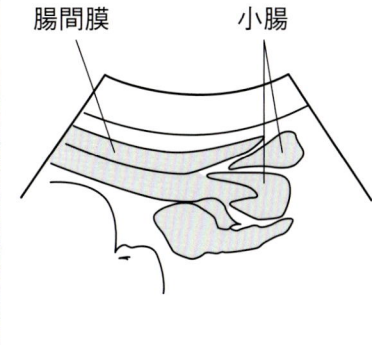

・小腸の腸間膜をみたものである．通常このような画像は意識的に走査しなければ描出されない．

第Ⅱ章 臨床 4. 小腸 131

4 小腸疾患のチェックポイント

小腸疾患のチェックポイントを番号で示す（図 a, 図 b）.

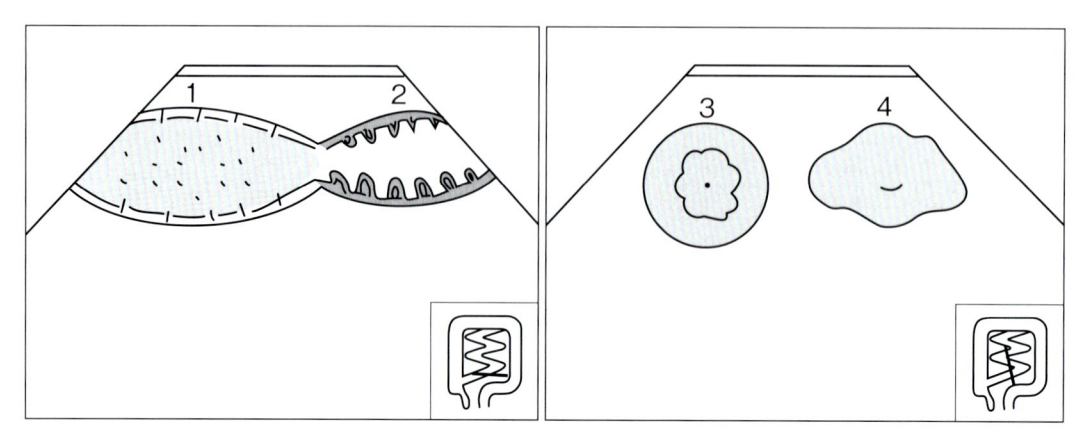

図 a 小腸疾患のチェックポイント-1

1. 腸閉塞（ileus）

小腸閉塞ではケルクリング襞が keyboard sign を示し，リアルタイムで観察すると腸内容物の往き来が to and fro movement を示す.

- 大腸の拡張ではハウストラがみられる.
- 小腸閉塞で to and fro movement の減弱，停止あるいはケルクリング襞の消失は絞扼性イレウスが示唆される.
- 腸管の血流障害において静脈の環流障害は浮腫性肥厚を示し，動脈の血流障害で壊死に陥ると腸管壁の菲薄化がみられる.
- 腸閉塞における閉塞部位の追求は，浮腫性肥厚を示す低エコー像に注目する．索状物の締め付け像，索状物中心のねじれ像，腫瘤，異物，腸重積やヘルニア嵌頓などの存在も念頭に置く.
- ウイルス性腸炎（拡張型腸炎）では軽度の拡張およびケルクリング襞の軽度肥厚を示す.

2. 小腸アニサキス症

小腸粘膜が浮腫性肥厚により corn sign を示し，少量の腹水を伴う.

- アニサキス症が疑われる場合，シメサバ，イカなど海産魚介類の生食摂取の有無を被検者に確認するとよい.

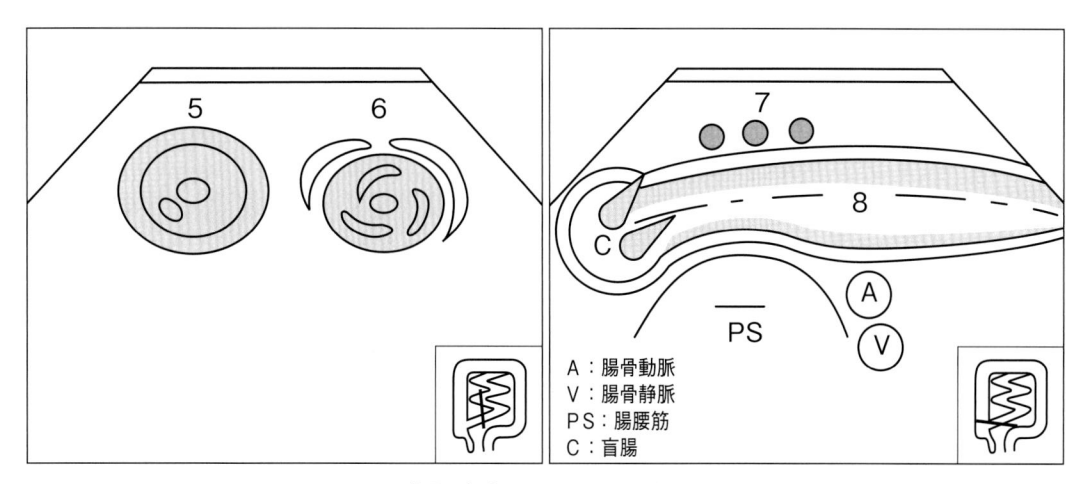

A：腸骨動脈
V：腸骨静脈
PS：腸腰筋
C：盲腸

図b　小腸疾患のチェックポイント-2

3. ヘノッホ・シェーンライン紫斑病
小腸粘膜の浮腫性肥厚によりcorn signを示す．
- 全身性エリテマトーデスsystemic lupus erythematosus；SLEも同様のエコー像を示す．

4. 小腸腫瘍・悪性リンパ腫
層構造の消失した限局性壁肥厚がpseudokidney signを示す．
- 腫瘍像が極低エコーを示した場合には悪性リンパ腫が疑われる．

5. 小腸腸重積症
重積腸管の短軸像は，target signまたはmultiple concentric ring signを示す．
- 乳幼児に多くみられるが，成人でも比較的まれに経験する．大腸-回腸型の重積は，乳幼児に多く先進部は腫大したリンパ節によることが多い．小腸-小腸型の重積もある．
- 成人の腸重積では先進部に腫瘤性病変がみられることが多い．

6. 腸回転異常症
上腸間膜動脈を中心に上腸間膜静脈がらせん状に走行する辺縁不明瞭な円形の像whirlpool signを示す．
- カラードプラで観察するとよい．

7. 腸間膜リンパ節炎
腫大したリンパ節が回盲部周囲に円形の低エコー像を示す．
- リンパ節が複数個みられ，同部位に圧痛を認める．
- 虫垂炎や回腸末端炎などによる腸管壁肥厚はみられない．

8. 回腸末端炎
回腸末端の壁肥厚と近傍にリンパ節腫大を示す．

memo 　　　　　　　　　　腸閉塞 ileus

・腸管に通過障害が発生するとその部位より上部の消化管内に内容物がたまり，さらに上流から分泌された消化液も加わって圧力が高まり腸管が拡張する．このため腹部膨満，腹痛，嘔吐をきたすにいたった状態を腸閉塞という．イレウスには，機能的イレウスと機械的イレウスに分けられる（表）．

1）機能的イレウス：器質的な通過障害がないのに腸内容の推進が高度に障害されたもので，大部分は麻痺性イレウスである．
　　a．麻痺性イレウス：種々の原因で腸の運動が傷害された結果起こる．長期臥床，中枢神経疾患，精神疾患，腹膜炎，術後，外傷後などが原因となる．
　　b．痙攣性イレウス：表に示す原因で腸が強く収縮し，強い腹痛と通過障害をきたすが，まれにしかみられない．
2）機械的イレウス：器質的疾患のため腸内容の推進が物理的に阻害されて起こる．原因疾患の部位から小腸イレウスと大腸イレウスに分けられる．小腸イレウスでは癒着や内・外ヘルニア，大腸イレウスでは大腸癌が多い．
　　a．単純性イレウス：機械的イレウスのうち，腸の高度な血流障害のないもので，腹部術後の癒着，内・外ヘルニア，子宮内膜症，胆嚢炎や虫垂炎などの腹腔内炎症後，悪性腫瘍による通過障害などが原因となる．
　　b．複雑性イレウス：絞扼性イレウスともいう．機械的イレウスのうち，腸の血流障害を伴うもので，腹腔内癒着，ヘルニア嵌頓，腸重積，消化管軸捻症などが原因となる．絞扼性イレウスについて図に示す．

表　機能的イレウスの分類

機能的イレウス
　1.麻痺性イレウス
　　a.全身性硬化症，偽性腸閉塞
　　b.腹膜炎
　　c.長期臥床，中枢神経疾患，精神疾患
　　d.術後，外傷後
　　e.Ogilvie症候群
　　f.薬剤性（麦角アルカロイド，麻薬，抗コリン薬，向精神薬）
　2.痙攣性イレウス
　　a.鉛中毒
　　b.腹部外傷
　3.先天性
　　Hirschsprung病

機械的イレウス
　1.単純性イレウス
　　a.腹腔内癒着（術後，子宮内膜症，放射線照射後，腹腔内炎症後）
　　b.腫瘍（大腸癌，小腸腫瘍，腹部腫瘍）
　　c.炎症（Crohn病，癌性腹膜炎，腸結核）
　　d.異物（硬便，胆石，胃石）
　　e.新生児の消化管閉鎖，腸回転異常
　2.複雑性（絞扼性）イレウス
　　a.腹腔内癒着（術後，子宮内膜症，放射線照射後，腹腔内炎症後）
　　b.内・外ヘルニア嵌頓
　　c.腸重積
　　d.腸軸捻症

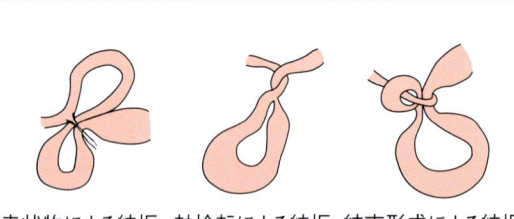

索状物による絞扼　軸捻転による絞扼　結束形成による絞扼

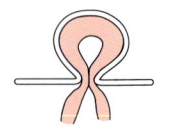

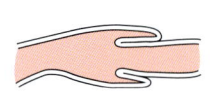

ヘルニア嵌頓による絞扼　　腸重積による絞扼

図　絞扼性イレウス

5 小腸の良性疾患

小腸における良性疾患の症例を提示する．

症例1 機能的イレウス functional ileus －開腹術直後の麻痺性イレウス－

54歳，男性．横行結腸癌術後，発熱，腹腔内膿瘍の検索．

上部小腸の拡張によりケルクリング襞がkeybord sign を示し（図a矢印），腸内の浮遊する残渣が高エコーを呈している．図bはさらに下部小腸の拡張程度をみたものである．リアルタイムで観察すると腸内容物はto and fro movement を示していた（矢印）．図cは立位による腹部単純X線像である．矢印は腸閉塞に特徴的なニボーサイン niveau sign（鏡面像）を示している．このサインをみるには腹部を立位にすることで，腸内ガスは上に移動し，液状物が下にくるため上半円形のガス像を示す．図dはCT前額断像を示す．広範囲に小腸の拡張がみられケルクリング襞が明瞭で壁の造影効果の低下は認められない．矢印が拡張した腸管を示す．手術直後の吻合部浮腫による狭窄と蠕動低下による麻痺性イレウスであった．

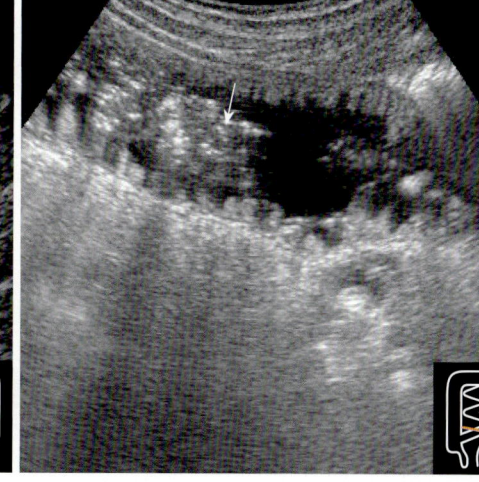

図a　イレウスのエコー像

図b　拡張した下部小腸のエコー像

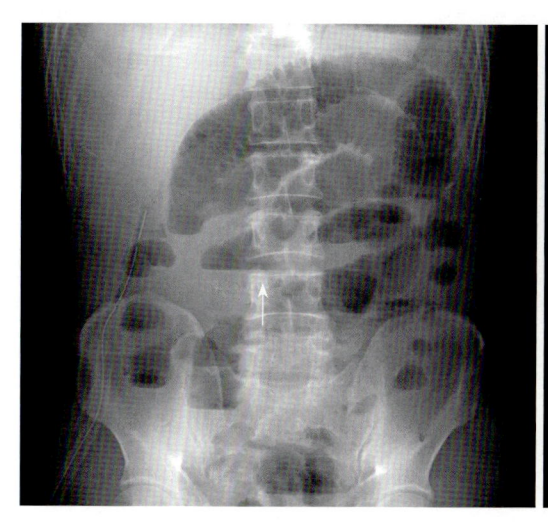

図c　腹部単純X線像（立位）

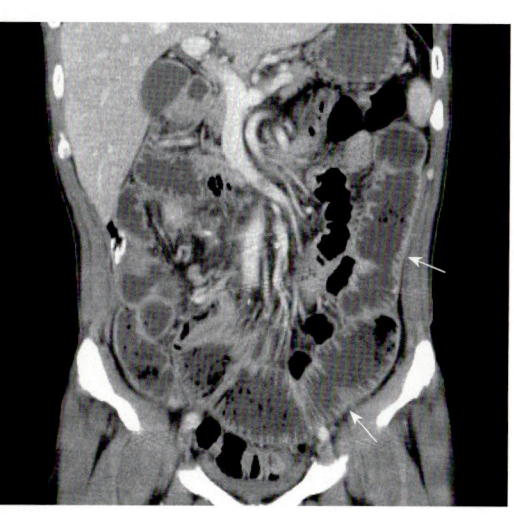

図d　CT前額断像（造影）

症例2　機能的イレウス　functional ileus －急性膵炎による麻痺性亜イレウス－

61歳，男性．心窩部痛，嘔吐．アミラーゼ202 Iu/ℓ，CRP4.6mg/dℓ．

　臍部近傍を走査したものである．軽度拡張した腸管がみられる（図a）．図bは膵の長軸像である．膵体部の腫大がみられ実質内には低エコー域が認められる（矢印）．図cは下腹部を縦断走査したものである．膀胱の背側にはecho free spaceがみられ（矢印），急性膵炎に伴う麻痺性亜イレウスと診断された．BL；膀胱

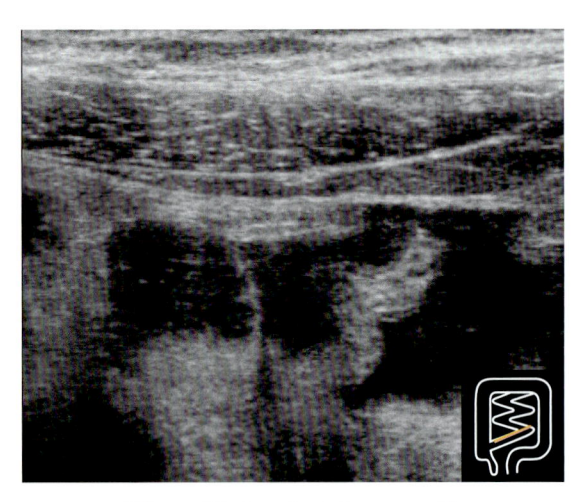

図a　亜イレウスのエコー像

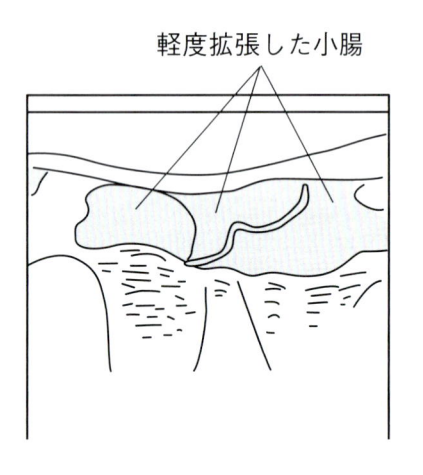

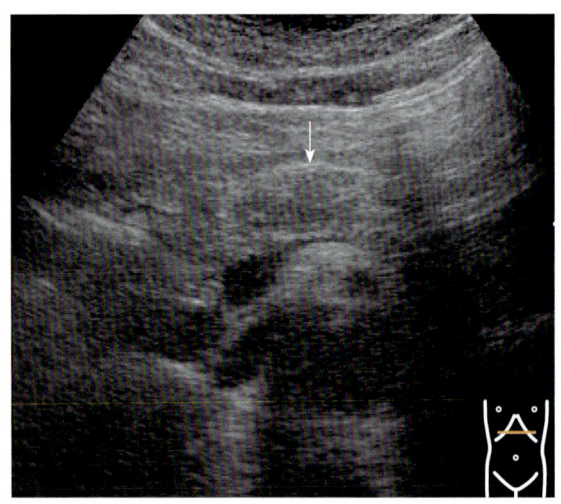

図b　急性膵炎のエコー像

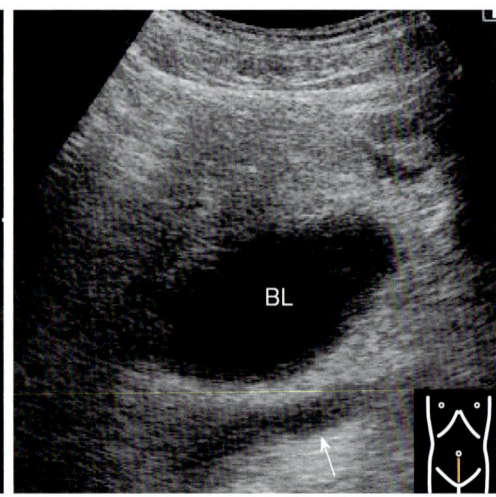

図c　echo free space（腹水）のエコー像

症例3　機械的イレウス　mechanical ileus　−術後癒着による単純性イレウス−

56歳，女性．腹痛，嘔吐，虫垂切除術の既往．

　小腸のエコー像である（図a）．拡張した小腸内には液体貯留がみられケルクリング襞がkeyboard sign を呈している（矢印）．拡張腸管を回盲部側へ追求すると拡張の途絶えた部分がみられ閉塞部位が示唆される（図b矢印）．矢頭は拡張した回腸を示す．

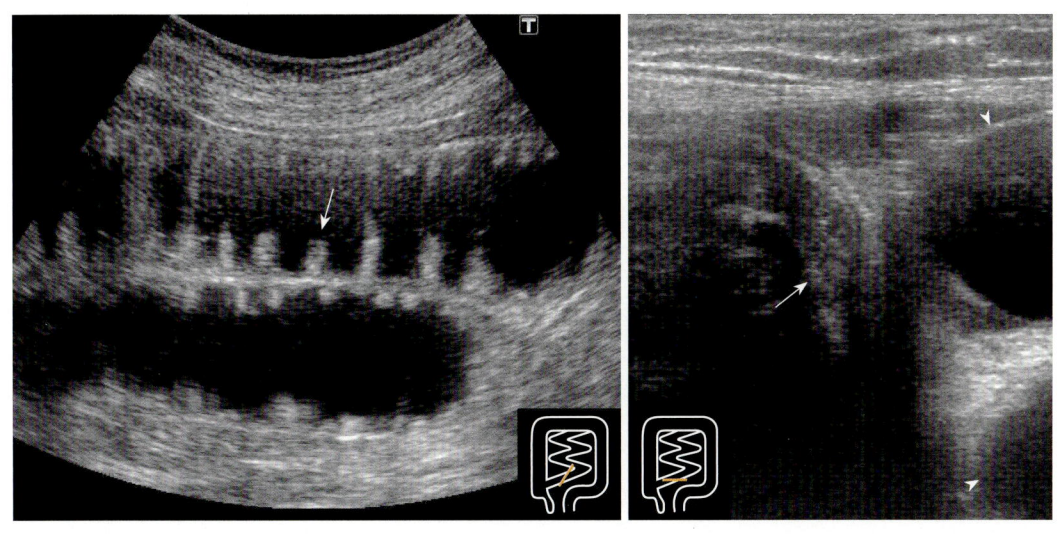

図a　イレウスのエコー像　　　　　　　　図b　閉塞部位のエコー像

症例4　機械的イレウス　mechanical ileus　−術後癒着による単純性イレウス−

66歳，男性．腹痛．

　右側小腸をみたものである．拡張した小腸内には内部エコーを伴った内容物がto and fro movement を示し，ケルクリング襞が keyboard sign を呈している（図a矢印）．図bは骨盤内の小腸をみたものである．内部エコーを伴い拡張した小腸に接し腹水が認められる（矢印）

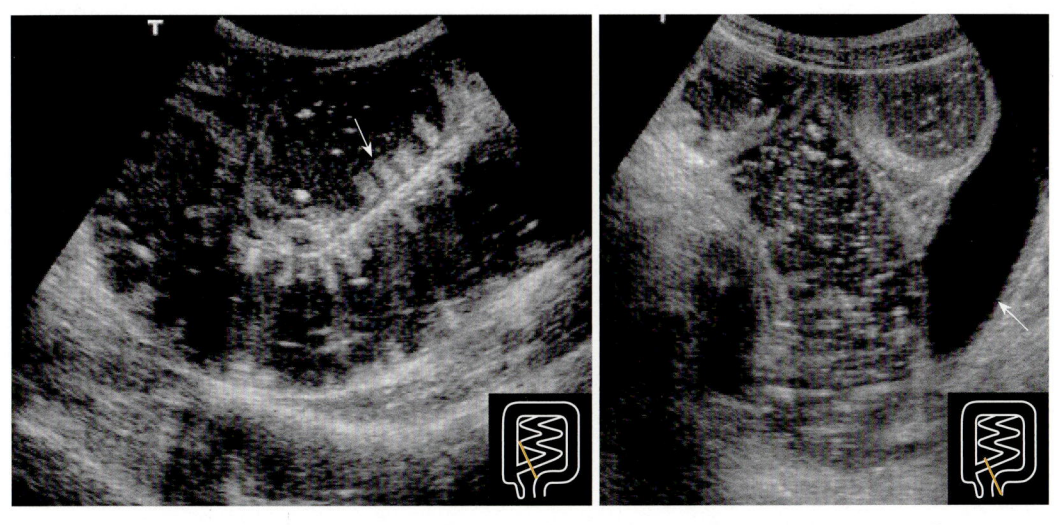

図a　イレウスのエコー像　　　　　　　　図b　腹水のエコー像

症例5　機械的イレウス　mechanical ileus　－食物による単純性イレウス－

31歳，男性．腹痛．消化管穿孔疑い．

骨盤内小腸の拡張と内部に点状高エコーを伴った内容がみられる（図 a 矢印）．原因精査のため拡張した小腸を追求すると拡張像の途絶がみられる（図 b 矢印）．図 c は同部位を詳細に観察するため，リニア探触子による拡大画像でみたものである．腸管の閉塞は食物残渣（メンマ）が原因であった（矢印）．矢頭はメンマの線維を少しかみ砕いた像である．メンマはタケノコを乳酸発酵させて作る加工食品であることから，タケノコを水浸法でみると，同様の像が得られた（図 d 矢印）．異物によるイレウスは背景にクローン病や腫瘍性病変などによる狭窄がある場合がある．腸粘膜の浮腫や線維化による腸管壁の硬化が狭窄を示すことがあり，本例もクローン病が背景にあった症例である．

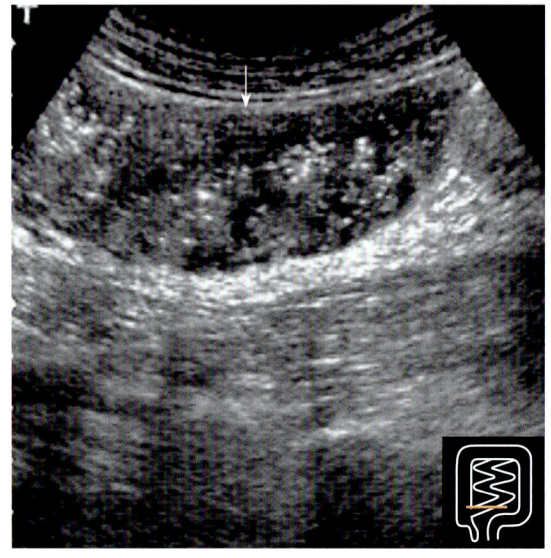

図a　イレウスのエコー像

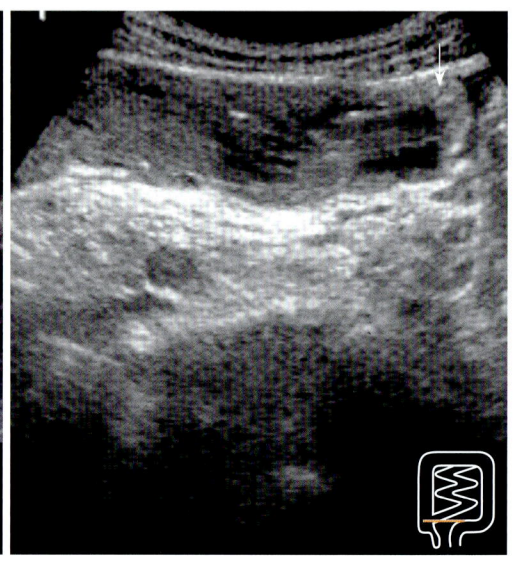

図b　閉塞部位のエコー像（コンベックス探触子）

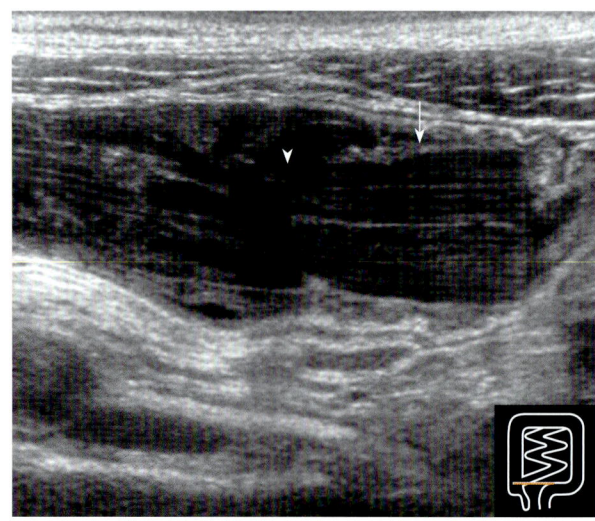

図c　閉塞部位のエコー像（リニア探触子）

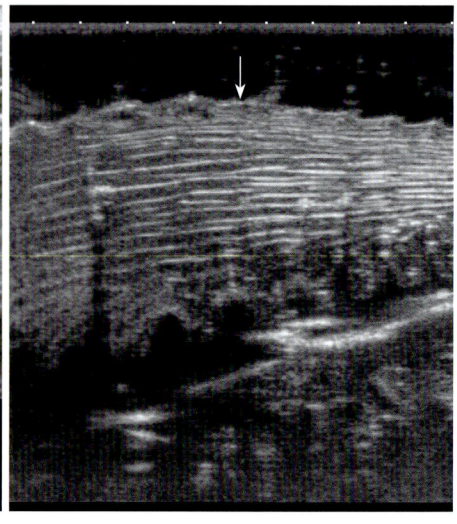

図d　水浸法でみたタケノコのエコー像

症例6　機械的イレウス　mechanical ileus　－異物による単純性イレウス－

72歳，女性．腹痛．

腸管内には音響陰影を伴った高エコー像がみられる（図a）．これを挟むように口側には拡張した腸管，肛門側には肥厚した腸管がみられる．左右異なった腸管の変化を詳細にみたものが図b，図cである．図bは口側の拡張した小腸（矢印），図cは肛門側の肥厚した腸管である（矢印）．回腸の炎症により肥厚した部位の手前でビワの種がひっかかり腸閉塞をきたした症例である．

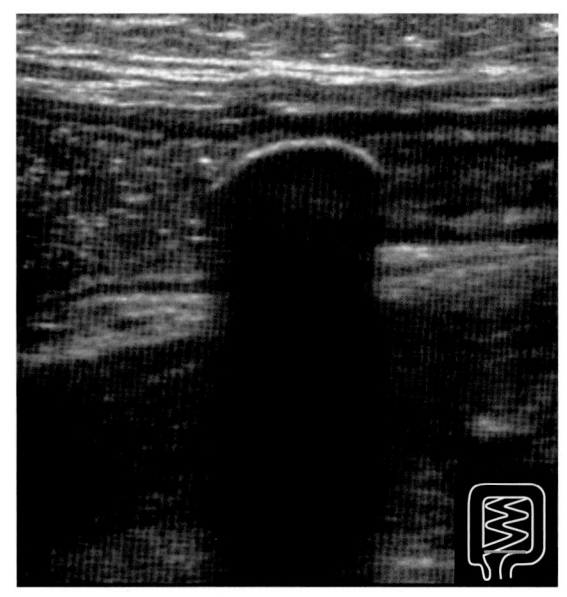

図a　ビワの種によるイレウスのエコー像

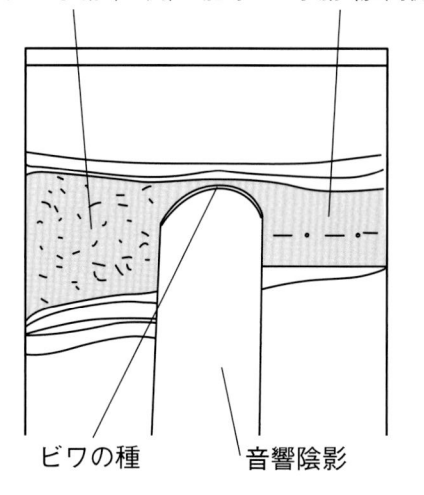

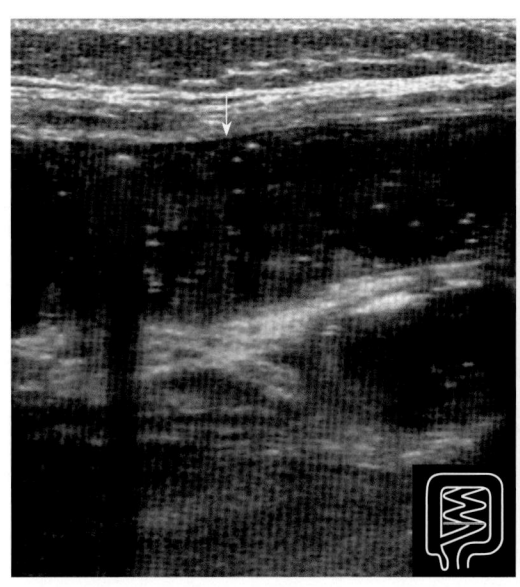

図b　拡張した小腸のエコー像

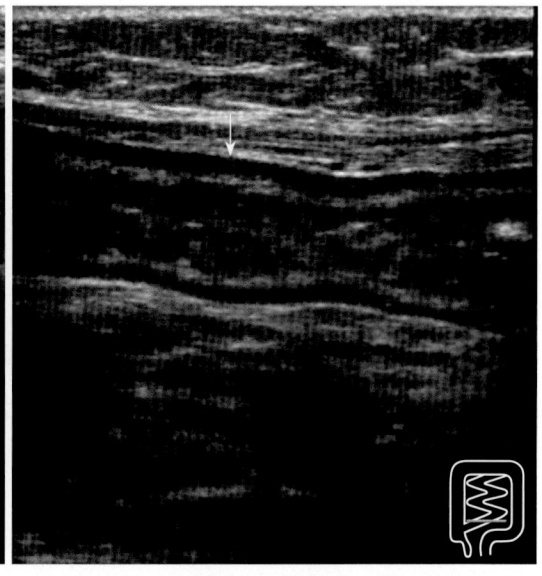

図c　肥厚した小腸のエコー像

症例7　機械的イレウス　mechanical ileus　－クローン病癒着による単純イレウス－

28歳，男性．クローン病で手術目的で入院．

回腸末端には狭窄がみられる（図a矢印）．これより口側の回腸は拡張し輝度の高い内容物を伴って描出される．図bは骨盤内小腸をみたものである．拡張した腸管内には微細な内部エコーを伴った液状物がみられ，ケルクリング襞が描出されている（矢頭）．拡張した腸管と腹膜の間には腹水がecho free spaceを示している（矢印）．図cは腹部単純X線像を示す．腸閉塞に特徴的なniveau signがみられる（矢印）．

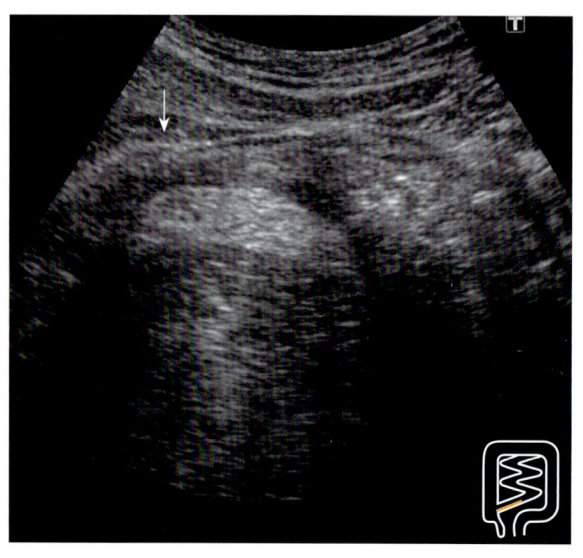

図a　狭窄を伴う回腸末端エコー像

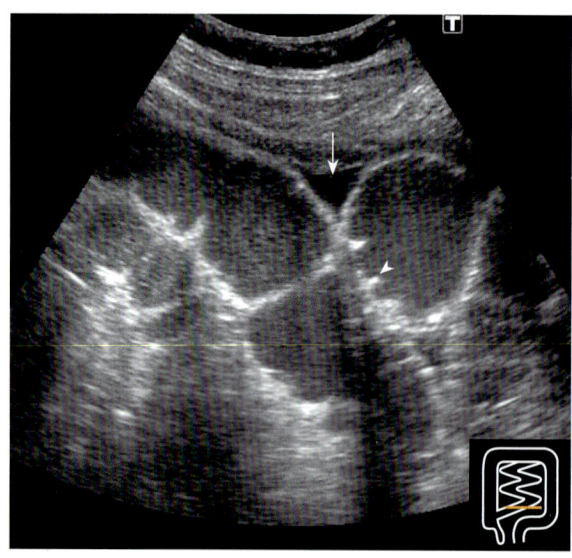

図b　イレウスのエコー像

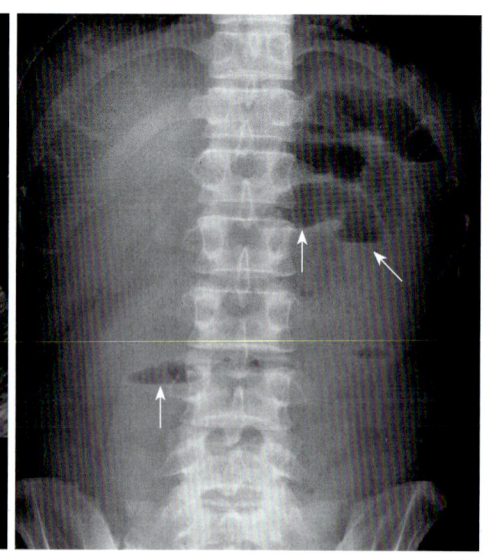

図c　腹部単純X線像（立位）

症例8 機械的イレウス mechanical ileus －腹膜播種による単純性イレウス－

70歳, 女性. 腹痛.

小腸の拡張をみたものである. 拡張した腸管内には浮遊する高エコーの残渣がみられケルクリング襞は不明瞭である. 腸管内容のto and fro movementは認められなかった (図a). 図bは拡張腸管を追求し閉塞部位をみたものである. 途絶した部位には内部エコー不均一な低エコー腫瘍がみられ (矢印), これより肛門側腸管の拡張はみられない (矢頭). 図cはCT像である. 空腸の拡張と液体貯留がみられ, 腹膜には小結節の散見を認め (矢頭) 腹膜播種による腸閉塞と診断された. 矢印はエコーで指摘した閉塞部位である.

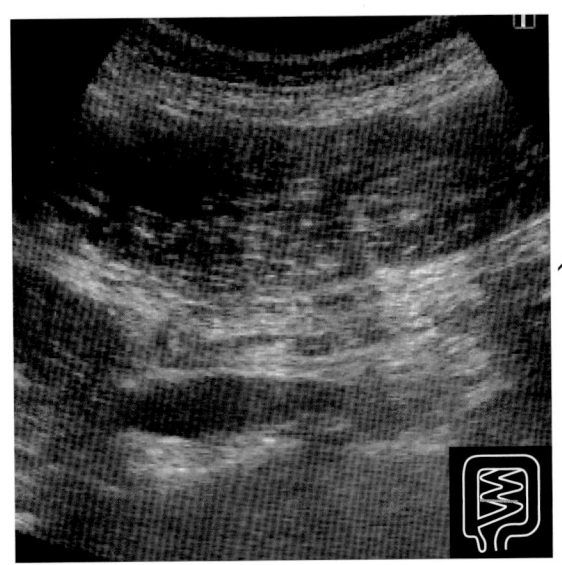

図a　イレウスのエコー像

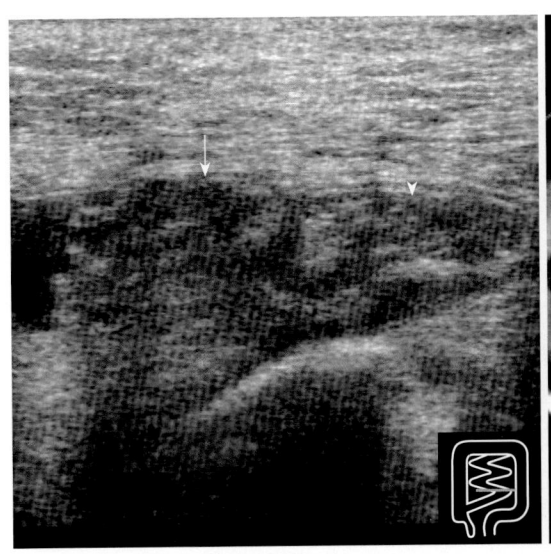

図b　閉塞部位のエコー像

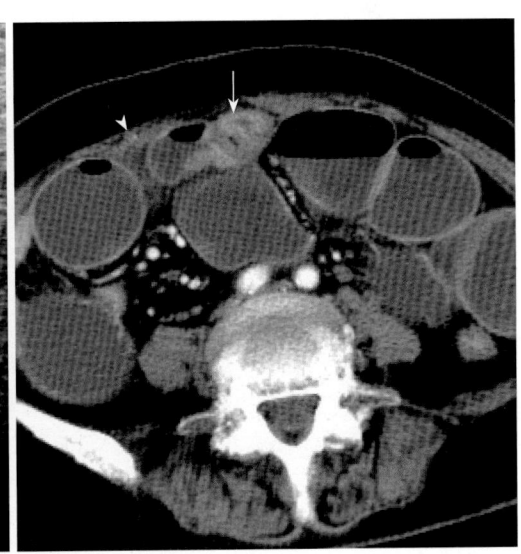

図c　CT像 (造影)

症例9　機械的イレウス　mechanical ileus　−小腸軸捻転による絞扼性イレウス−

90歳，男性．近医よりイレウスにて紹介．

左下腹部縦断像である．拡張した小腸がカタツムリ状を示し，ケルクリング襞の消失および腸管内容物の to and fro movement は観察できない（図a矢印）．図bはCT前額断像を示す．拡張した小腸はエコー像と同様にカタツムリ状の像として描出され（矢印），絞扼部が確認できる（矢頭）．

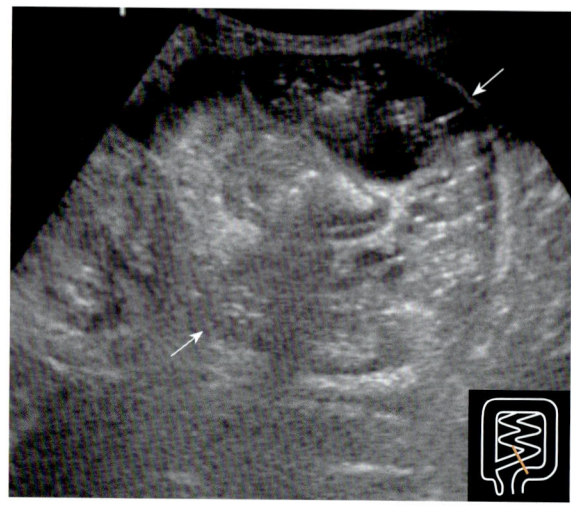

図a　絞扼性イレウスのエコー像

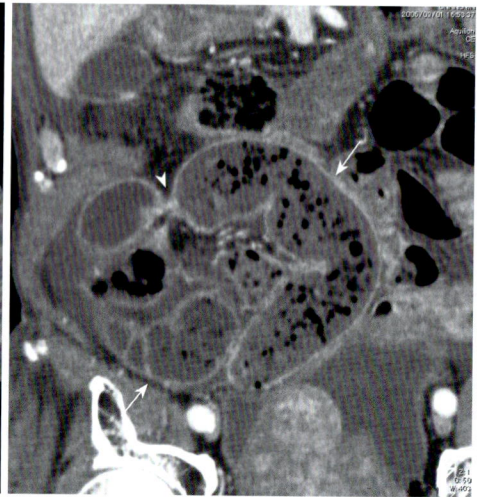

図b　CT前額断像（造影）

症例10　機械的イレウス　mechanical ileus　−バンドによる絞扼性イレウス−

63歳，男性．腹痛．

右下腹部の横断像である．拡張した小腸が，拡張のない小腸を巻き込むような像を呈している．腸管内のto and fro movement はみられない．腸管と腸管の隙間には混濁した腹水が微細エコーを伴ったecho free space として認められる．

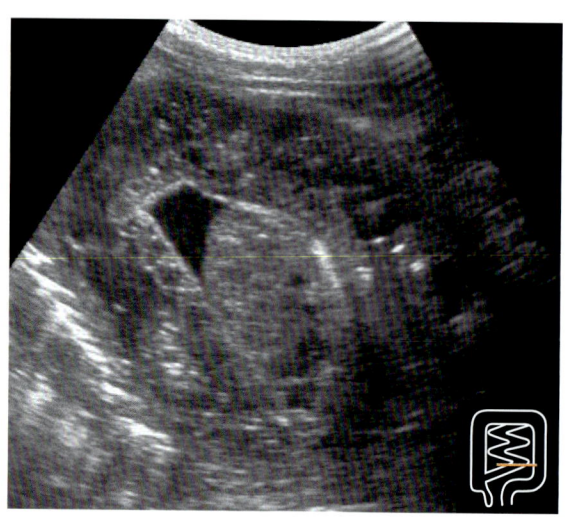

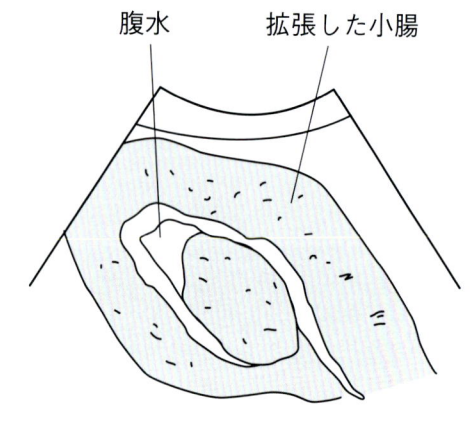

腹水　　拡張した小腸

図　絞扼性イレウスのエコー像

症例11 機械的イレウス mechanical ileus －腸間膜軸捻症による絞扼性イレウス－

59歳，男性．腹痛．

腸管内ガスを移動させるために体位を左前斜位とし縦断走査でみたものである．拡張した小腸には軽度肥厚したケルクリング襞がみられる（図a 矢印）．図bは限局性壁肥厚を伴った部分の血流をパワードプラでみたものである．腸管壁には血流が渦巻き状にみられ whirlpool sign を示している（矢印）．図cは腹部単純X線像（立位）を示す．腸閉塞時にみられる niveau sign を認める（矢印）．図dはCT像を示す．著明に拡張した小腸が数珠状にみられ，腹部大動脈の右側には渦巻き状を示す whirlpool sign が認められる（矢印）．腸間膜軸捻症による絞扼性イレウスと診断された．

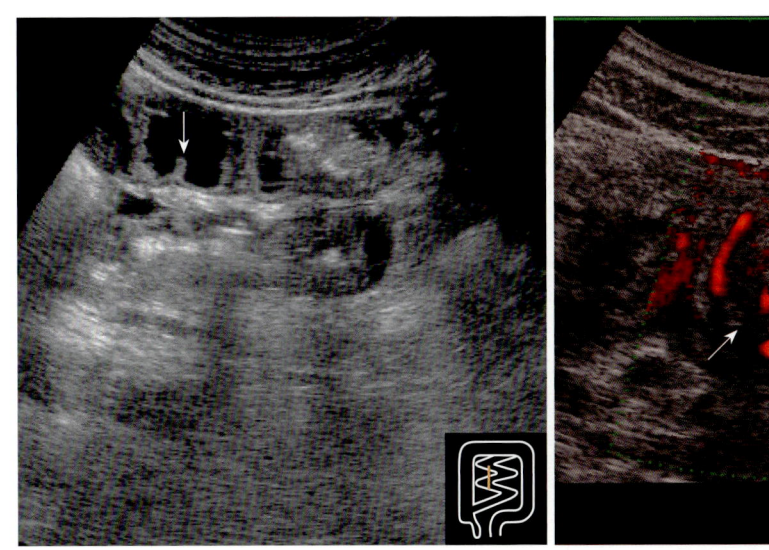

図a　イレウスのエコー像

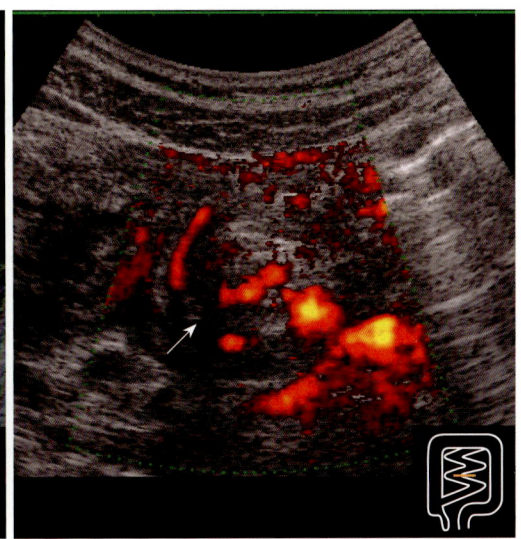

図b　パワードプラ像

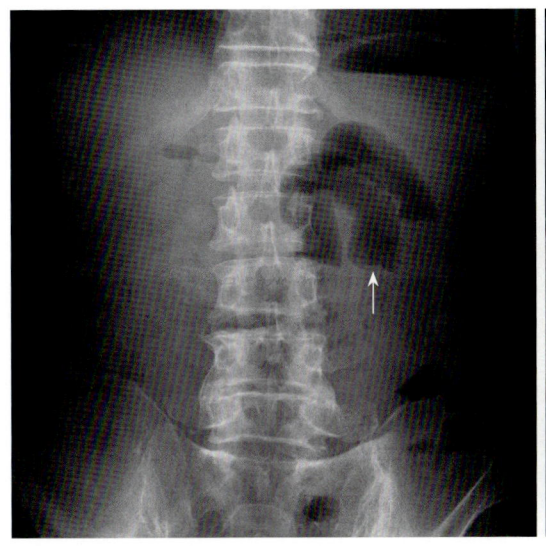

図c　腹部単純X線像（立位）

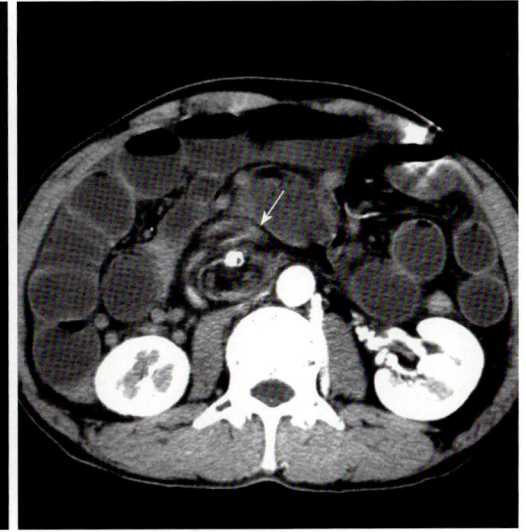

図d　CT像（造影）

症例12　機械的イレウス　mechanical ileus
－鼠径ヘルニア嵌頓による絞扼性イレウス－

77歳, 男性. 急性腹症.

　心窩部縦走査で得られた胃のエコー像である（図a）. 肝左葉下面, 胃内にはガスと液状物が認められる. 図bは小腸の拡張をみたものである. 拡張した小腸内にはto and fro movement や小腸の蠕動運動を欠いた像がみられる. 矢印は拡張した小腸, 矢頭は腹水を示す. 図cは閉塞部位を示したもので左鼠径ヘルニアの嵌頓がみられる. 嵌頓した腸管には浮腫性肥厚と拡張が認められ（矢印）, 腸管内容物の停滞が観察される（矢頭）.

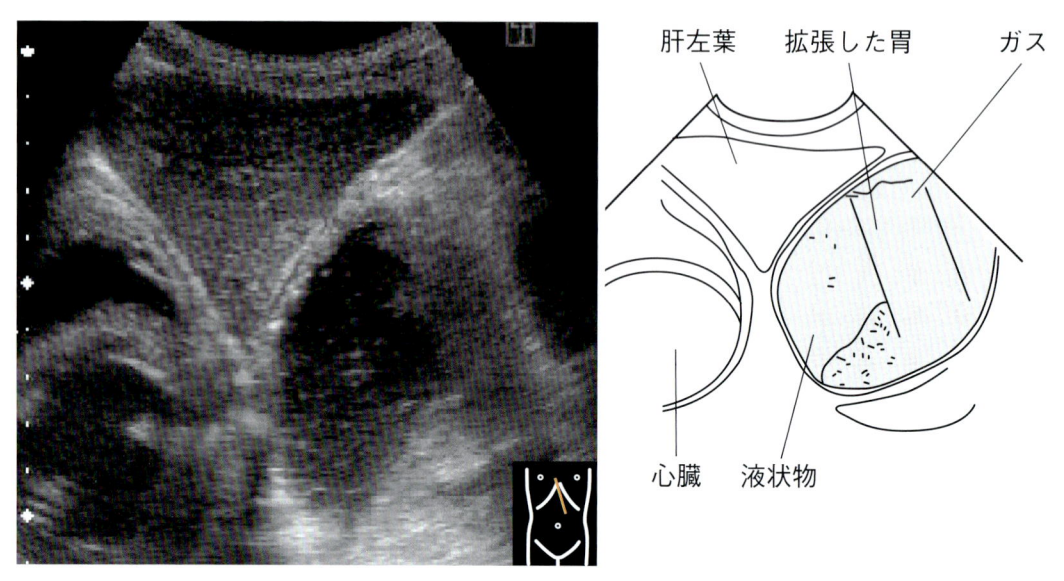

図a　拡張した胃のエコー像

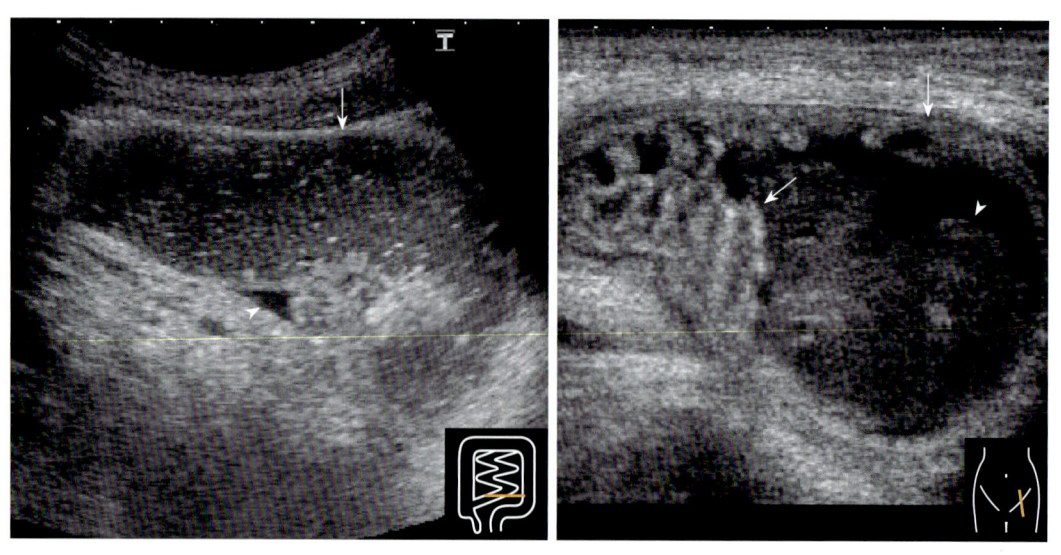

図b　イレウスエコー像

図c　鼠径ヘルニア嵌頓像

図dは嵌頓した腸管の血流をパワードプラでみたものである．腸管壁には血流信号がみられる（矢印）．パルスドプラでは spike pattern（矢頭）を示す動脈波がみられ，血行障害をきたしているものの虚血には陥っていない．骨盤内小腸は著明な浮腫性肥厚を呈している（図e）．左鼠径ヘルニア嵌頓による絞扼性イレウスと診断された．

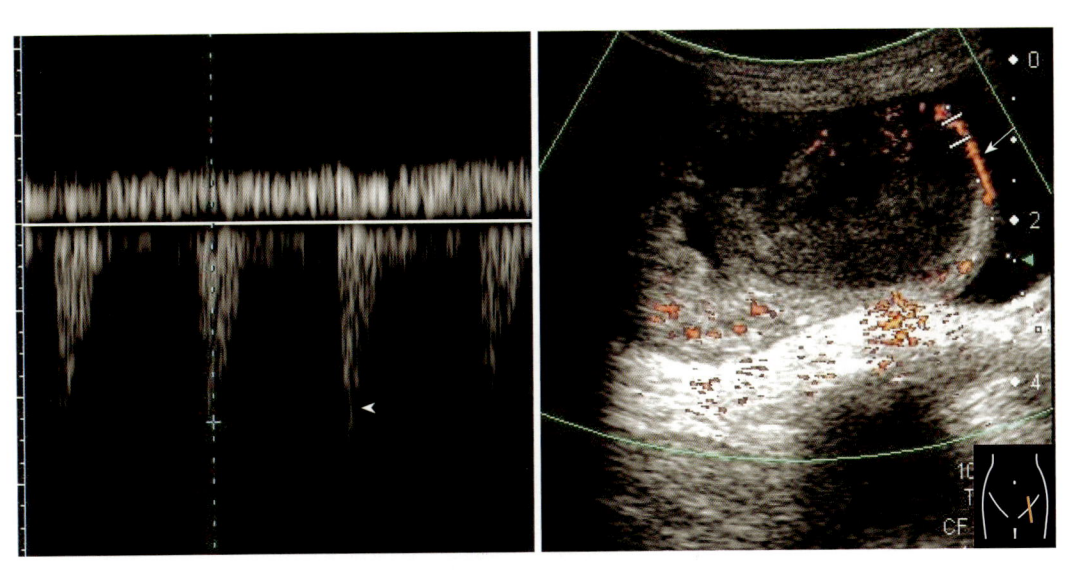

図d　嵌頓した腸管のドプラ像

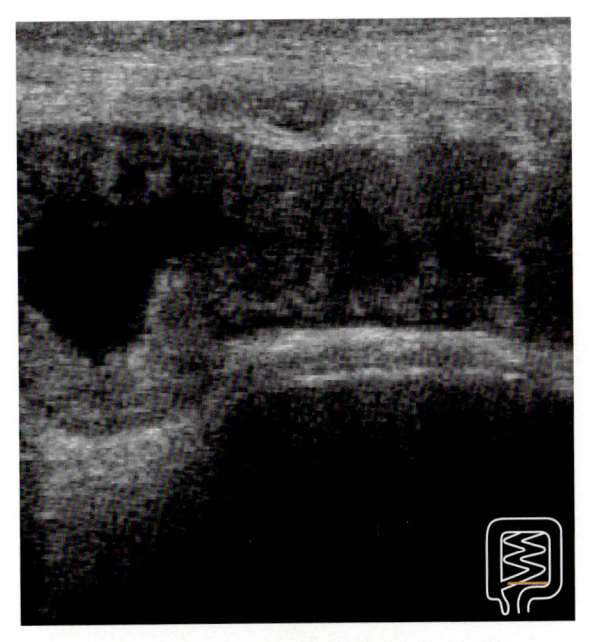

図e　肥厚した骨盤内小腸エコー像

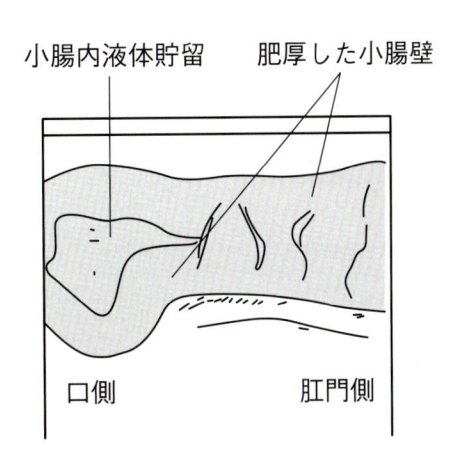

症例13　ヘノッホ・シェーンライン紫斑病　HSP　－十二指腸 回腸発症－

7歳．女児．腹痛．

コンベックス探触子で十二指腸の短軸像をみたものである．肝右葉下面に接し浮腫性肥厚を伴った十二指腸の壁肥厚像が認められる（図a矢印）．図bはリニア探触子で回腸をみたものである．ケルクリング襞の浮腫がcorn signを呈している（矢印）．本症はアレルギー性の血管炎で全消化管に罹患するといわれている．十二指腸と回腸に所見が認められた小児の例である．L；肝

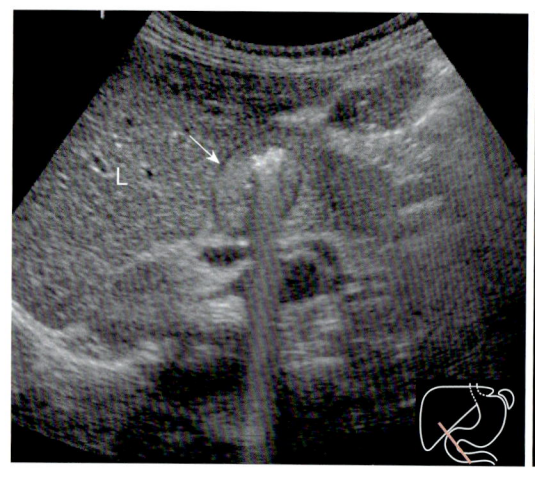

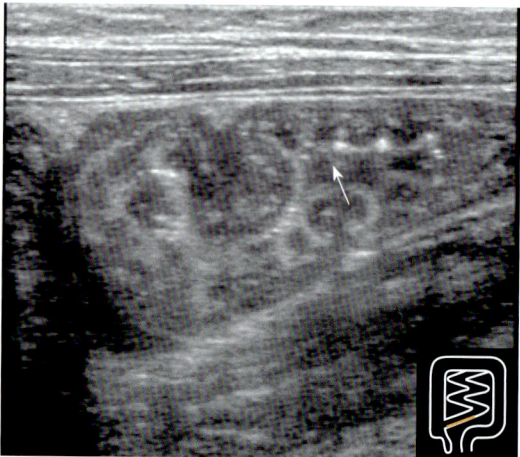

図a　HSPの十二指腸短軸像

図b　HSPの回腸長軸像

症例14　ヘノッホ・シェーンライン紫斑病　HSP　－回腸発症－

5歳．男児．腹痛．

リニア探触子で回腸の長軸像をみたものである．粘膜・粘膜下層の浮腫性肥厚がみられる（図a矢印）．図bは浮腫性肥厚がみられた回腸の短軸像である（矢印）．HSPにみられるケルクリング襞のcorn signは認められなかった．

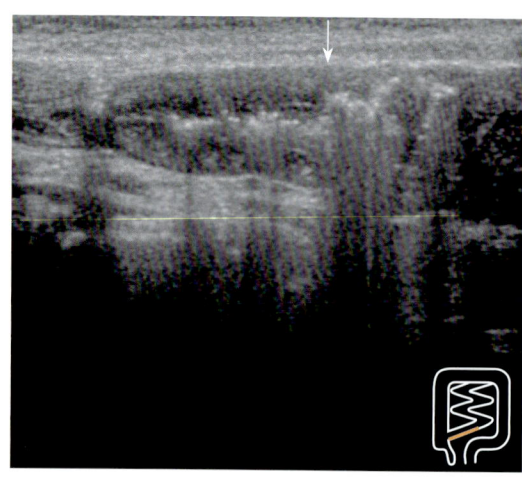

図a　HSPの回腸長軸像

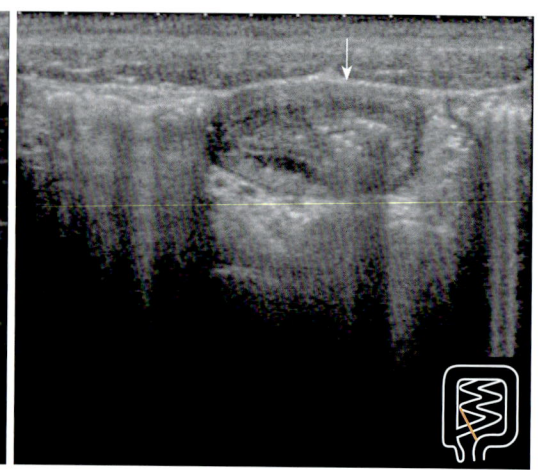

図b　HSPの回腸短軸像

症例15　ヘノッホ・シェーンライン紫斑病　HSP　－空腸発症－

45歳，男性．アレルギー性紫斑病，消化管罹患範囲の評価．

空腸の長軸像をみたものである（図a）．ケルクリング襞の浮腫性肥厚がみられ，一部には corn sign を呈している（矢印）．図bは肥厚した空腸壁の短軸像をみたものである．肥厚した壁の層構造は明瞭で（矢印），周辺脂肪織のエコーレベルの増強が認められる（※）．図cは高周波コンベックス探触子で空腸をみたものである．肥厚したケルクリング襞が描出されている（矢印）．図dは小腸内視鏡像である．粘膜の浮腫・多発した発赤が認められる．矢印が病変である．

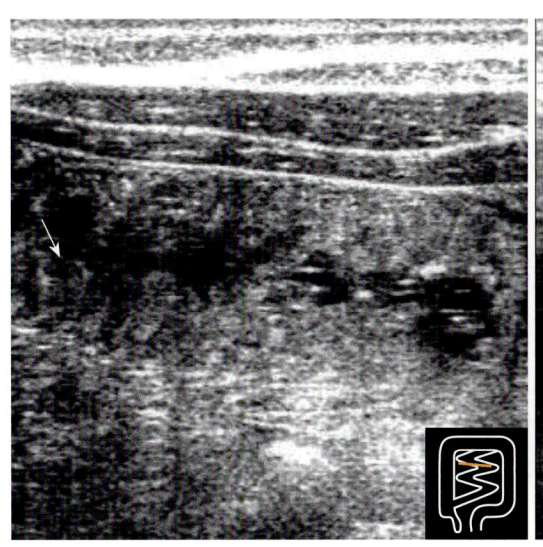

図a　HSPの空腸長軸像

図b　HSPの空腸短軸像

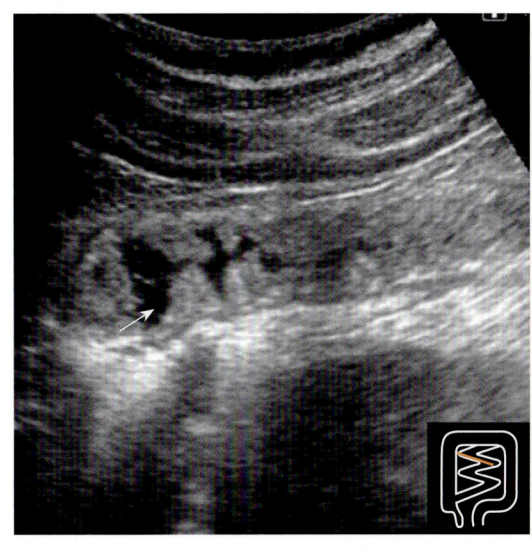

図c　HSPの空腸長軸像
　　　（コンベックス探触子）

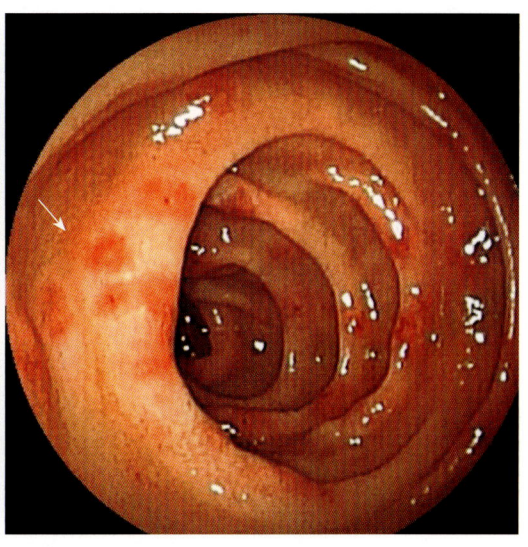

図d　小腸内視鏡像

症例16　ヘノッホ・シェーンライン紫斑病　HSP　－小腸広範による発症－

80歳，男性．心窩部痛．

　小腸（回腸）の長軸像である．浮腫性肥厚を伴った壁が corn sign を呈している（図 a）．図 b は同部位の短軸像を示す．浮腫性肥厚がドーナッツ状にみられる（矢印）．経過を知らなければアニサキス腸炎と類似したエコー像を呈するが，肥厚範囲や，海産魚介類の生食摂取，紫斑の有無などにより鑑別する．図 c は CT 像である．エコー像と同様に浮腫性肥厚の小腸が描出されている（矢印）．

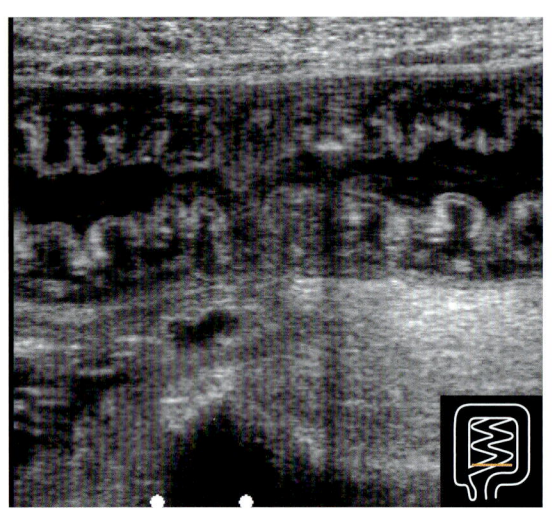

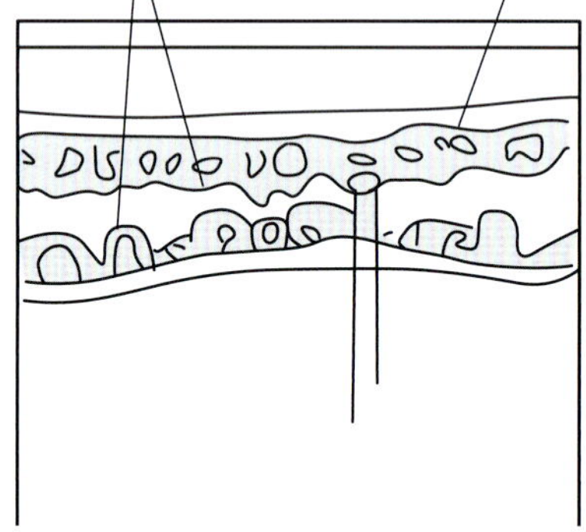

図 a　HSPの回腸長軸像（リニア探触子）

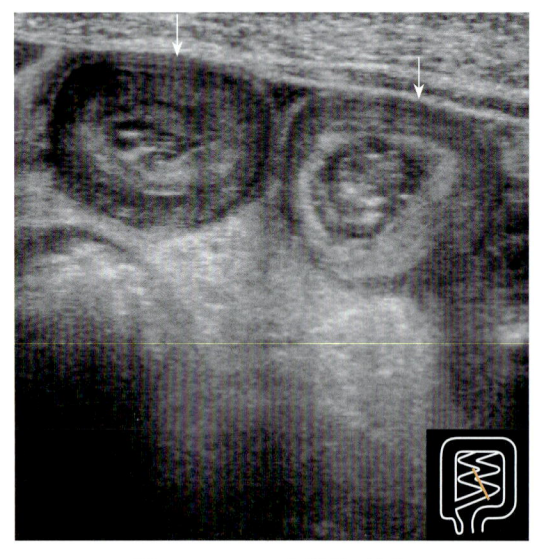

浮腫性肥厚の粘膜　　回腸

図 b　HSPの回腸短軸像

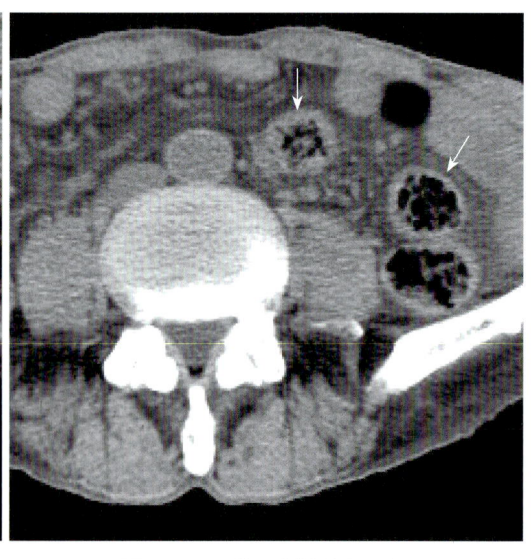

図 c　CT像（造影なし）

図dは下腹部縦断像である．直腸膀胱窩に腹水がecho free space としてみられる（矢印）．図eは病期における回腸内視鏡像である．著明な浮腫性肥厚と出血斑が認められる（矢印）．図fは入院加療後，治癒期における小腸のエコー像である．発症時にみられたケルクリング襞のcorn signは改善により認められない（矢印）．図gは寛解期の回腸内視鏡像である．浮腫性肥厚も改善され出血像もみられない．BL：膀胱

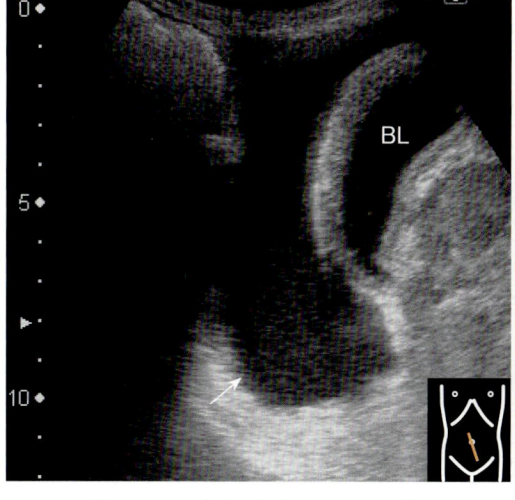

図d　下腹部腹水のエコー像

図e　回腸内視鏡像（発症時）

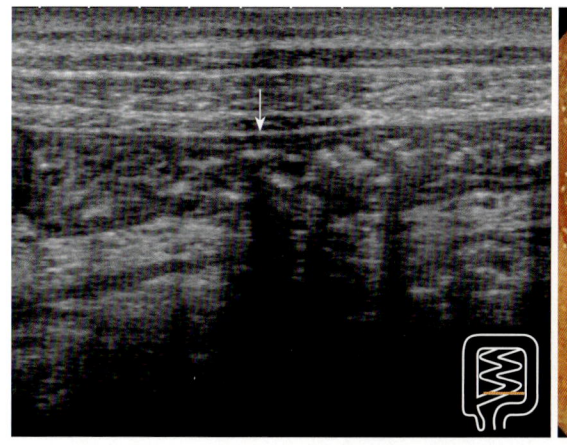

図f　治療後の回腸長軸像

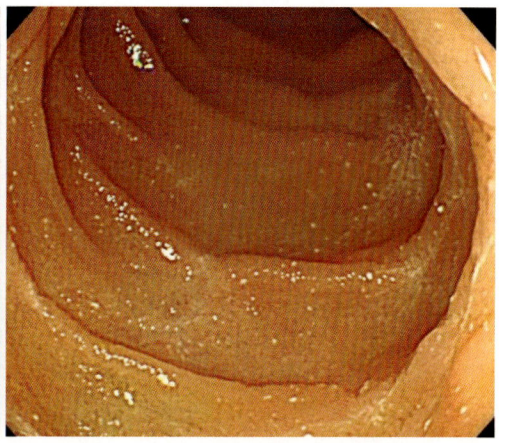

図g　回腸内視鏡像（寛解期）

---

memo　ヘノッホ・シェーンライン紫斑病　Henoch-Schönlein purpura：HSP

・Henoch-Schönlein purpura 紫斑病は，毛細血管から細動脈の血管炎に起因し，皮膚症状，腹部症状，関節症状，腎障害を主な微候とする疾患である．腹部症状の頻度は高く，HSPの70~80％に消化器症状が出現し，その病変部位は十二指腸・小腸が最も多く，大腸，胃と続く．上腹部痛で発症し，内視鏡検査では特に十二指腸で，発赤，びらん，粘膜浮腫，紫斑様病変など多彩な所見を呈する．ヘノッホ医師とシェーンライン医師がこの病気を発見したことに由来し病名がついた．

症例17 アニサキス症 anisakiasis －腸アニサキス症－

35歳，男性．急性腹症．

コンベックス探触子を用い，表示レンジ15cmで右下腹部（回腸）を走査したものである（図a）．限局性の浮腫性肥厚を伴った腸管の内腔にはガスが高エコー像を示している（左矢印）．右矢印は短軸像である．図bはリニア探触子を用い，表示レンジ5cmの拡大した画像で図aに示す回腸の同部位を長軸像でみたものである．内腔には液体貯留がみられ，前壁・後壁には浮腫性肥厚を伴ったケルクリング襞がcorn signを呈している．

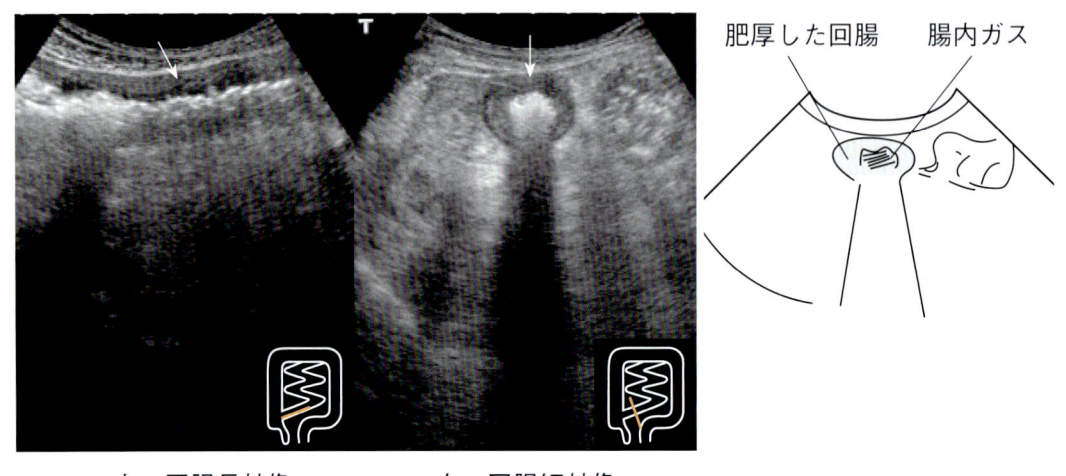

左：回腸長軸像　　右：回腸短軸像

図a　アニサキス症のエコー像（コンベックス探触子）

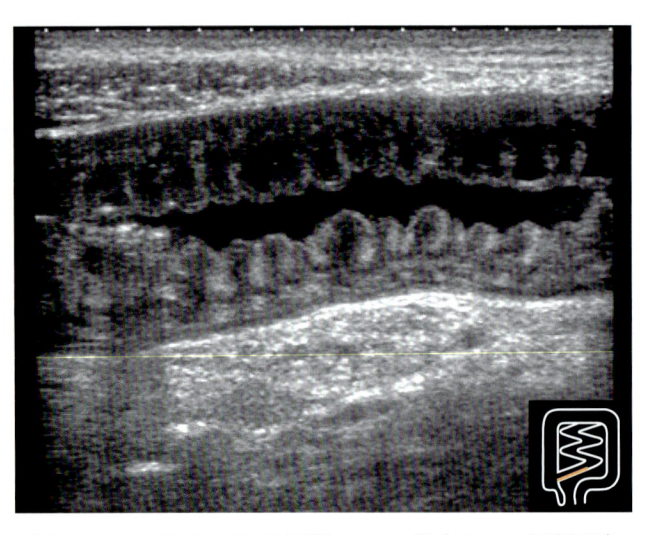

図b　アニサキス症の回腸エコー像（リニア探触子）

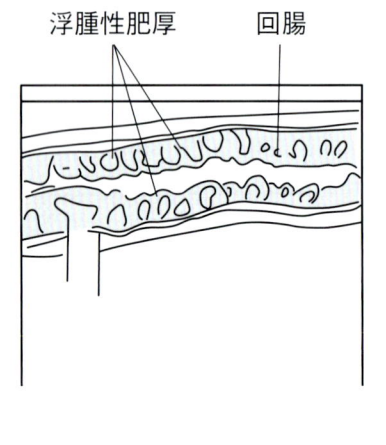

図cは同部位の短軸像である．肥厚した腸管はドーナッツ状を示し（矢印），拡張した腸管内には高エコーの内容物が認められる（矢頭）．図dは下腹部の縦断像である．直腸膀胱窩には腹水がecho free spaceとして描出されている（矢印）．エコー検査でcorn signがみられ，腹水を伴っている場合は小腸アニサキス症が疑われることから，イカ，サバなど海産魚介類の生食摂取の確認をするとよい．図eはCT像を示す．エコーでとらえられた像と同様に小腸の浮腫性肥厚と（矢印），口側の著明な拡張が認められる（矢頭）．図fはCT前額断像である．エコーで指摘された部位に限局性の浮腫性肥厚を示す腸管（矢印）と口側の拡張がみられる（矢頭）．

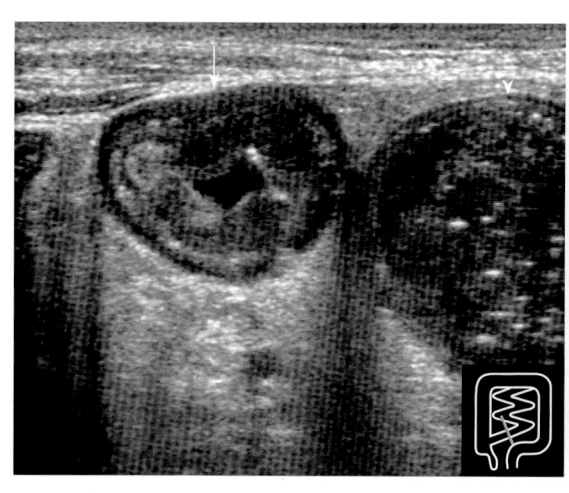

図c　アニサキス症の回腸短軸像

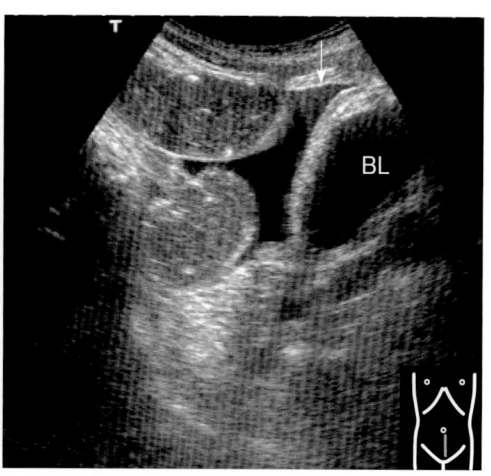

図d　直腸膀胱窩の腹水エコー像

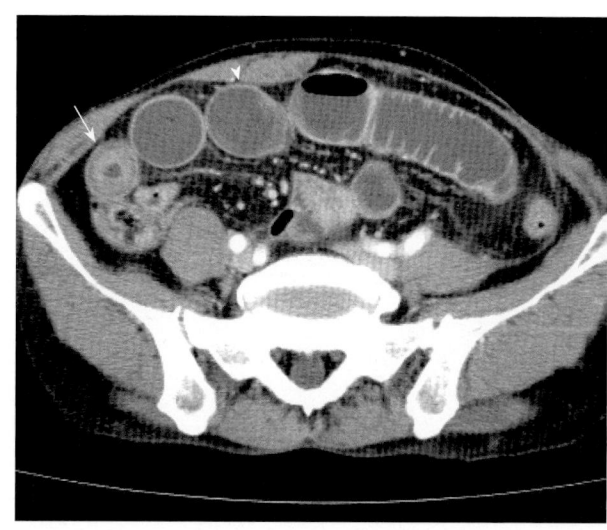

図e　CT像（造影）

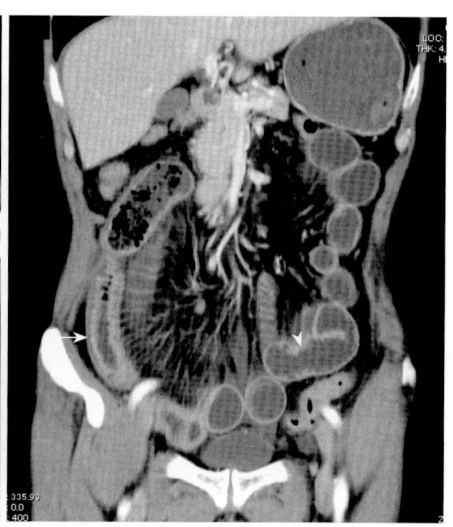

図f　CT前額断像（造影）

症例18　急性回腸末端炎　acute terminal ileitis

20歳，男性．右下腹部痛．

回腸末端の長軸像である．回腸末端および回盲弁（バウヒン弁）の粘膜および粘膜下層には軽度の肥厚がみられる．粘膜面には，集合リンパ小節（Peyer板）が低エコー像を呈している（図a矢印）．図bは軽度肥厚した回腸末端の口側をみたものである（矢印）．図cは回盲部の腫大した腸間膜リンパ節を示す（矢印）．本症の症状は右下腹部痛，下痢であることから，鑑別を要する主な疾患として虫垂炎があるが，症状では腹痛や下痢は両疾患にみられることからこれらの鑑別にエコー検査は有用な方法である．

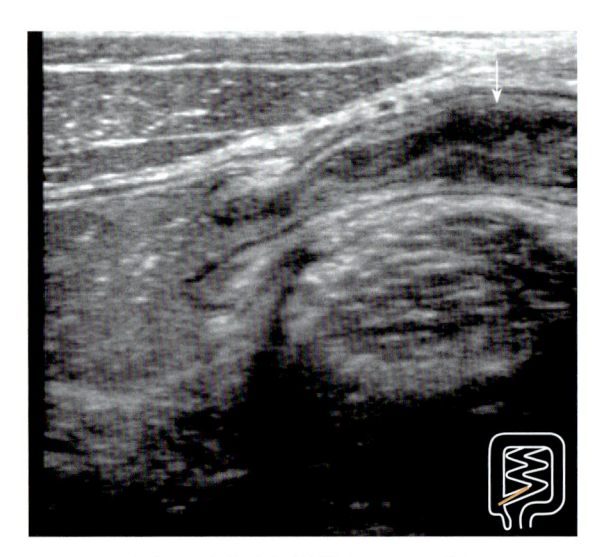

図a　回腸末端炎のエコー像

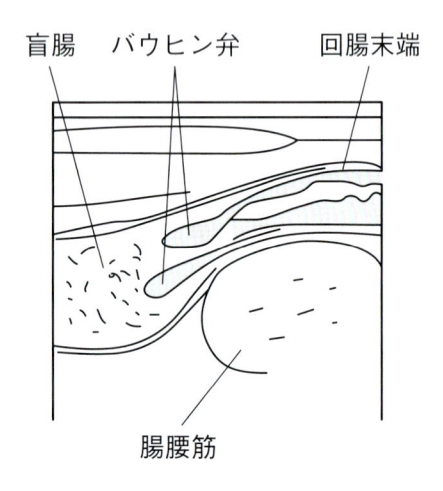

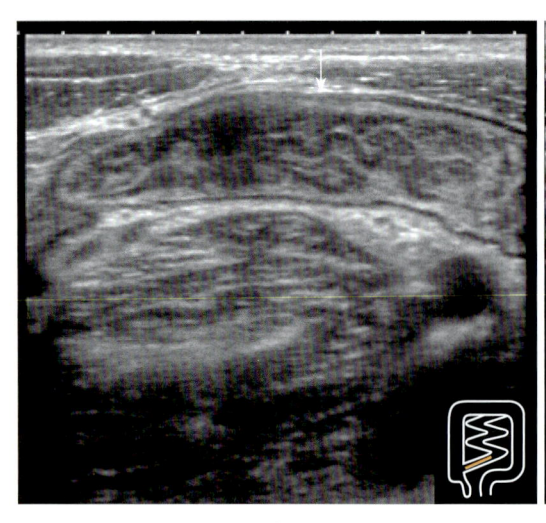

図b　回腸末端炎の口側エコー像 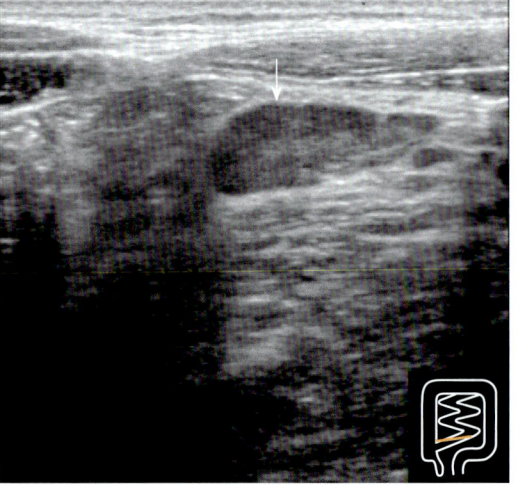　　図c　回盲部の腸間膜リンパ節エコー像

症例19　メッケル憩室　Meckel diverticulum　－捻転例－

7歳，男児．右下腹部痛．

　右下腹部のエコー像である．回腸に接し限局性に拡張した嚢胞域内には内部エコーがみられる（図a矢印）．図bは短軸像である．緊満した嚢胞内には内部エコーがみられる（矢印）．カラードプラで内部エコーの血流情報をみたが，血流信号は得られなかった（図c矢印）．メッケル憩室の捻転が疑われ手術で確認された．メッケル憩室は卵黄嚢管などの遺残によるもので，卵黄管の一部が閉塞せずに腸間膜付着部の反対側に発生した真性憩室で剖検例の2％にみられる．本症は虫垂炎に似た症状を示すことから両疾患の鑑別にエコー検査は有用である．

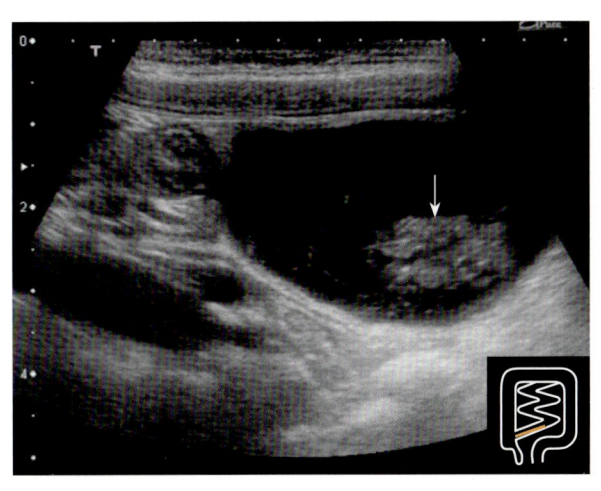

図a　捻転したメッケル憩室のエコー像

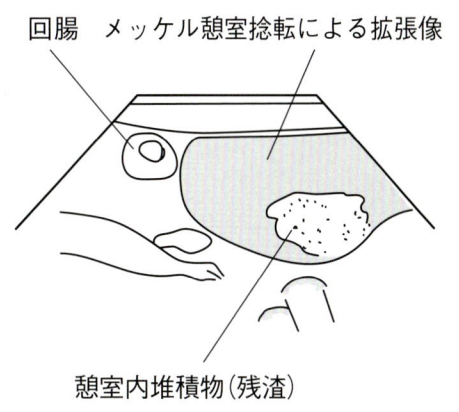

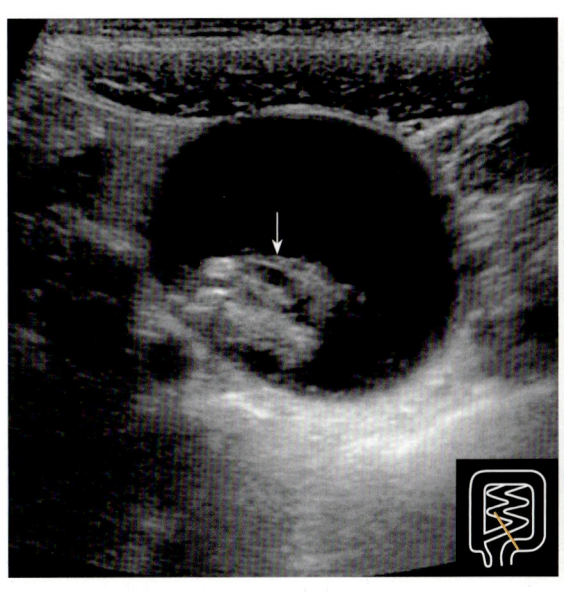

回腸　メッケル憩室捻転による拡張像

憩室内堆積物（残渣）

図b　メッケル憩室の短軸像

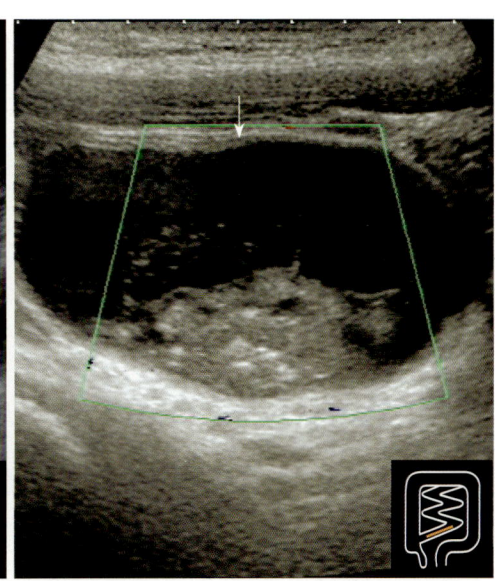

図c　カラードプラ像

第Ⅱ章　臨床　4．小腸

症例20　腸間膜リンパ節炎　mesenteric lymphadenitis

10歳，女性．腹痛．

　右下腹部の圧痛部位，回盲部をみたものである．類円形を示す低エコー像が房状にみられる．虫垂炎との鑑別を要すが，腫大した虫垂は認められなかったため腸間膜リンパ節炎と診断された．本症の原因はウイルスでも細菌でも起こるが，小児では Yersinia Enterocolitica によるものが多い．回盲部の腸管が部分的に肥厚していることが多く，臨床的には急性腸炎の一形態と考えられる．

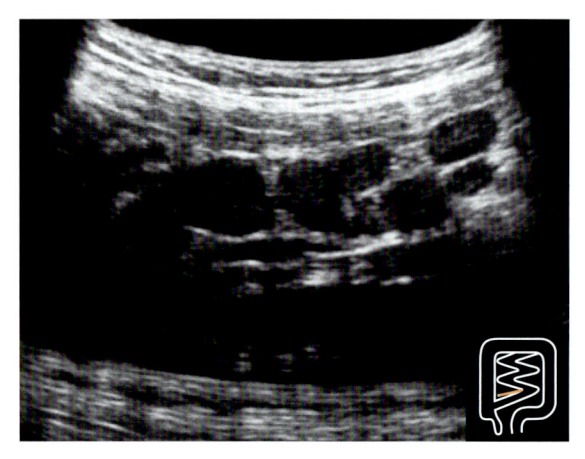

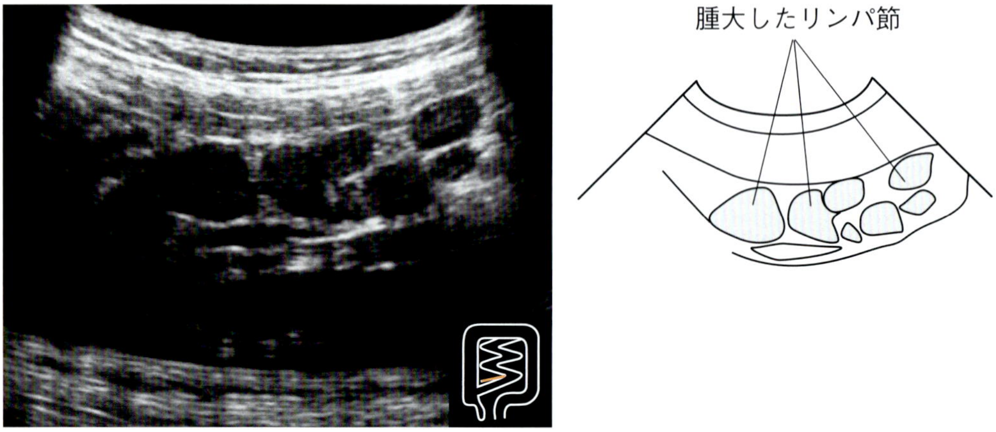

図　腸間膜リンパ節炎のエコー像

症例21　小腸損傷　small intestinal injury

71歳，女性．木の板が左腹部にあたる．

　左腹部の空腸長軸像である．空腸内の液状物により後壁側にはケルクリング襞が keyboard sign を示し（※），対側腸管には限局性の壁肥厚がみられる（矢印）．これに接し腹壁側には不整形な低エコー域が認められ（矢頭），腸管損傷が示唆される．手術の結果，トライツ靱帯より130cmの空腸に損傷がみられ，混濁した腹水が認められた．

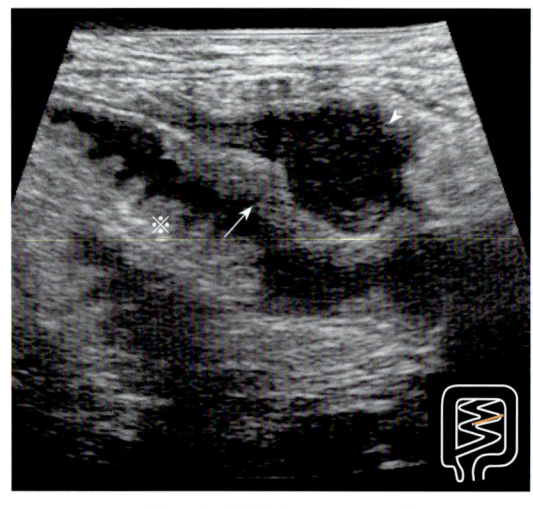

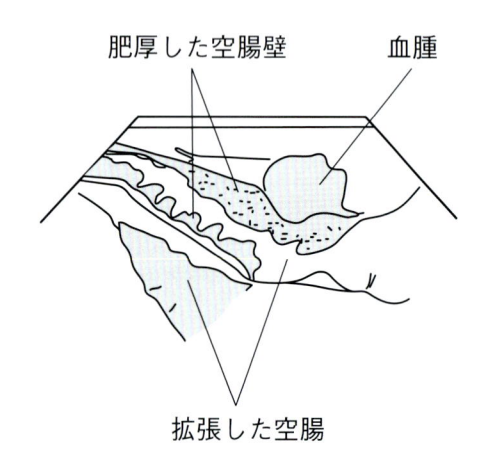

図　小腸損傷のエコー像

症例22　腸間膜損傷　mesenteric injury

56歳，男性．事故．

左下腹部縦断像である．腹腔内には限局性に肥厚した腸間膜および低エコーの張り出しがみられる（図a）．明らかなecho free spaceの溜まりは指摘できない．図bはCT像を示す．下行結腸の前壁側に接し不整形な高濃度域がみられる．下行結腸の変化は認められず活動性出血を示唆する所見は認められない．矢印がエコーで指摘された損傷部位である．

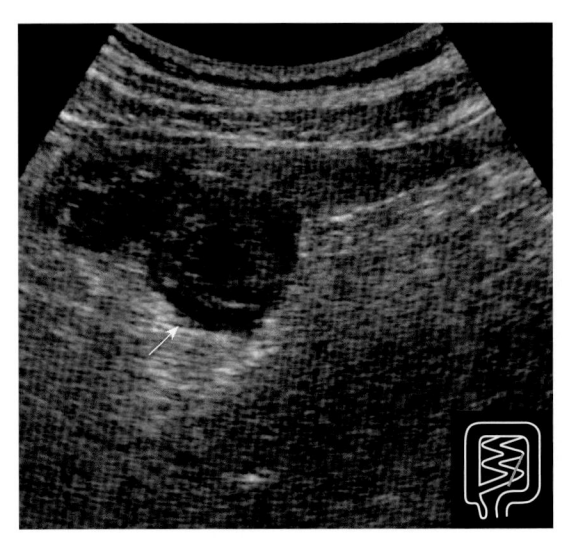

図a　腸間膜損傷のエコー像

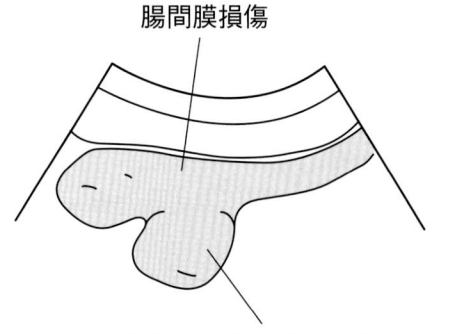

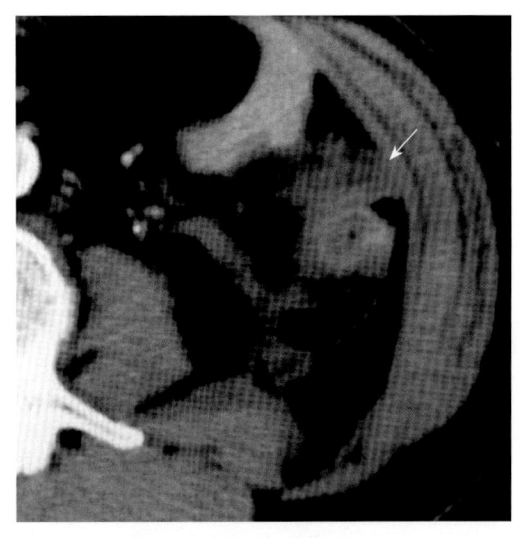

図b　CT像（造影）

症例23　腸回転異常症　midgut volvulus −whirlpool sign例−

73歳，男性．反復性腹痛．

　右下腹部の横断像である．腹膜に接し中心部に円形の低エコー像を伴う腫瘤像がみられる．腫瘤像をリアルタイムで観察すると上腸間膜動脈の周囲を上腸間膜静脈が螺旋状に走行する whirlpool sign を示す（図 a 矢印）．図 b は同部位のパワードプラ像である．中心部に円形を示す低エコー内には血流信号がみられる（矢印）．図 c はCT像を示す．エコー像と同様に whirlpool sign が認められる（矢印）．本症は，小児外科の対象例では腸回転異常症の多くが生後1ヶ月以内に発症するといわれるが，成人で腸回転異常が発症する例はまれにみられることがある．

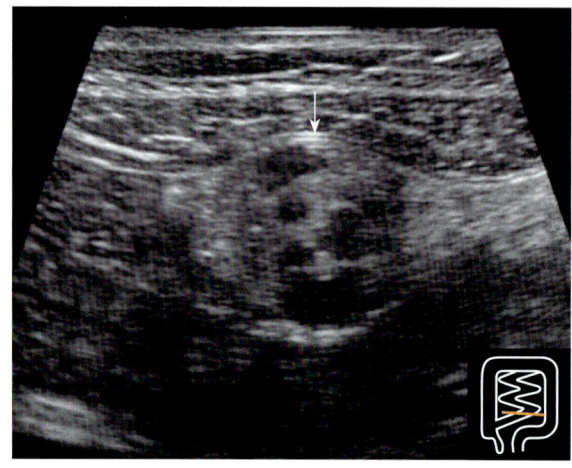

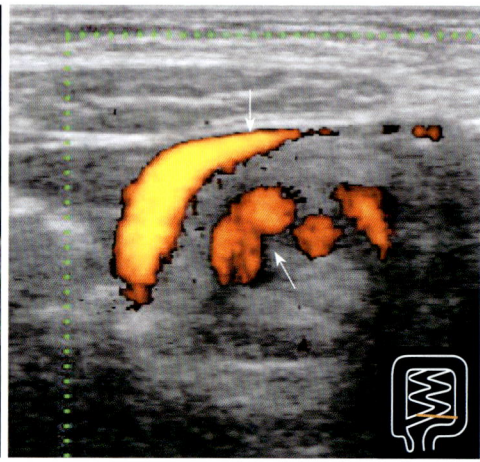

図a　whirlpool sign のエコー像　　　図b　パワードプラ像

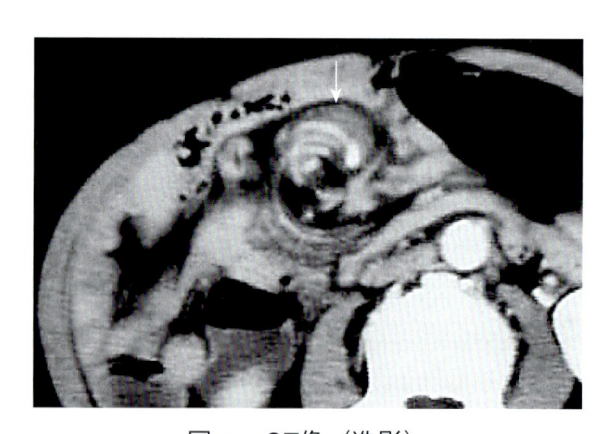

図c　CT像（造影）

memo　　腸回転異常症（中腸軸捻転）　midgut volvulus

・胎生期に中腸が回転しながら腹腔内に戻る過程で起きる異常で，通過障害や腸管壊死の原因となる先天性疾患である．胎生10週までに腹腔に腸管が還納される際には，腸管が反時計方向に回転しつつ戻るが，この回転が起こらないか，不完全な状態で戻ると，後腹膜への腸管の固定が起こらず，腸管全体が上腸間膜動脈を基部とする狭小な腸間膜により容易に捻転が起こる状態をいう．捻転は出生後に生ずることが多く通過障害とともに循環障害を併発し，十二指腸以下横行結腸までの腸管が壊死に陥ることがある．症状は突然出現する胆汁性嘔吐と下血で，70％程度の症例が新生児期に発症する．

症例24　腸回転異常症　midgut volvulus　−腸管位置異常−

7歳，男児．腸回転異常症，回盲部の位置確認．

右下腹部を走査したものである．回腸末端や盲腸の像は認められず，小腸像のみがみられる（図a矢印）．図bは左下腹部をみたものである．結腸に特徴的なハウストラを伴った腸管が認められる（矢印）．左下腹部の虫垂の存在を確かめた像を図cに示す．矢印が虫垂である．その背側，近傍には左総腸骨動静脈の短軸像が描出されている（矢頭）．図dは腹部単純X線像である．右側には偏位した小腸ガスがみられ（矢印），回盲部の位置は左側であった．内臓逆位との鑑別を要することから腹部臓器全体の観察が大切である．

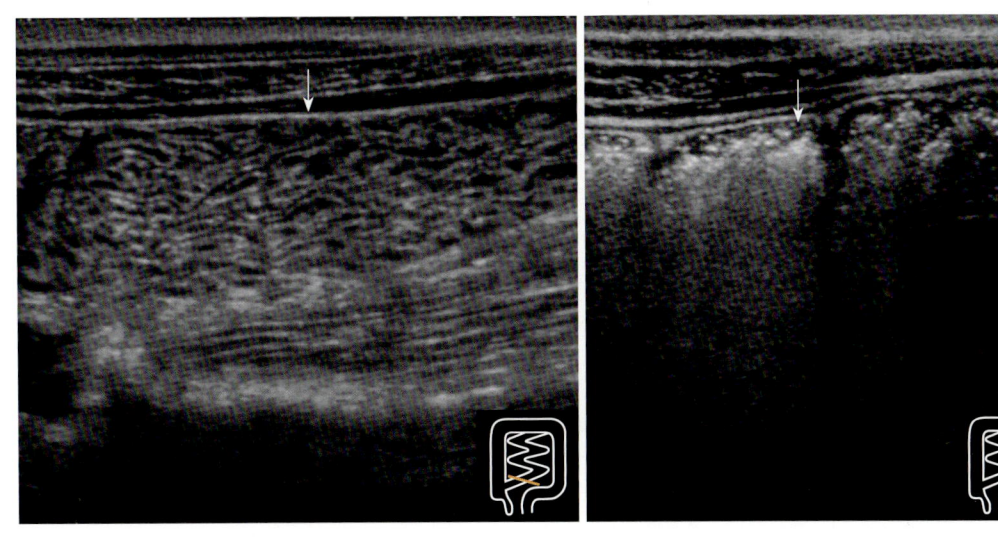

図a　右下腹部のエコー像

図b　左下腹部のエコー像

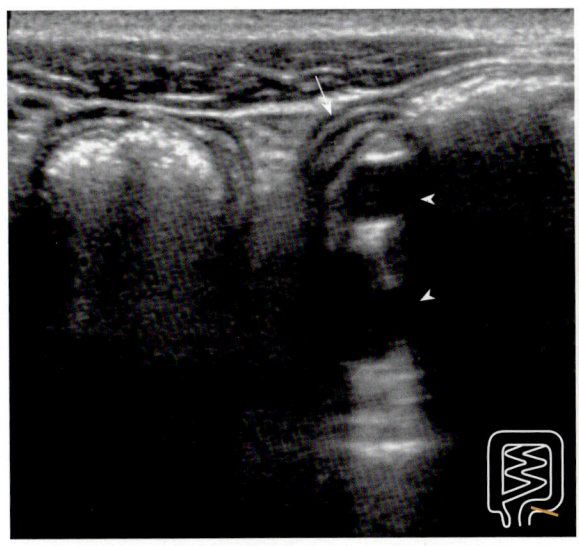

図c　左下腹部のエコー像（虫垂）

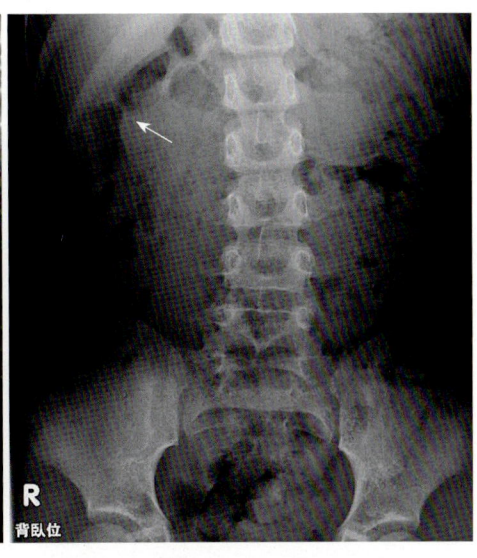

図d　腹部単純X線像（立位）

症例25　腸重積症　intussusception －透視下の整復例－

8ヶ月．男児．嘔吐．血便．

胆嚢底部に接し腸重積に典型的なエコー像，multiple concentric ring sign がみられ（図a 矢印），重積腸管の内部には腫大した腸間膜リンパ節が認められる（矢頭）．図bは空気を用いた整復時の大腸X線像である．嵌入腸管の先進部は空気像より高い濃度で描出されており，いわゆるカニのツメ状を呈している（矢印）．乳幼児の腸重積症は，ウイルス感染が関係するともいわれ，先進部に腫瘍性病変がなくても起こる．大部分が1年未満の乳児にみられ腸重積症のパターンの多くは，回腸末端部が盲腸・大腸に嵌入する．GB；胆嚢

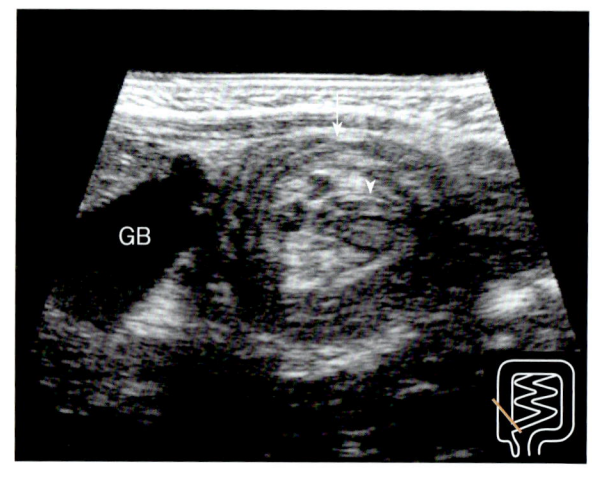

図a　腸重積のエコー像　　　　　図b　整復中の大腸X線像

症例26　腸重積症　intussusception －カラードプラの観察例－

2歳．男児．腹痛．下痢．血便．

リニア探触子を用い右下腹部を走査したものである．腸管の多層構造 multiple concentric ring sign がみられる（図a 矢印）．重積腸管の中心部には腫大したリンパ節が低エコー像として認められる（矢頭）．同部位のカラードプラを図bに示す．重積腸管には腸管壁に沿ってリング状の血流信号が認められ，虚血になっていないことがわかる（矢印）．

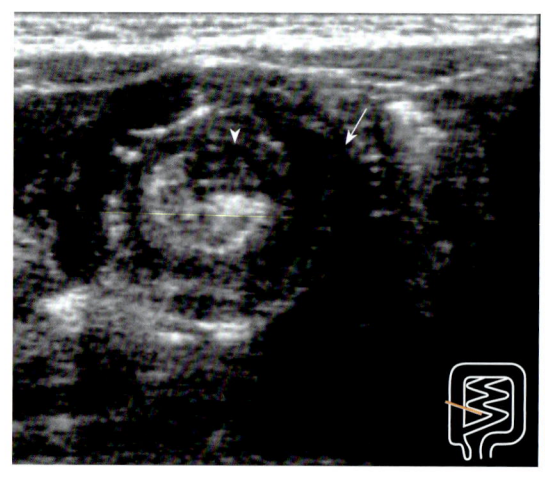

図a　腸重積のエコー像　　　　　図b　カラードプラ像

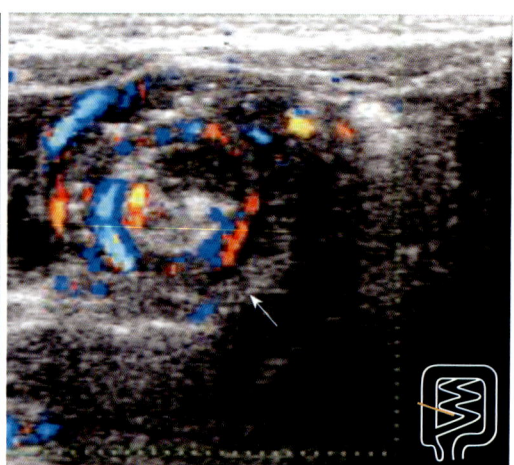

症例27　腸重積症　intussusception −超音波下の整復例−

8ヶ月，男児．嘔吐，血便．

右上腹部にはmultiple concentric ring signを示す腸管がみられ，中心部には腫大したリンパ節が認められる（図a）．図bはエコー観察下による整復中の像である．生理食塩水の流入により内筒と外筒が分離する様子をとらえたものである．矢印は外筒の上行結腸，矢頭は嵌入している回腸を示す．※印は腸間膜リンパ節である．図cは整復後の腸管像を示す．生理食塩水が大腸から小腸へ流入しhoney come sign（蜂の巣状）を呈し（矢印），整復完了を示唆するエコー所見である．

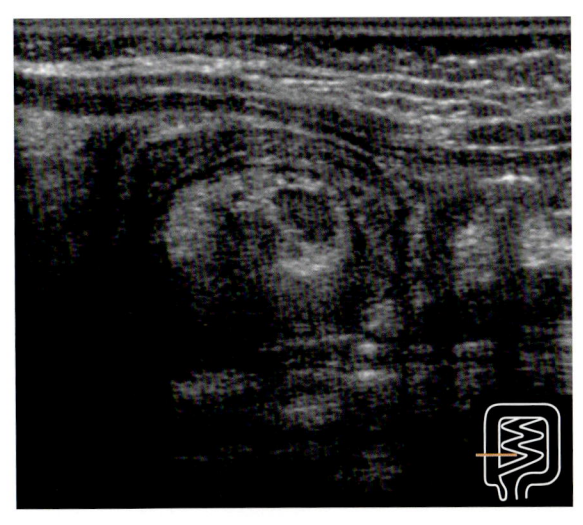

図a　腸重積のエコー像

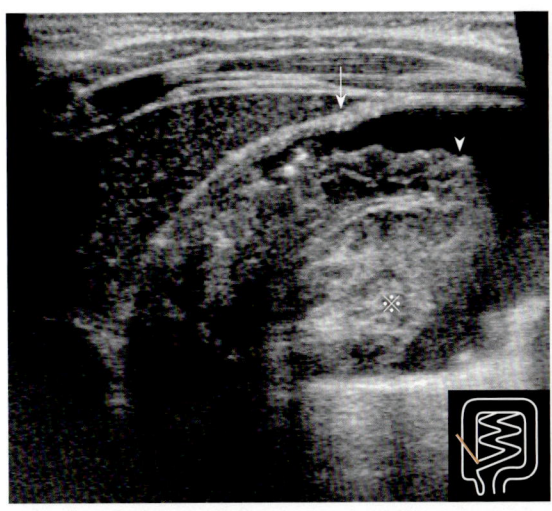

図b　整復中のエコー像　　　　図c　整復後のエコー像

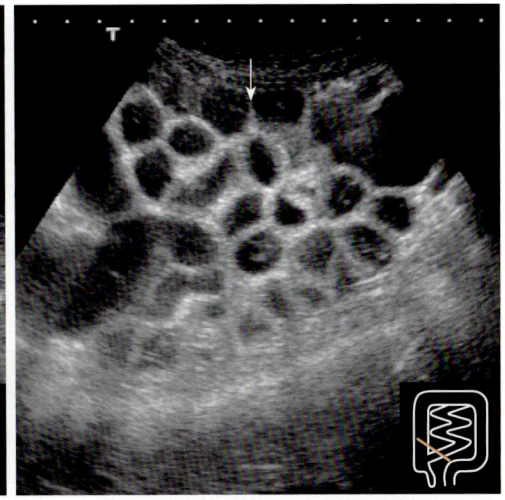

memo　　腸重積症　intussusception

・腸重積症は口側腸管が肛門側腸管に嵌入することで発症する．症状は腹痛，嘔吐，血便が三大症状といわれ，1歳未満の小児に多い．原因はウイルス感染により腫大した腸間膜リンパ節の誘因ともいわれている．多くが回盲部に発生し，回腸→結腸型が多い．まれに小腸→小腸，結腸→結腸がある．成人における腸重積症は腸内ポリープや腫瘍が原因で起こる．

症例28　腸重積症　intussusception　−経過観察例−

1歳，男児．嘔吐．

初回の腹部エコー検査では腸重積像は認められなかったが入院観察となった（図a）．図bは翌日，2回目のエコー像である．胆嚢近傍に multiple concentric ring sign がみられる．図cは重積腸管の長軸像である．矢印は外筒，矢頭は内筒を示す．右側腹部を走査すると腹水が認められる（図d矢印）．空気による整復が可能であった．L；肝，RK；右腎

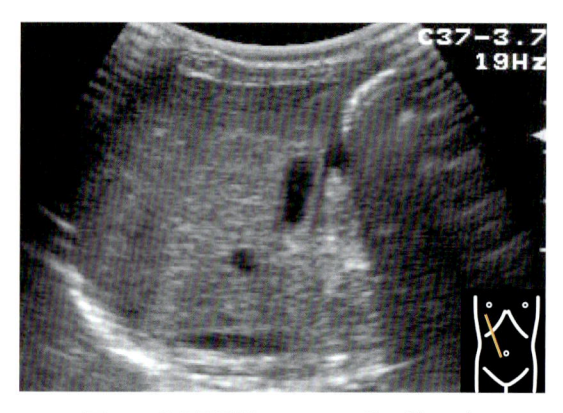

図a　胆嚢近傍のエコー像（初回）

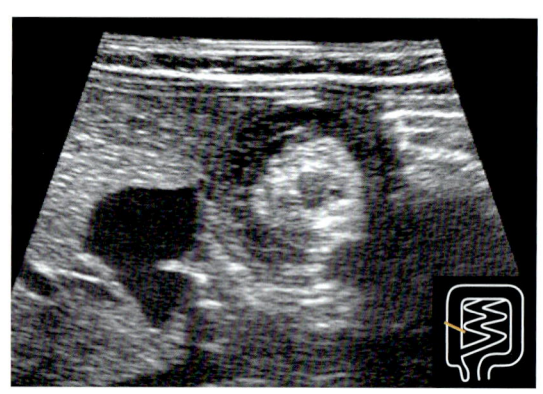

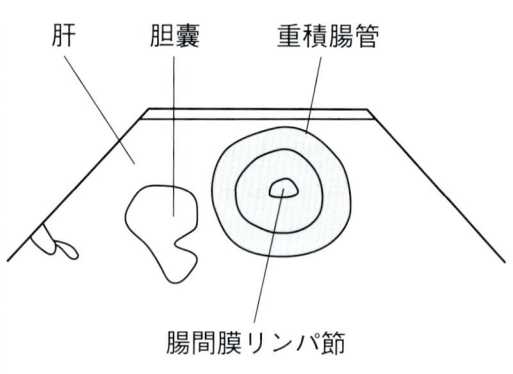

図b　腸重積の短軸像（2回目）

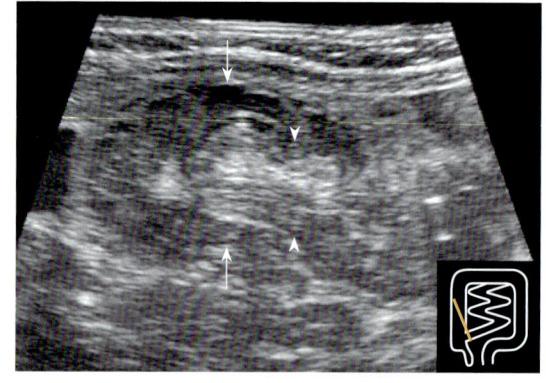

図c　腸重積の長軸像

図d　腹水のエコー像

症例29　腸重積類似像　similar image of intussusception

54歳，男性．背部痛．

　コンベックス探触子を用い空腸レベルを走査したものである．multiple concentric ring sign を示す重積腸管がみられる（図a）．図bは長軸像である．先進部に注目したが重積腸管は描出されるものの，腸重積を惹起する腫瘤性病変はみられない．矢印は外筒，矢頭は内筒を示す．他臓器を観察し数分後に再び観察したが，重積腸管の指摘はできなかった（図c矢印）．正常小腸は蠕動運動の際，一時的に重積像としてとらえられることがある．病的重積を除外するために経時的な観察が重要である．

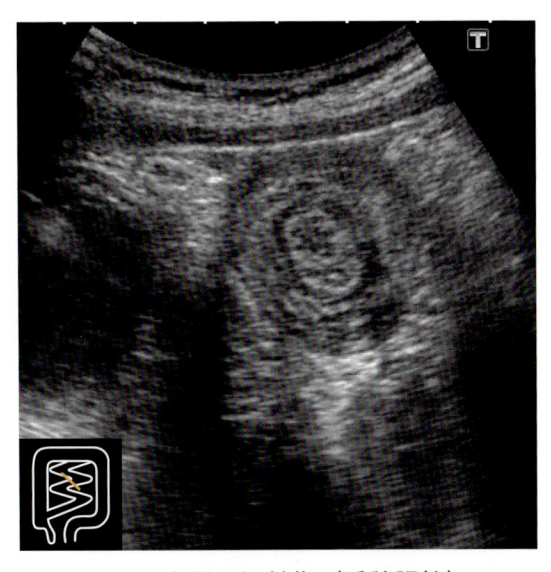

図a　空腸の短軸像（重積腸管）

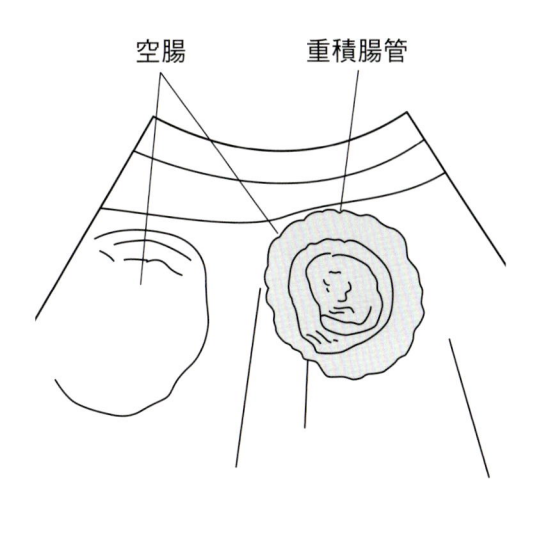

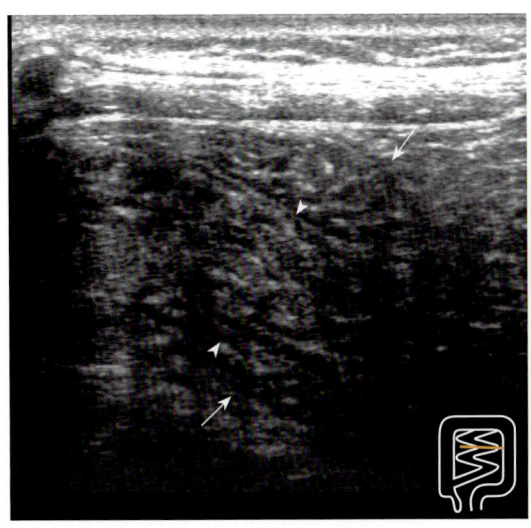

図b　空腸の長軸像（重積腸管）

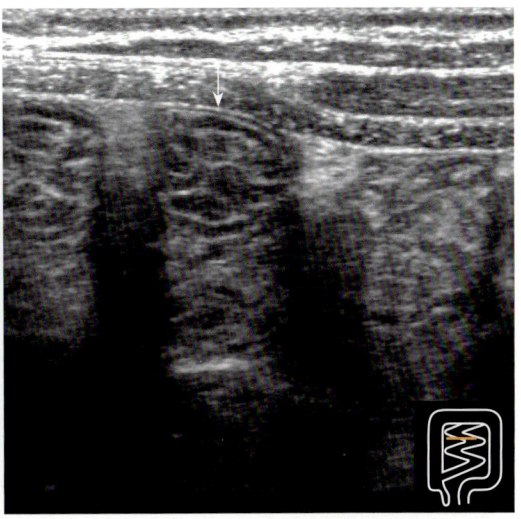

図c　空腸のエコー像（重積状態解除後）

第Ⅱ章　臨床　4. 小腸

症例30　腸重積症　Intussusception －Peutz-Jeghers 症候群－

18歳，男性．急性腹症．

左上腹部の空腸には重積像が認められる．嵌入した腸管には浮腫性肥厚がみられ，内腔には腸液の貯留が認められる（図a）．図bは重積部の拡大像である（矢印）．図cは同部位の短軸像を示す（矢印）．multiple concentric ring sign がみられ，長軸・短軸像から空腸-空腸の腸重積と診断され手術が行われた．病理診断でPeutz-Jeghers 症候群と診断された．

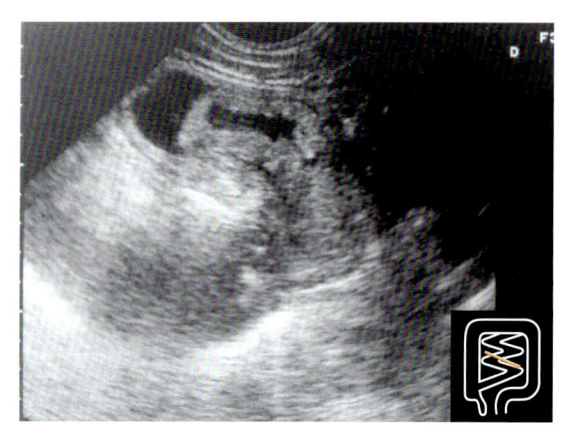

図a　腸重積の長軸像

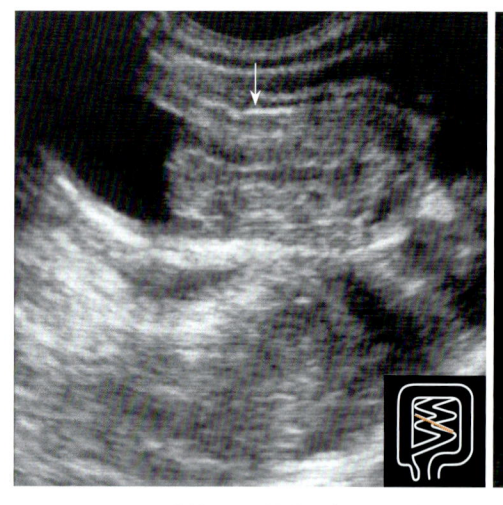

図b　腸重積の長軸像（拡大像）

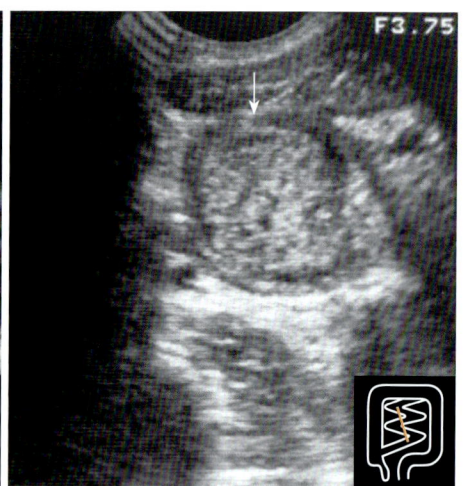

図c　腸重積の短軸像

| memo | Peutz-Jeghers症候群 |

・Peutz-Jeghers症候群は，口唇，口腔粘膜，四肢末端の特有な色素沈着と消化管ポリポーシスを合併する常染色体優性遺伝疾患である．ポリープは過誤腫性で食道を除く全消化管に発生するが，特に小腸に多くみられ，増大すると腸重積やイレウスの原因になりやすい．ポリープは過誤腫性で悪性化はないといわれていたが，最近ではポリープ自体の癌化や，悪性腫瘍の合併があることがわかっている．

症例31　腸重積症　Intussusception　−若年性ポリープ例−

31歳，男性．心窩部痛．

　右下腹部をコンベックス探触子で走査したものである．浮腫性肥厚を伴った腸管の内腔には嵌入腸管とともに引き込まれた脂肪組織が高エコー帯を示している（図a矢印）．先進部の原因疾患を追求すると，キノコ状を示す腫瘍が低エコー像としてみられる（図b矢印）．図cはCT前額断像である．腸管内に嵌入した腫瘍性病変がみられる（矢印）．図dはCT像である．腸重積を示唆する同心円状の像が taget sign（矢印）を示し，先進部には腫瘍性病変（矢頭）が認められる．病理診断の結果，若年性ポリープと診断された．

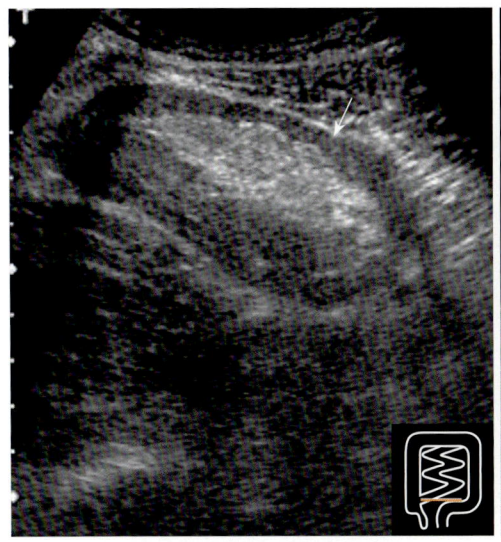

図a　腸重積の長軸像

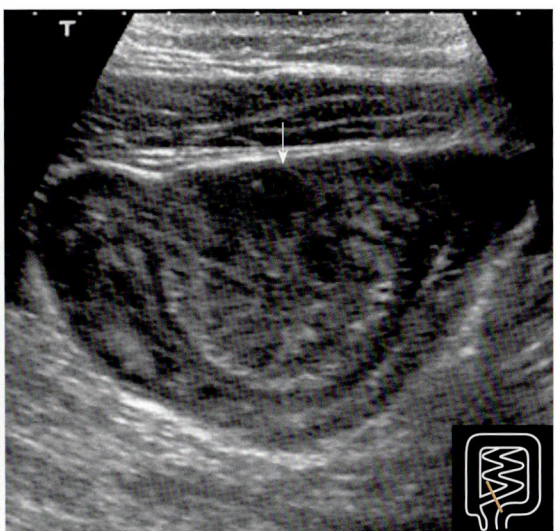

図b　先進部腫瘍の短軸像

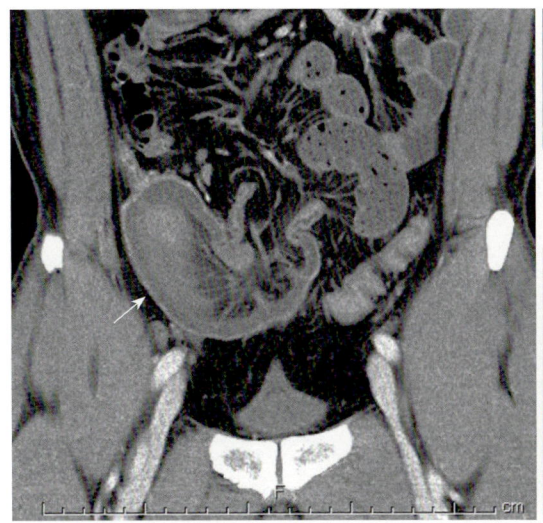

図c　CT前額断像（造影）

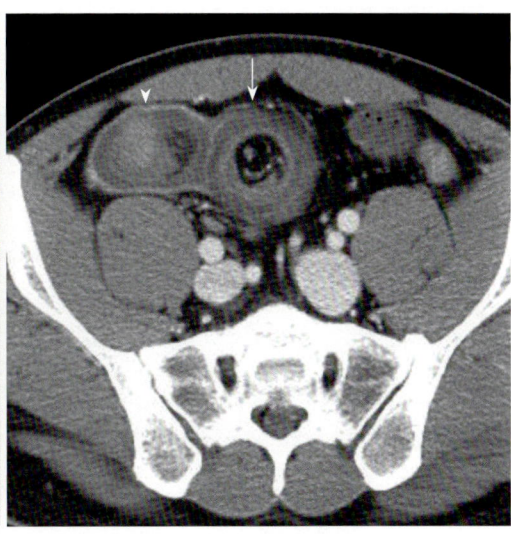

図d　CT像（造影）

6 小腸の悪性疾患

小腸における悪性疾患の症例を提示する．

症例32　小腸癌　small intestinal cancer　−腸重積症を呈した例−

65歳，男性．脳梗塞治療後の腹部スクリーニング．

左上腹部を横断走査したものである．空腸内には腸管とともに嵌入した脂肪織が帯状高エコーとしてみられ（図a矢頭），先進部腫瘍の表面は線状高エコーに縁取りされた類円形像として認められる（矢印）．図bは先進部腫瘍の短軸像を示す（矢印）．図cは小腸バリウムX線像である．造影時では腸重積をきたしている所見はみられない．矢印は陰影欠損像を示す．図dは摘出標本である（矢印）．病理診断は小腸癌 adenocarcinoma であった．

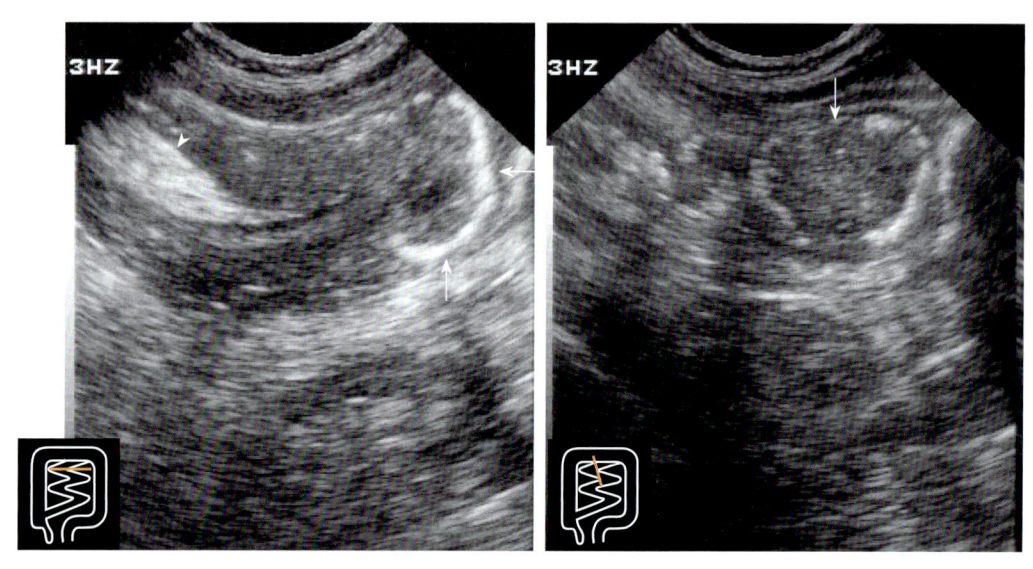

図a　腸重積の長軸像

図b　先進部腫瘍の短軸像

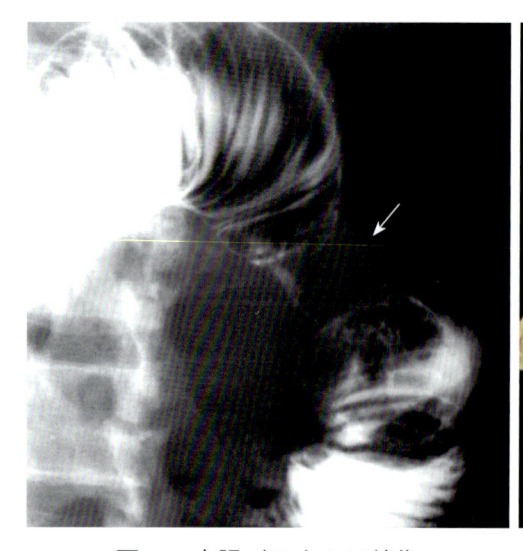

図c　小腸バリウムX線像

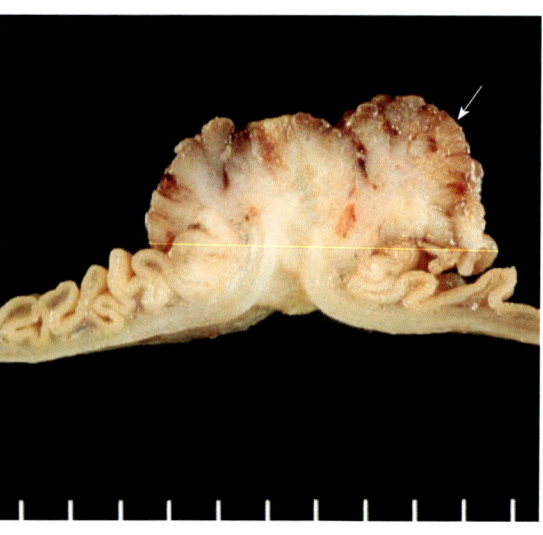

図d　摘出標本

症例33　小腸転移癌　small intestinal metastatic cancer
－イレウスを呈した例－

79歳，男性．上腹部腹痛．

　小腸の短軸像である．下腹部の小腸はmultiple concentric ring signを示し，周辺には少量の腹水がみられる（図a）．図bは重積腸管の先進部を長軸像でみたものである．腫瘍は低エコー像を示し（矢頭）閉塞部位が示唆される．矢印は腸管内へ嵌入する腸管を示す．図cは重積腸管の先進部短軸像である．小腸のケルクリング襞は不明瞭で拡張した腸管内には低エコー腫瘍が認められる（矢印）．本例は肺癌の経過観察中に指摘されたもので，イレウスの原因は肺癌の小腸転移による腸重積と診断された．

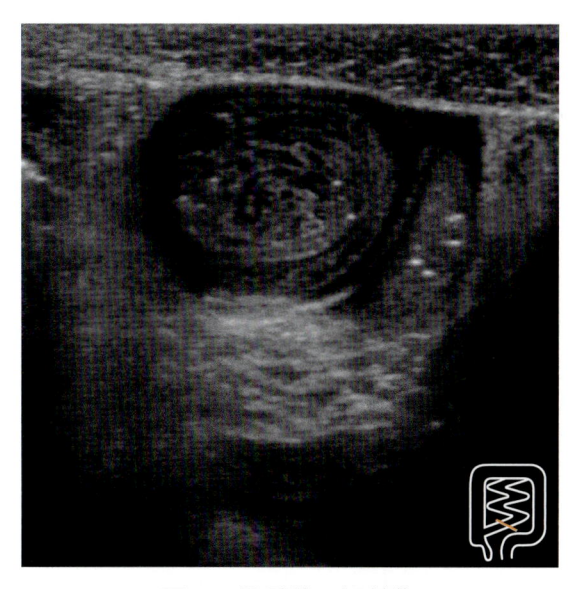

図a　腸重積の短軸像

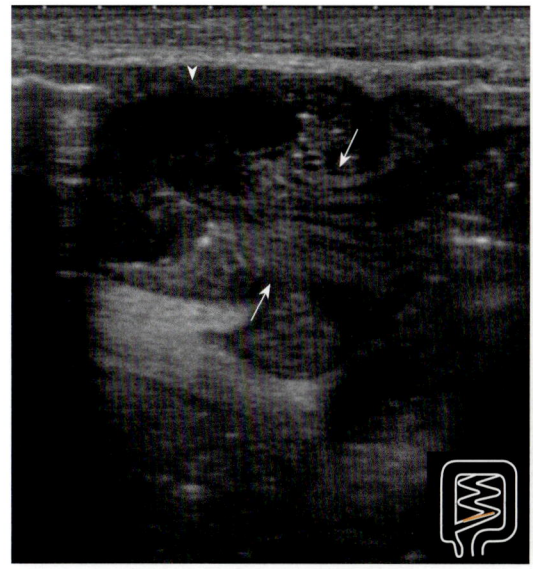

図b　腸重積の長軸像

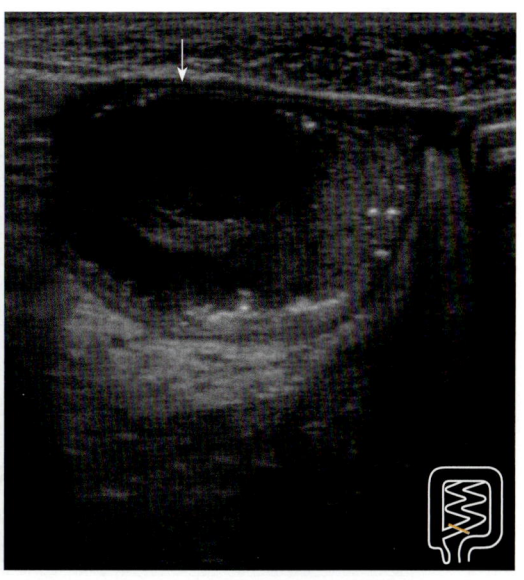

図c　先進部腫瘍の短軸像

症例34　悪性リンパ腫　malignant lymphoma　－回腸末端例－

89歳，男性．貧血．

コンベックス探触子で回腸末端の長軸像をみたものである．層構造の消失した限局性壁肥厚が低エコー像として認められる（図a矢印）．図bは同部位の短軸像である（矢印）．回腸末端の低エコー領域を詳細に観察するためリニア探触子を用い，表示レンジ4cmに拡大し観察した像を図cに示す．エコーレベルは極低エコーを示し層構造の消失がみられるが漿膜側は境界明瞭平滑である（矢印）．図dはパワードプラで腫瘍内の血流信号をみたものである．腫瘍内へ流入する血流信号が認められる（矢印）．

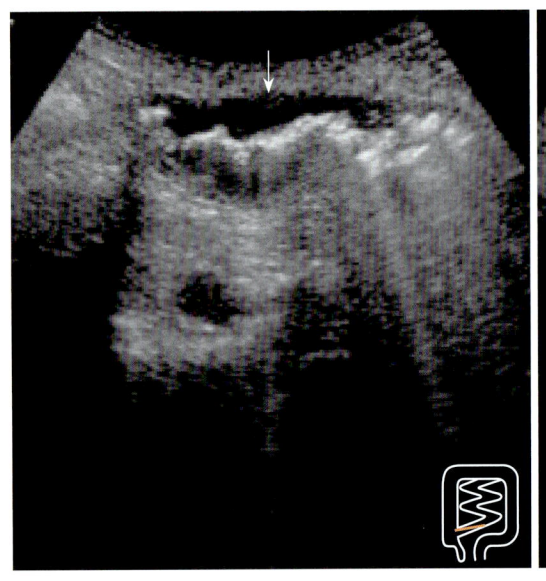

図a　肥厚した回腸末端長軸像
（コンベックス探触子）

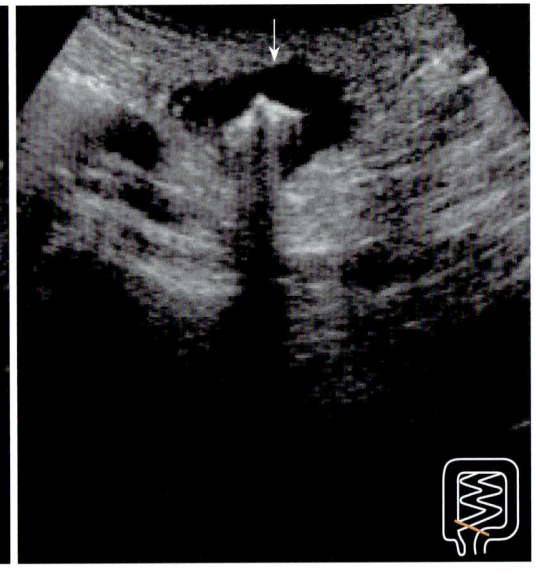

図b　肥厚した回腸末端短軸像

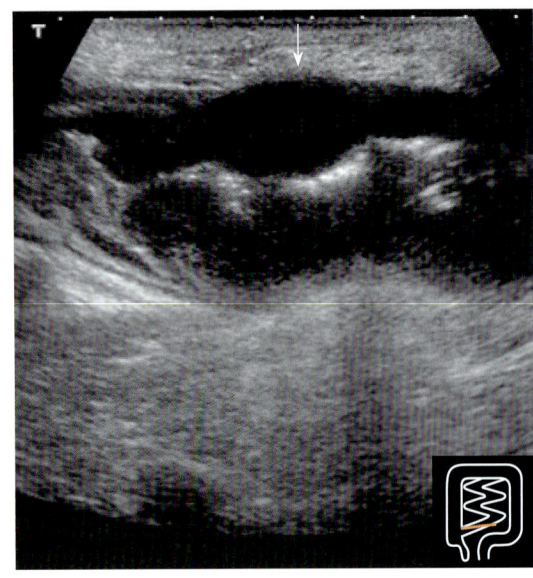

図c　肥厚した回腸末端長軸像
（リニア探触子）

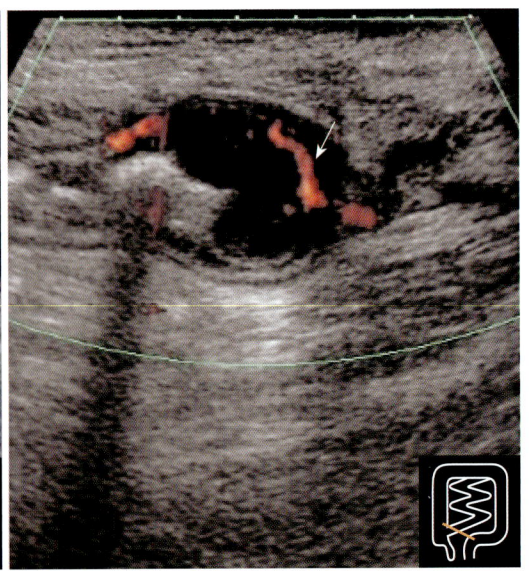

図d　パワードプラ像

図eはCTの前額断像である．回腸末端には造影効果を示す肥厚性病変がみられる（矢印）．図fは注腸バリウムX線像を示す．回腸末端には急峻な隆起内に不整形な潰瘍が認められる（矢印）．図gは回腸末端の内視鏡像を示す．粘膜の浮腫性肥厚と出血がみられ浅い潰瘍も認められる．図hは摘出標本である．病理組織診断は回腸末端の悪性リンパ腫であった（矢印）．回腸末端の悪性リンパ腫が原因で腸重積をきたしたり，穿孔により急性腹症で開腹手術に至る報告もみられることから，消化管を含めた腹部臓器の検査は極めて大切である．類似するエコー像としてクローン病との鑑別がある．

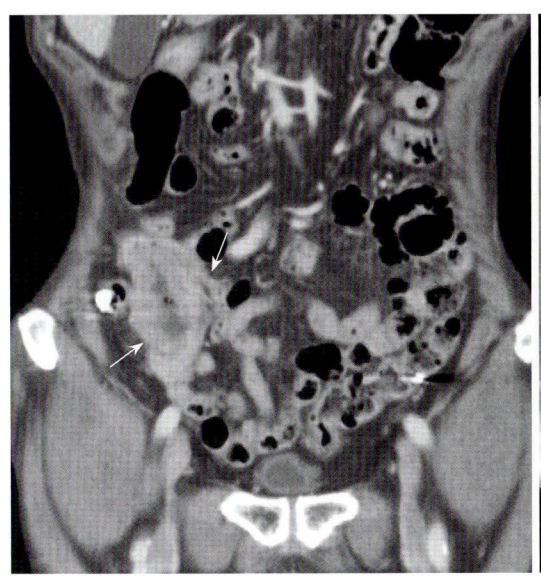

図e　CT前額断像（造影）

図f　注腸バリウムX線像（腹臥位）

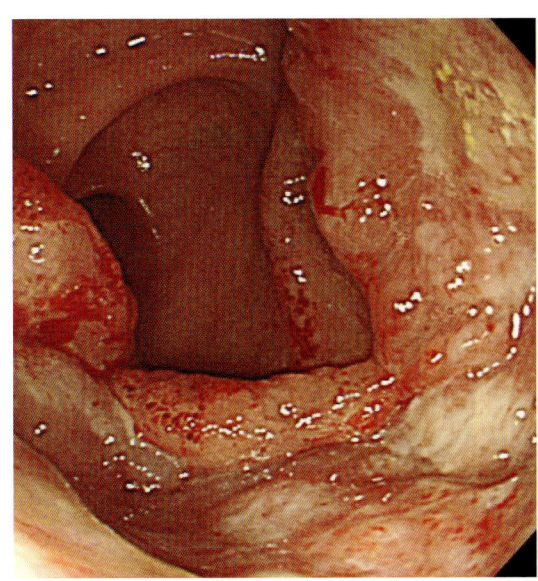

図g　回腸末端の内視鏡像

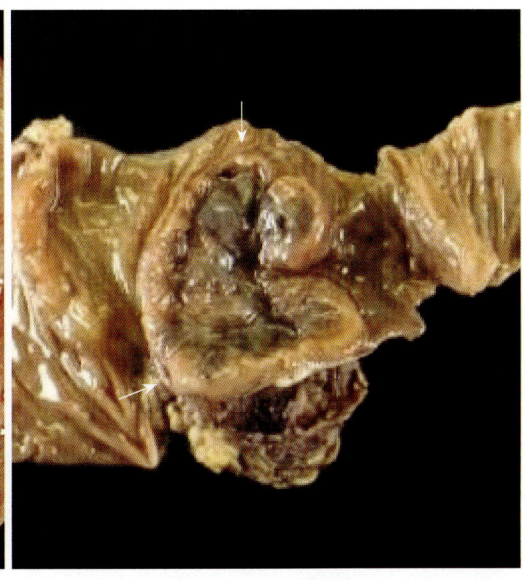

図h　摘出標本

症例35　悪性リンパ腫　malignant lymphoma　－リンパ筋腫大を伴う例－
86歳, 男性. 貧血.

　回盲部をリニア探触子でみたものである. 回腸末端には極めてエコーレベルの低い全周性の壁肥厚が pseudokidney sign を呈している（図 a）. 矢印は腫瘍, 矢頭は正常回腸を示す. 図 b の矢印は周辺にみられた腸間膜リンパ節腫大である. 円形で極めてエコーレベルの低い像を呈している. 病理診断は回腸末端の悪性リンパ腫であった.

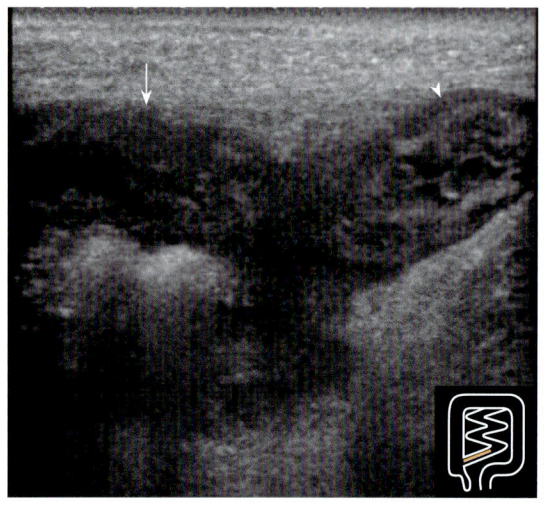

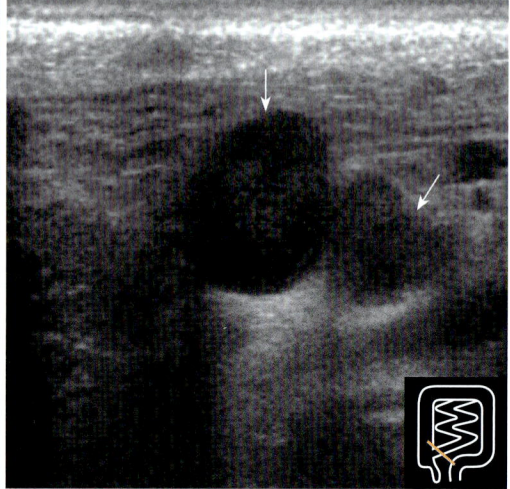

図 a　肥厚した回腸末端長軸像　　　図 b　腫大した腸間膜リンパ節のエコー像

症例36　悪性リンパ腫　malignant lymphoma　－空腸の例－
61歳, 男性. 貧血.

　表在領域に腫瘍が疑われたため, 音響カプラを用いて得られた画像である. 中心部に高エコーを伴った低エコー腫瘍が pseudokidney sign としてみられる. 腫瘍の位置関係から空腸が示唆される（図 a 矢印）. 図 b は小腸バリウム X 線像である. 小腸造影の圧迫像で腫瘍の存在が描出されている（矢印）. 病理診断は空腸悪性リンパ腫であった.

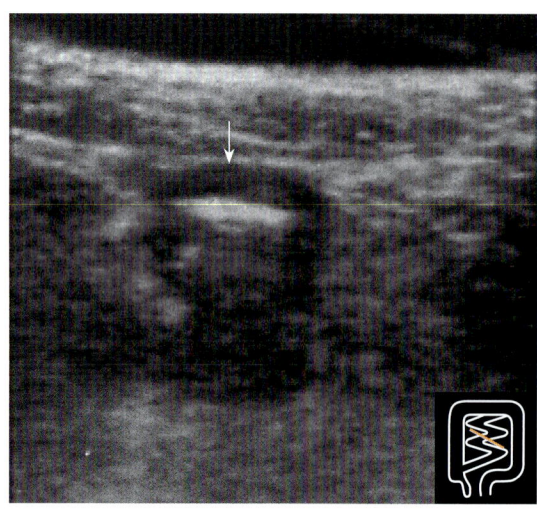

図 a　肥厚した空腸短軸像　　　図 b　小腸バリウム X 線像

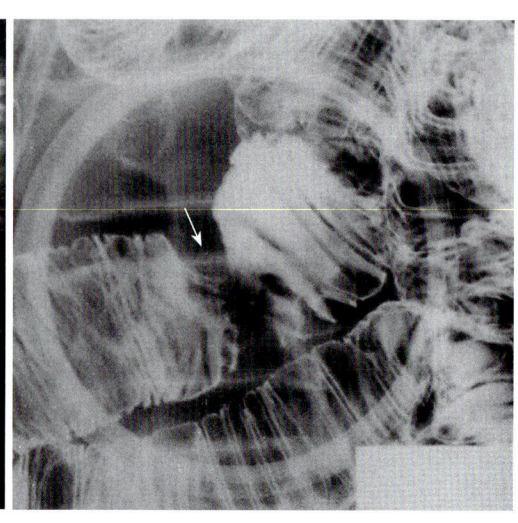

症例37　小腸肉腫　small intestine sarcoma　−血流豊富な例−

51歳，男性．腹痛，黒色便．

　右腎下極の近傍には境界明瞭平滑，円形で内部エコーやや不均一，点状高エコーを伴った低エコー腫瘍がみられる（図a）．図bはカラードプラ像である．豊富な血流信号が認められる（矢印）．血管造影検査では上腸間膜動脈造影で濃染された腫瘍が認められる（図c矢印）．病理診断は平滑筋肉腫 leiomyosarcoma であった．平滑筋細胞は不随意筋で，子宮，胃，腸，全ての血管の壁，皮膚を含む身体のほとんどの部分でみられる．平滑筋肉腫は乳房を含む身体のあらゆる場所に発生する可能性があり，最もよくみられる部位は胃，小腸，後腹膜といわれている．

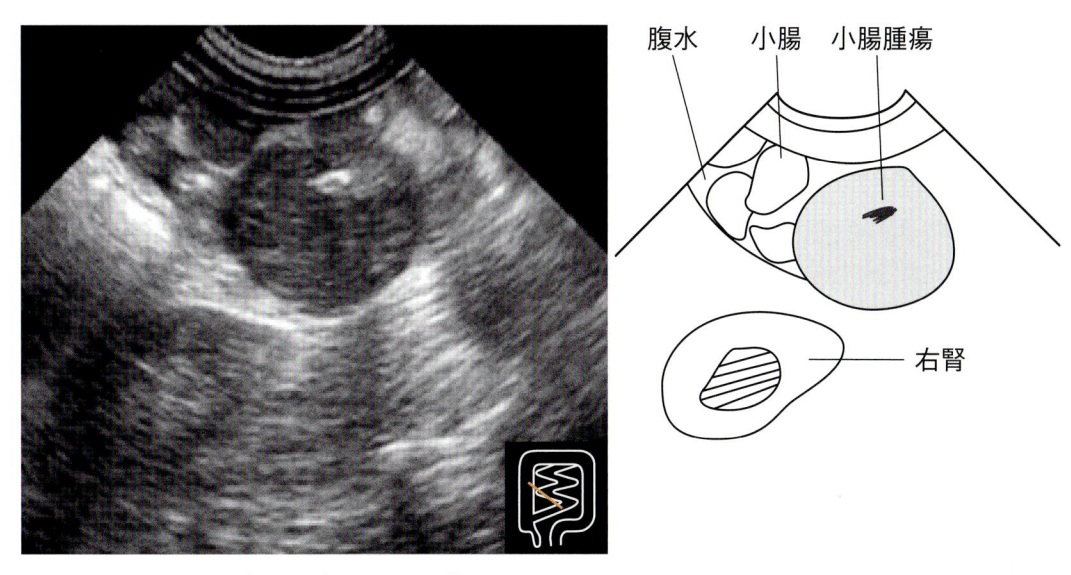

図a　小腸腫瘍のエコー像

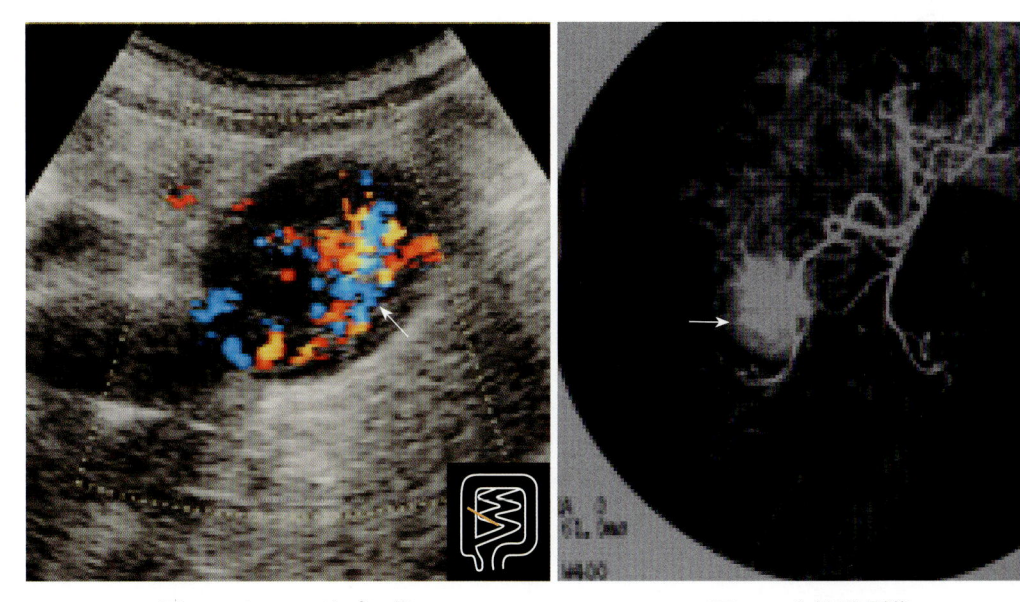

図b　カラードプラ像

図c　血管造影像

5 虫 垂
appendix

1 虫垂の解剖

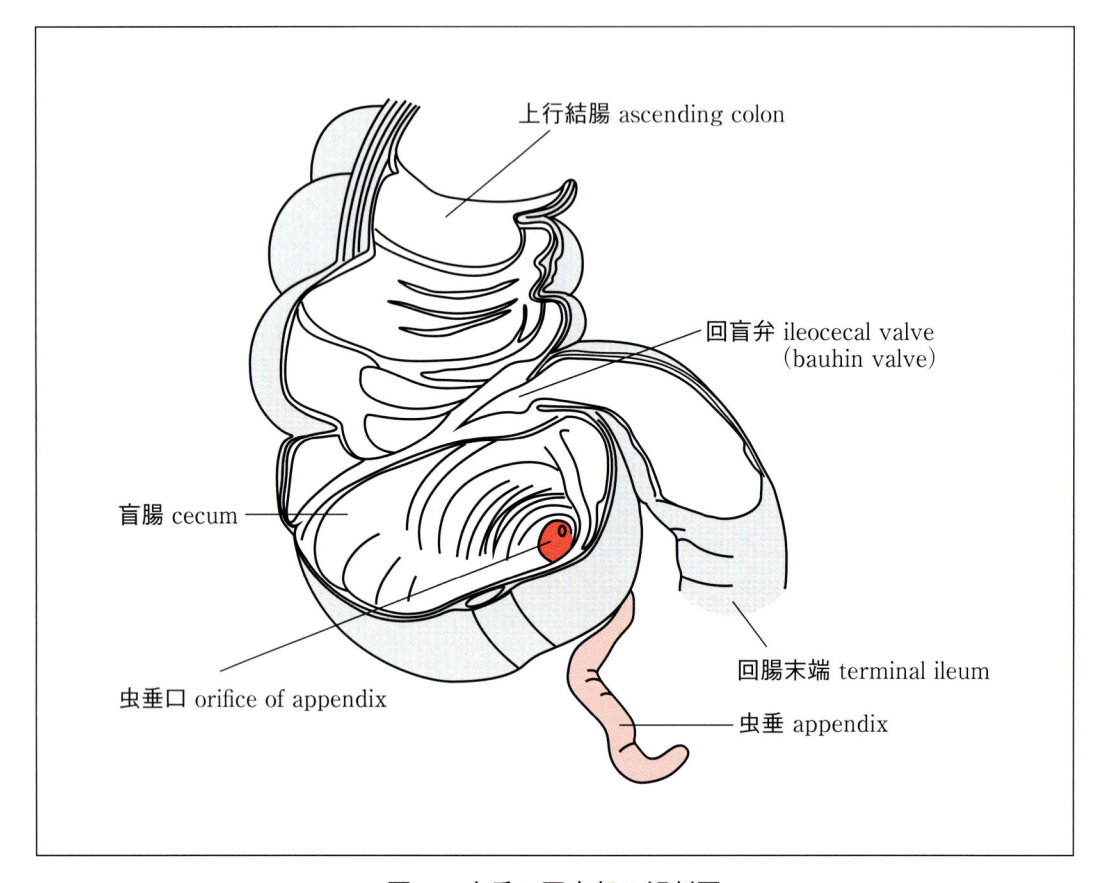

図a　虫垂・回盲部の解剖図

•虫垂の解剖について

　虫垂は回盲弁の下方，盲腸の内側あるいは後内側から伸びる長さ50〜70mm，短径5mmほどの管腔臓器である．虫垂には虫垂間膜があり後腹壁と結びついている．虫垂壁の層構造は粘膜層，粘膜下層，筋層，漿膜に分けられ，他の消化管と同様に層構造をなす．粘膜固有層から粘膜下層にはリンパ濾胞が多数みられる．リンパ濾胞が何らかの原因で急激に増生すると内腔が閉塞され，虫垂炎が発症するといわれている．図aは虫垂・回盲部の解剖図を示す．

・虫垂の血管と位置

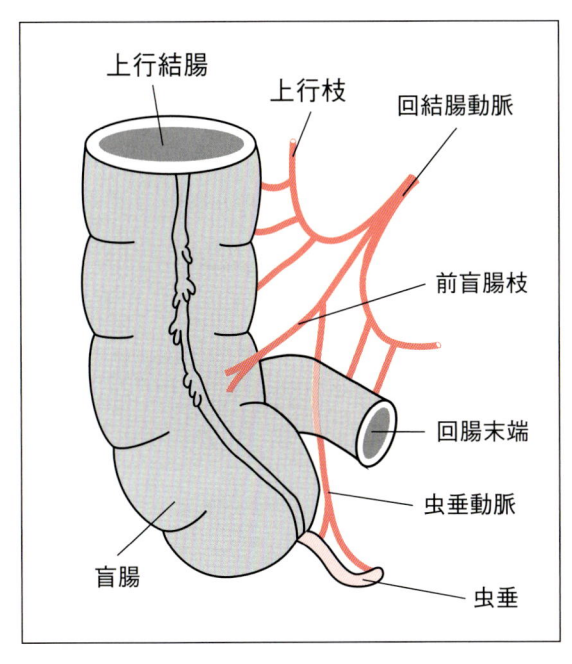

図b　虫垂・回盲部の動脈

・虫垂の血管について
　虫垂の血管は上腸間膜動脈の分枝である回結腸動脈から供給される．虫垂は腹膜で完全に覆われており，腸間膜に相当するものが虫垂間膜とよばれ，虫垂に分布する血管，神経がそこに含まれているが，虫垂間膜の発達程度には個人差がある．図bは虫垂・回盲部の動脈について示す．

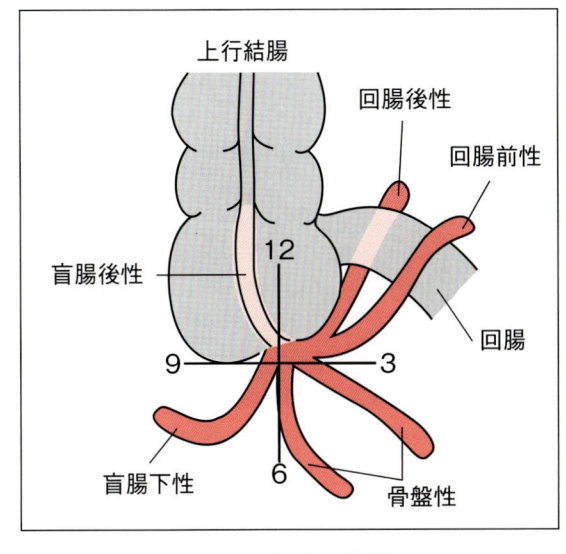

図c　虫垂の位置

・虫垂の位置について
　虫垂の大きさや位置には個人差がある．Wakeleyはこれを，回腸前性，回腸後性，骨盤性，盲腸下性，盲腸後性に分類している．日常，最も多くみられる位置は，回盲部を時計軸に見立てた3時から6時に位置する骨盤性で，腸腰筋の前方に多くみられる．図cは虫垂の位置について示す．

第Ⅱ章　臨床　5．虫　垂　171

② 正常な虫垂のＸ線像と虫垂口の内視鏡像

　虫垂のバリウムＸ線像は，大腸バリウム造影で偶然描出されたものである．正常なバリウムＸ線像と内視鏡像でみた虫垂口を示す．模式図に示す赤色部分はＡ，Ｂの観察部位を示す．

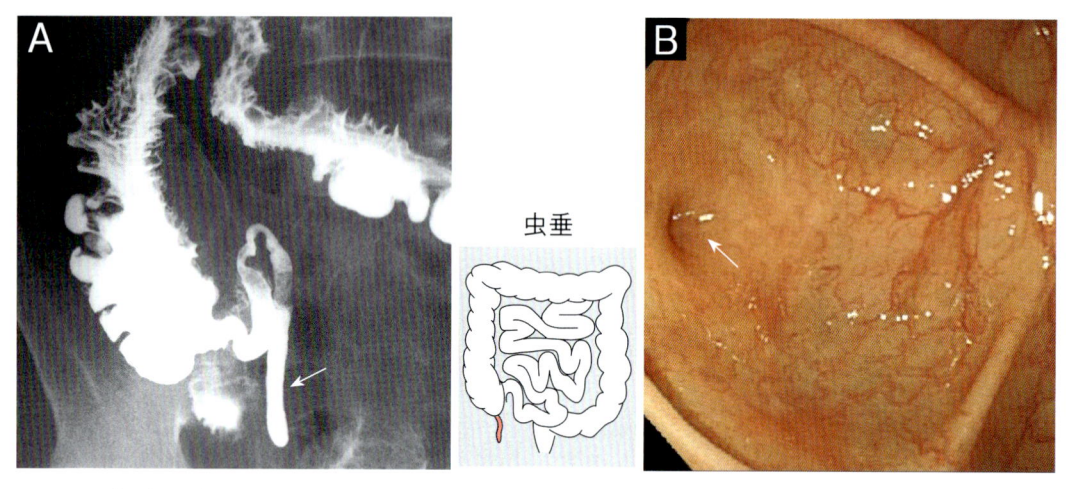

虫垂のバリウムＸ線像

内視鏡像

Ａ．盲腸下端から細長い管腔像として描出される（矢印）．Ｂ．内視鏡像は虫垂口をとらえたものである（矢印）．

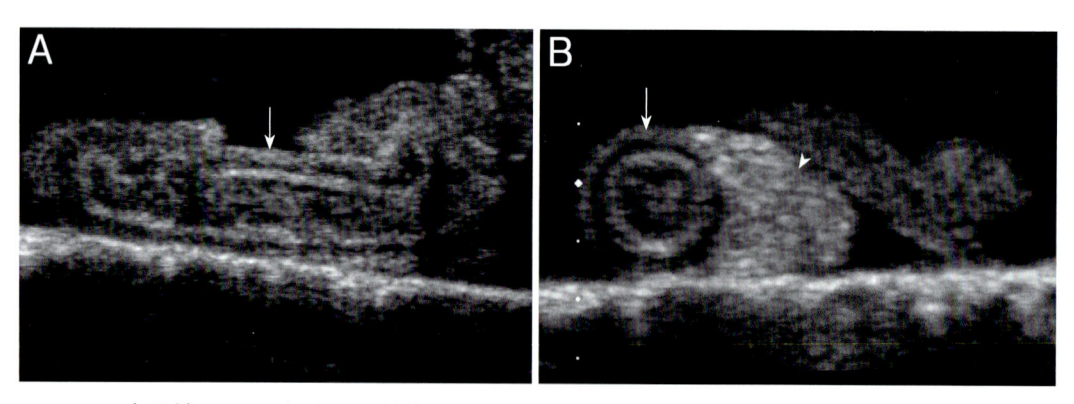

水浸法でみた虫垂の長軸像

水浸法でみた虫垂の短軸像

　摘出した正常虫垂を水浸法でみたものである．Ａ．虫垂の長軸像である．5層構造がみられる（矢印）．Ｂ．虫垂の短軸像を示す．同心円状の5層構造がみられる（矢印）．矢頭は虫垂間膜を示す．

3 虫垂の基本走査と正常エコー像

エコーによる系統的走査が可能な虫垂の正常エコー像について示す．模式図のラインは探触子の走査部位を示してある．

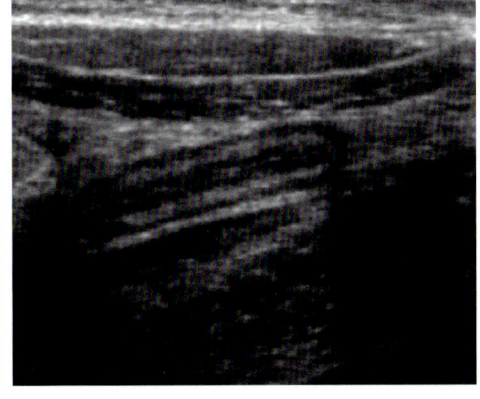

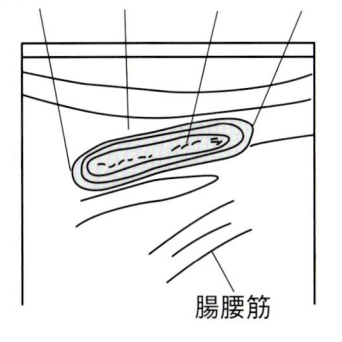

・虫垂の長軸像である．5層構造を示し，盲端を有するソーセージ様の像として描出される．画像表示は画面左が盲腸側，右が虫垂の先端側になる．

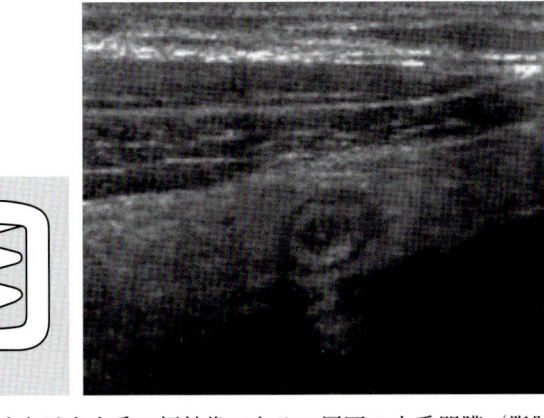

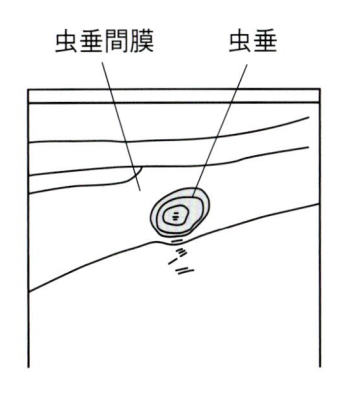

・5層構造を示す虫垂の短軸像である．周囲の虫垂間膜（脂肪織）も描出されている．

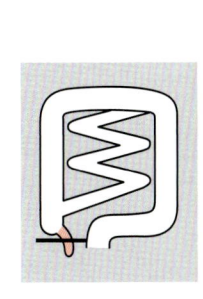

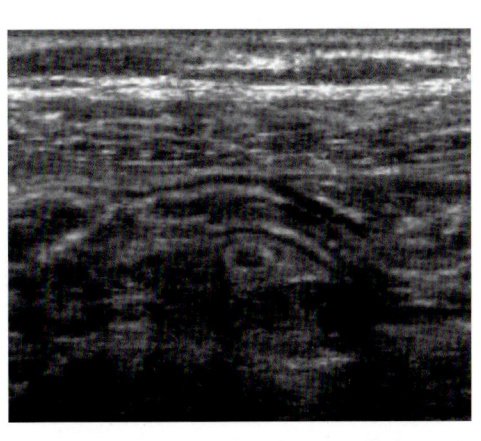

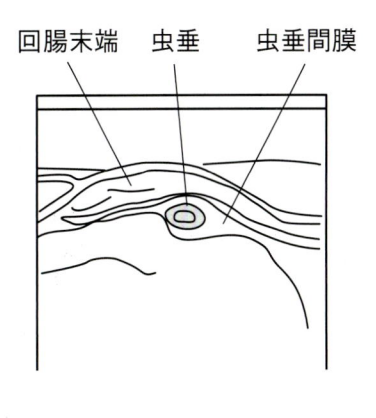

・回腸の背側に虫垂の短軸像がリング状の像として描出され，内腔の拡張はみられない．回腸後性の虫垂である．

第Ⅱ章　臨床　5．虫　垂

4 急性虫垂炎のチェックポイント

急性虫垂炎のチェックポイントを模式図の番号で示す（図a）.

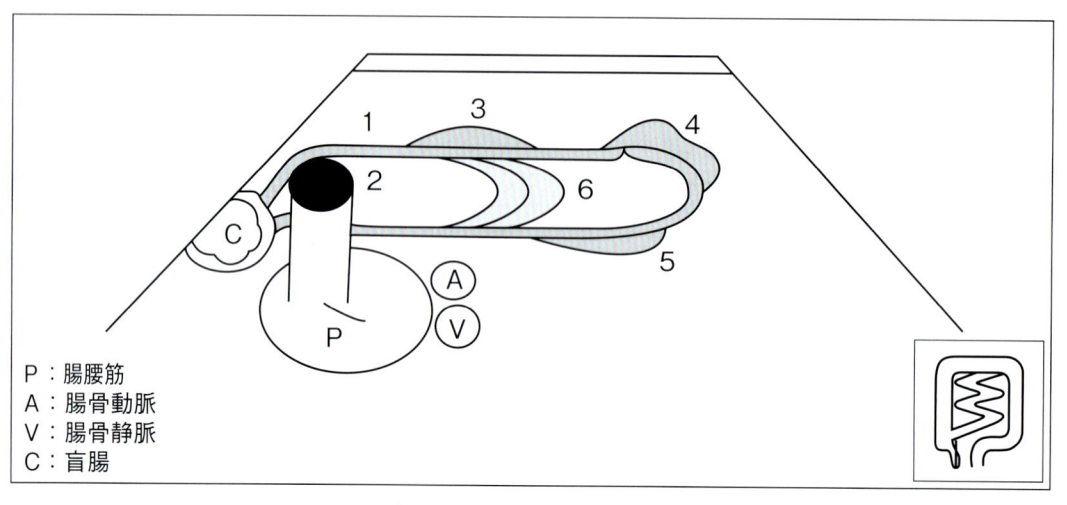

P：腸腰筋
A：腸骨動脈
V：腸骨静脈
C：盲腸

図a　急性虫垂炎のチェックポイント

1. 急性虫垂炎
6 mm以上に腫大した虫垂が盲端のある管腔像を示す．
- 回腸末端像との鑑別に注意する．
- 穿孔を伴った虫垂炎や盲腸の背側にある虫垂は同定が困難な場合がある．
- 虫垂炎に似た症状を示す疾患には，結腸憩室炎，メッケル憩室炎，腸間膜リンパ節炎，回腸末端炎，右下部尿管結石，卵巣嚢腫の茎捻転などがある．

2. 糞石
音響陰影を伴った高エコー像を示す．
- 虫垂近傍の大腸憩室炎との鑑別を要すことがある．

3. 虫垂間膜の肥厚
腫大した虫垂の近傍に高エコー領域を示す（isoration sign）．

4. 膿瘍
虫垂近傍に内部エコーを伴った不整形な嚢胞域を示す．
- 壊疽性虫垂炎や虫垂穿孔などを疑う．
- 腹水や腫瘍性病変との鑑別を要す．

5. 腹水
炎症のある虫垂の近傍にecho free spaceを示す．
- クローン病やエルシニア回腸末端炎など他の消化管疾患でも回盲部近傍にecho free spaceを示すことがあるので，虫垂炎によるものか否か原疾患の鑑別に注意する．

6. 虫垂粘液嚢腫
腫大した虫垂内に層状の内部エコーを示す．

174　ここまで診る消化管エコー

●急性虫垂炎のエコー所見

急性虫垂炎のエコー所見は，虫垂壁の炎症の程度に応じ4タイプに分類されることが多い．虫垂炎の病期分類を模式図で示す（図b）．

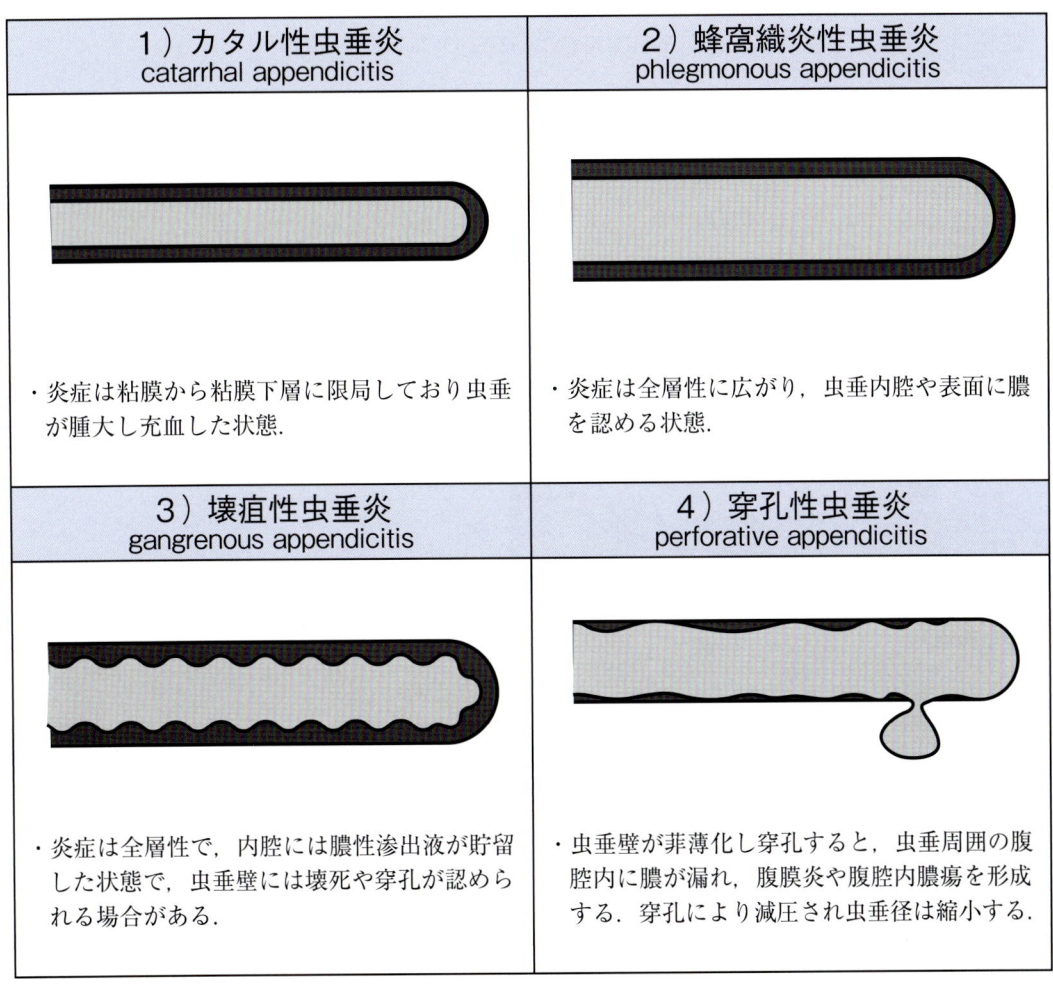

1）カタル性虫垂炎 catarrhal appendicitis	2）蜂窩織炎性虫垂炎 phlegmonous appendicitis
・炎症は粘膜から粘膜下層に限局しており虫垂が腫大し充血した状態．	・炎症は全層性に広がり，虫垂内腔や表面に膿を認める状態．
3）壊疽性虫垂炎 gangrenous appendicitis	4）穿孔性虫垂炎 perforative appendicitis
・炎症は全層性で，内腔には膿性滲出液が貯留した状態で，虫垂壁には壊死や穿孔が認められる場合がある．	・虫垂壁が菲薄化し穿孔すると，虫垂周囲の腹腔内に膿が漏れ，腹膜炎や腹腔内膿瘍を形成する．穿孔により減圧され虫垂径は縮小する．

図b　虫垂炎の病期分類

> **memo**　　　急性虫垂炎　acute appendicitis
>
> ・虫垂内腔の閉塞が病因とされる．原因は，細菌感染，ウイルス感染，アレルギー，糞石，果実の種子，寄生虫，腫瘍，過度の食事摂取による腸管内圧の上昇などが考えられている．虫垂の閉塞により内腔圧が上昇し，血流障害が起こり，さらに細菌感染が起こるとされる．この過程が緩徐に起こった場合は盲腸や回腸末端，大網などにより被包化された膿瘍を形成し，血流障害が急速に起こった場合には，穿孔から汎発性腹膜炎を生じる．急性虫垂炎の臨床徴候として，腹部を圧迫後に急に圧迫をゆるめると疼痛が出現する反跳痛Blumberg signや，腹部を圧迫していくと無意識に腹筋が緊張する筋性防御 muscular defenceの存在を確認しながら虫垂炎の診断が行われる．

5 虫垂疾患の症例

急性虫垂炎など虫垂疾患の症例を提示する．

症例1　急性虫垂炎　acute appendicitis　－カタル性虫垂炎－

10歳，女性．右下腹部痛．

コンベックス探触子を用い拡大した画像で虫垂をみたものである．腹膜に接し層構造明瞭な虫垂がリング状にみられる（図a）．虫垂炎におけるエコー検査の有用性が叫ばれ始めた頃の画像である．図bは，摘出標本を水浸法でみたものである（矢印）．図cの矢印は病理組織標本を示す．カタル性虫垂炎と診断された．いずれのエコー像も病理組織標本とよく相関した像を示している．

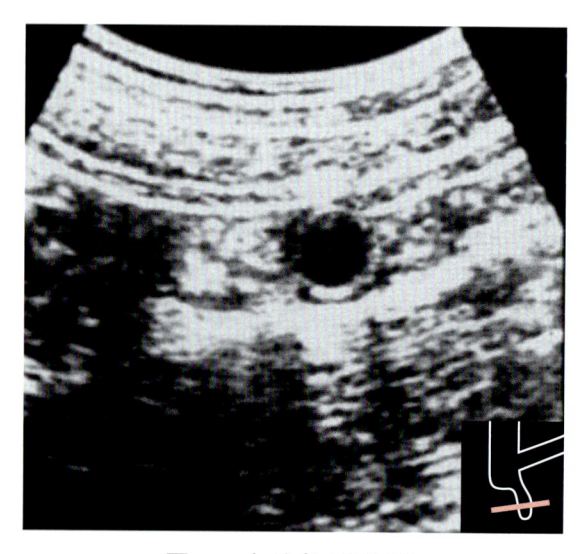

図a　虫垂炎の短軸像

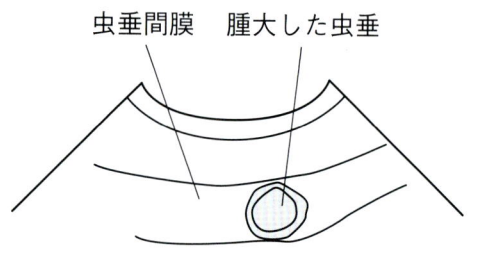

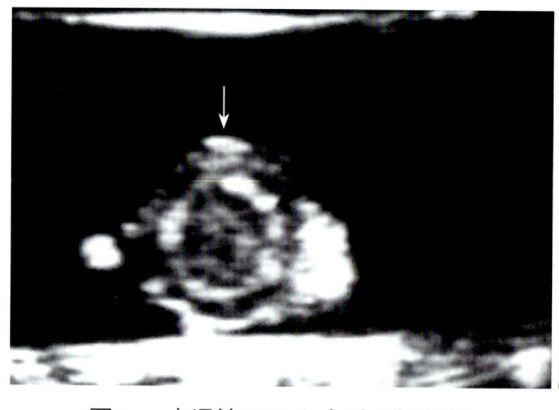

図b　水浸法でみた虫垂の短軸像

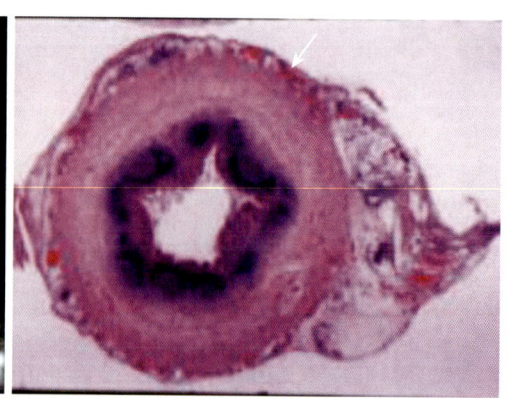

図c　病理組織標本

症例2　急性虫垂炎　acute appendicitis　－カタル性虫垂炎－

10歳，男性．右下腹部痛．

虫垂の長軸像である．同部位に圧痛がみられ，腹壁直下，腸腰筋前方に層構造明瞭な軽度腫大した虫垂がみられる．周囲にはecho free space は認められない．カタル性虫垂炎と診断され，経過観察となった．

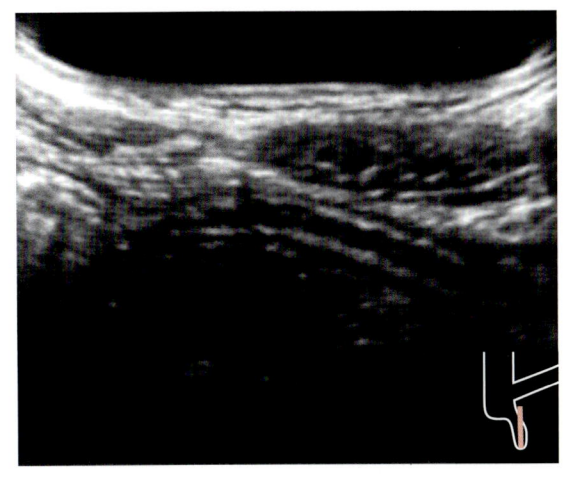

図　虫垂炎の長軸像

症例3　急性虫垂炎　acute appendicitis　－カタル性虫垂炎　糞石例－

26歳，女性．右下腹部痛．

虫垂の長軸像である．虫垂基部には糞石（図a 矢頭）がみられるが，先端側の壁構造は明瞭である（矢印）．図bは虫垂の短軸像である（矢印）．虫垂間膜のエコーレベルの上昇（矢頭）によりisolation sign がみられ虫垂壁が明瞭に描出されている．カタル性虫垂炎と診断され経過観察となった．

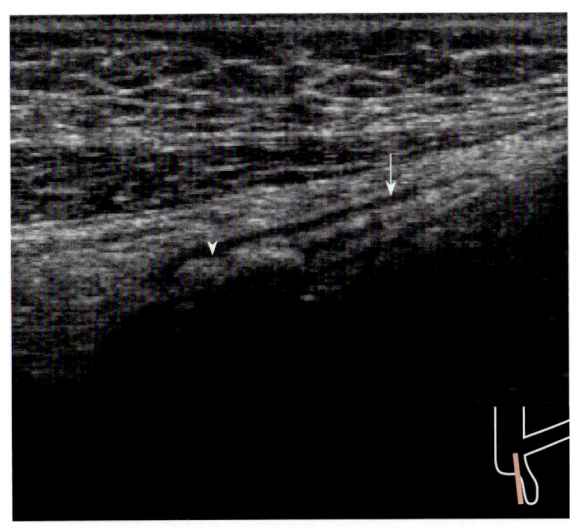

図a　虫垂炎の長軸像　　　　　　　　図b　虫垂炎の短軸像

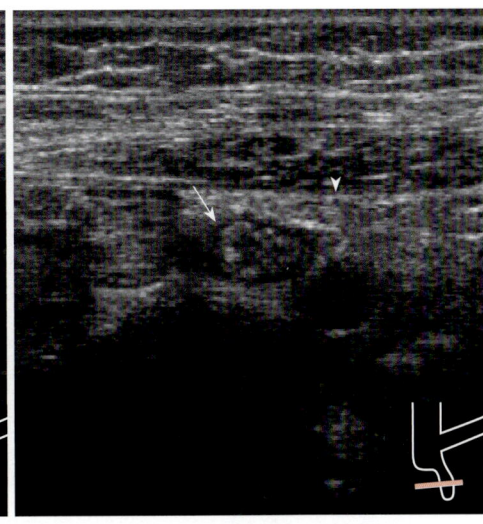

症例4　急性虫垂炎　acute appendicitis　−蜂窩織炎性虫垂炎−

14歳，男性．右下腹部痛．

虫垂の長軸像と短軸像を同一症例で示す．図aは虫垂炎の長軸像を基部①，中間部②，先端部③としてみたものである．基部では正常壁が，中間部では音響陰影を伴った糞石が，先端部には内腔の拡張がみられる．この長軸像に対し，①基部，②中間部，③先端部の3箇所における短軸像を下段（図b）にそれぞれ示す．基部では正常壁としてとらえられ（矢印），中間部は音響陰影を伴った糞石が半円形の高エコー像を示し（矢印），先端部では微細エコーを伴った緊満する虫垂が円形の像として認められる（矢印）．蜂窩織炎性虫垂炎であった．虫垂が同定された場合，基部から先端までを丁寧に観察することが大切である．

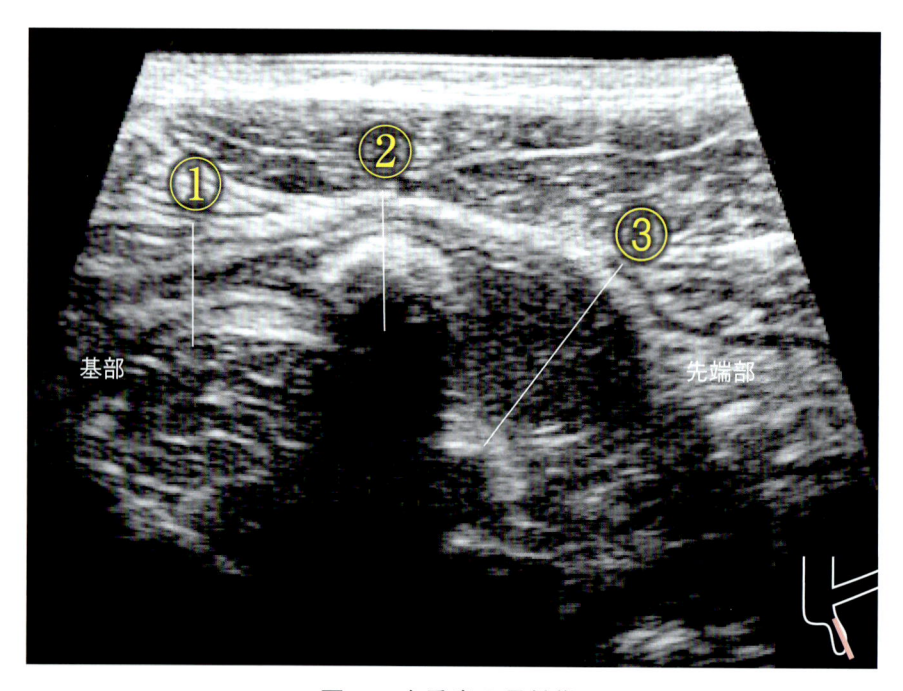

図a　虫垂炎の長軸像

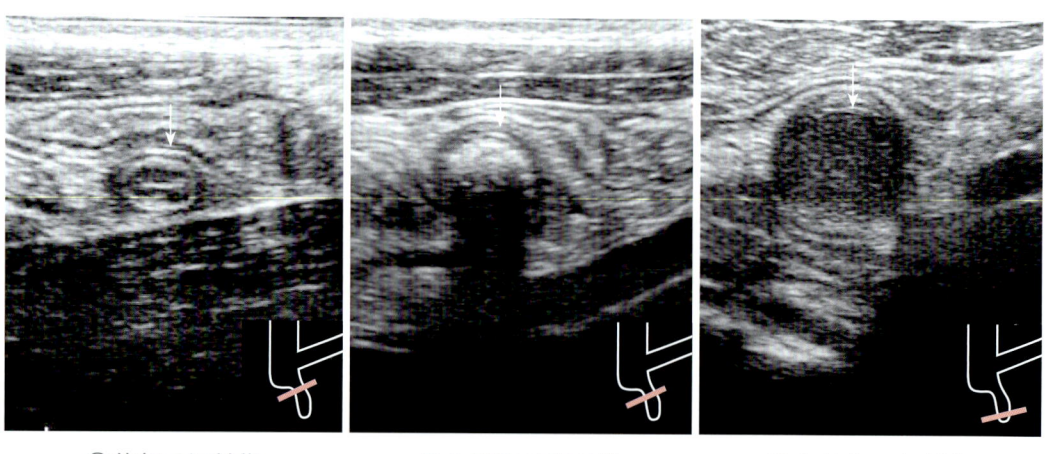

①基部の短軸像　　②中間部の短軸像　　③先端部の短軸像

図b　虫垂炎の短軸像

症例5　急性虫垂炎　acute appendicitis　−糞石と残渣を認めた例−

26歳，女性．右下腹部痛．

紡錘状に腫大した虫垂基部には糞石が音響陰影を伴った高エコー像を示している．虫垂先端側の内腔にはエコーレベルの高い残渣と音響陰影を伴った高エコーの存在もみられる（矢印）．内腔拡大による伸展が認められるが，壁構造は保たれている．蜂窩織炎性虫垂炎であった．

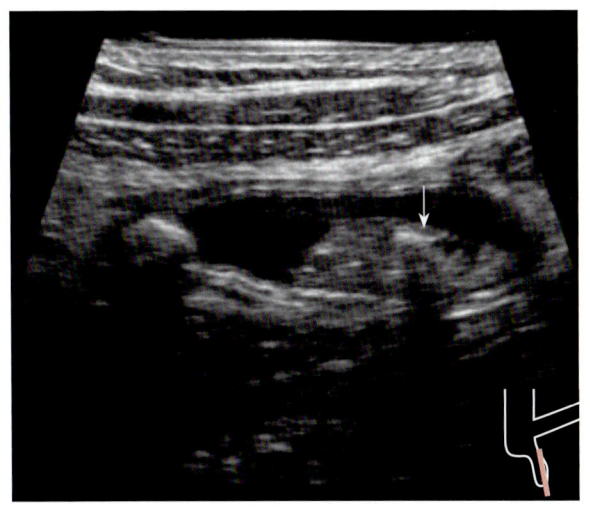

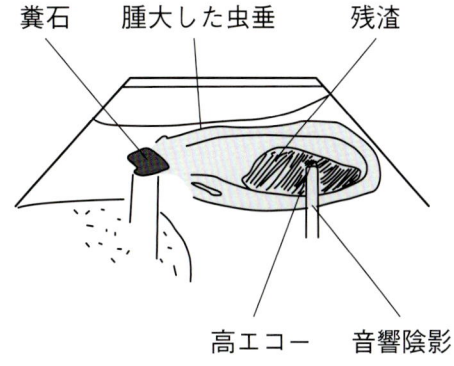

図　虫垂炎の長軸像

症例6　急性虫垂炎　acute appendicitis　−基部・先端側の糞石例−

12歳，女性．右下腹部痛．

腫大した虫垂の長軸像である．虫垂基部および先端側には音響陰影を伴った糞石が2箇所にみられる（図a矢印）．虫垂壁は肥厚し粘膜下層のエコーレベルの低下がみられ（矢頭），不明瞭な層構造を示している．図bは摘出した虫垂のX線像である．矢印はエコーで指摘された糞石を示す．蜂窩織炎性虫垂炎であった．

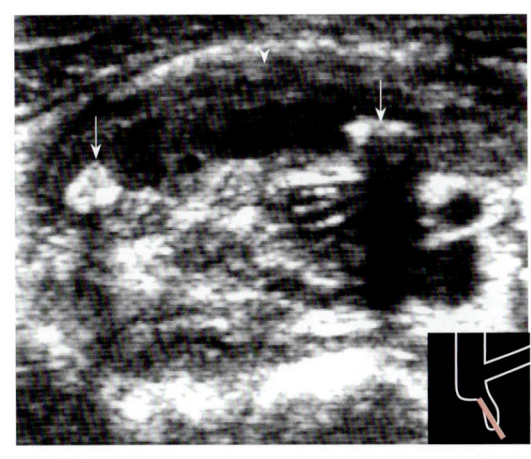

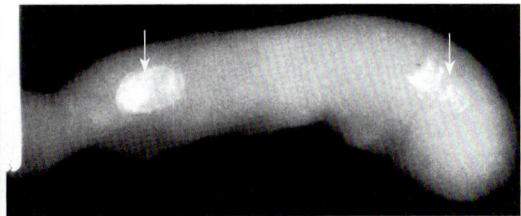

図a　虫垂炎の長軸像　　　　図b　摘出した虫垂のX線像

症例7　急性虫垂炎　acute appendicitis　−壊疽性との鑑別を要した例−
76歳，男性．腹痛．

　虫垂の長軸像をみたものである．腫大した虫垂の内腔には層状を呈するエコーレベルの低いdebrisが液面形成 fluid-fluid level を示している（図a矢印）．虫垂基部の壁肥厚も示唆される．図bは緊満した虫垂の短軸像である（矢印）．一部層構造の不明瞭化がみられ壊疽性が疑われたが，蜂窩織炎性虫垂炎であった．

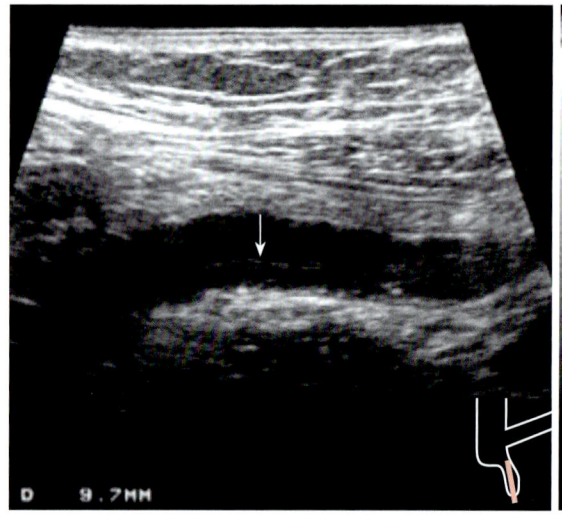

図a　虫垂炎の長軸像 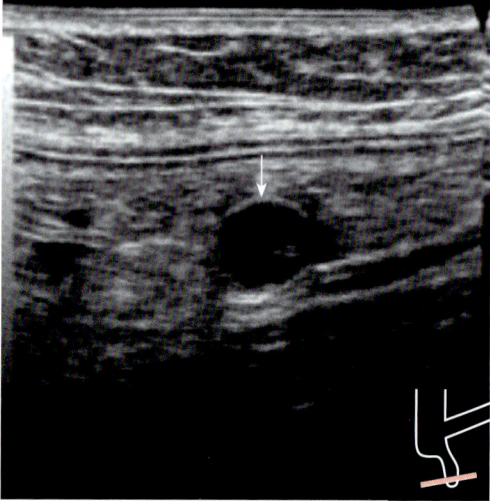　　　　　　　　図b　虫垂炎の短軸像

症例8　急性虫垂炎　acute appendicitis　−周囲に炎症性変化を認めた例−
52歳，男性．右下腹部痛．

　右下腹部を走査したものである（図a）．回腸末端の短軸像が腹側に（矢頭），背側には腫大した虫垂がみられる（矢印）．虫垂壁の粘膜，粘膜下層の浮腫性肥厚がみられるが層構造は明瞭である．図bは腫大した虫垂の短軸像を示す（矢印）．虫垂間膜のエコーレベルは増強し（※），腫大した虫垂の周辺には少量のecho free spaceも認められる（矢頭）．蜂窩織炎性虫垂炎であった．

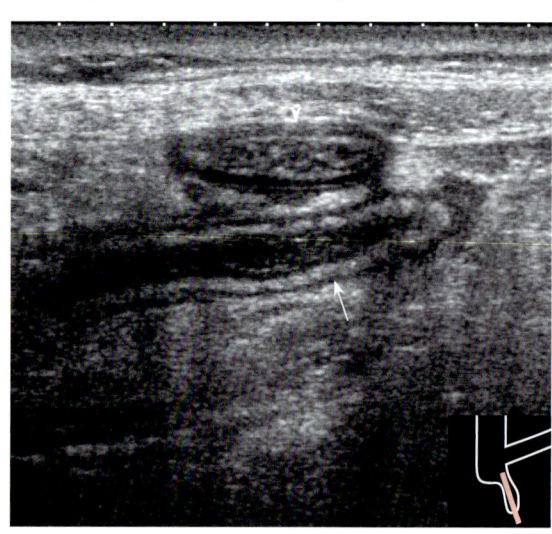

図a　虫垂炎の長軸像 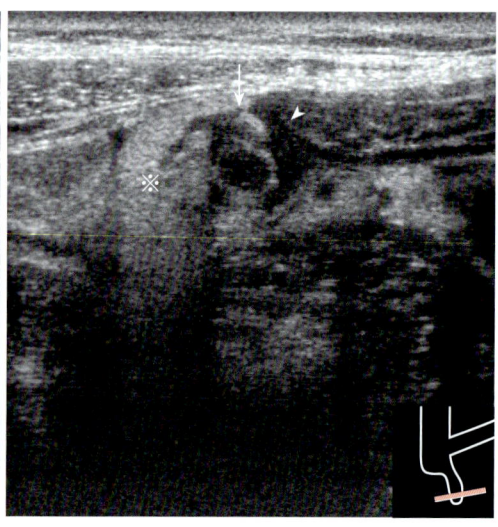　　　　　　　　図b　虫垂炎の短軸像

症例9　急性虫垂炎　acute appendicitis　－周囲腸管への炎症乃例－

25歳，男性．腹痛，嘔吐20回．

　リニア探触子を用い盲腸・虫垂口をみたものである（図a）．虫垂口には音響陰影を伴った糞石がみられ（矢印），腫大した虫垂は肥厚した盲腸（矢頭）の背側にみられる．虫垂の走行は腸骨動静脈に接し描出されたため，カラードプラで両者の鑑別を短軸走査で行った（図b）．矢印は腫大した虫垂，矢頭は腸骨動脈を示す．図cは虫垂口の糞石と腫大した虫垂の先端をコンベックス探触子で同一画面に描出したものである．拡張した虫垂内腔には内部エコーを伴い，壁構造不明瞭な虫垂は骨盤腔内へと伸びている（矢印）．図dはCT像である．矢印は腫大した虫垂を示す．蜂窩織炎性虫垂炎であった．虫垂炎により周囲腸管に炎症波及を認めた症例である．

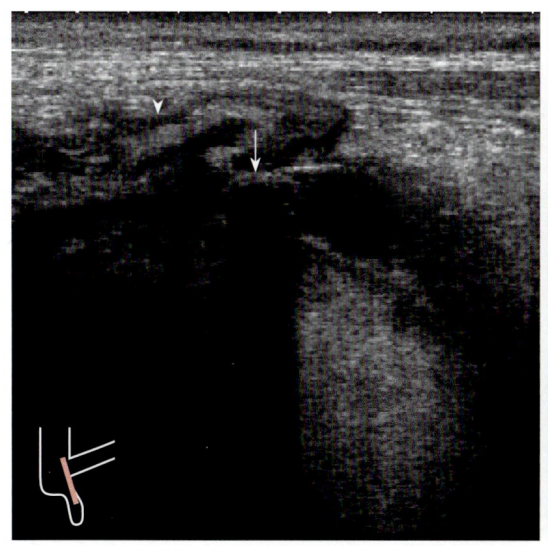

図a　炎症波及の盲腸・虫垂口のエコー像

図b　カラードプラ（短軸像）

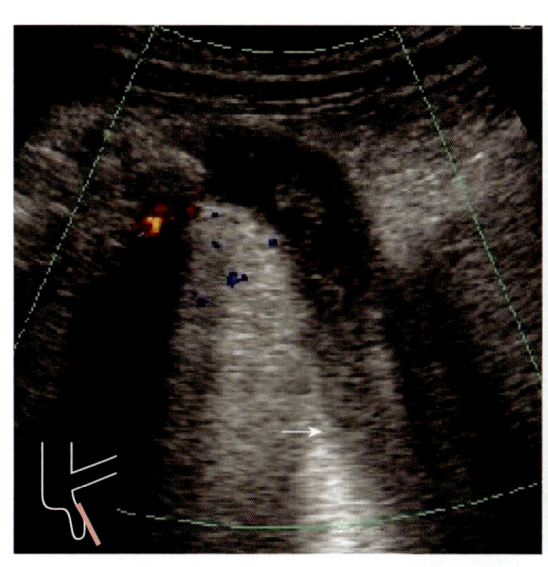

図c　腫大した虫垂（コンベックス探触子）

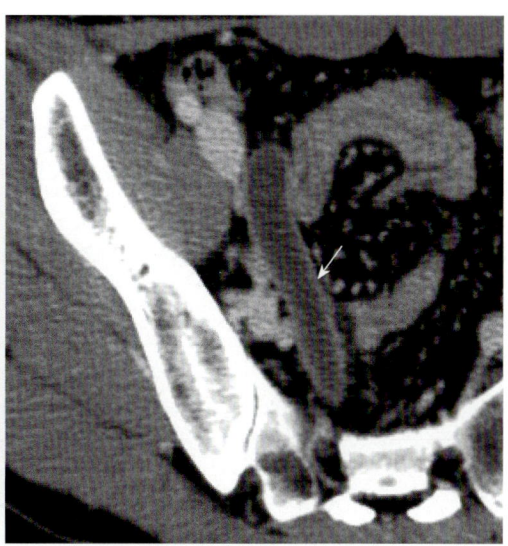

図d　CT像（造影）

症例10　急性虫垂炎　acute appendicitis　−終末回腸の拡張例−
23歳，男性．右下腹部痛．

盲腸の短軸像である（図a）．肥厚した盲腸の内側には，屈曲した虫垂が2つの円形像を呈している（矢印）．矢頭は虫垂間膜の肥厚像を示す．図bは終末回腸をみたものである．軽度の壁肥厚を伴い（矢頭），拡張した腸管がみられる（矢印）．図cは虫垂の長軸像をとらえたものである．粘膜・粘膜下層の浮腫性肥厚が認められるが（矢印），壁構造は明瞭である．図dはCT像を示す．矢印は虫垂である．急性虫垂炎では，周辺腸管の壁肥厚や拡張もしばしばみられることから，周辺リンパ節腫大や虫垂間膜（脂肪織）の肥厚にも注目することが，虫垂炎を検査する際に有力な情報源にもなる．蜂窩織炎性虫垂炎であった．C；肥厚した盲腸

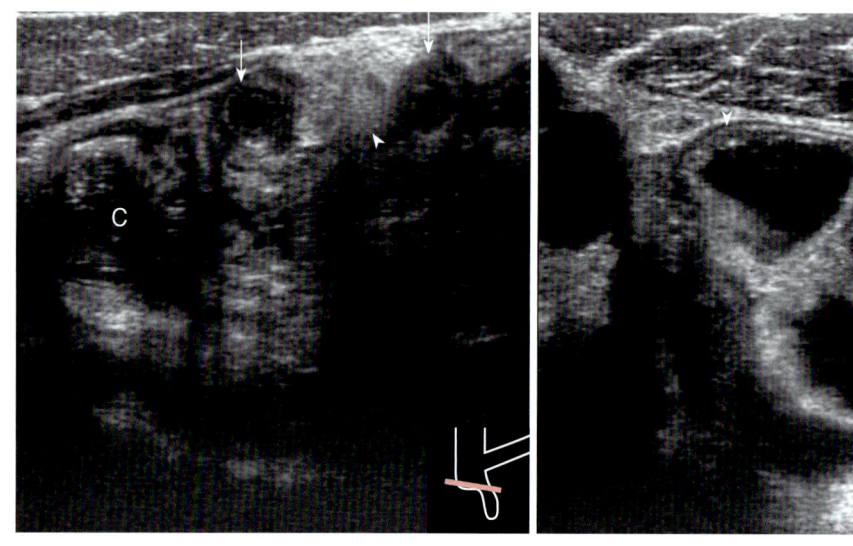

図a　虫垂炎の短軸像

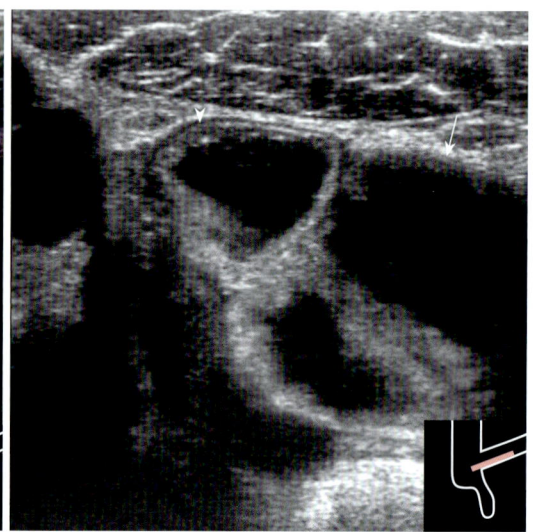

図b　拡張した終末回腸像

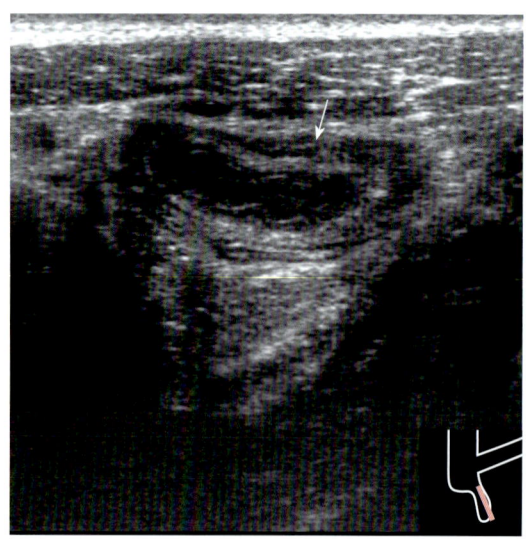

図c　虫垂炎の長軸像

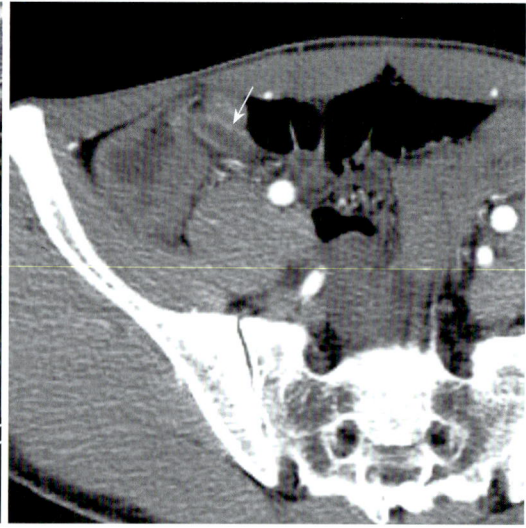

図d　CT像（造影）

memo 虫垂炎との鑑別　differentiation with appendicitis

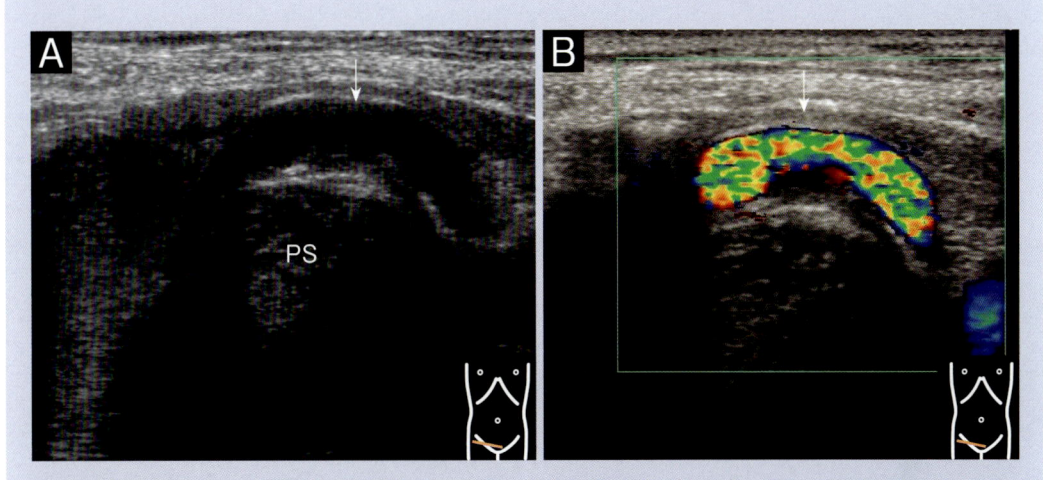

A, 虫垂が描出される腸腰筋の腹側に虫垂状を呈する管腔像（矢印）がみられることがある．B, この像に対し，カラードプラで観察すると血流信号がとらえられ腸骨動脈であることがわかる（矢印）．虫垂と血管との鑑別を要する場合，カラードプラを用いることで容易に鑑別することができる．この他，回腸末端と虫垂との鑑別点は，虫垂では盲端があり，回腸末端には蠕動に加え腸管の連続性がみられることから鑑別できる．回盲部痛がある場合，虫垂炎や憩室炎との鑑別を要する場合が多いが，エコー検査はこれらの鑑別に有用である．PS；腸腰筋

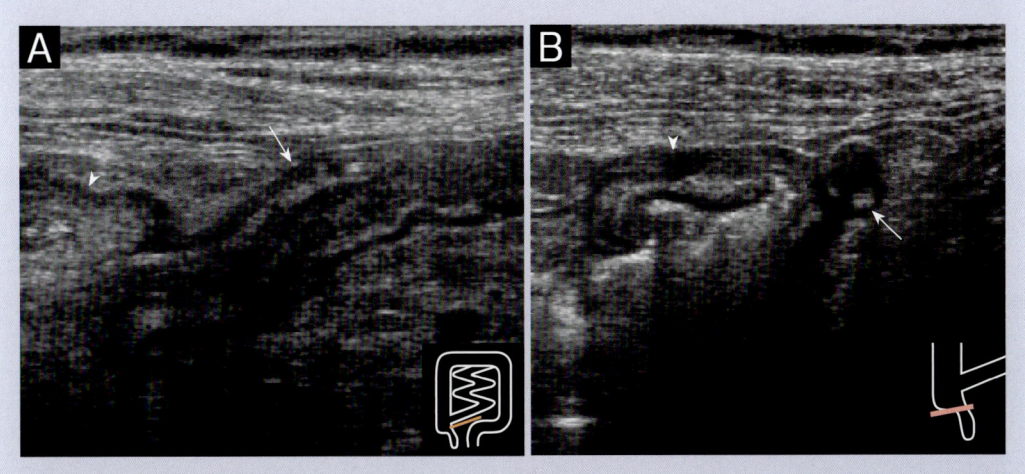

A, 感染性腸炎による回腸末端の壁肥厚例で虫垂を描出したものである．盲腸（矢頭）から連続する腫大した虫垂状の像がみられる．この像を口側へ追求すると腸管由来の蠕動と連続性がみられ回腸末端（矢印）であることがわかる．B, 盲腸・虫垂の短軸像である．壁肥厚を伴う盲腸（矢頭）に接し，腫大した虫垂が音響陰影を伴った円形像で認められる（矢印）．

症例11　急性虫垂炎　acute appendicitis　－リンパ節腫大例－
81歳，女性．右下腹部痛．

　肥厚した回盲部から伸びる腫大した虫垂の長軸像である．粘膜・粘膜下層の肥厚がみられ粘膜下層は不規則な低エコー化を示し，イモムシ状を呈している（図a矢印）．図bは短軸像である．リング状の高エコーを示す虫垂（※）周辺にはecho free spaceがみられる（矢頭）．虫垂に接し腫大したリンパ節が低エコー像を示し周囲には肥厚した虫垂間膜が認められる（矢印）．

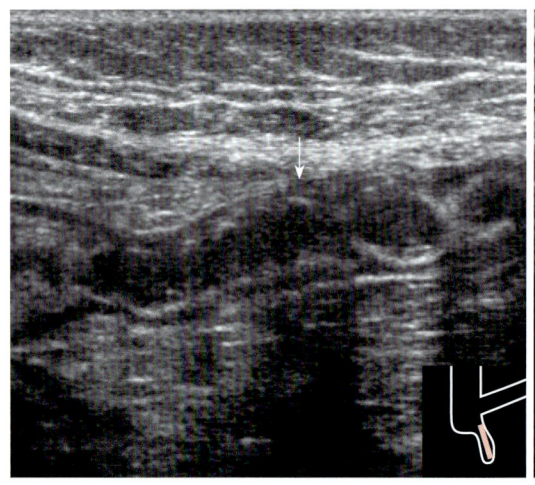

図a　虫垂炎の長軸像

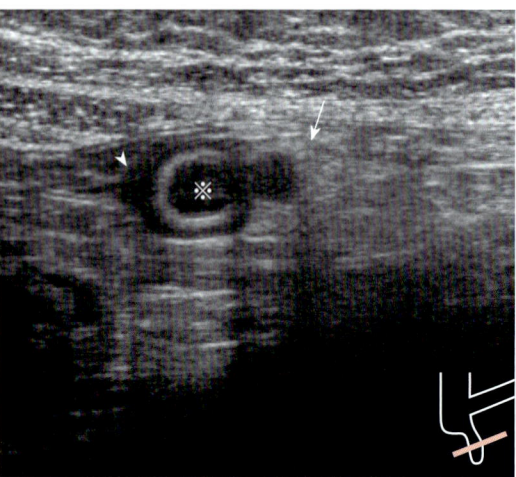

図b　虫垂炎の短軸像

症例12　急性虫垂炎　acute appendicitis　－リング状に肥厚した虫垂間膜例－
34歳，男性．右下腹部痛．

　虫垂の長軸像である（図a）．虫垂は緊満し層構造不明瞭で長さ10cmほどの管腔構造が膀胱近傍にみられる（矢印）．図bは虫垂の短軸像である（※）．腫大した虫垂の周囲には虫垂間膜（脂肪織）の肥厚がエコーレベルの高いリング状の像としてみられる（矢印）．周辺にはecho free spaceは認められない．蜂窩織炎虫垂炎であった．BL：膀胱

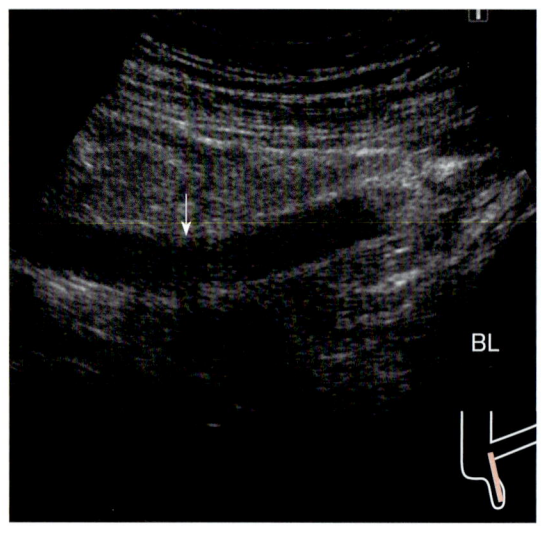

図a　虫垂炎の長軸像

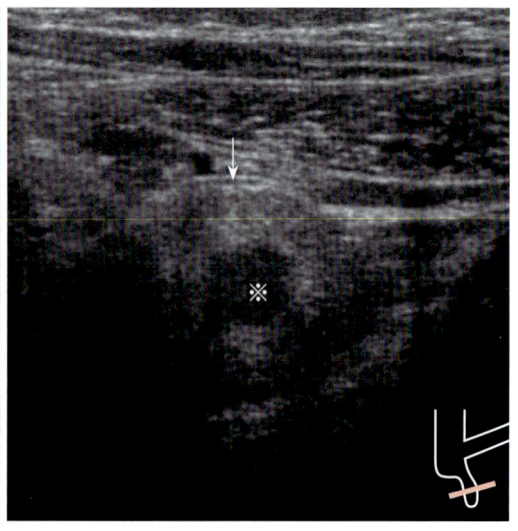

図b　虫垂炎の短軸像

症例13 急性虫垂炎 acute appendicitis －周囲腸管への炎症波及例－

41歳，男性．右下腹部痛．

回腸末端をリニア探触子で描出したものである．回腸の浮腫性肥厚がみられる．その背側には虫垂間膜のエコーレベルの上昇を伴い腫大した虫垂の短軸像が認められる（図a）．被検者は肥満度が高く虫垂の先端までリニア探触子で観察するのが困難であったため，コンベックス探触子を用い画像を拡大し観察した像を図bに示す．不明瞭な壁構造を示し，骨盤内で逆Cの字型を呈している（矢印）．虫垂の近傍には不整形な低エコー域がみられ膿瘍が示唆される（矢頭）．急性虫垂炎により周辺腸管への炎症波及を呈した症例である．図cはCT矢状断像を示す．矢印が虫垂，矢頭はエコーで指摘した膿瘍である．蜂窩織炎性虫垂炎と診断され経過観察となった．

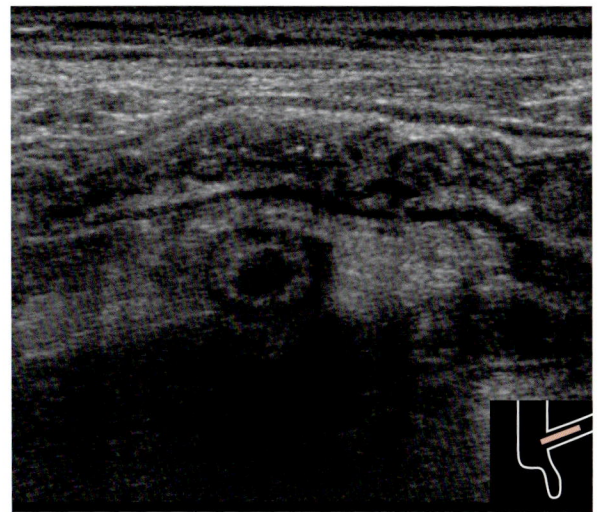

図a　肥厚した回腸末端の長軸像

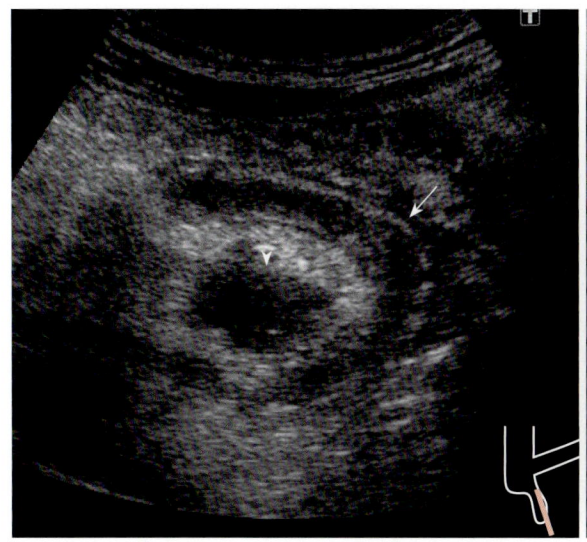

図b　虫垂炎の長軸像

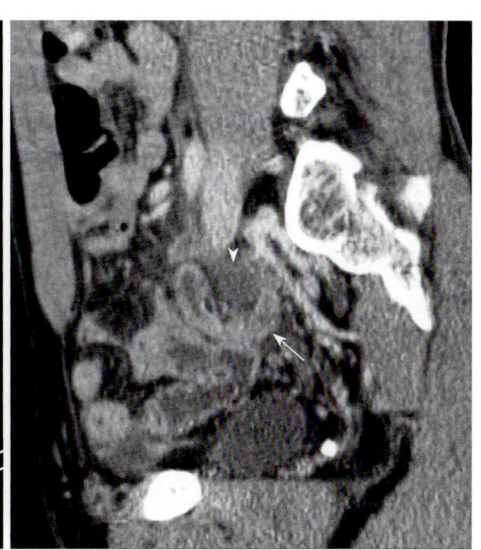

図c　CT矢状断像（造影なし）

症例14 急性虫垂炎 acute appendicitis －虫垂内腔の拡張例－

14歳，男性．右下腹部痛．

上腹部の検査後，右下腹部をコンベックス探触子でみたものである．腫大した虫垂は半円形を示し壁構造の評価は困難である（図a）．図bはリニア探触子で画像を拡大し得られた虫垂の長軸像である．著明に腫大した虫垂の粘膜面は不整で，壁の菲薄化と壁構造の不明瞭化が認められる（矢印）．図cは虫垂の短軸像である．虫垂径は13mmと腫大している（矢印）．壊疽性虫垂炎であった．

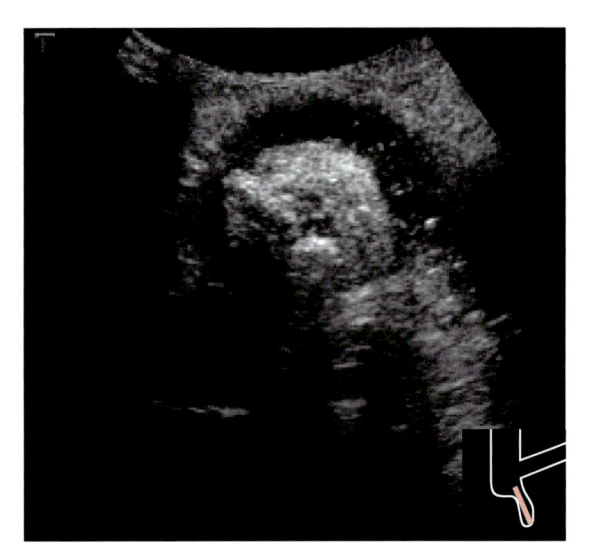

図a 虫垂炎の長軸像（コンベックス探触子）

図b 虫垂炎の長軸像（リニア探触子）

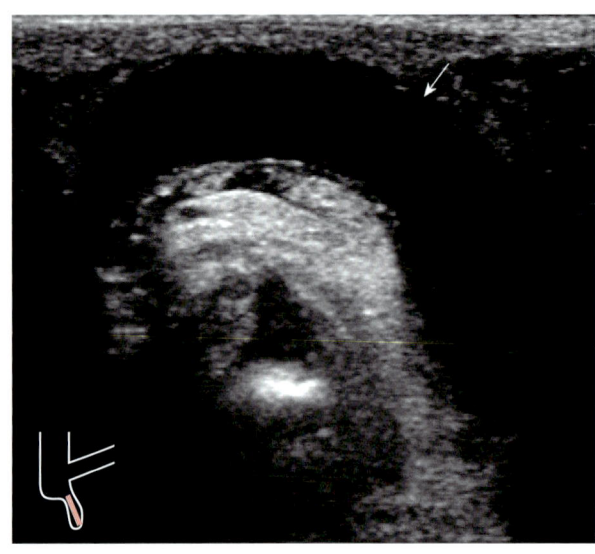

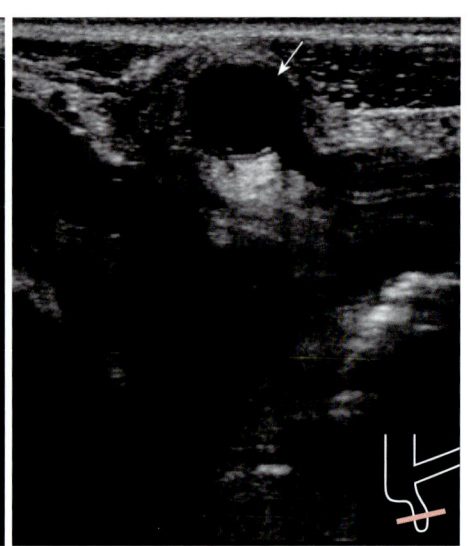

図c 虫垂炎の短軸像

症例15 急性虫垂炎 acute appendicitis －穿孔による膿瘍形成例－

49歳，男性．腹痛．

回盲部を走査したものである．不整形な低エコー域と音響陰影を伴った高エコーが認められるが，虫垂は同定できない（図a）．周辺腸管の拡張がみられたためイレウスが疑われ保存的経過観察となったが症状の改善がみられなかった．再度エコー検査を施行すると腸管内容物とは異なり，流動を呈さない被膜に覆われた液状物がみられ膿瘍が疑われた（図b矢印）．図cはCT像を示す．右下腹部には厚い被膜に被包化された膿瘍が認められ（矢印），穿孔性虫垂炎による膿瘍形成と診断された．

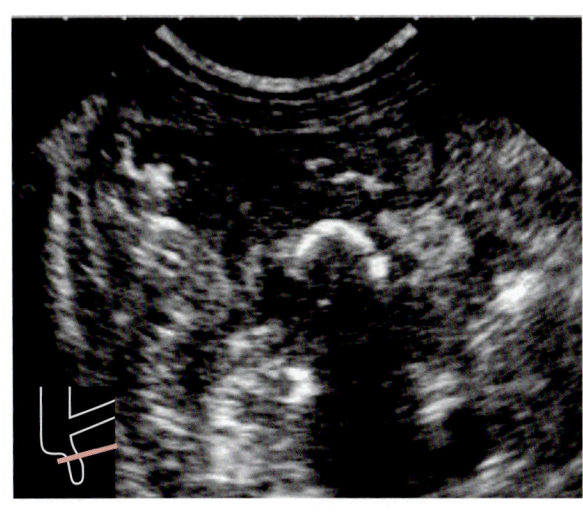

図a　回盲部糞石のエコー像

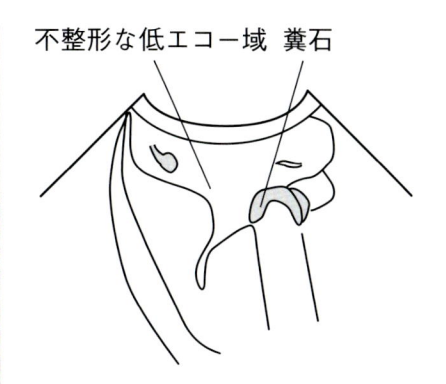

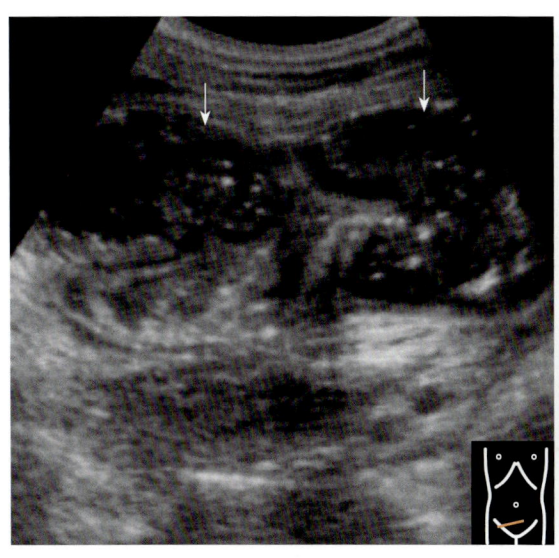

図b　右下腹部膿瘍のエコー像

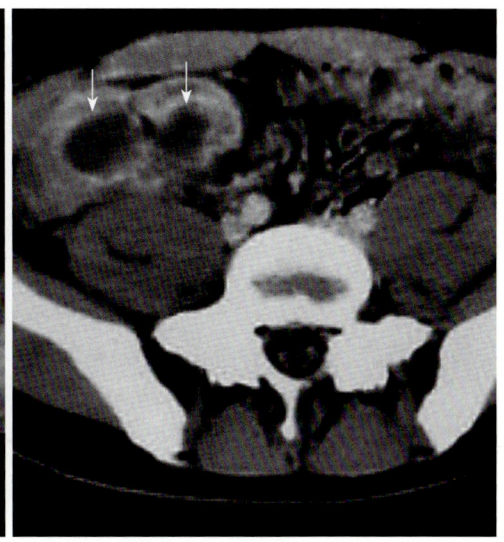

図c　CT像（造影）

症例16　急性虫垂炎　acute appendicitis　−穿孔性虫垂炎による巨大膿瘍形成例−

57歳，男性．右下腹部痛．

　右下腹部の横断像である（図a）．盲腸後壁の背側には壁構造の不明瞭な虫垂と思われる像がみられる（矢印）．虫垂の先端腹側には境界不明瞭，不均一な内部エコーを伴う低エコー域が認められる（矢頭）．図bは低エコー領域をパワードプラでみたものである．盲腸には血流信号がみられるが（矢印），病変部には血流信号は認められない（矢頭）．図cは病変部低エコー域を中心に描出したものである．大きさは約8cm大で，gasを示唆する高エコーを伴い（矢頭）不均一な内部エコーを呈している（矢印）．図dはＣＴの前額断像を示す．右下腹部には gas bubble を伴う被包化された膿瘍が認められる（矢印）．穿孔性虫垂炎による膿瘍形成と診断された．Ｃ；盲腸

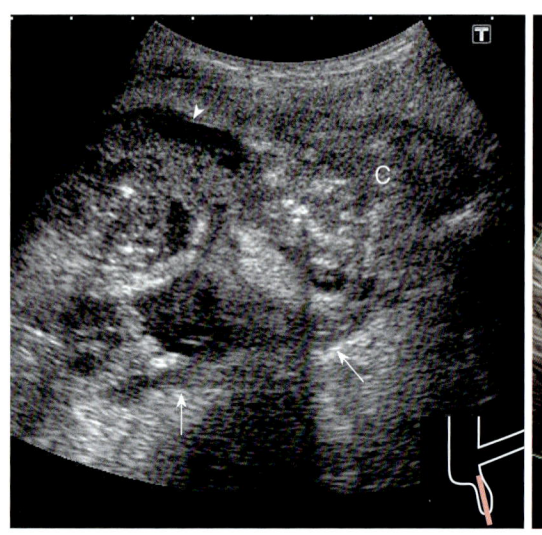

図a　盲腸周囲膿瘍のエコー像

図b　パワードプラ像

図c　穿孔性虫垂炎による膿瘍のエコー像

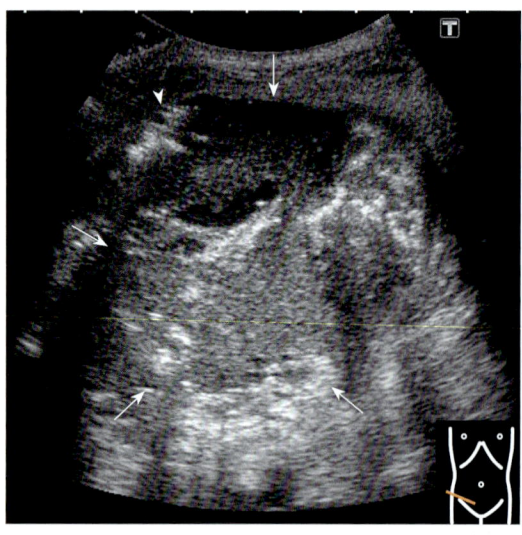

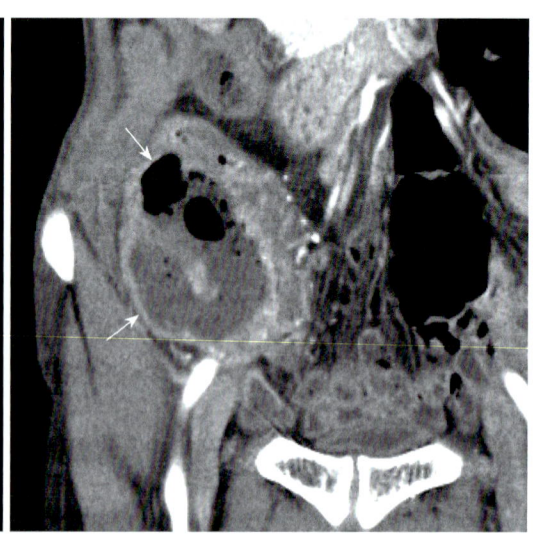

図d　ＣＴ前額断像（造影）

症例17　急性虫垂炎　acute appendicitis　－fluid -fluid levelを示す膿瘍－

12歳，男性．腹痛．

　虫垂の基部には糞石が音響陰影を伴わない高エコーを呈している（図a矢印）．虫垂壁は肥厚し，前壁には壁を貫くくさび状の低エコー域がみられ穿孔が示唆される（矢頭）．図bは虫垂の近傍をみたものである．液面形成 fluid -fluid level（矢印）を示す内部エコーを伴った嚢胞領域がみられ膿瘍が疑われる．穿孔性虫垂炎であった．

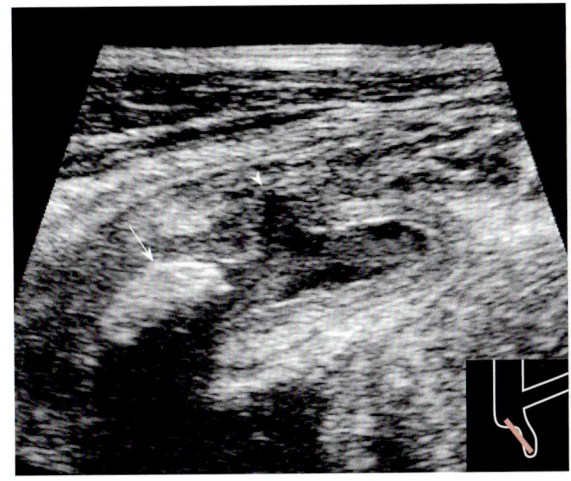

図a　穿孔性虫垂炎の長軸像

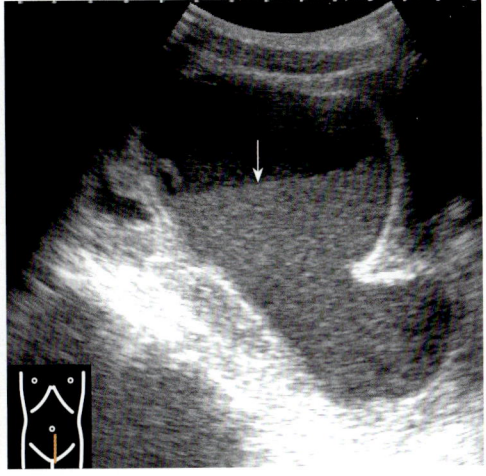

図b　膿瘍のエコー像

症例18　急性虫垂炎　acute appendicitis　－虫垂憩室例－

46歳，女性．右下腹部痛．

　虫垂の長軸像である．虫垂の中央部には，内腔と連続する壁外への突出像がみられる．突出した低エコー部分の周囲虫垂間膜にはエコーレベルの上昇（矢印）がみられる．手術の結果，憩室を伴った虫垂炎であった．穿孔性虫垂炎との鑑別を要する例である．

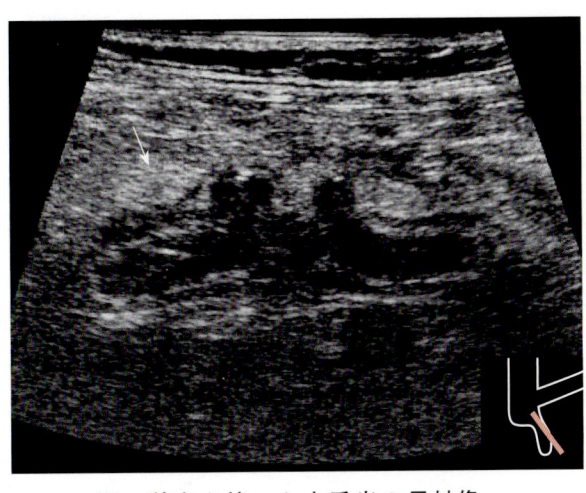

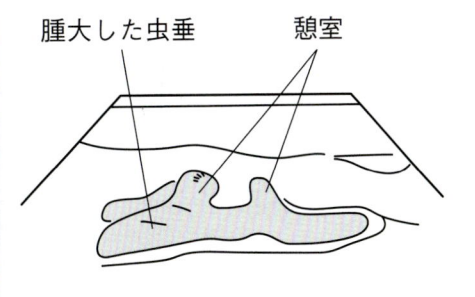

腫大した虫垂　　憩室

図　憩室を伴った虫垂炎の長軸像

第Ⅱ章　臨床　5．虫垂

症例19　急性虫垂炎　acute appendicitis　−嚢胞域を伴う再発性虫垂炎の例−

77歳，女性．右下腹部痛．

　コンベックス探触子で画像を拡大し，虫垂の長軸像をみたものである（図a）．腫大した虫垂の先端部分には壁外へ突出する嚢胞域がみられる（矢印）．図bはリニア探触子を用い拡大した画像で虫垂を観察したものである．粘膜・粘膜下層の浮腫状肥厚がみられ先端部近くには憩室様嚢胞像が認められる（矢印）．図cは腫大した虫垂をパワードプラで観察したものである．豊富な血流信号がみられる（矢印）．

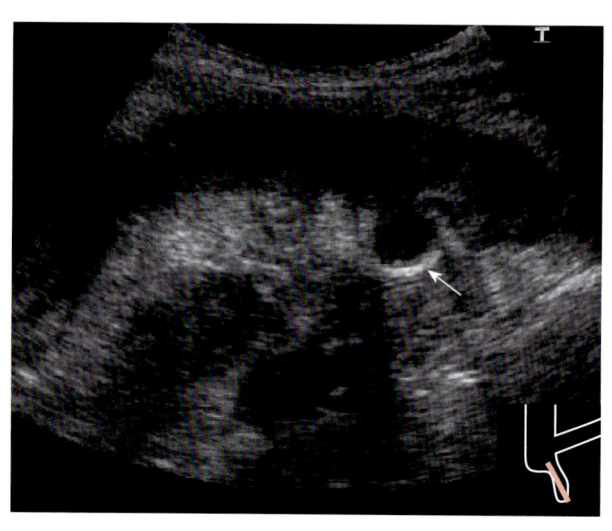

図a　虫垂炎の長軸像（コンベックス探触子）

図b　虫垂炎の長軸像（リニア探触子）　　図c　パワードプラ像

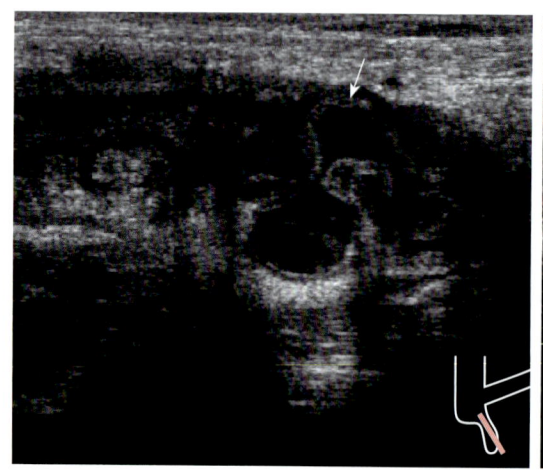

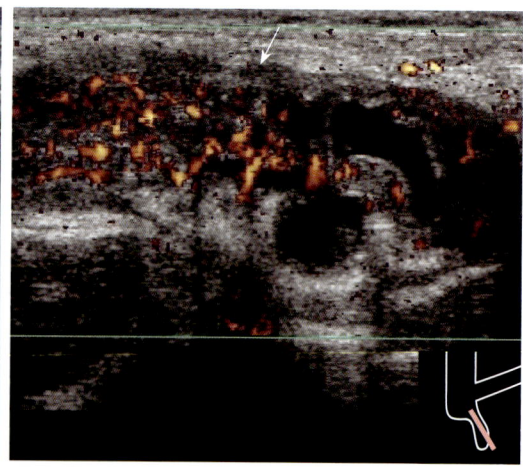

図dは虫垂根部に近い短軸像である．肥厚した壁が同心円状に認められる（矢印）．図eはCT前額断像を示す．虫垂根部から先端にかけ肥厚した像を呈し，エコーで指摘した先端部分には低濃度域が認められる（矢印）．薬物療法などにより症状の改善はみられたものの，画像検査では虫垂肥厚は改善されず腫瘍性病変の可能性も否定できなかったことから摘出術が施行された．図fは摘出虫垂の水浸法による長軸像，図gは短軸像をそれぞれ示す（矢印）．虫垂内腔と先端近傍の憩室様囊胞域内には粘液成分がみられたが腫瘍性病変は認められなかった．

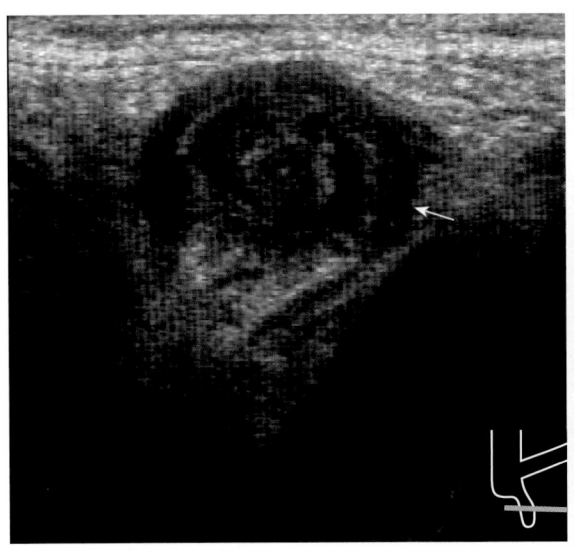

図d 虫垂炎の短軸像（リニア探触子）

図e CT前額断像（造影）

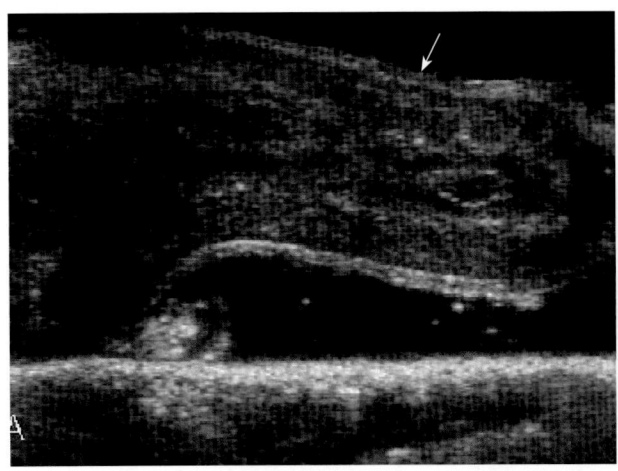

図f 摘出虫垂の長軸像（水浸法）

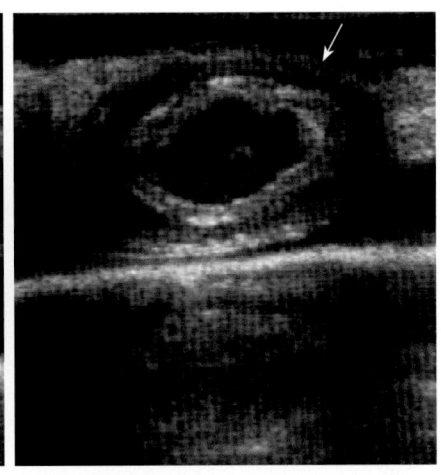

図g 摘出虫垂の短軸像（水浸法）

症例20　急性虫垂炎　acute appendicitis　－著明な肥厚を伴う再発性虫垂炎の例－

80歳，女性．腹痛．

右下腹部には壁肥厚を伴った腸管拡張様の像がみられ，腸重積や虫垂粘液嚢腫，または絞扼性イレウスと類似像を呈している（図a矢印）．手術の結果，巨大虫垂炎と判明した．図bは摘出標本を示す．カタツムリ状を呈する著明に腫大した虫垂である（図b矢印）．

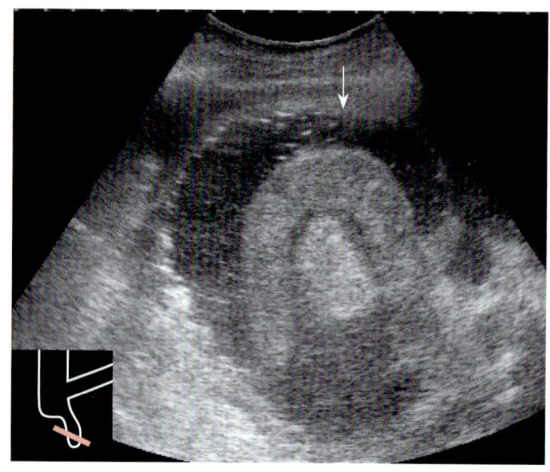

図a　虫垂炎の短軸像（コンベックス探触子） 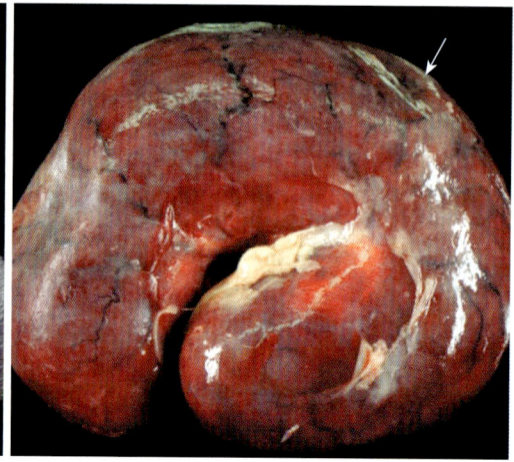　　図b　摘出標本

症例21　虫垂粘液嚢腫　appendiceal mucocele

73歳，女性．腹痛．

虫垂基部側の内腔には層状を示す内部エコーがみられる．中心部より先端側には一部に内部エコーを認めるものの，ほとんどの領域が嚢胞像を呈している．手術の結果，虫垂粘液嚢腫であった．

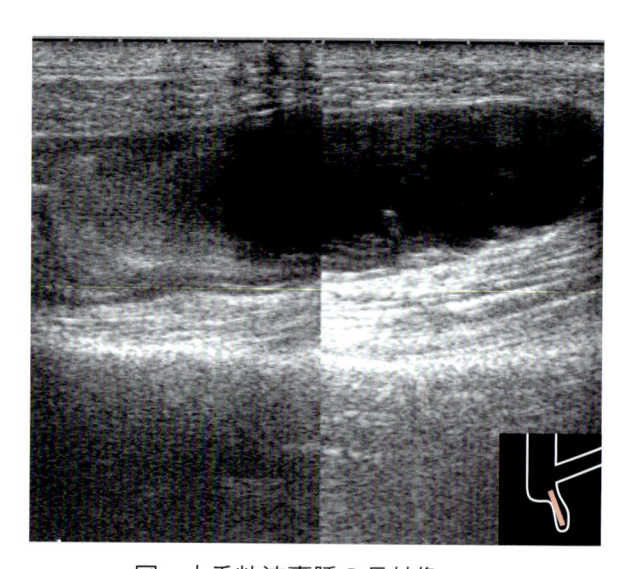

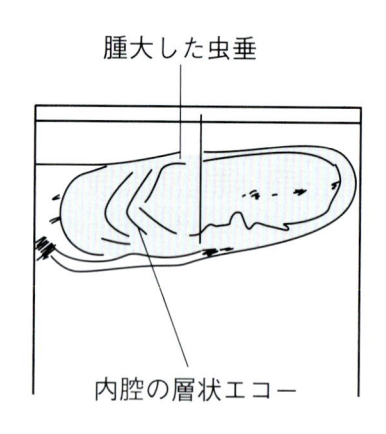

腫大した虫垂

内腔の層状エコー

図　虫垂粘液嚢腫の長軸像

症例22 虫垂粘液囊腫 appendiceal mucocele

84歳,女性.腹痛.

回盲部には多重の層構造を示す低エコー像がみられ,腸重積にみられる重積腸管と類似像を示している(図a).図bはカラードプラを示す.層構造を示す内部には血流信号が得られない(矢印).手術の結果,虫垂粘液囊腫と診断された.図cは摘出標本の割面をみたものである.粘液の層構造がエコーと一致した像を呈している(矢印).虫垂粘液囊腫は糞石や炎症,あるいは腫瘍などにより虫垂根部が閉塞,虫垂内腔に粘液が貯留するもので,囊胞状に腫大した状態を粘液瘤mucoceleという.囊胞の内容液が漏れると腹膜偽粘液腫を生じる.病理組織学的に simple mucocele,mucinous cystadenoma,mucinous cystadenocarcinoma に分類されている.症状は右下腹部痛,腫瘤触知,発熱,便通異常があるが,無症状であることが多い.一方で粘液瘤の破裂・穿孔または捻転により急性腹症として手術されることもあり,腸重積やイレウスの原因になることもある.

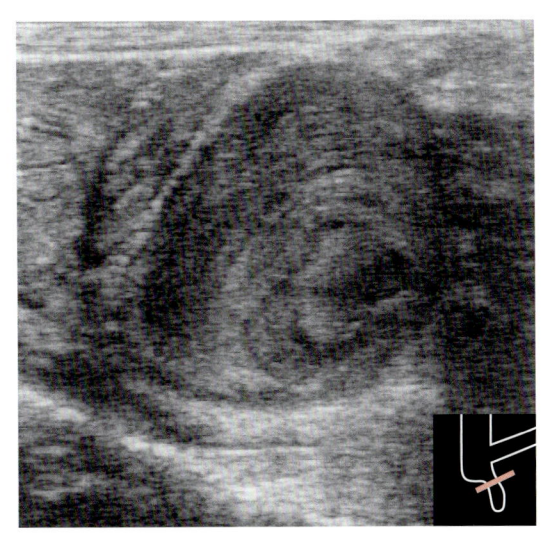

図a 虫垂粘液囊腫の短軸像

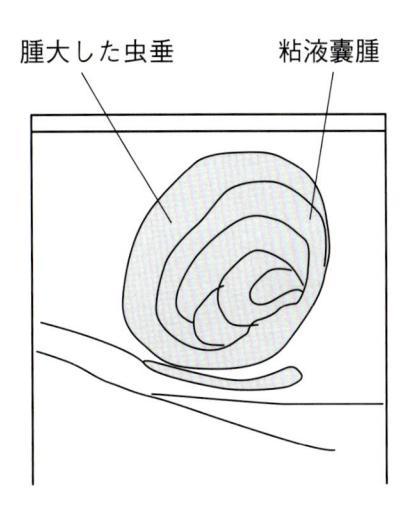

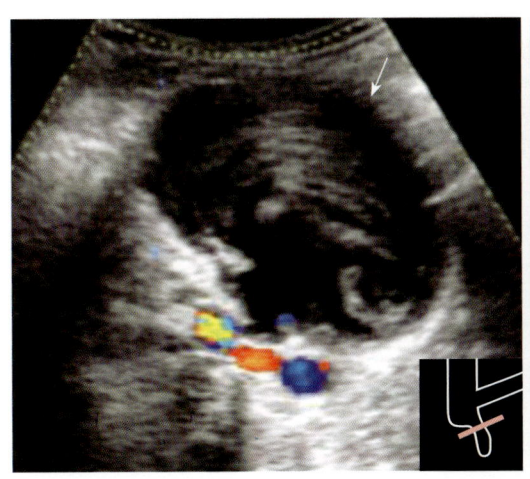

図b カラードプラ像

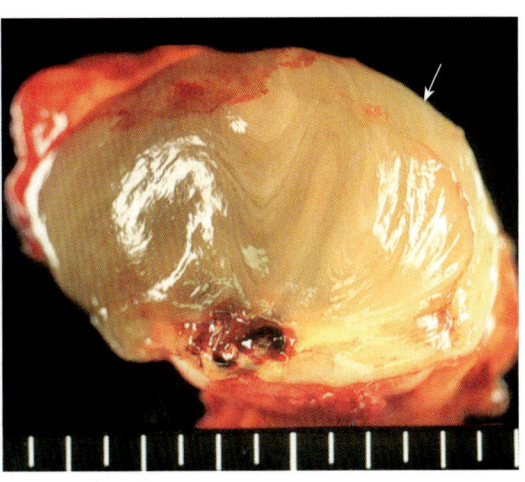

図c 摘出標本

6 大 腸
large intestine

1 大腸の解剖

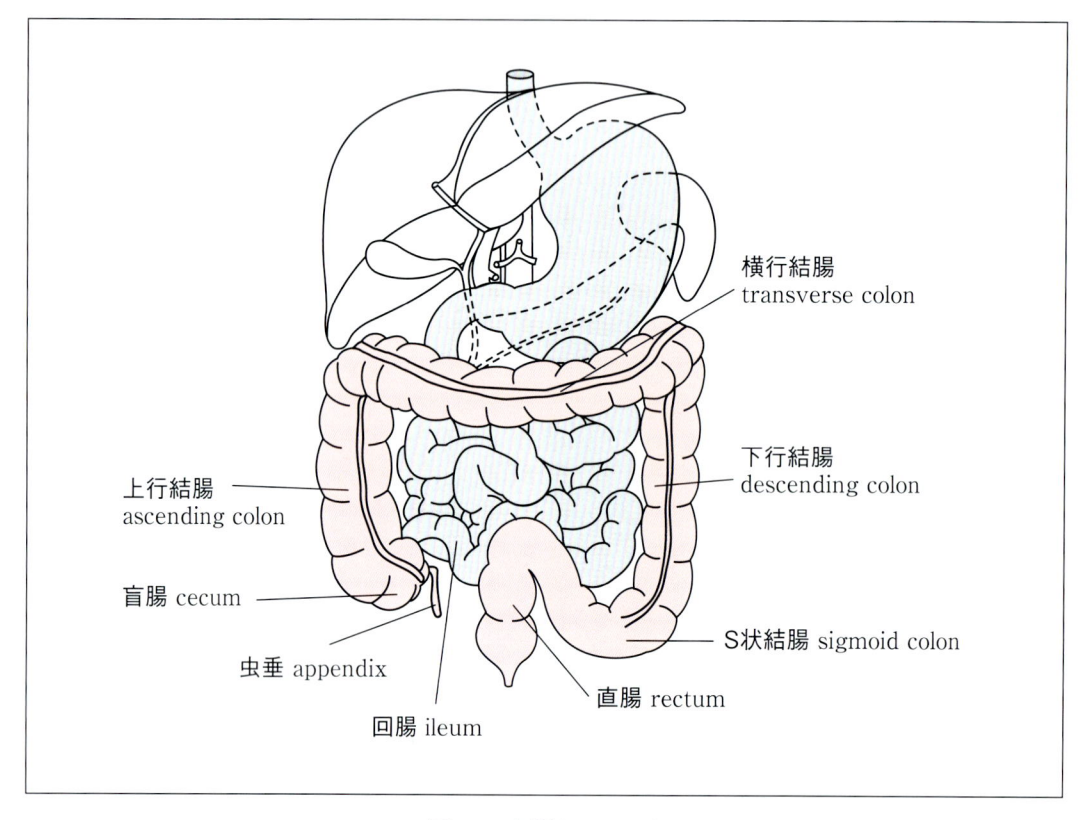

図a 大腸について

- 横行結腸 transverse colon
- 下行結腸 descending colon
- 上行結腸 ascending colon
- 盲腸 cecum
- 虫垂 appendix
- 回腸 ileum
- 直腸 rectum
- S状結腸 sigmoid colon

• 大腸の解剖について

　大腸は小腸に続く消化管で，約1.5mの長さがあり小腸より太く，腸管壁は小腸より薄い．大腸は小腸を囲むようにみられ，盲腸，結腸および直腸の3部に区分される．盲腸は右腸骨窩に位置し，長さは約6cmほどで下端は盲嚢をつくる．盲腸の内側から細長い虫垂がある．結腸は盲腸に続く長い区間で，腹腔の右側を走る上行結腸，肝下方から十二指腸の前方を横切る横行結腸，脾下方から腹腔の左側を下がる下行結腸，左腸骨窩からループを描いて仙骨前面に至りS状結腸と続く．直腸は仙骨前面を下行し，肛門管を経て体外に開く長さ約20cmの部分である．大腸の主な役割は水分を吸収し糞を形成する．小腸に比べ可動性に乏しい．直腸には腹膜垂はみられない．図aは大腸について示す．

• 大腸の区分

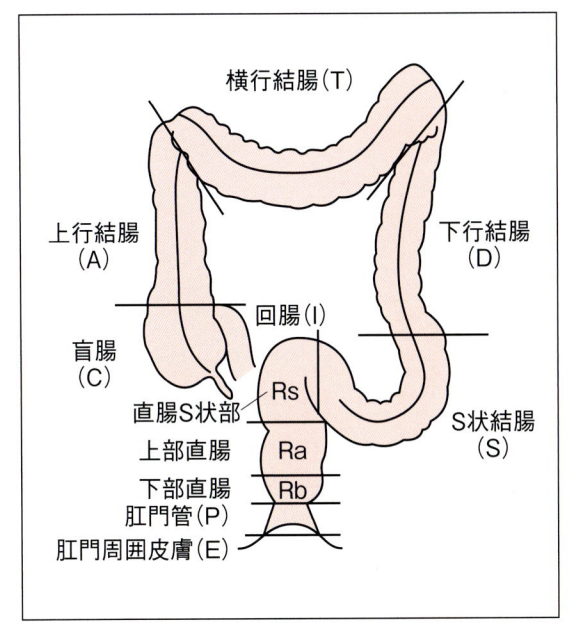

図b 大腸の区分
(「大腸癌取扱い規約・第6版, 金原出版, 1998.」より)

・大腸の区分について
　大腸は盲腸, 結腸, 直腸に3区分されるが, 盲腸は, 回腸末端部が大腸に接合する位置より下方の盲嚢となる部分をいう. 上行結腸は回腸末端から右結腸曲の間を, 横行結腸は右結腸曲から左結腸曲までを, 下行結腸は左結腸曲からS状結腸手前までを, S状結腸は直腸の手前までをいう. 直腸は仙骨前面を下行し, 肛門管を経て体外に開くまでである. 図bは大腸の区分を示す.

• 大腸の走行

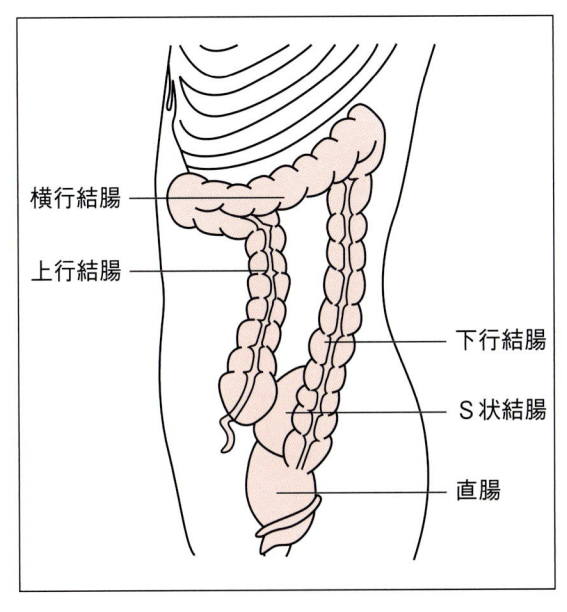

図c　左側よりみた大腸の走行

・左側よりみた大腸の走行
　大腸の走行を左側よりみた模式図である(図c). 下行結腸は上行結腸より背側に位置しているため, エコーで下行結腸を走査するには探触子を左側腹部の背側下方から走査するとよい.

・大腸の血管

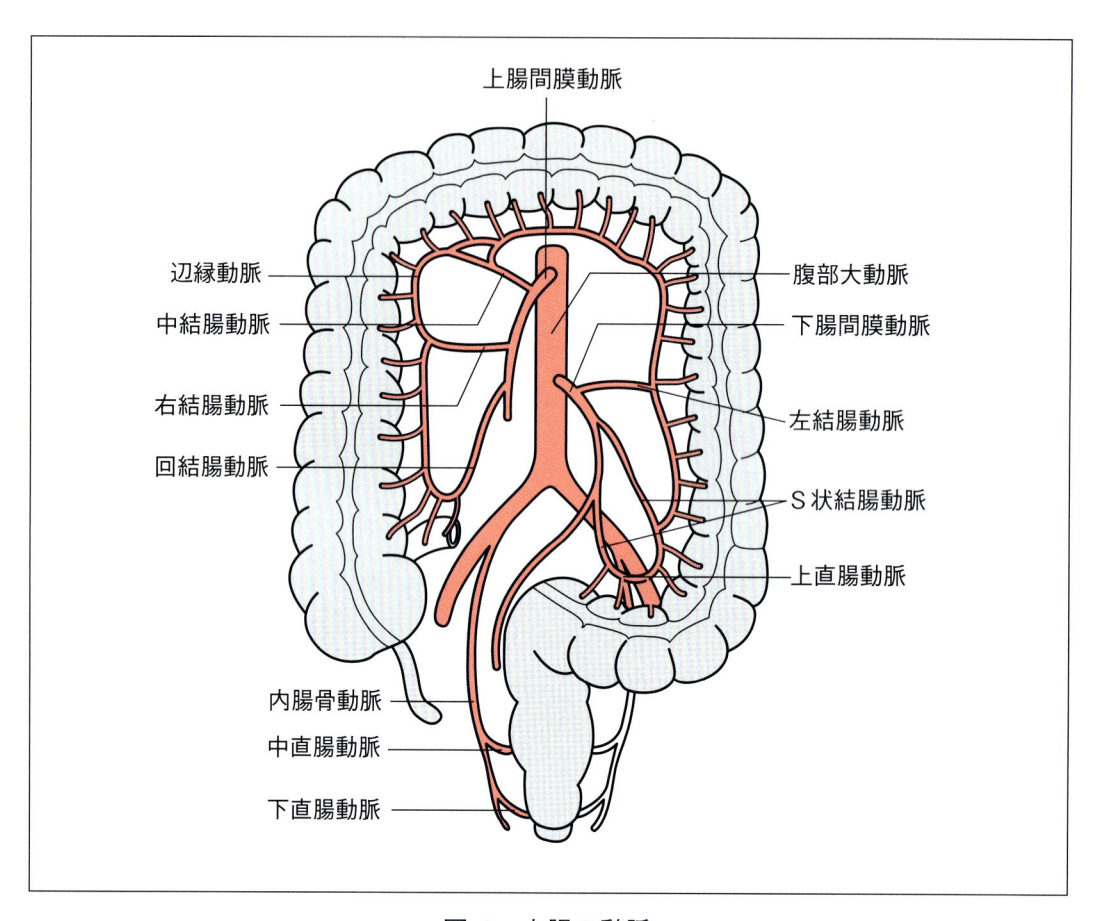

図d　大腸の動脈

・大腸の動脈について
　大腸（結腸）には上腸間膜動脈から供給されるものに，中結腸動脈・右結腸動脈・回結腸動脈がある．下腸間膜動脈から供給されるものには，左結腸動脈・S状結腸動脈・上直腸動脈がある．図dは大腸の動脈について示す．

・大腸の静脈について
　静脈は動脈に沿った走行をし同名である．中結腸静脈・右結腸静脈・回結腸静脈は上腸間膜静脈から門脈へと流れる．左結腸静脈・S状結腸静脈・上直腸静脈は下腸間膜静脈から門脈へと流れる．

• 腹膜垂

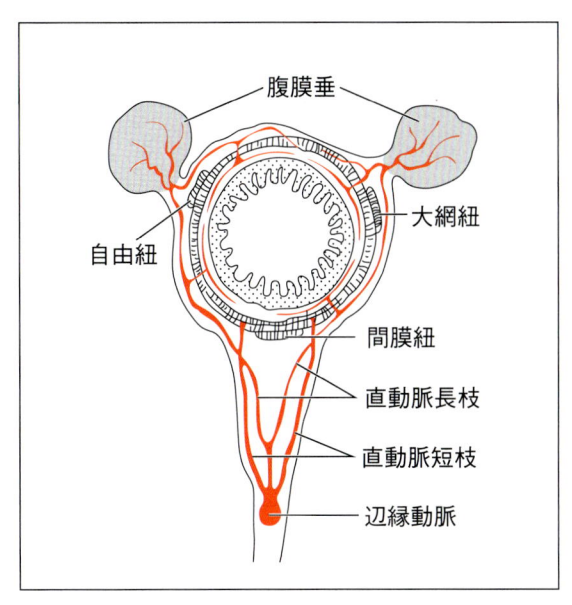

図e　腹膜垂
(「小林仁也・他：腹膜虫垂・日本臨床社, 1996.」より引用改)

・腹膜垂について
　腹膜垂epiploic appendixは，大網紐と自由紐のところで結腸表面の腹膜に脂肪組織の集積が漿膜下にみられる葉状のものをいう．腹膜垂が存在することは結腸の特色のひとつである．直腸以外の大腸にみられる．図eは腹膜垂について示す．

• 大腸の生理的狭窄

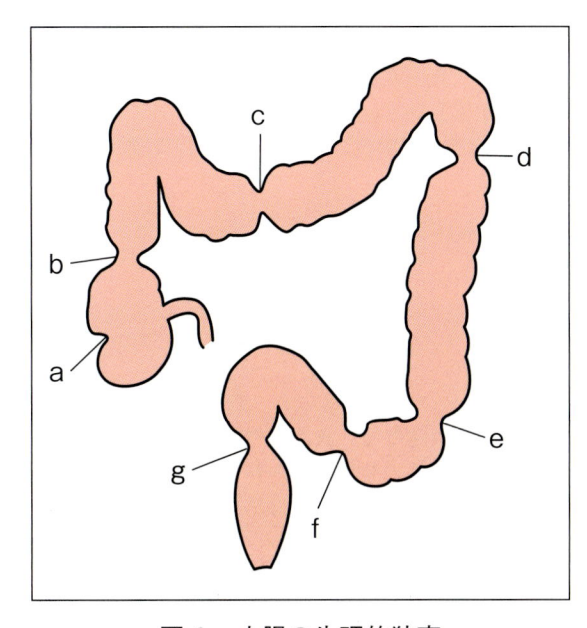

図f　大腸の生理的狭窄

・大腸の生理的狭窄について
　大腸の生理的狭窄部位が存在することを知って日頃の検査に当たることも，大腸の腫瘍性病変を検索するのに大切である．
　大腸の生理的狭窄についてはそれぞれ人名がつけられている．
a：Busi
b：Hirsch
c：Cannon-Bohm
d：Payr-Strauss
e：Ball
f：Moutier
g：Rossi (rectosigmoid junction)
これらのうち特に著名なものはCannon-Bohm (c)，Moutier (f)，Rossi (g) である．
　図fは大腸の生理的狭窄を示す．

2　大腸腫瘍の肉眼分類

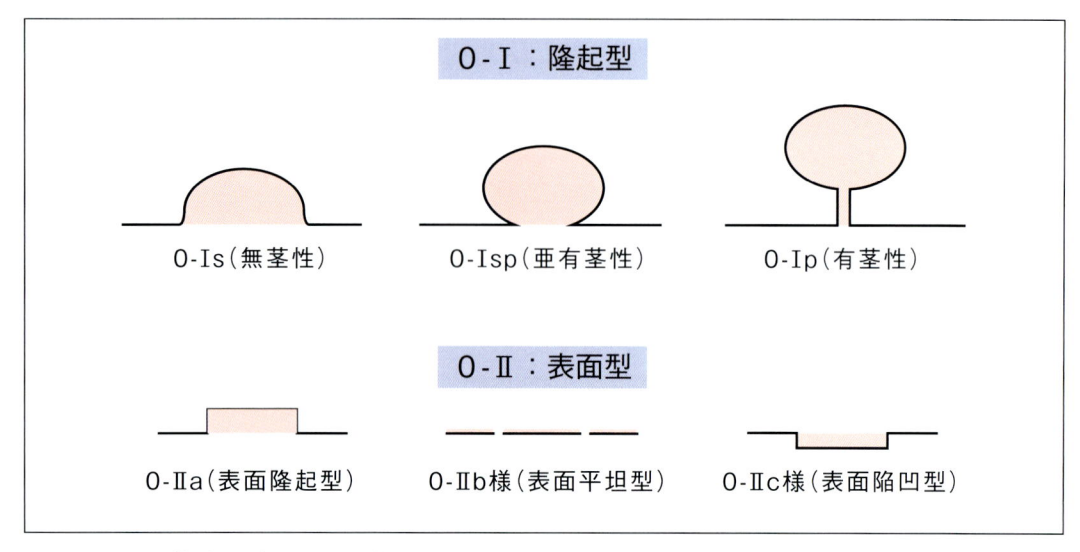

図a　早期大腸癌の肉眼形態分類（「大腸癌取扱い規約・第8版，金原出版，2013.」より引用）

●早期大腸癌について

　ポリープの形態を表現する言葉として有茎性 pedunculated, 無茎性sessile, 扁平flat が一般に用いられる．ポリープの形状から隆起型と表面型に分類される（図 a）．隆起型はさらに，無茎性，亜有茎性，有茎性と表現されている．0-Ⅰs, 0-Ⅰspの境界は判定が難しいが，0-Ⅰpは明らかな茎を有する病変で，0-Ⅰspは頭部に可動性のある病変としている．

0-Ⅰ：隆起型の分類
0-Ⅰs　無茎性
0-Ⅰsp　亜有茎性
0-Ⅰp　有茎性

　0-Ⅱ表面型は目立った隆起はなく，盛り上がりがあるか凹んでいるかで，表面隆起型，表面平坦型，表面陥凹型に分類される．リンパ節転移の有無にかかわらず癌細胞が粘膜層または粘膜下層に止まっているものは早期癌に分類される．

0-Ⅱ：表面型の分類
0-Ⅱa　表面隆起型
0-Ⅱb　表面平坦型
0-Ⅱc　表面陥凹型

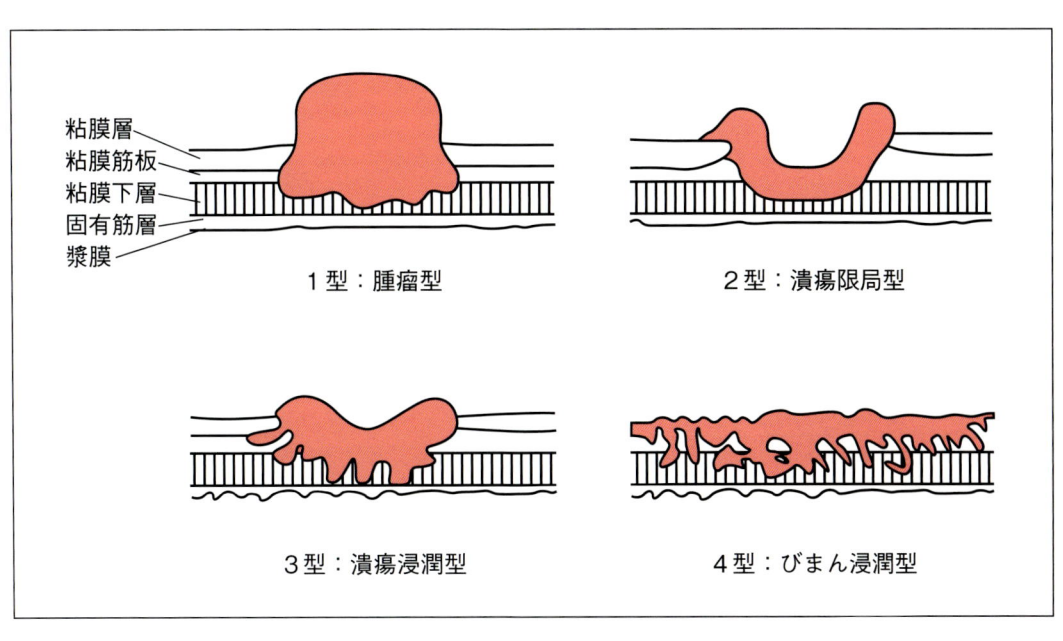

図b　進行大腸癌の肉眼分類（1型から4型）
(「大腸癌取扱い規約・第8版, 金原出版, 2013.」より引用)

・進行大腸癌について

　大腸癌は, 盲腸, 結腸, 直腸に発生する癌腫で, 盲腸癌 cecal cancer, 結腸癌 colon cancer, 直腸癌 rectal cancer とよばれている. これら肉眼分類は, 大腸癌の外観を肉眼的に判断するもので次のように分けられる. 図bは進行大腸癌の肉眼分類（1型から4型）を示す.

1型：腫瘤型
　　粘膜から癌が盛り上がるように突き出した形のものをいう.
2型：潰瘍限局型
　　進行癌の中では最も多いタイプの癌で, 癌性の潰瘍の中央が陥凹形のものをいう.
3型：潰瘍浸潤型
　　潰瘍限局型の次に多いタイプの癌で, 潰瘍限局型が崩れ広がった形のものをいう.
4型：びまん浸潤型
　　癌の形がまとまらず, 腸壁に広がった形のものをいう.
5型：分類不能

3 CTコロノグラフィー

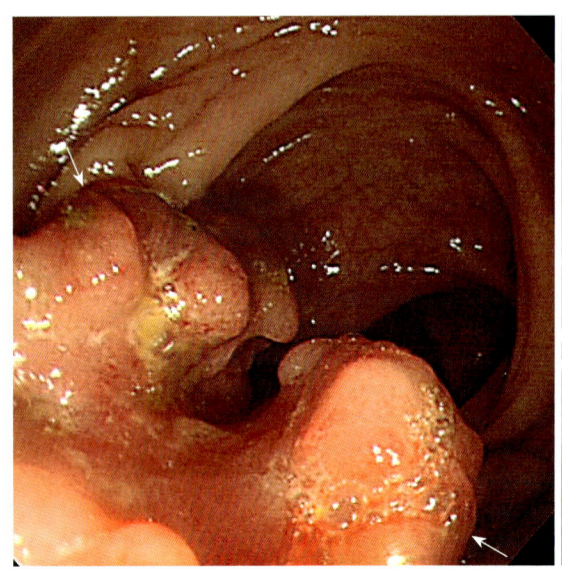

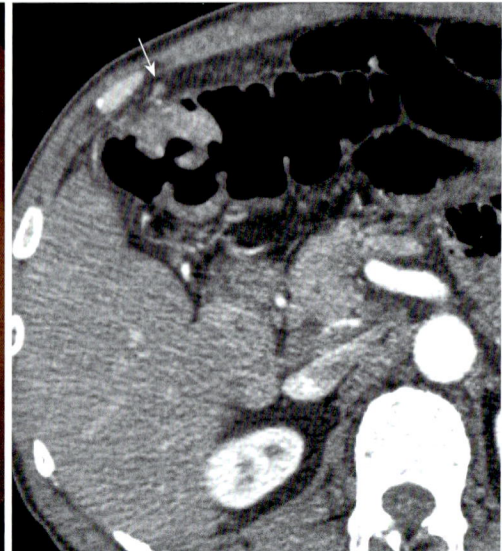

図a　大腸内視鏡像

図b　CT像（造影）

● CTコロノグラフィーとは

　大腸にガスを注入し拡張後，multi-detector row CT；MDCT装置で撮影することで大腸の3次元画像を得ることができる．従来から用いられている仮想内視鏡表示 virtual colonoscopy や仮想注腸表示 air image も可能になる．また，大腸を仮想的に切り開いて表示する表示法 lumen image も開発され，大腸の粘膜面全体を盲点なく観察することも可能になる．こうした3次元表示法の進歩によりCTコロノグラフィーCT Colonography：CTCが注目されるようになった．本法と内視鏡検査を比較すると，苦痛がなくスムーズに大腸検査が可能であることから欧米ではCTCによる大腸診断が一般化しており検診への応用も始まっている．一方，我が国の大腸癌検診の現状は，便潜血反応が主体に行われてきた．しかし早期がんの診断における感度は低く，便潜血で陰性の進行がんもあるため，必ずしも満足のいく精度とはいえない．大腸内視鏡検査は早期がんの診断で最も感度の高い方法であるが，検査の苦痛や前処置の負担が大きいことが問題になっていた．この意味でCTCは検査の負担が少なく，精度が高い検査法として近年注目されている．大腸癌の同一症例を用い内視鏡像，CT像とCTCについて示す．図aは大腸内視鏡像，図bはCT像である．矢印は大腸癌を示す．この症例をCTCでみたものを示す（図c）．

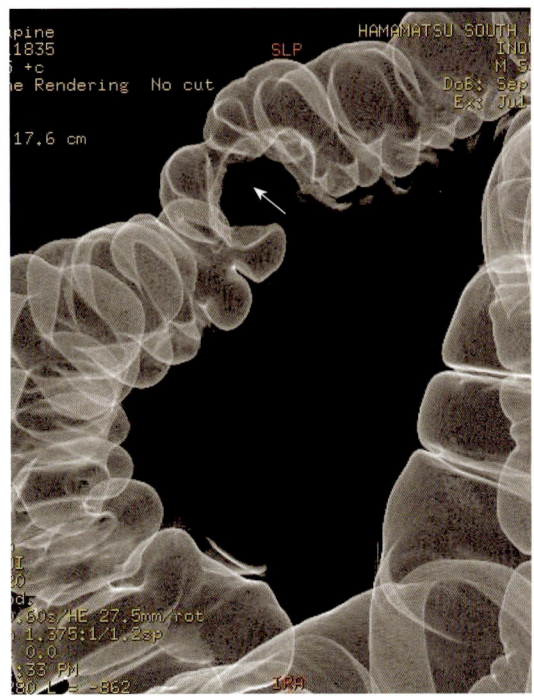

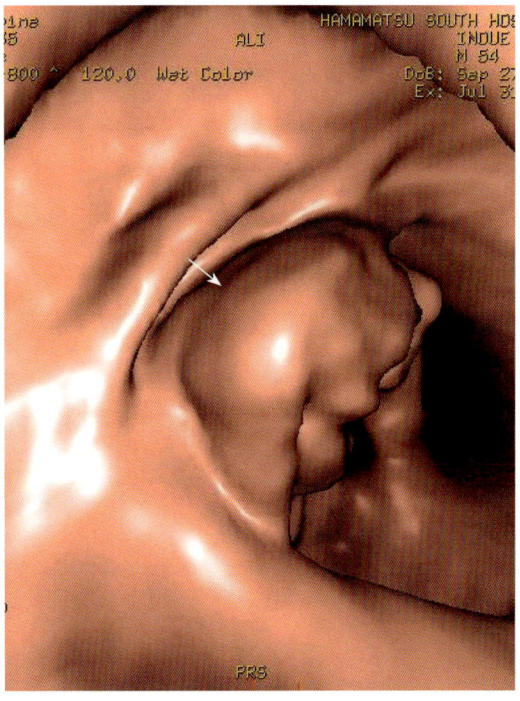

（1）撮影後の画像処理像 air image （2）撮影後の画像処理像 fly through
(virtual colonoscopy：VC)

図c　CTC像

CTCの手順
　大腸内視鏡とCTCを同日に2検査行う場合について当院の例を示す．
・被検者は検査前日，内視鏡検査用の低残渣食をスケジュールに沿って摂取する．
・検査当日はクエン酸マグネシウムを等張液とし1.8ℓを経口投与する．
・内視鏡検査施行．
・内視鏡検査後，CT室へ移動し，位置決め画像で大腸内の空気量を確認する．空気が必要な場合，ネラトンチューブを肛門より挿入し，炭酸ガスを注入し，背臥位と腹臥位の2体位で撮影する．

画像処理
　撮影後 air image, fly through 2つの画像処理を行ったものを図cに示す．(1) は大腸の全体像が表示され，横行結腸の腫瘍により狭窄がみられる（矢印）．(2) はVC画像であり，内視鏡の像と同様に周堤隆起を伴う腫瘍としてとらえることができる（矢印）．

第Ⅱ章　臨床　6. 大　腸　201

4 正常な大腸バリウムX線像と内視鏡像

　大腸のバリウムX線像は，肛門より挿入した注腸ゾンデよりバリウムを適量入れた後，空気を送入し大腸を拡張させ，ローリングで粘膜面にバリウムを十分付着させ二重造影にした後，各大腸を撮影したものである．正常な大腸バリウムX線像と内視鏡像を対比して示す．模式図の濃色部分は，A，Bの観察部位を示す．

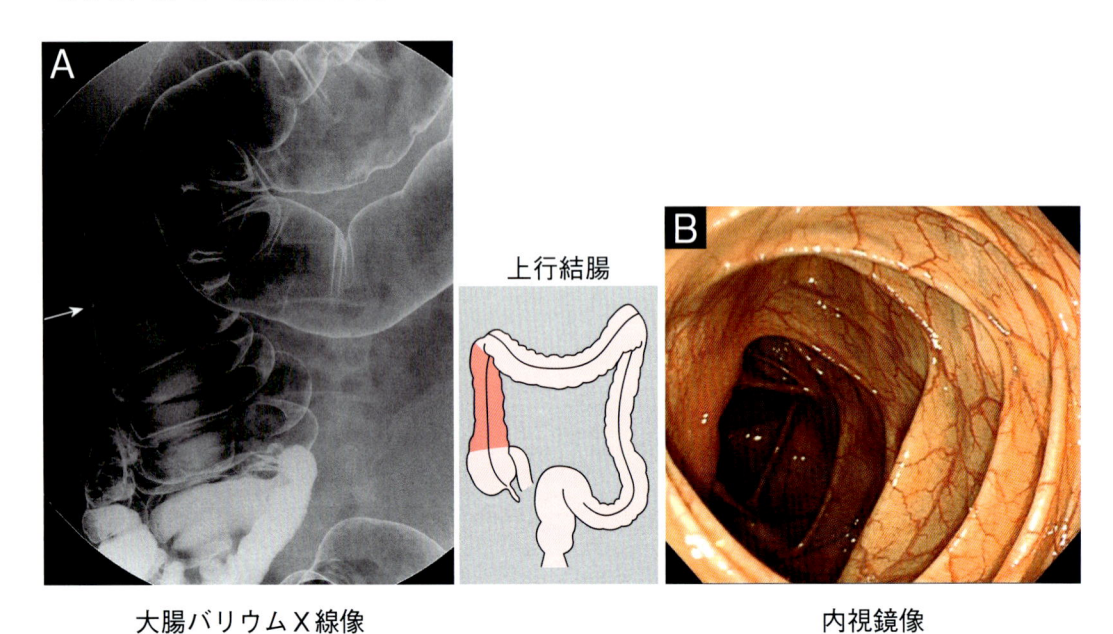

大腸バリウムX線像　　　　　　　　　上行結腸　　　　　　　　　内視鏡像

A，大腸のバリウムX線像でみた上行結腸の二重造影像である（矢印）．B，上行結腸の内視鏡像である．

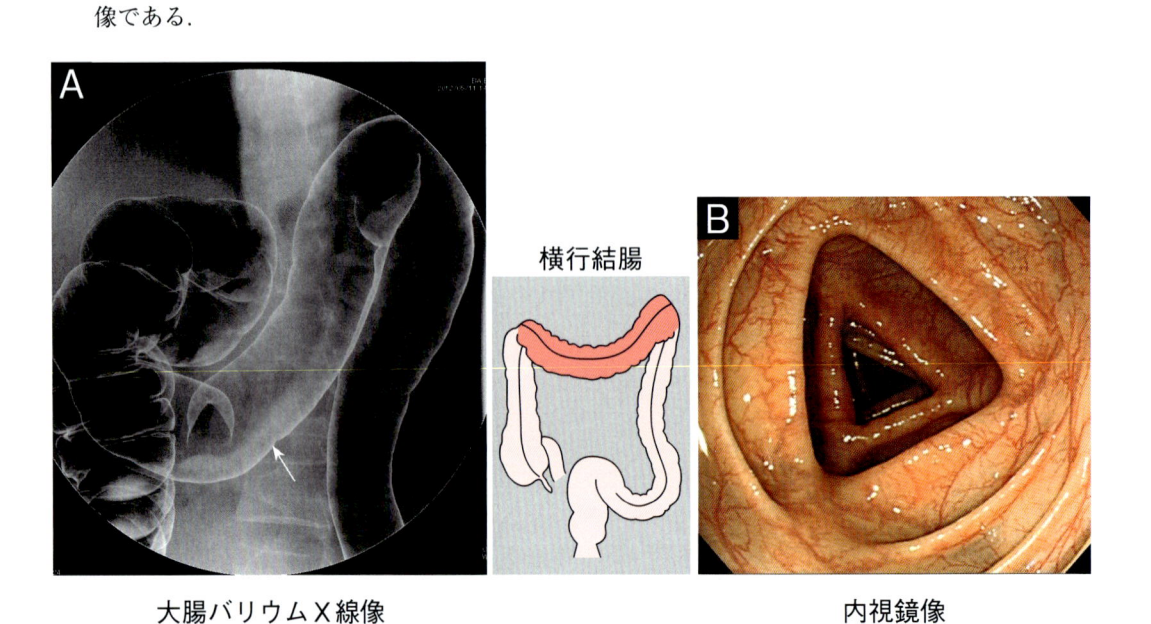

大腸バリウムX線像　　　　　　　　　横行結腸　　　　　　　　　内視鏡像

A，大腸のバリウムX線像でみた横行結腸の二重造影像である（矢印）．B，横行結腸の内視鏡像である．

大腸バリウムX線像　　　　　　　下行結腸　　　　　　内視鏡像

A, 大腸のバリウムX線像でみた下行結腸の二重造影像である（矢印）. B, 下行結腸の内視鏡像である.

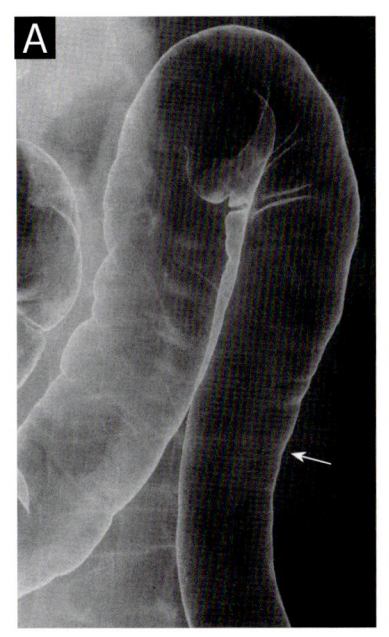

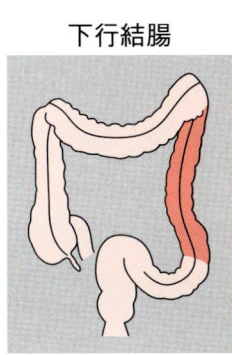

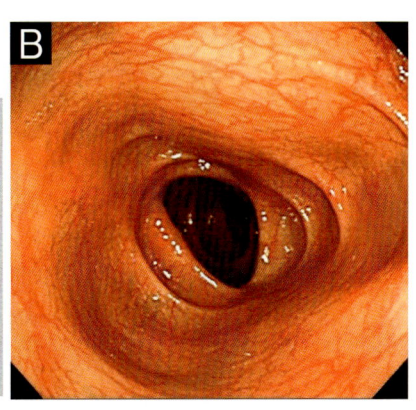

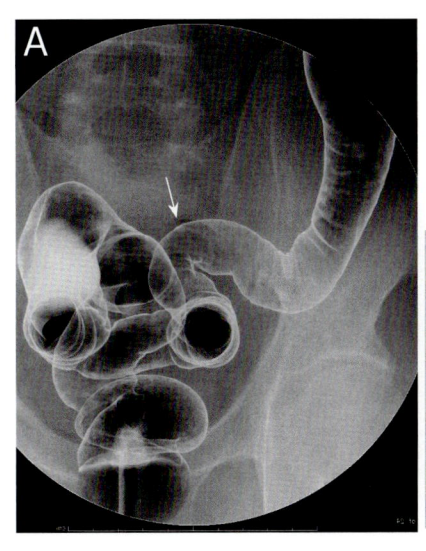

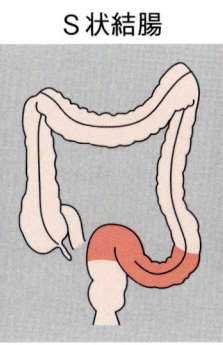

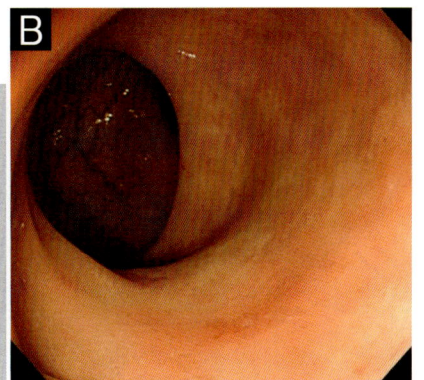

大腸バリウムX線像　　　　　　　S状結腸　　　　　　内視鏡像

A, 大腸のバリウムX線像でみたS状結腸の二重造影像である（矢印）. B, S状結腸の内視鏡像である.

5 大腸の基本走査と正常エコー像

エコーによる系統的走査が可能な大腸の正常エコー像について示す．模式図のラインは探触子の走査部位を示してある．

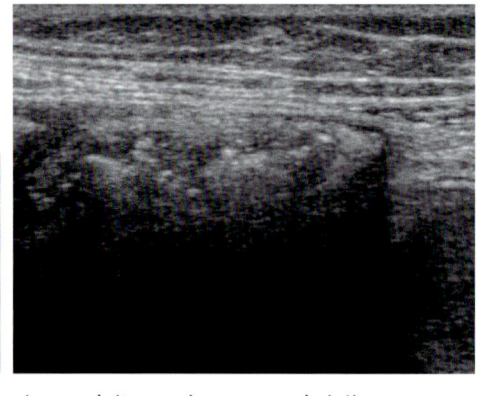

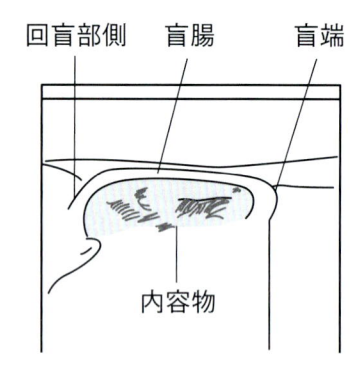

・盲腸の長軸像である．内部には高エコーの内容物がみられる．盲腸には盲端があり盲腸壁は，他の腸管と同様に5層構造として描出される．画面左が回盲部側になる．

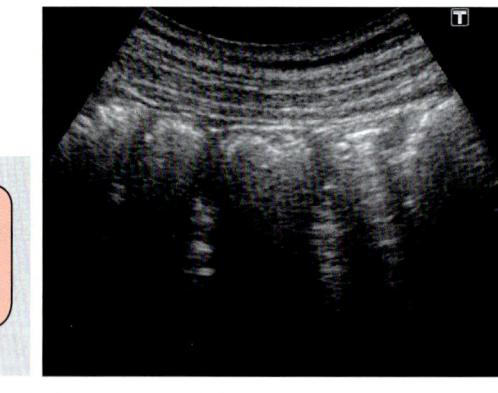

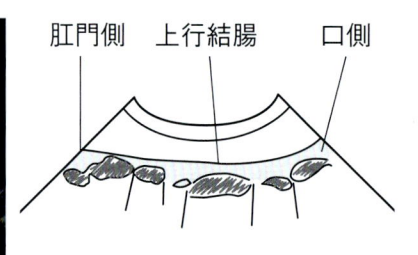

・上行結腸の長軸像である．腸管内容物が凸凹のある半円形の高エコー像を示している．これは大腸のハウストラを反映したものである．画面表示は画面左が肛門側，右が口側になる．

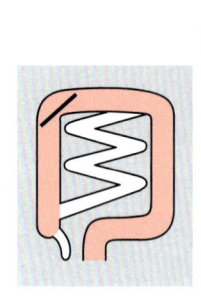

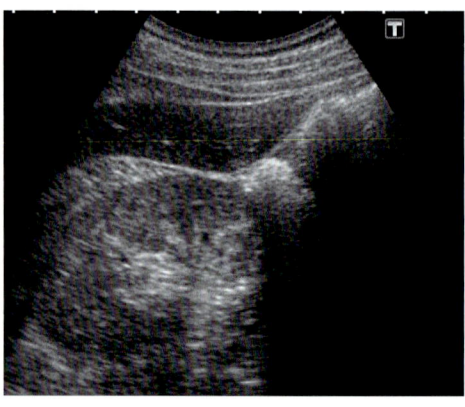

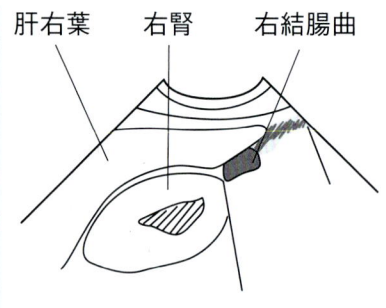

・右結腸曲（肝彎曲部）の像である．肝右葉と右腎下極側に接し，音響陰影を伴った半円形の高エコーが結腸の内容物である．

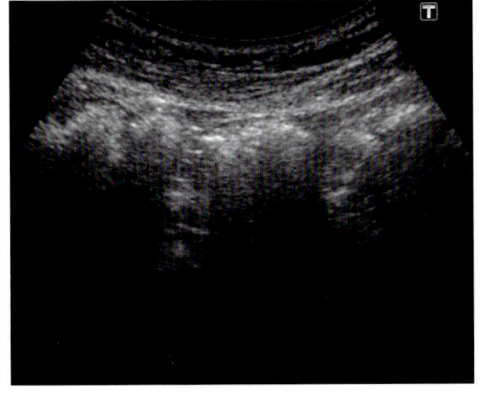

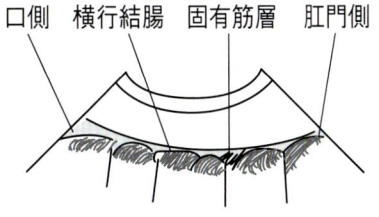

・横行結腸の長軸像である．結腸内容物が後方エコーの欠損を伴う高エコー像として描出される．高エコーを示す内容物の外側にみられる低エコー層は固有筋層で消化管走査の目安になる．横行結腸の同定が困難な場合，胃を描出し胃の足方に描出される高エコーが横行結腸の短軸像であることを知っておくとよい．横行結腸長軸像の画面表示は画面左が口側，右が肛門側になる．

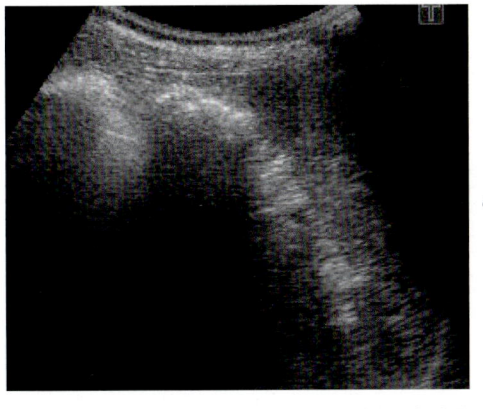

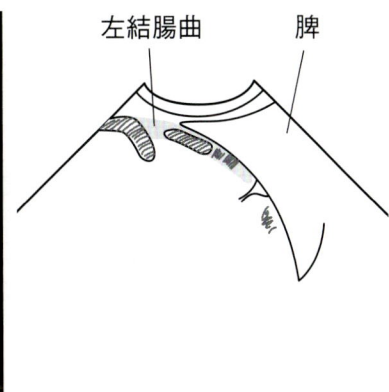

・左結腸曲（脾彎曲部）の像である．脾の内側に結腸の内容物が高エコー像としてみられる．

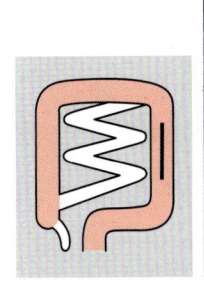

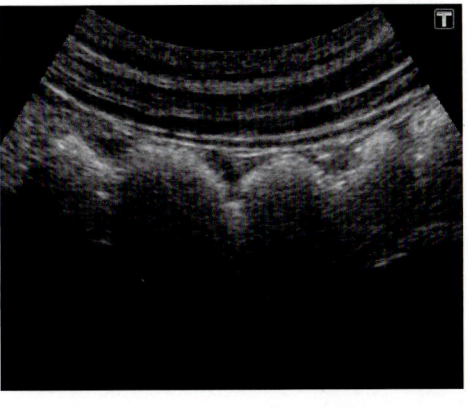

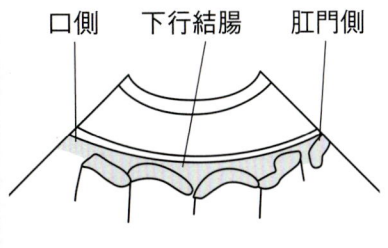

・下行結腸の長軸像である．高エコーの内容物が凹凸のある像を示している．排便後では虚脱した腸管像になる．画面表示は画面左が口側，右が肛門側になる．

第Ⅱ章 臨床 6．大腸　205

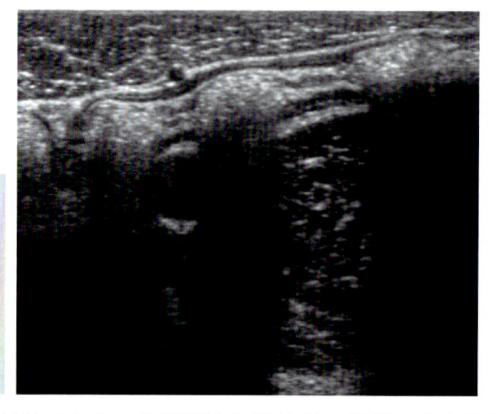

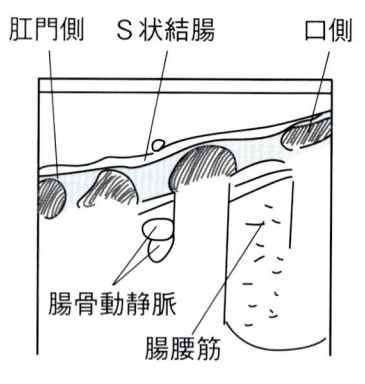

・S状結腸の長軸像である．左腸腰筋と腸骨動・静脈の直上を結腸内容物が高エコーを示しハウストラを反映した像として認められる．画像表示は画面左が肛門側，右が口側になる．

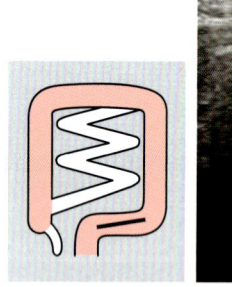

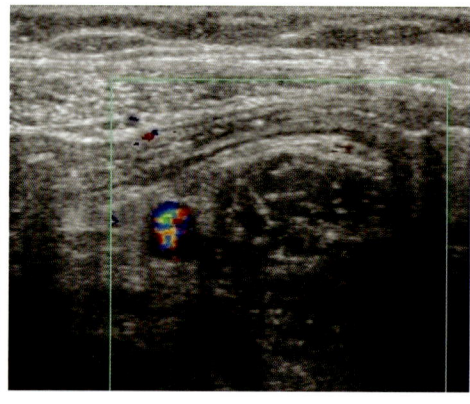

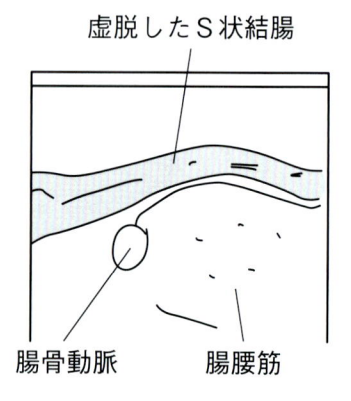

・排便後のS状結腸の長軸像をみたものである．虚脱した像となる．腸腰筋と腸骨動脈の直上を走行している．

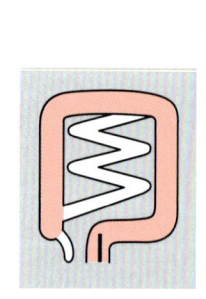

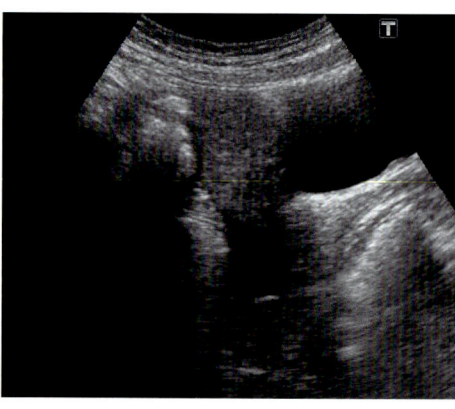

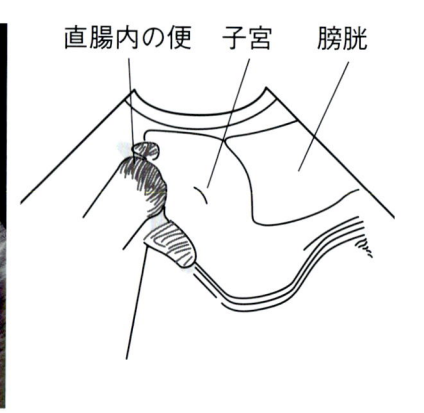

・直腸S状部（Rs）および上部直腸（Ra）である．子宮底部側に接し直腸の内容物が高エコー像を示している．

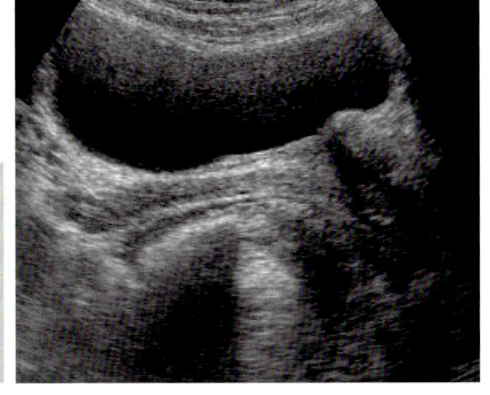

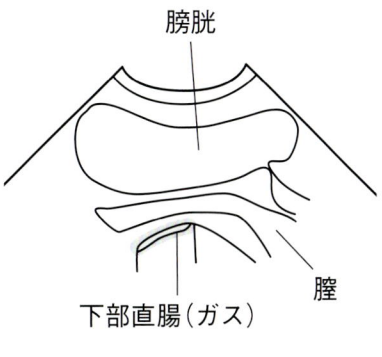

・上部から下部直腸（Ra~Rb）の長軸像である．膀胱に接し膣がみられ背側には直腸内ガス像が描出されている．

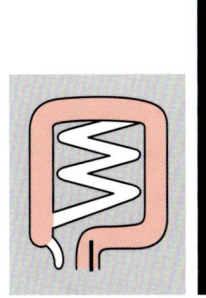

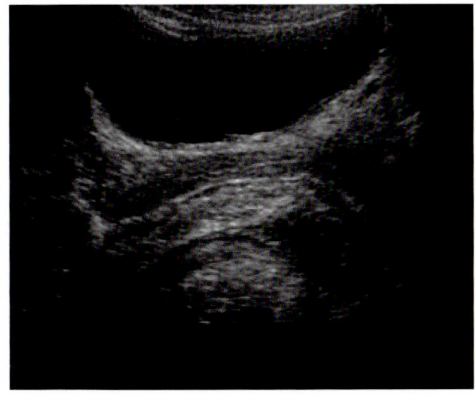

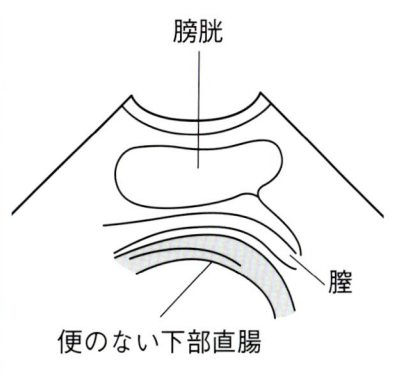

・排便後の上部から下部直腸（Ra~Rb）の長軸像である．ガスなどの内容物がみられないため直腸壁の層構造が観察できる．

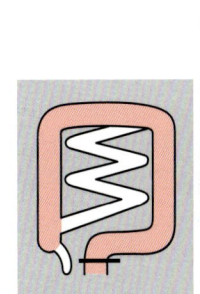

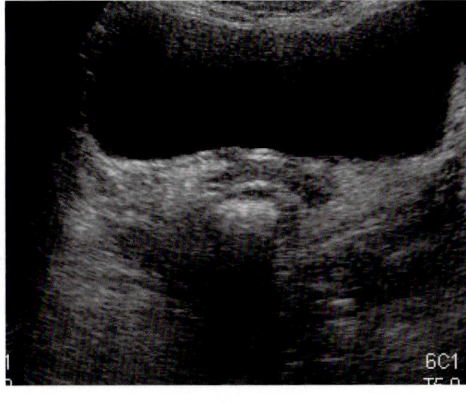

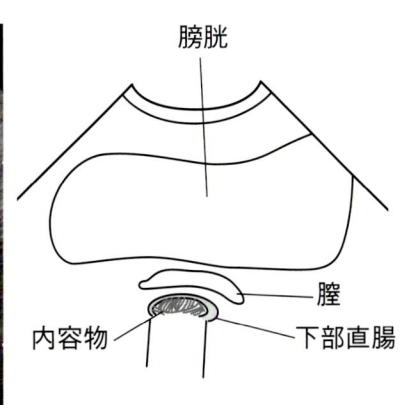

・上部から下部直腸（Ra~Rb）の短軸像である．ガス像（内容物）が円形の高エコー像としてみられる．この部位の観察は適度な尿を貯めてから検査するとよい．

第Ⅱ章 臨床 6. 大腸

6 大腸疾患のチェックポイント

大腸疾患のチェックポイントを模式図の番号で示す（図a, 図b）.

1. 大腸炎
大腸壁の層構造は保たれ, 粘膜・粘膜下層に浮腫性肥厚を示す.
- 虚血性腸炎や感染性腸炎, 炎症性腸疾患との鑑別を要す.

2. 大腸憩室炎
圧痛部位に一致し壁外へ突出する高エコーを伴った限局性の浮腫性肥厚を示す.
- 周辺腸管壁の肥厚がみられる.
- 回盲部では虫垂炎による糞石との鑑別を要す.
- 憩室周囲の膿瘍の有無について観察する.

3 腹膜垂炎
圧痛部位に一致し円弧状のエコーレベルの高い像を示す.
- 鑑別診断として憩室炎, 虫垂炎, 脂肪織炎がある.

4. 腸閉塞
拡張した大腸と泥状の内容物が流動する状態を示す.
- 大腸内の泥状便は悪性疾患が疑われる.

5. 大腸癌
大腸癌による壁肥厚が低エコー像を示し, 中央部分はガスや潰瘍性病変が高エコー像となり偽腎臓 pseudokidney sign を示す.
- pseudokidney sign がみられた場合, 肝転移やリンパ節腫大の存在についても観察する.
- クローン病（大腸型）で層構造が消失した壁がpseudokidney sign に類似した像を示すことから鑑別を要することがある.

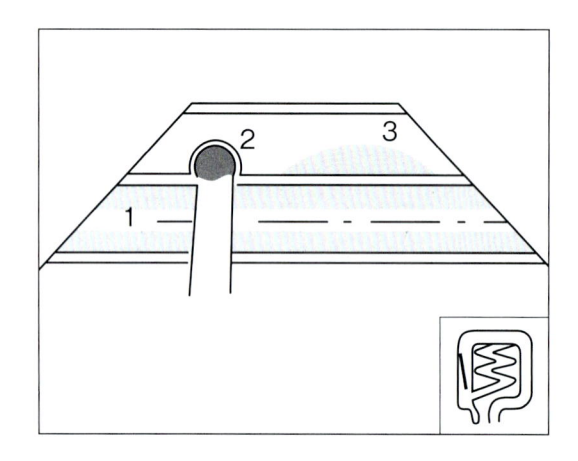

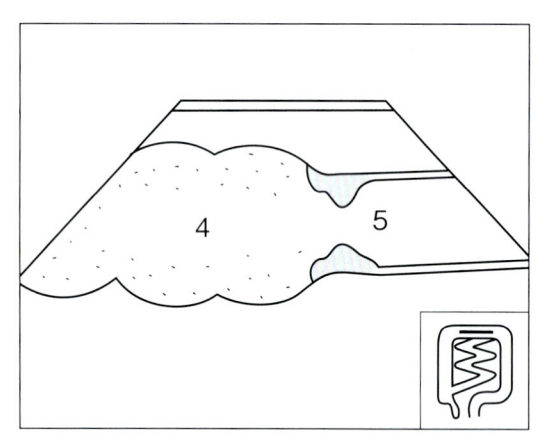

図a　大腸疾患のチェックポイント-1

6. 大腸腸重積症

大腸 - 大腸の重積腸管が多層構造 multiple concentric ring sign を示す.
・先進部には,腸重積を惹起する腫瘍性病変がみられる.

7. 大腸ポリープ

大腸内に限局した低エコー像を示す.
・カラードプラは病変と残渣との鑑別に有用である.

8. 直腸癌

直腸にpseudokidney sign を示す.
・潰瘍性大腸炎や虚血性腸炎の短軸像でも粘膜下層のエコーレベルが低下し直腸癌に類似する像を示すことがある.
・エコーレベルの高い像を示す絨毛腫瘍 villous tumor は,便との鑑別が困難である.

9. 便秘

下行結腸・S状結腸. 直腸内に糞塊が高エコー像を示す.
・悪性疾患が便秘の要因となる可能性もあるため,慎重な走査が大切である.
・特に小児, 女性や高齢者で腸管の検索後に異常所見がみられなければ便秘も念頭におく.

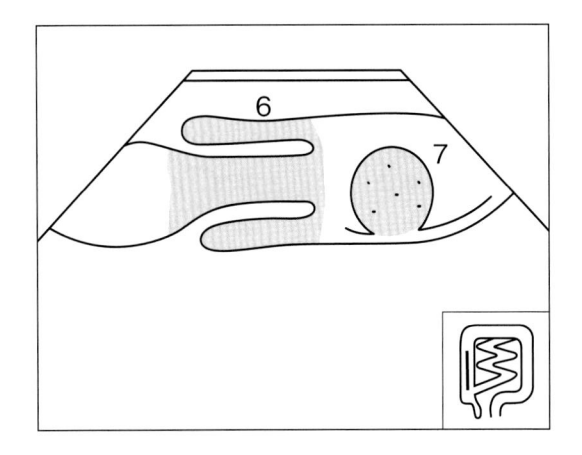

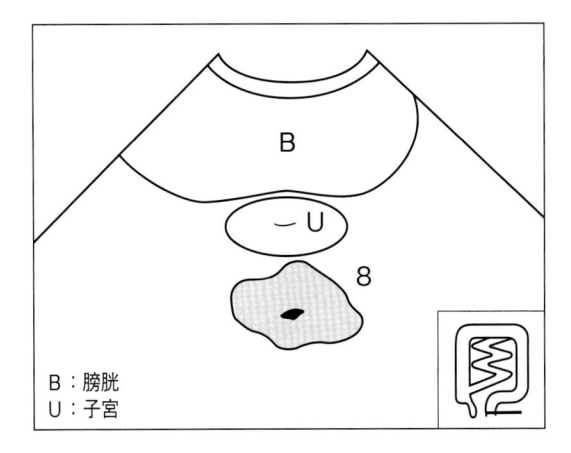

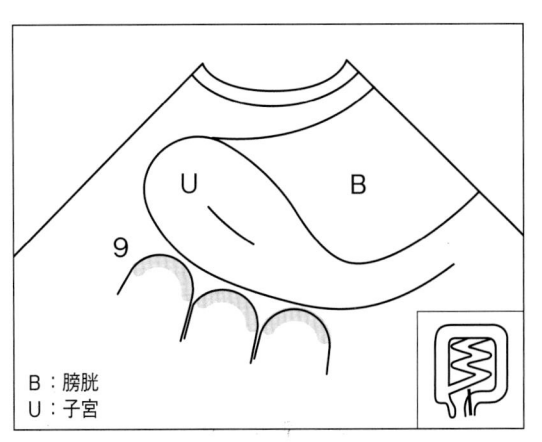

B:膀胱
U:子宮

B:膀胱
U:子宮

図b　大腸疾患のチェックポイント-2

7 大腸の良性疾患

大腸における良性疾患の症例を提示する．最初に急性大腸炎の症例を示すが，ここでは炎症性腸疾患，感染性腸炎，虚血性大腸炎，薬剤性大腸炎の診断が得られなかったものの症例である．

症例1　急性大腸炎　acute colitis　－壁肥厚著明例－

42歳，男性．腹痛，下痢．

リニア探触子による拡大画像で上行結腸をみたものである．腸管には便がなく粘膜下層の肥厚がエコーレベルの高い像として認められる（図a）．図bは横行結腸である．層構造は明瞭で第3層の粘膜下層の肥厚がみられる．

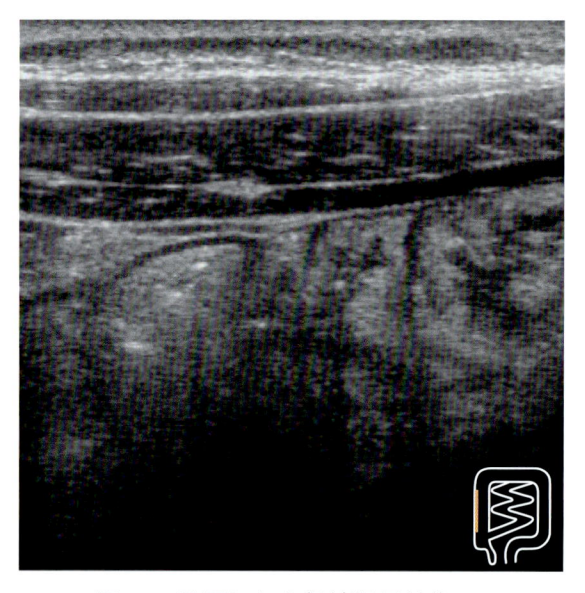

図a　肥厚した上行結腸長軸像

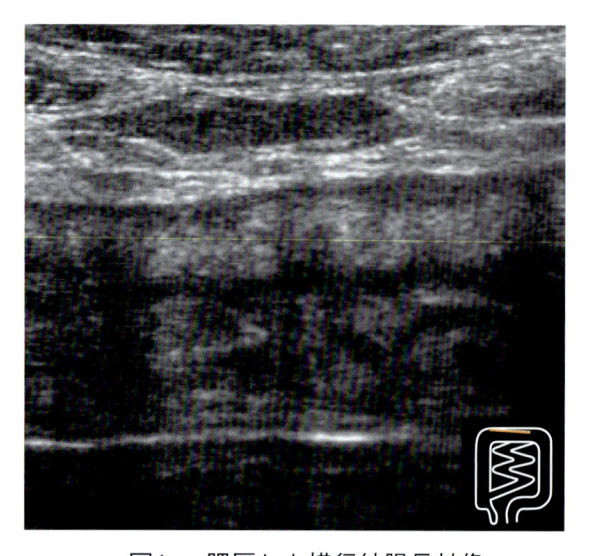

図b　肥厚した横行結腸長軸像

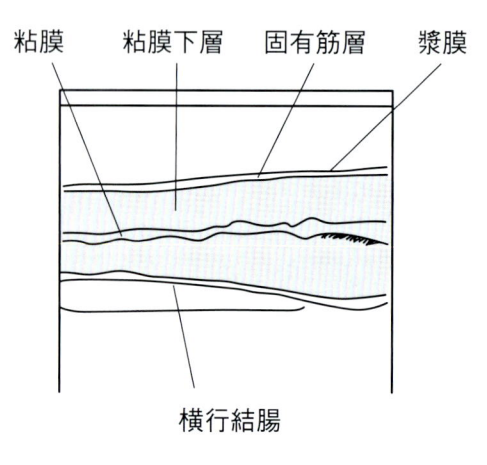

図cは下行結腸をみたものである．上行結腸，横行結腸同様に層構造明瞭な粘膜下層主体の壁肥厚が認められる．図dは下行結腸の短軸像である．腸管周囲脂肪織のエコーレベルが上昇し（矢頭），腸管壁肥厚の存在を強調するisolation sign を呈している（矢印）．図eは下行結腸の内視鏡像であるが，上行結腸からS状結腸にかけ粘膜は発赤，浮腫が強くびらんの多発がみられる．腸管のエコー検査は適さないと考えられがちであるが，下痢などにより腸の内容物が排出されているため，エコーに適した状況下にあることが理解できる．

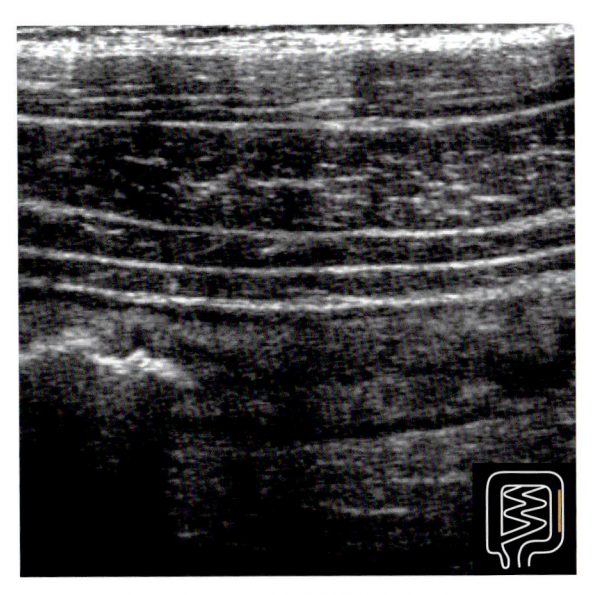

図c　肥厚した下行結腸長軸像

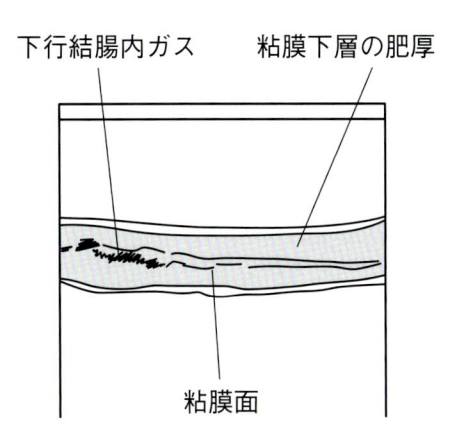

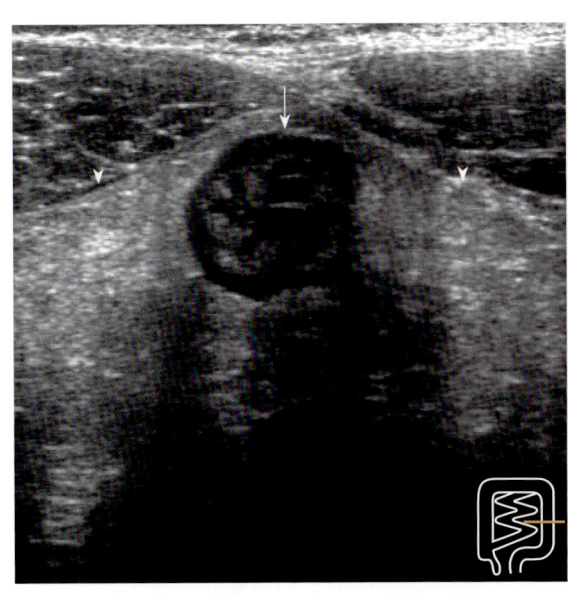

図d　肥厚した下行結腸短軸像

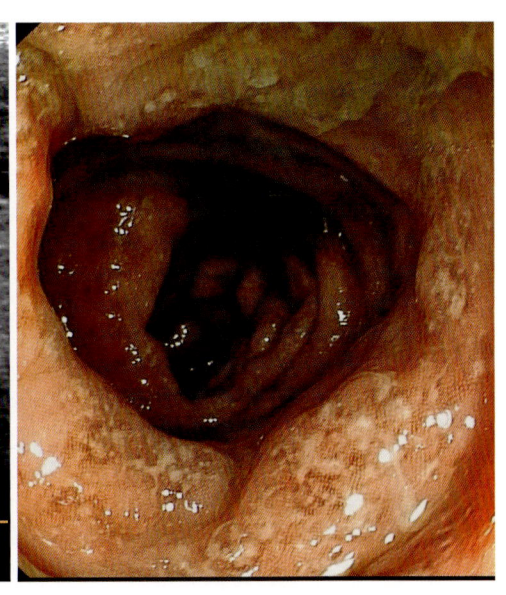

図e　下行結腸の内視鏡像

第Ⅱ章　臨床　6．大　腸

症例2　急性大腸炎　acute colitis －経過観察例－

61歳，女性．腹痛，下痢．

　回腸末端からバウヒン弁をみたものである．粘膜下層の肥厚が認められる（図a矢印）．図bは内視鏡像である．バウヒン弁の上唇上に潰瘍がみられる（矢印）．図cは3ヶ月後の同部位を描出したものである．バウヒン弁周辺には浮腫性肥厚は認められない（矢印）．図dは同部位の内視鏡像を示す．前回認められた潰瘍は消失し正常粘膜になっている．便培養検査で起炎菌は同定できない．

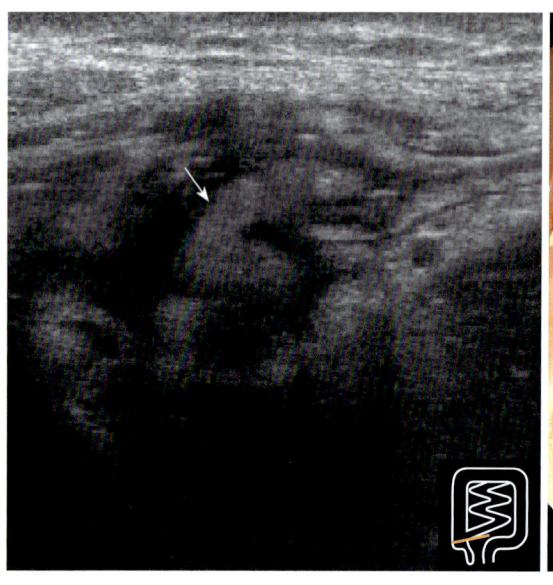

図a　肥厚した回盲部短軸像（初回）

図b　回盲部の内視鏡像（初回）

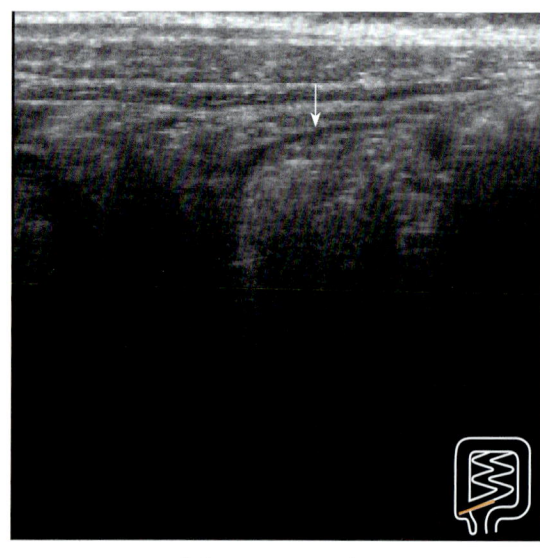

図c　回盲部の短軸像（3ヶ月後）

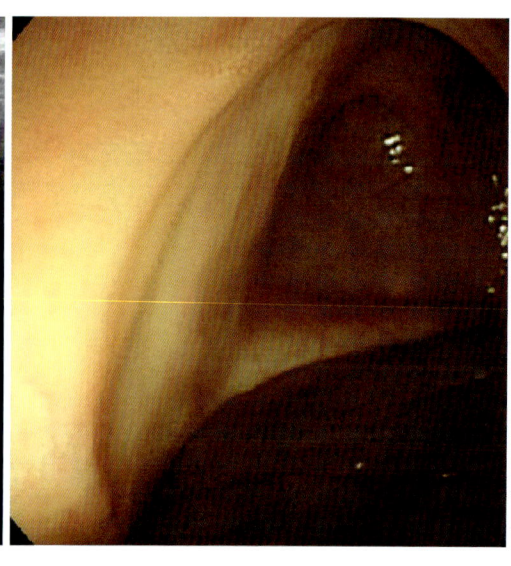

図d　回盲部の内視鏡像（3ヶ月後）

症例3　急性大腸炎　acute colitis －潰瘍病変を認めた例－

62歳，女性．心窩部痛，下腹部痛．

　下行結腸の長軸像である．中心部の線状高エコーは粘膜面の白苔が示唆され，腸管壁には層構造不明瞭な浮腫性肥厚がみられる（図a）．図bは2週後の同部位のエコー像である．層構造は明瞭となり壁肥厚も改善された像を示している（矢印）．図cは初回時の内視鏡像を示す．下行結腸には限局性の発赤がみられ，一部に潰瘍が認められる（矢印）．

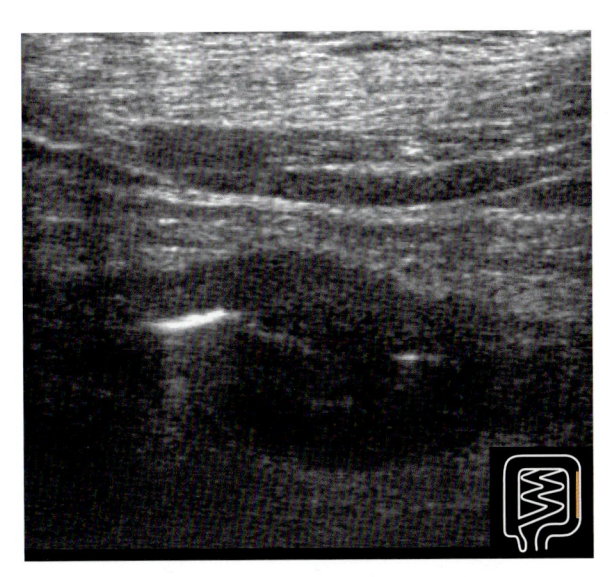

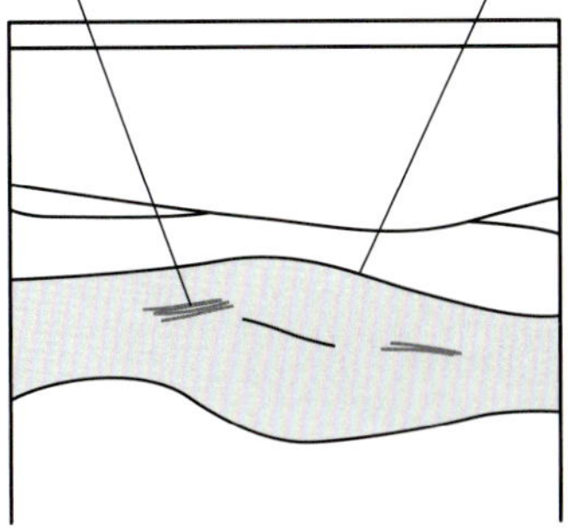

図a　肥厚した下行結腸長軸像（初回）

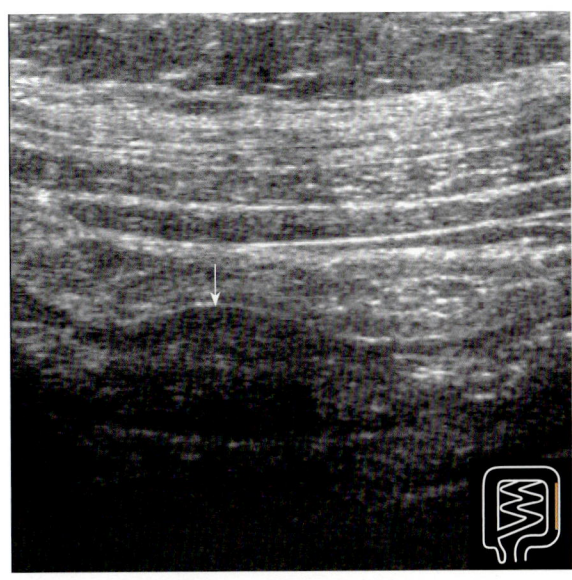

図b　軽度肥厚の下行結腸長軸像（2週後） 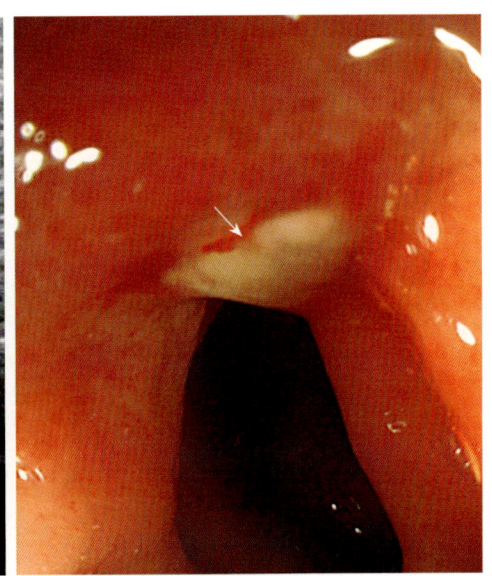　　図c　下行結腸の内視鏡像（初回）

症例4　直腸炎　proctitis

45歳，男性．下痢．

　膀胱を介した直腸の短軸像である．膀胱背側には中心部高エコーを伴い低エコー化した全周性の壁肥厚がpseudokidney sign 様の像を呈している（図a 矢印）．図bは直腸の長軸像である．短軸像と同様のエコーパターンを示す腸管が膀胱頂部レベルまでみられる（矢印）．図cは初回の検査から2週後の直腸をみたものである．肥厚した直腸壁は改善され，肥厚像の認識はできない（矢印）．図dは治療前の直腸内視鏡像である．直腸粘膜面の浮腫性変化がみられる．本症の症状は主に下痢や粘血便でときに体重減少や食欲不振，貧血など全身症状を伴うことがある．BL；膀胱

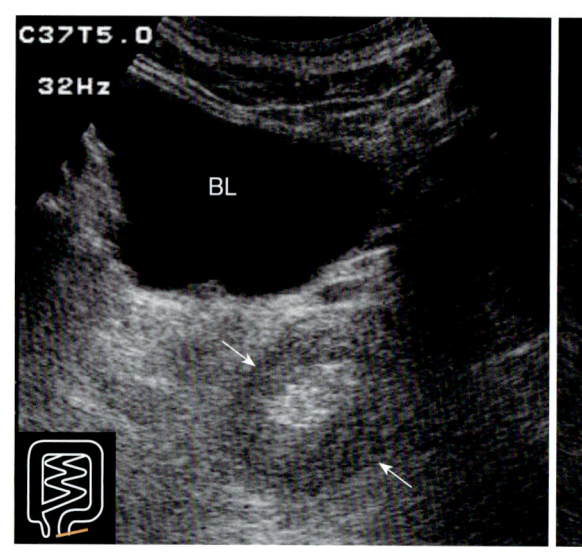

図a　肥厚した直腸短軸像（治療前） 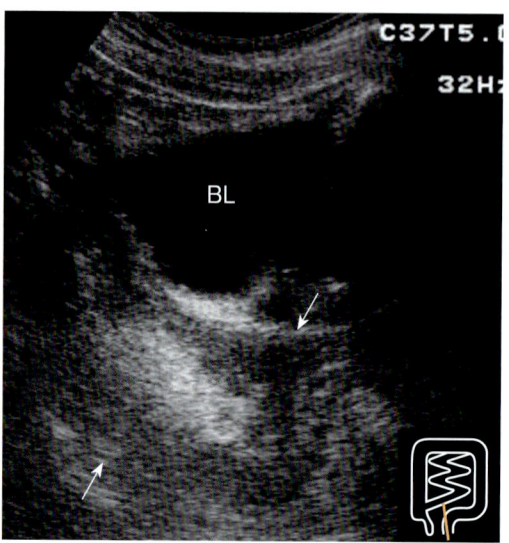　　　図b　肥厚した直腸長軸像（治療前）

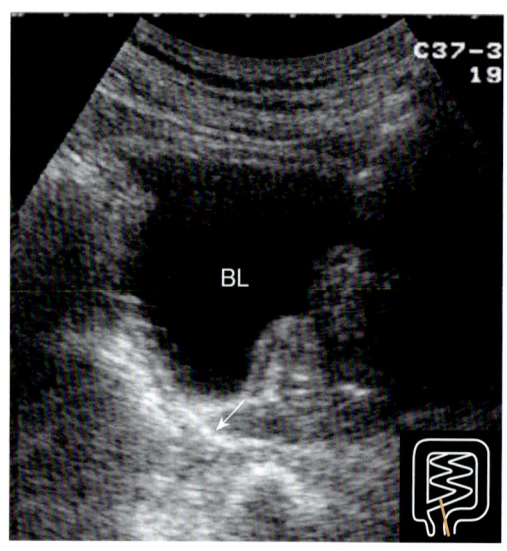

図c　直腸の長軸像（治療後） 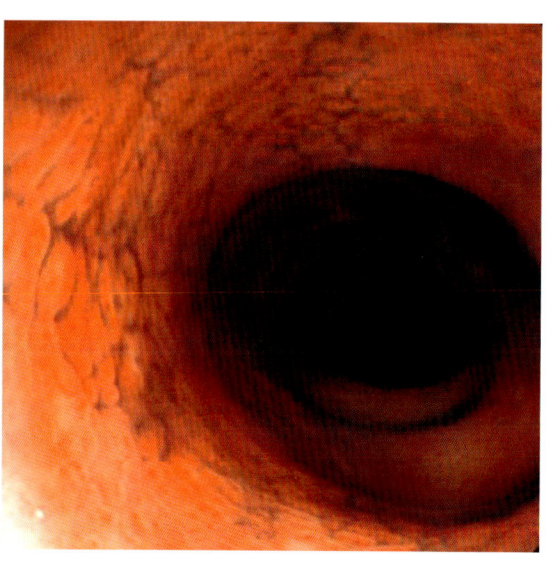　　　図d　直腸の内視鏡像（治療前）

症例5　急性腹膜垂炎　acute epiploic appendagitis

33歳，男性．下腹部痛．

リニア探触子で下行結腸を走査したものである（図 a）．下行結腸の腹側には後方エコーの減弱を伴う，高エコー腫瘤が円弧状の像を呈し，一部に低エコー領域も認められる．病変の大きさは10 cmほどである．矢頭は下行結腸，矢印は炎症を呈した腹膜垂炎像である．図 b はCT像を示す．エコーで指摘された部位の下行結腸前壁には低濃度領域が認められる．矢印は腹膜垂炎，矢頭は下行結腸像である．腹膜垂は腸間膜付着部の反対側にあり，直腸を除く大腸全体にみられる．エコー検査で指摘可能であった症例である．

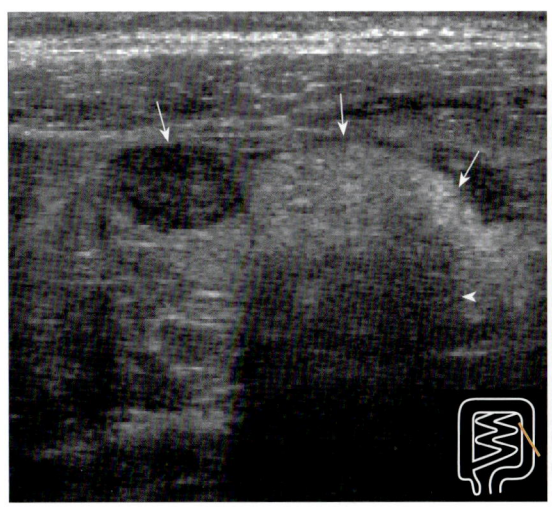

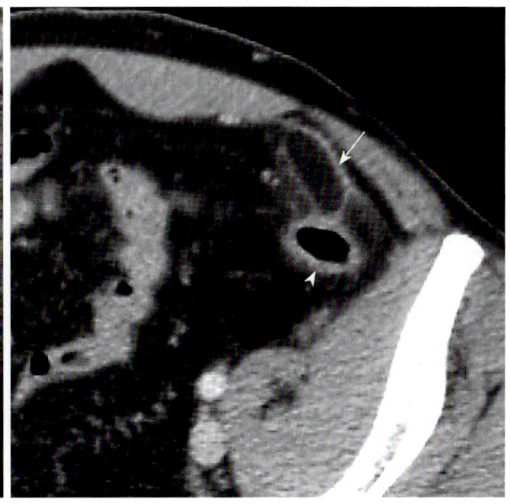

図a　腹膜垂炎の短軸像　　　　　図b　CT像（造影）

memo　　腹膜垂炎　epiploic appendagitis

・腹膜垂炎の病因として血行障害と非血行障害がある．血行障害は，腹膜垂の捻転，血栓による梗塞，直接圧迫による循環障害などであり，非血行障害では憩室炎などによる細菌感染の腹膜垂への波及などがあげられる．本症は腹膜垂の急性炎症で，急性腹症として発症するまれな疾患である．鑑別診断として憩室炎，虫垂炎がある．経過観察可能な疾患であり，エコー検査が有用である．腹膜垂の解剖について図に示す．

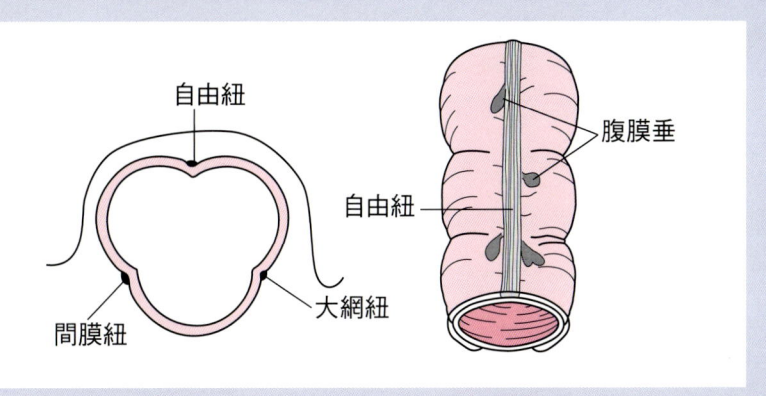

（「スネル：臨床解剖学・第3版，メディカルサイエンスインターナショナル，2004．」より引用改）

症例6　腸管壊死　colonic necrosis　－門脈ガス血症を伴う例－

75歳，男性．左下腹部痛，急性腹症．

筆者らは腹部エコー検査を行う手順として，腹部実質臓器の検索を行った後，消化管を系統的に観察する手法で行っている．この走査手順に従い，肝右葉をみたものである（図a）．肝実質内には点状高エコーが散在し，不均一な像を呈している（矢印）．図bは下行結腸の長軸像である．結腸内ガスと，層構造の不明瞭な壁肥厚がみられる（矢印）．図cはCT像である．門脈内にガスが認められる（矢印）．本例は重篤な腸管壊死と診断され下行結腸摘出術が施行された（図d）．図eは術後10時間後の肝右葉像である．初回時にみられた門脈内ガス像は消失し肝内門脈枝も明瞭に描出されている（矢印）．

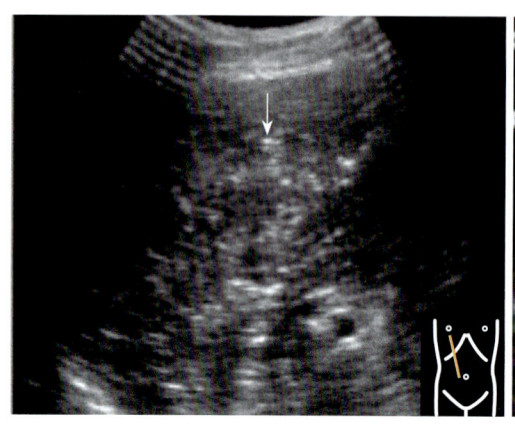

図a　肝右葉門脈ガスのエコー像（初回）

図b　肥厚した下行結腸長軸像

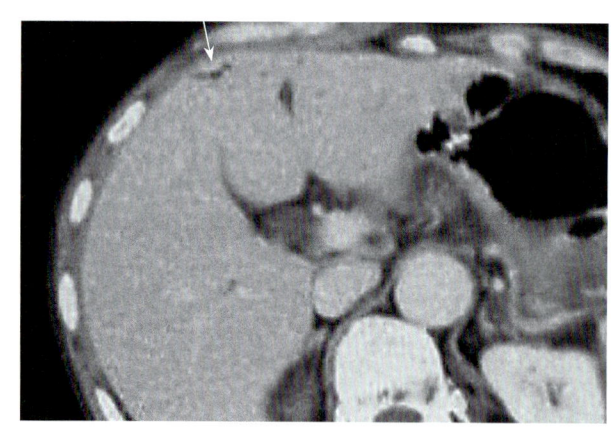

図c　CT像（造影）

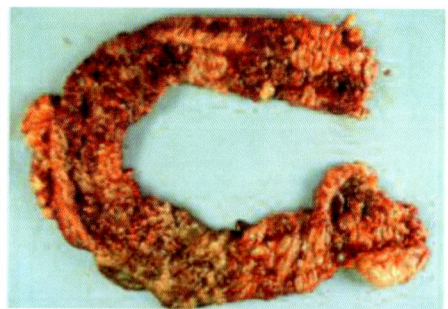

図d　摘出標本

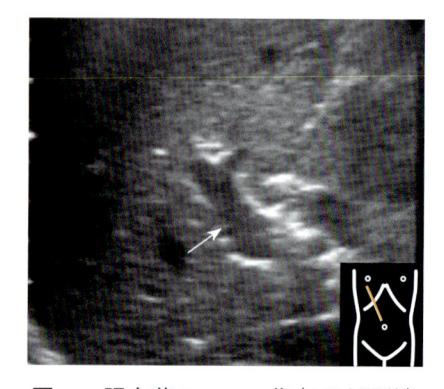

図e　肝右葉のエコー像（10時間後）

memo 肝内胆管ガス pneumobilia

・肝内胆管ガス像 pneumobilia は，肝内・肝外胆管内に本来存在しないはずのガスがみられるもので，樹枝状の線状高エコーを示す（矢印）．この原因は，胆道消化管吻合術後や乳頭形成術後あるいは内視鏡的乳頭切開術後などにみられる所見であるが，手術既往がない場合，胆道系と腸管の瘻孔が疑われる．この存在を診断する検査法としてエコー検査や腹部単純X線撮影，CT検査がある．被曝がなく簡便な走査で確実に知る方法としてエコー検査が有用である．

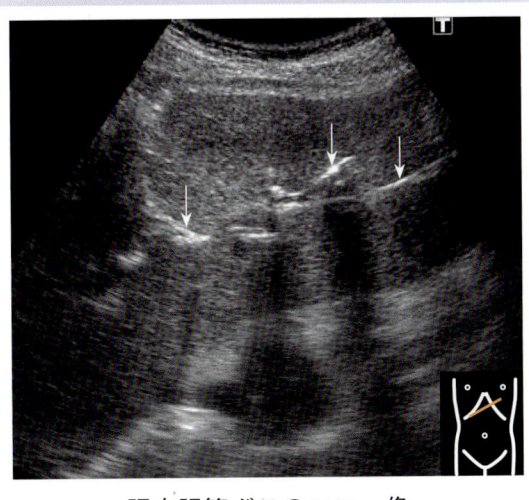

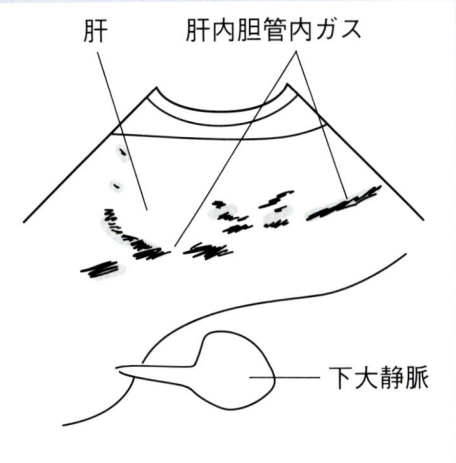

肝内胆管ガスのエコー像

memo 門脈ガス血症 hepatic portal venous gas

・門脈ガス血症 hepatic portal venous gas は，門脈内にガスが流入するもので，肝内に粟粒状の高エコーを示し，超音波造影剤を使用したときのような像となる．本症は，壊死性腸炎や絞扼性イレウスなどの重篤な疾患が原因となっている場合があるので，この所見がみられた場合，全身状態や腹部所見，各種検査所見などを参考に慎重な対応が必要である．エコー検査は門脈ガス血症や肝内胆管ガスの存在を知るのに有用な検査法の一つである．

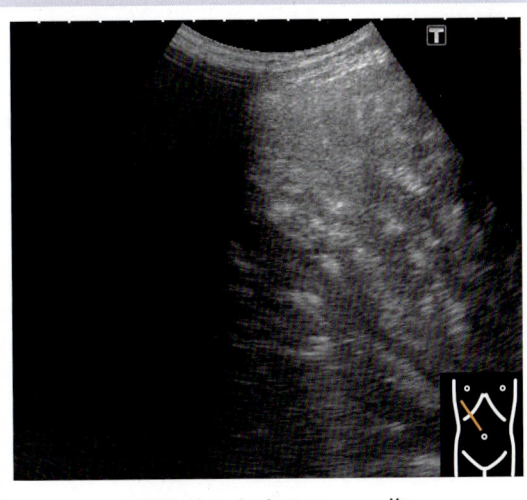

門脈ガス血症のエコー像

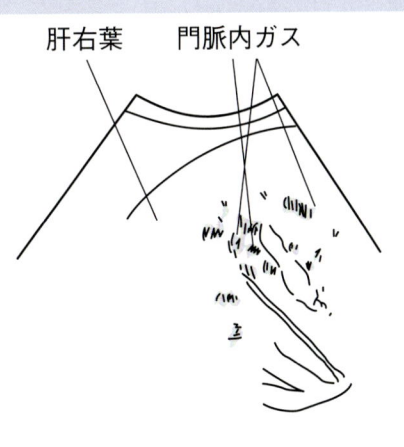

症例7　大腸憩室症　colonic diverticulosis

68歳，女性．スクリーニング．

下行結腸の長軸像である（図a矢印）．腸壁から外側へ突出する高エコーがみられるが，炎症性変化を示す腸管の壁肥厚は認められない．矢頭は憩室を示す．図bは内視鏡像である．腸管壁には円形の憩室を認めるものの出血や浮腫性変化はみられない（矢印）．

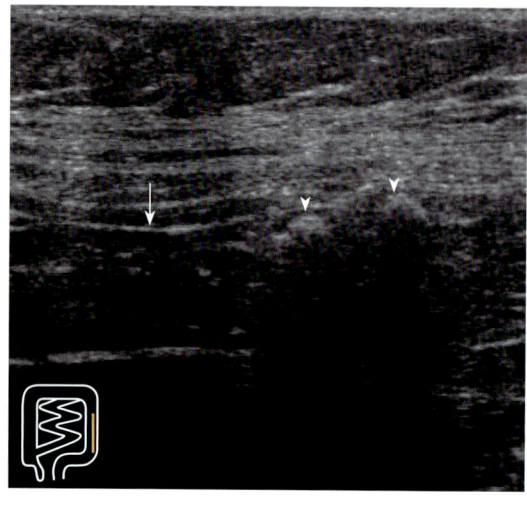

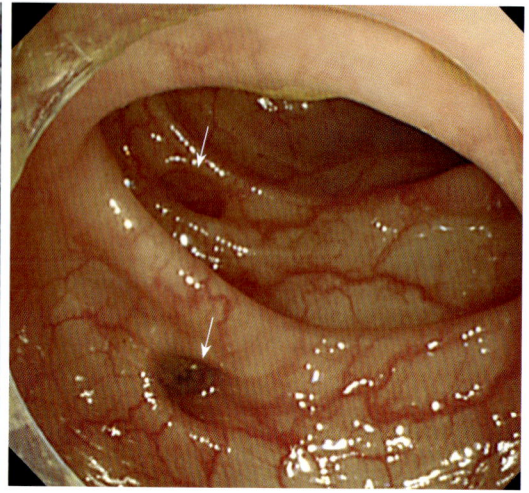

図a　憩室を伴う下行結腸長軸像

図b　下行結腸の内視鏡像

memo　大腸憩室　colonic diverticulum

・大腸憩室は，大腸の粘膜が固有筋層の抵抗の弱い血管貫通部を通じて嚢状に壁外に突出した仮性憩室である．大腸には外縦筋が消化管壁全周を覆うことなく3本の結腸紐で覆われるのみであり，外縦筋がないところが物理的に脆弱になる．さらに筋層の血管貫通部にも脆弱性があり，結腸紐間で腸間膜付着部側の4カ所の血管貫通部に憩室が好発する（図c）．憩室が多発する場合，憩室症 diverticulosisという．大半の憩室は無症状で臨床上問題にならないが，臨床上重要なのは憩室炎・出血・穿孔の3大合併症である．大腸憩室は結腸断面で腸間膜付着部に近い結腸紐間で筋層の血管貫通部より圧出して形成される．

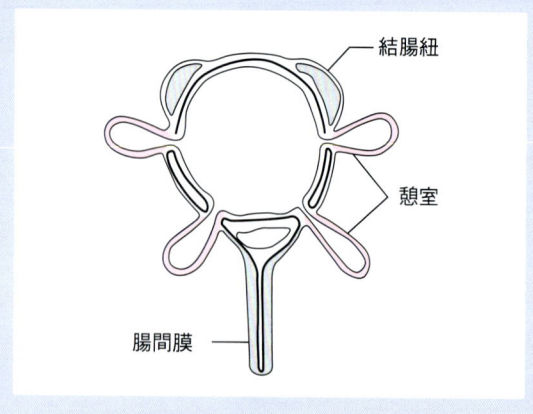

図c　憩室の解剖学的成因模式図
（「内科学・第10版，朝倉書店，2013．」より引用改）

症例8　大腸憩室症　colonic diverticulosis　−多発例−

66歳，男性．左下腹部痛．

　下行結腸およびS状結腸の長軸像である（図a，図b）．腸壁から外側へ突出する円形の高エコー像の多発がみられるが，炎症性変化を示唆する腸管壁の肥厚や周囲脂肪織の増強は認められない．矢印は憩室を示す．図cは内視鏡像である．多発したの憩室がみられる（矢印）．

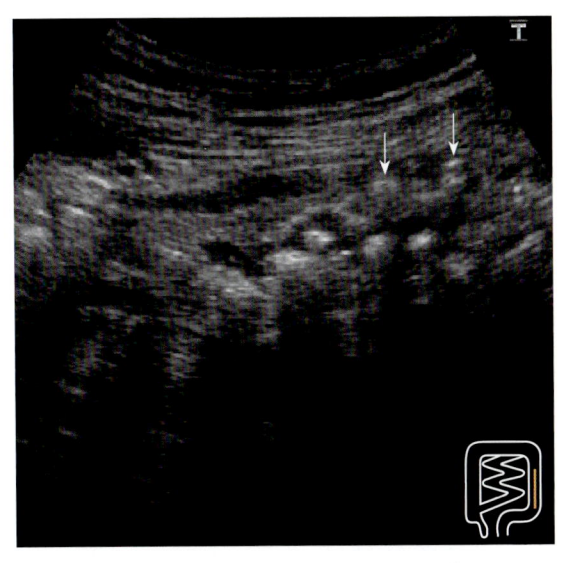

図a　憩室を伴う下行結腸長軸像

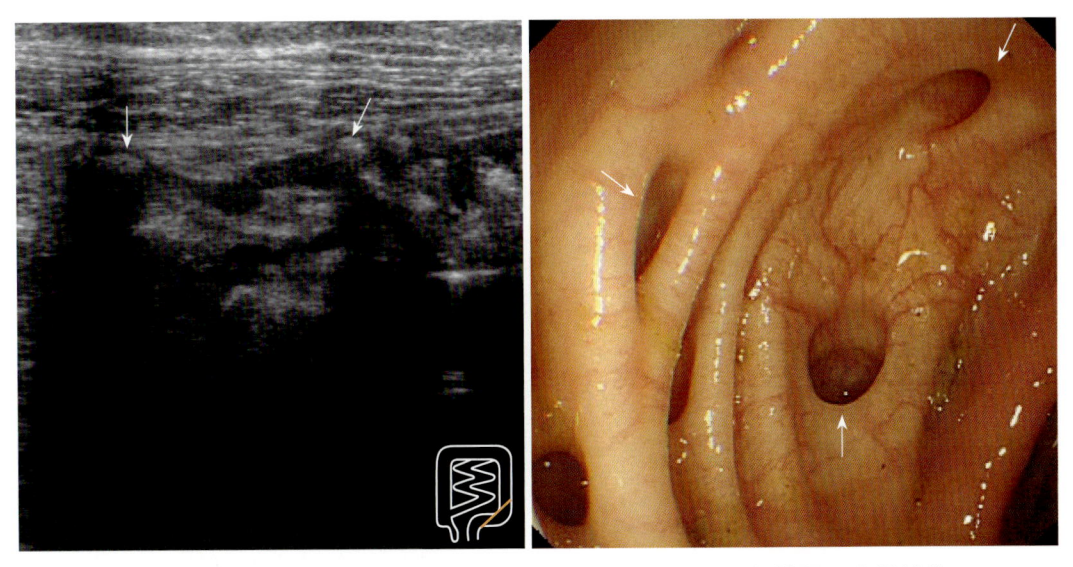

図b　憩室を伴うS状結腸長軸像

図c　下行結腸の内視鏡像

症例9　大腸憩室炎　colonic diverticulitis　－経過観察例①－

34歳，女性．右下腹部痛，虫垂炎・憩室炎との鑑別．

上行結腸の横断像をリニア探触子でみたものである（図a）．浮腫性肥厚を伴った腸管から突出する円形の低エコー像が認められる（矢印）．低エコー病変の周囲脂肪織にはエコーレベルの上昇により（※）病変部が強調され isolation sign を呈している．図bは1週後の病変部をみたものである．突出した病変部（矢印），脂肪織（※）は初回より縮小傾向にあるもののほぼ同様の像を呈している．さらに2週後の像を図cに示す．突出部分は縮小し，低エコー領域（矢印）と周囲脂肪織（※）の改善がみられる．図dは虫垂を長軸像でみたものである．層構造は明瞭で虫垂の腫大は認められない（矢印）．右下腹部痛の場合，鑑別診断として大腸憩室炎，虫垂炎が主なものとしてあげられる．

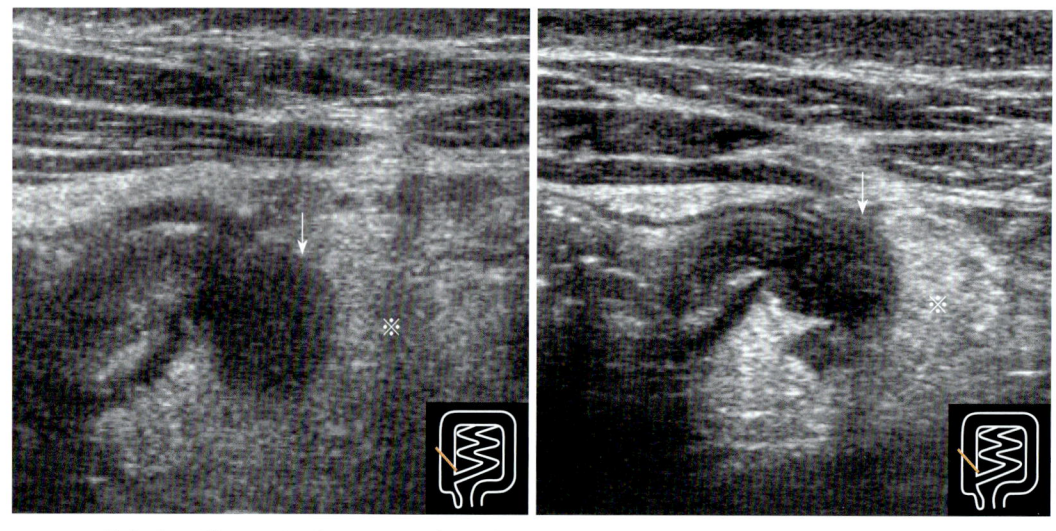

図a　憩室炎を伴う上行結腸短軸像（初回）

図b　憩室炎を伴う上行結腸短軸像（1週後）

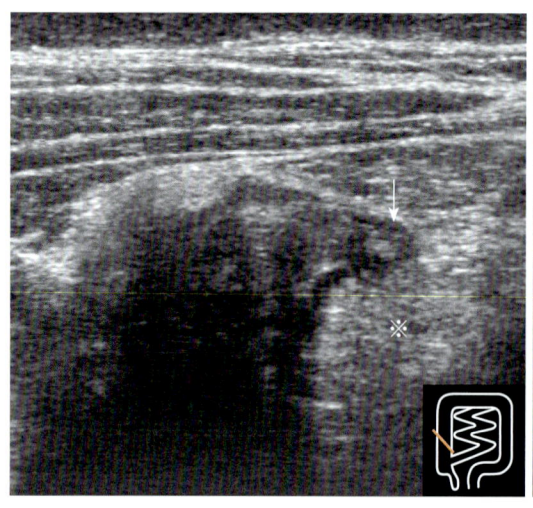

図c　憩室炎を伴う上行結腸短軸像（2週後）

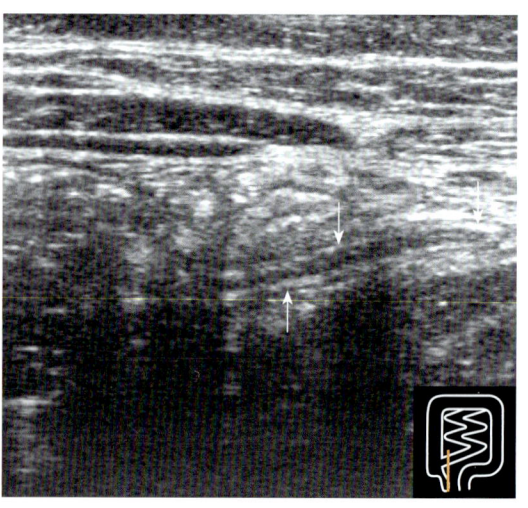

図d　虫垂の長軸像

症例10　大腸憩室炎　colonic diverticulitis　−経過観察例②−

44歳，女性．左下腹部痛．

　下行結腸の圧痛部位を走査すると腸管壁の浮腫性肥厚がみられる．さらに痛みの強い部位を走査すると，音響陰影を伴った高エコーと腸管壁の浮腫性肥厚が認められる（図a矢印）．近傍には円形の低エコー像があり，膿瘍形成が示唆される（矢頭）．周囲脂肪織のエコーレベルの上昇（※）がisolation signを呈し病変部が強調された像を示している．図bはCT像を示す．矢印は憩室による炎症と周囲腸管壁の肥厚像である．図cは初回の検査時より数日後に右下腹部痛が出現し上行結腸の圧痛部位を短軸像でみたものである．浮腫性肥厚を伴った上行結腸壁（矢印）と低エコー像の張り出しがみられる（矢頭）．図dは約1ヶ月後の下行結腸の経過をみたものである．腸管壁の浮腫性肥厚や低エコー域の改善がみられ憩室炎の所見は認められない（矢印）．

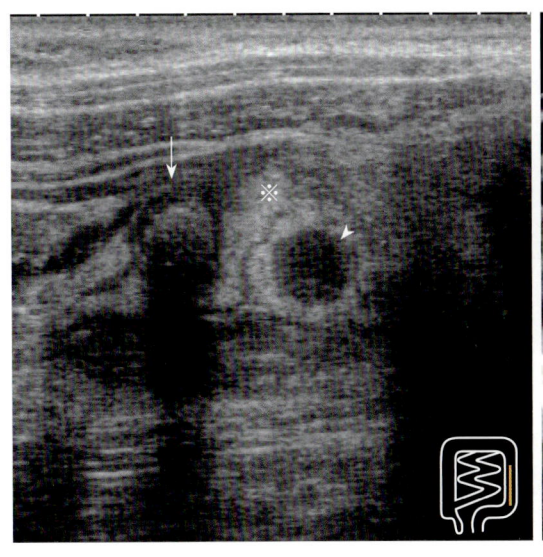

図a　憩室炎を伴う下行結腸長軸像（初回）

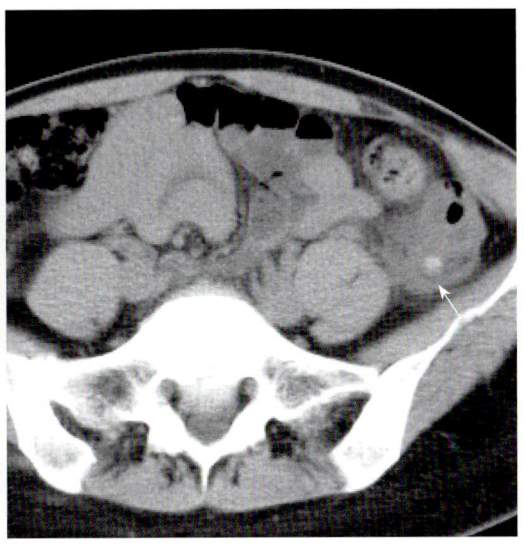

図b　CT像（造影なし）

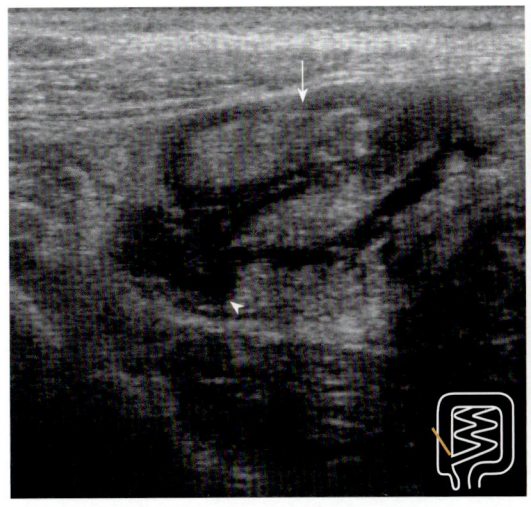

図c　憩室炎を伴う上行結腸短軸像（数日後）

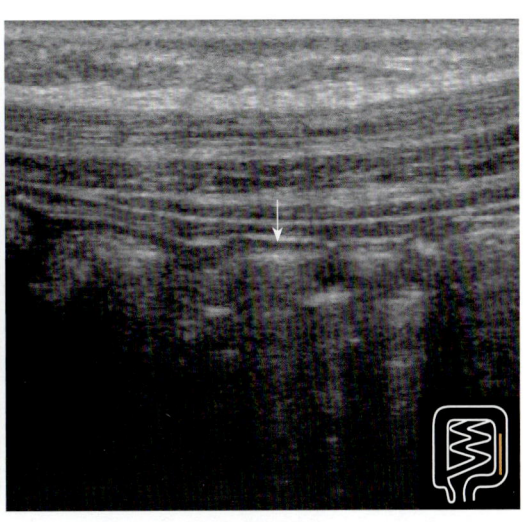

図d　下行結腸長軸像（1ヶ月後）

症例11　大腸憩室炎　colonic diverticulitis　—大きな憩室例—
38歳，女性．スクリーニング．

横行結腸の長軸像である．中心部に高エコーと音響陰影を伴い低エコー域を示す像が腸管の後壁側に張り出し像としてみられる（図a矢印）．連続する周辺腸管の壁肥厚もみられ（矢頭），同部位に圧痛が認められる．図bは単純CT像である．肝彎曲部近傍の横行結腸に糞石（矢頭）を伴う憩室が認められ，憩室周囲の脂肪織には炎症の波及もみられる（矢印）．

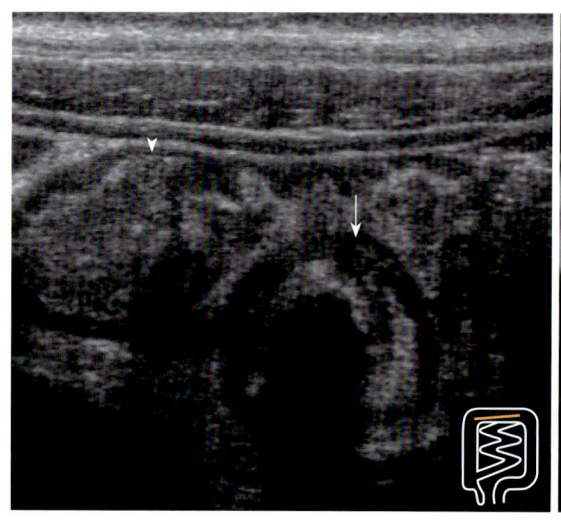

図a　憩室炎を伴う横行結腸長軸像　　　図b　CT像（造影なし）

症例12　大腸憩室炎　colonic diverticulitis　—小さな憩室例—
73歳，男性．右側腹部痛．

上行結腸の長軸像である（図a）．肥厚した腸管壁（矢頭）の外側には高エコーを伴った憩室が認められる（矢印）．図bにCT像を示す．憩室（矢印）周囲には脂肪織の混濁 dirty fat sign（矢頭）がみられる．このサインは炎症や浸潤像を認めた場合にみられる所見である．

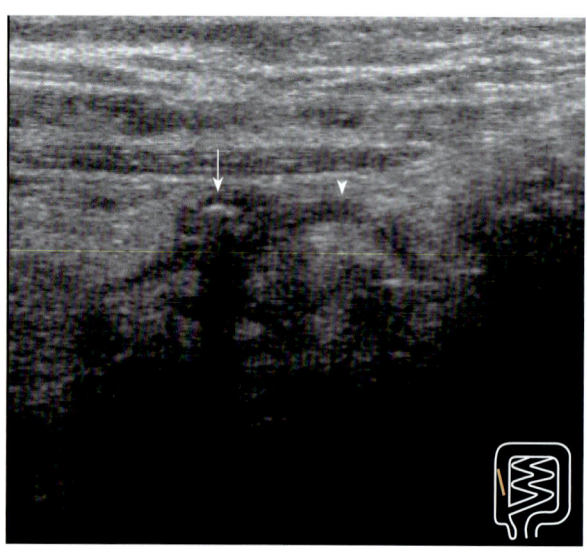

図a　憩室炎を伴う上行結腸長軸像　　　図b　CT像（造影）

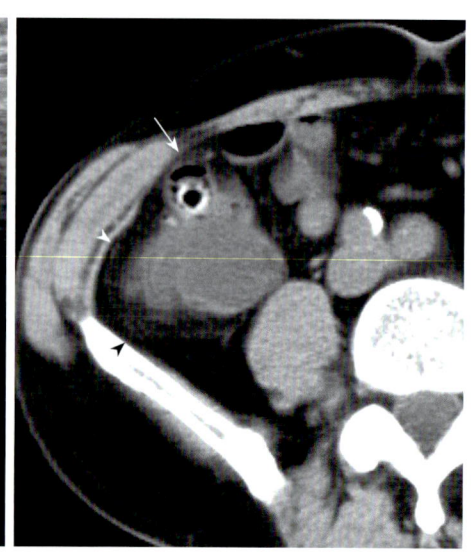

症例13　大腸憩室炎　colonic diverticulitis　－echo free spaceを伴う例－

35歳，男性．回盲部痛．

　上行結腸の長軸像である（図a矢頭）．肥厚した腸管壁から突出する低エコー像がみられ（矢印），カラードプラによる血流信号をみたが増強は認められない．図bは短軸像である．肥厚した粘膜下層は高エコーを示し（矢印），不明瞭な憩室（矢頭）および周辺脂肪織のエコーレベルの上昇も認められる（※）．図cは肥厚した憩室近傍を走査したものである．echo free space（膿瘍）の存在が示唆される（矢印）．図dにCT像を示す．上行結腸壁には浮腫性肥厚がみられるが憩室は不明瞭で周囲脂肪織の濃度上昇と液体貯留および気泡が認められる（矢印）．

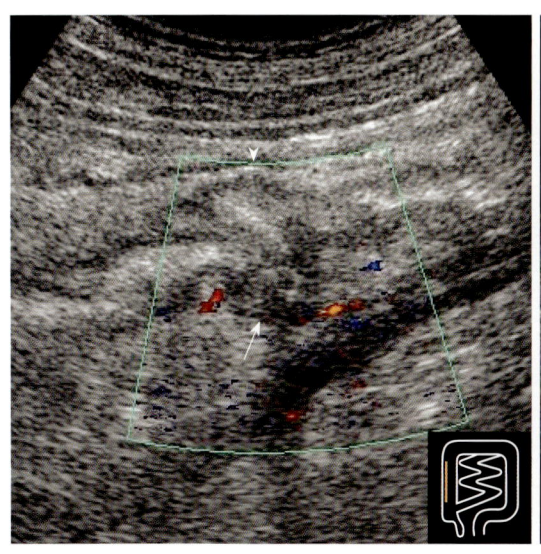

図a　憩室炎を伴う上行結腸長軸像（カラードプラ像）

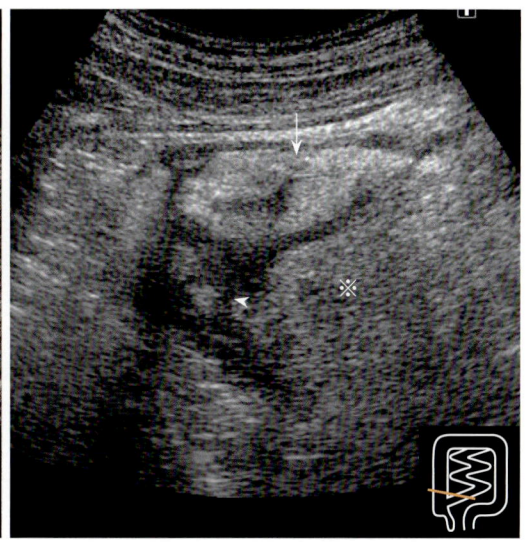

図b　憩室炎を伴う上行結腸短軸像

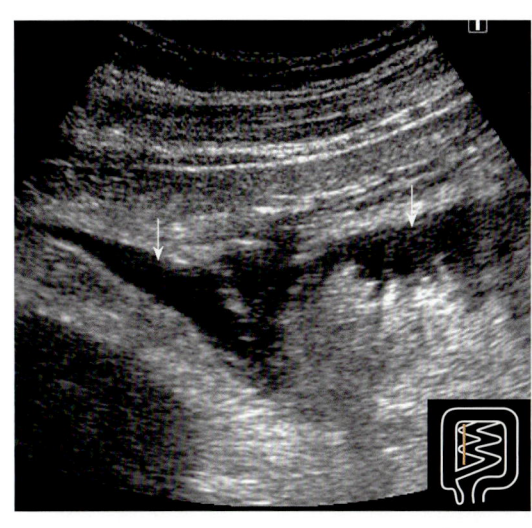

図c　echo free space のエコー像

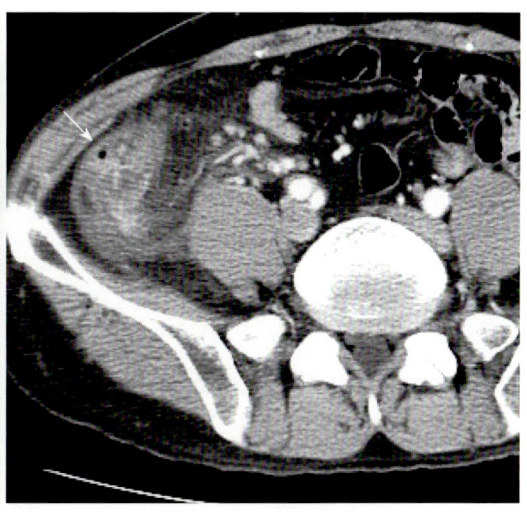

図d　CT像（造影）

症例14　大腸ポリープ　colonic polyp －上行結腸の例－

55歳，女性．検診．

コンベックス探触子で上行結腸をみたものである．限局性の低エコー腫瘤像がみられる（図a矢印），探触子で加圧するも画像に変化はみられない．リニア探触子の観察では恒常的に前壁側に楕円形，内部エコー均一，境界明瞭平滑な低エコー腫瘤が認められポリープが示唆される（図b矢印）．内視鏡による精査・治療の結果，上行結腸腺腫であった．

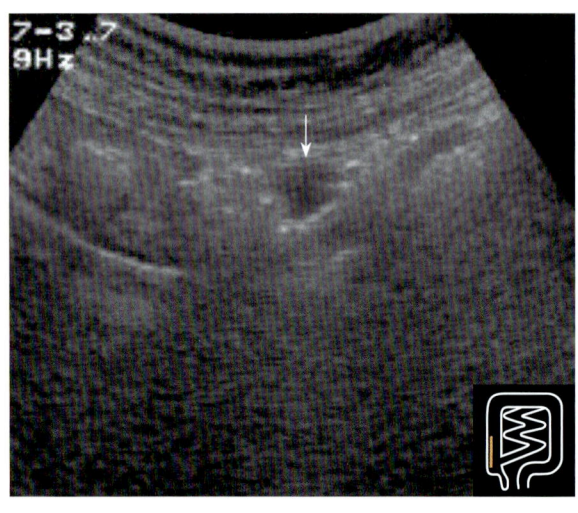

図a　上行結腸のポリープ長軸像（コンベックス探触子）

図b　上行結腸のポリープ長軸像（リニア探触子）

症例15　大腸ポリープ　colonic polyp －S状結腸の例－

83歳，男性．腹部スクリーニング検査．

S状結腸の短軸像である．高エコーを示す便中には内部エコー均一，境界明瞭平滑，円形の低エコー腫瘤が認められる．パワードプラで血流状態を観察したものである．腫瘤内には血流信号が認められる（図a矢印）．図bは内視鏡像を示す．Ⅰ型の有茎性ポリープ（Ip）であった（矢印）．

図a　S状結腸のポリープ（パワードプラ像）

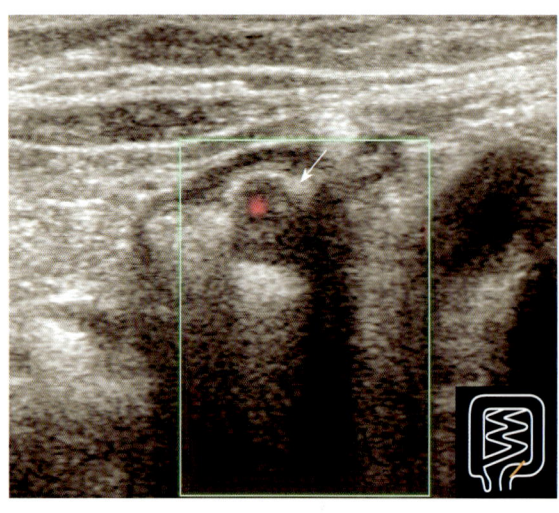

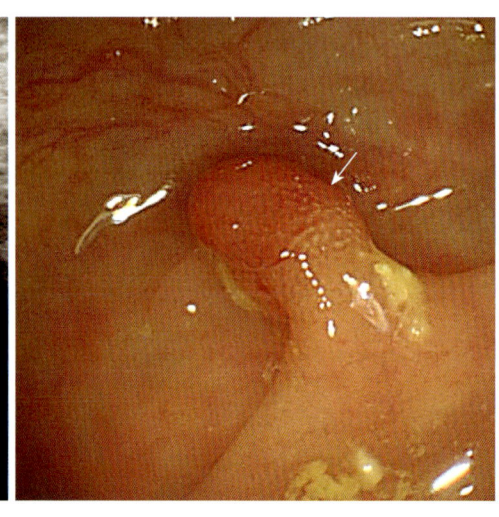

図b　S状結腸の内視鏡像

症例16　大腸ポリープ　colonic polyp　－若年性ポリープ例－

32歳，男性．横行結腸の腫瘍精査．

横行結腸の長軸像である．金槌形をした有茎性低エコー腫瘤の境界は明瞭平滑，内部エコーはやや不均一である（図a矢印）．図bはパワードプラ像を示す．中心部には血流信号がみられる（矢印）．図cはCT像を示す．横行結腸には濃染する腫瘤が認められる（矢印）．図dは内視鏡像である．病変（Ip）がとらえられている（矢印）．病理診断は若年性ポリープと診断された．本症は，消化管粘膜の非腫瘍性隆起病変（ポリープ）の一種で，一般的に過誤腫性病変で腸管内に孤立性にできることが多く悪性化することはないといわれている．

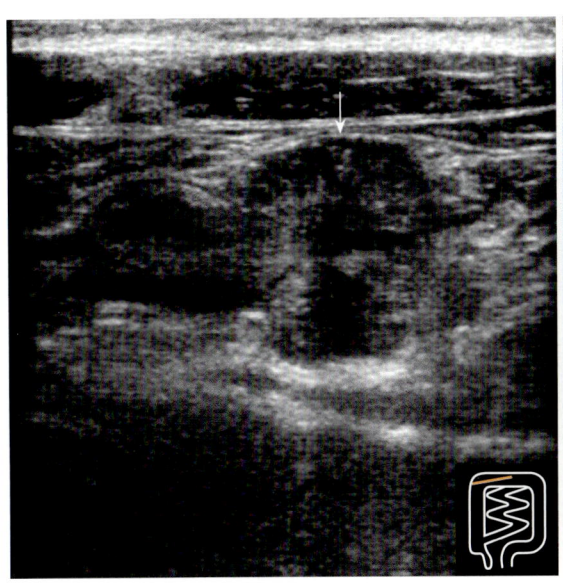

図a　横行結腸のポリープ長軸像

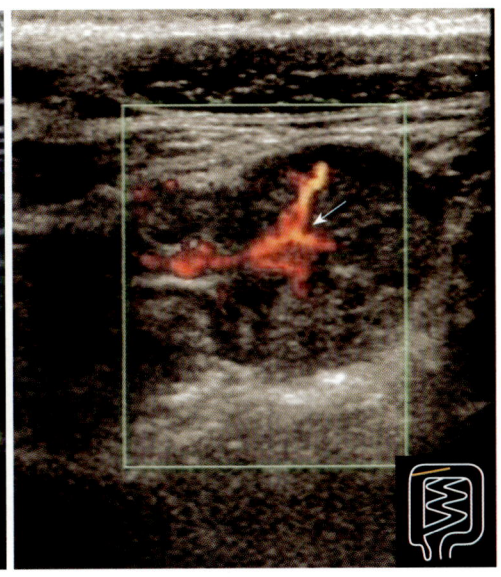

図b　パワードプラ像

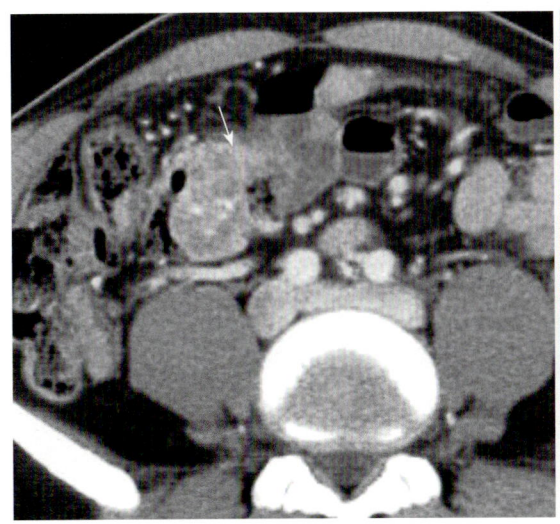

図c　CT像（造影）

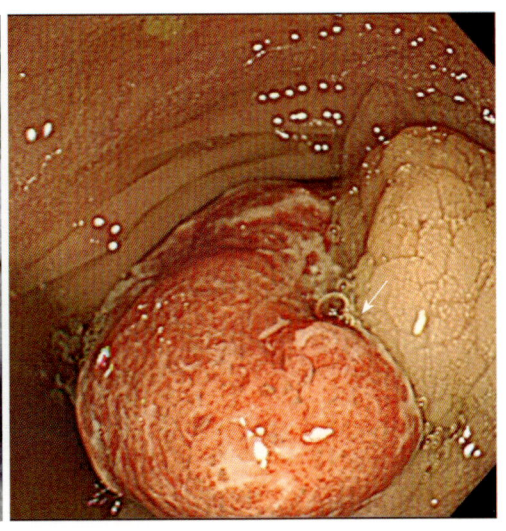

図d　横行結腸の内視鏡像

症例17　腸重積症　intussusception　−上行結腸脂肪腫による腸重積例−
73歳，男性．下腹部痛．

　上行結腸の短軸像である．腸重積に特徴的な，多層構造multiple concentric ring sign が認められる（図a）．図bは腸重積の先進部をみたものである．重積腸管（矢頭）の先進部には境界明瞭平滑なエコーレベルの高い楕円形腫瘤がみられる（矢印）．図cは摘出標本を示す．病理組織診断は脂肪腫であった（矢印）．脂肪腫が原因となり重積腸管が惹起されたものである．

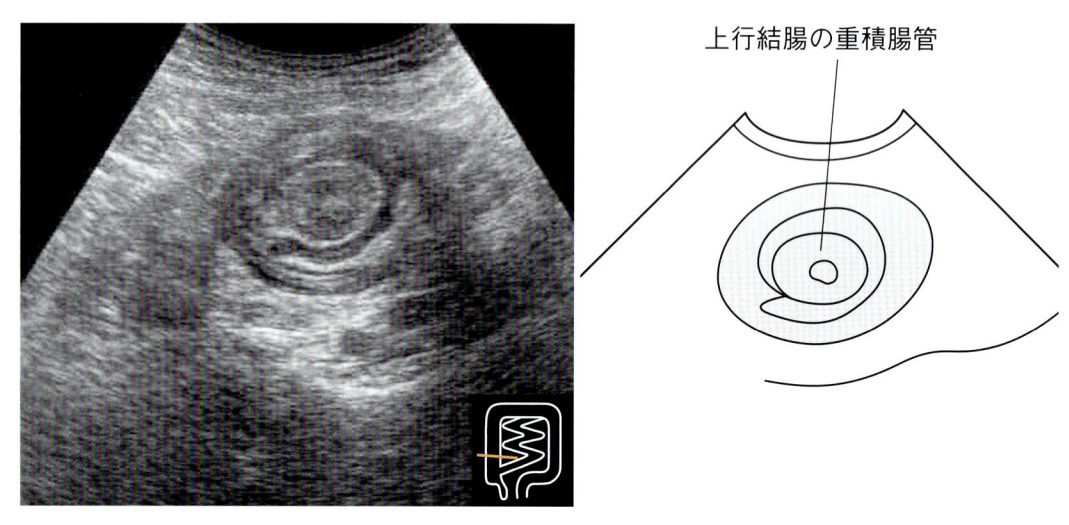

図a　腸重積の短軸像

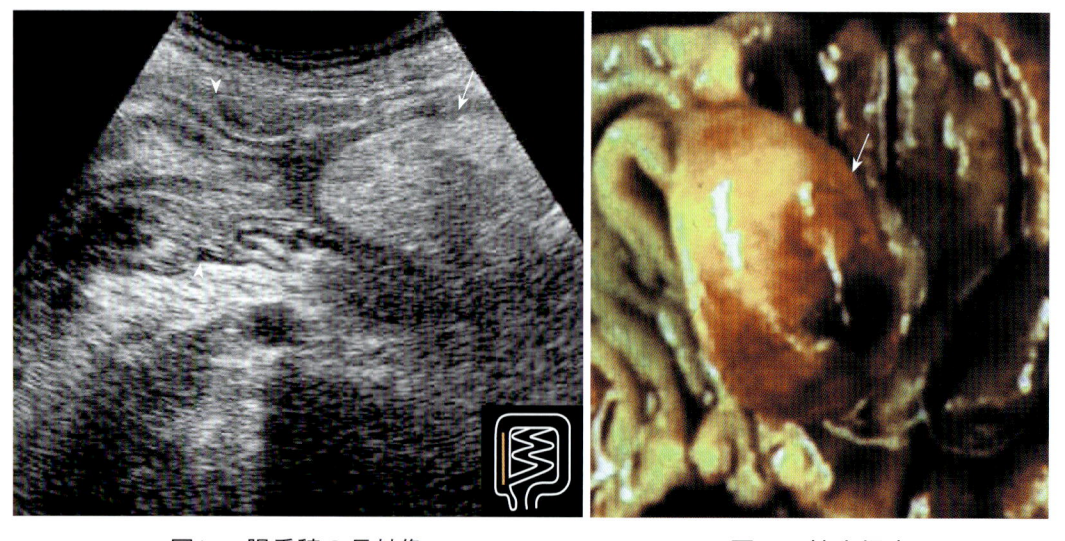

図b　腸重積の長軸像

図c　摘出標本

8 大腸の悪性疾患

大腸における悪性疾患の症例を提示する．

症例18　盲腸癌に伴う腸重積症　intussusception with cecal cancer

55歳，男性．脊髄損傷の既往あり，前立腺肥大の検索．

泌尿器科の依頼で検査した症例である．腹部臓器全体を観察後，消化管の系統的走査により上行結腸の短軸走査で multiple concentric ring sign が認められる（図a矢印）．同日，施行されたCT像も同様の像を呈している（図b矢印）．図cは重積腸管と先進部の腫瘍のエコー像である．矢頭は重積腸管，矢印は腫瘍を示す．図dはガストログラフィンによる注腸のX線像である．腸重積に特徴的なカニ爪様の像としてとらえられる（矢印）．後日，腹腔鏡補助下による回盲部切除が施行され，盲腸癌（stage Ⅱ）による腸重積症と診断された．エコー検査は害がなく，簡便な方法で消化管の情報を得ることができるため常に腹部全体を走査することに心掛けることが必要である．

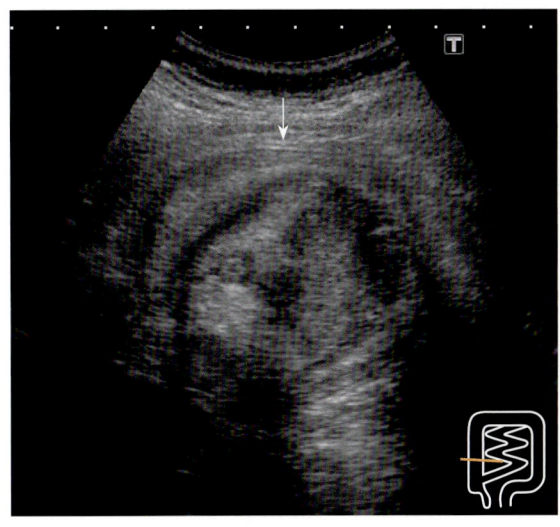

図a　腸重積の短軸像

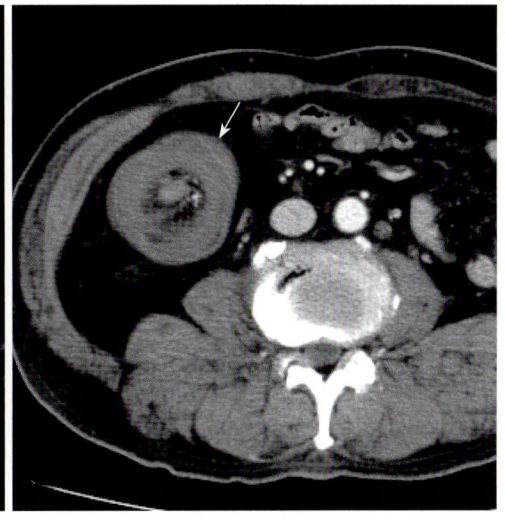

図b　CT像（造影）

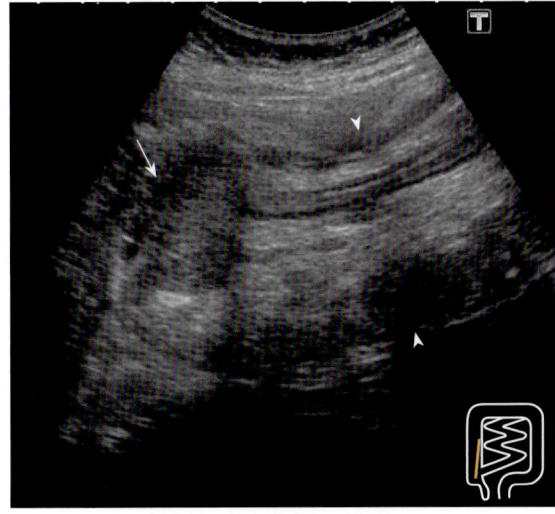

図c　腸重積の長軸像

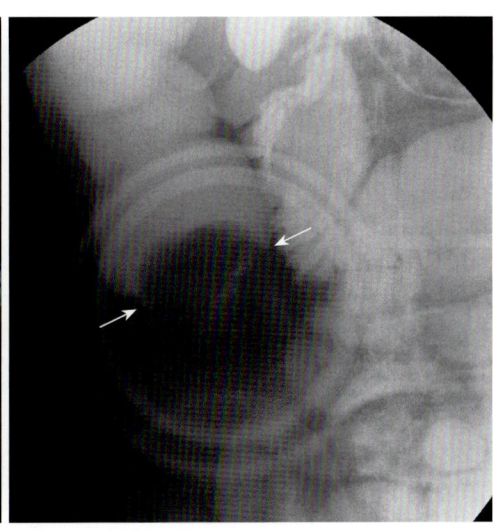

図d　ガストログラフィンによる大腸X線像

症例19　直腸癌に伴う腸重積症　intussusception with rectal cancer

86歳，女性．腹痛．

　直腸の短軸像である．膀胱の背側，直腸には中心部高エコーを伴った重積腸管が，multiple concentric ring sign を示している（図a矢印）．子宮は左腹側へ圧排されている（矢頭）．図bはCT像を示す．矢印は重積腸管像である．起因疾患は直腸癌によるものであった．BL；膀胱

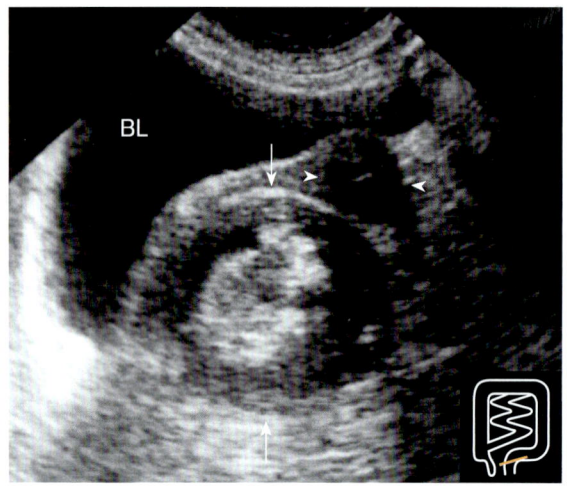

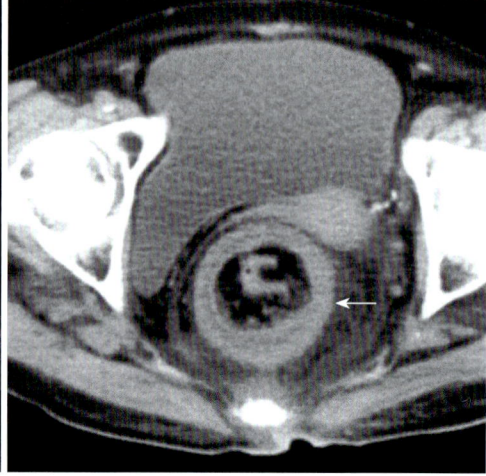

図a　腸重積症の短軸像

図b　CT像（造影）

症例20　大腸癌に伴う腸重積症　intussusception with colon cancer
－上行結腸　1型進行癌－

80歳，男性．右下腹部痛．

　腹部臓器の検査では肝表面に多重エコーを伴う free air がみられる（図a矢印）．原因病変を追求すると，上行結腸に中心部高エコーを伴った腫瘍と重積腸管が，multiple concentric ring signを呈している（図b矢印）．検査の結果，上行結腸に10cm大の1型進行癌を認め，穿孔原因は巨大腫瘍が起因となった腸重積症による内圧上昇と診断された．L；肝

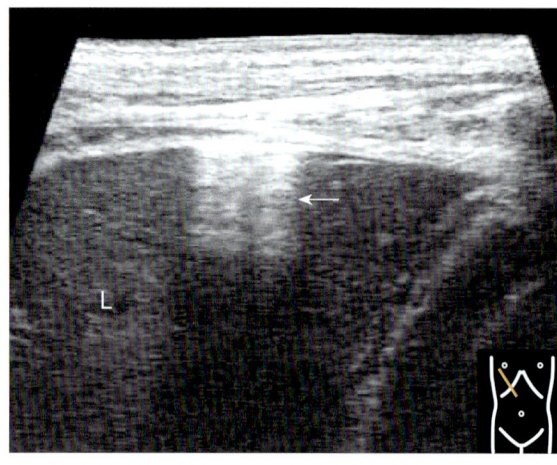

図a　肝表面 free air のエコー像

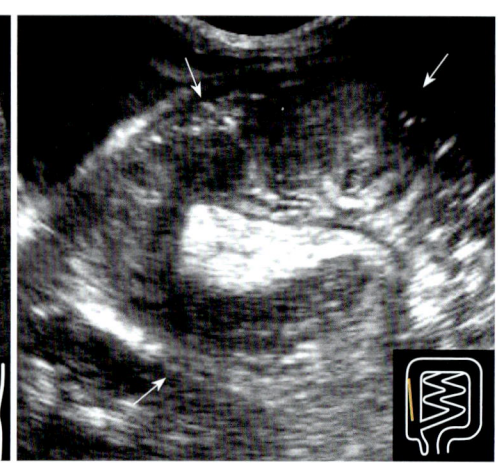

図b　腸重積症の長軸像

症例21　盲腸癌　cecal cancer －癌が起因の虫垂腫大　イレウス例－

94歳，男性．腹痛．

　右下腹部，盲腸の長軸像である．腸管壁構造が消失し，内部エコー不均一，漿膜側の境界は一部不整を示し内腔の偏位がみられる（図a）．図bは虫垂をみたものである．虫垂口の閉塞により内腔の拡大が認められる（矢印）．図cは右腎近傍の小腸をみたもので，拡張した腸管内には内容物の流動がみられる（矢印）．盲腸癌によるイレウスと虫垂口閉塞に伴う虫垂腫大と診断された．
RK；右腎

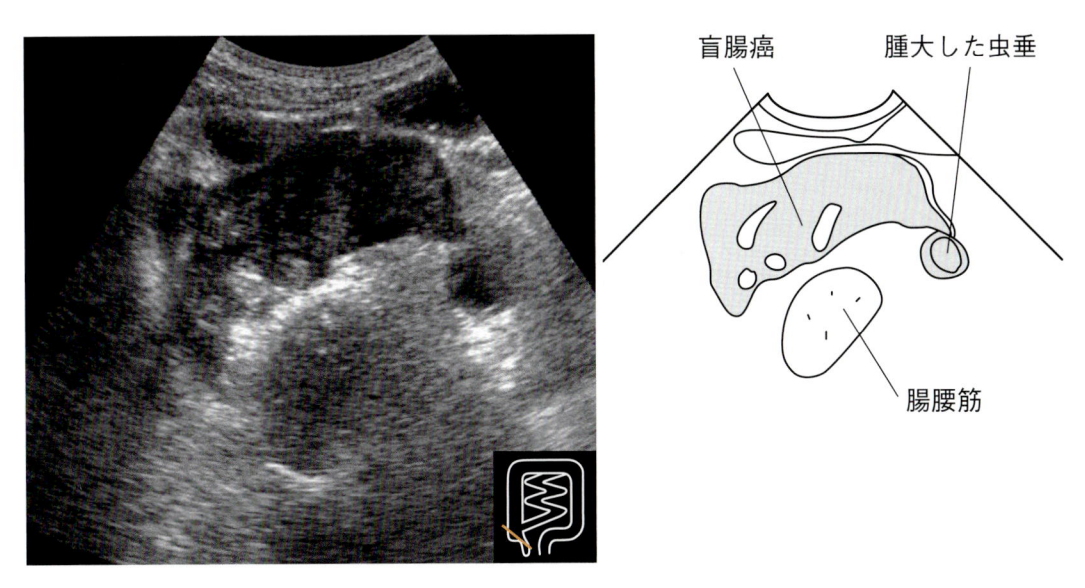

図a　盲腸癌の短軸像

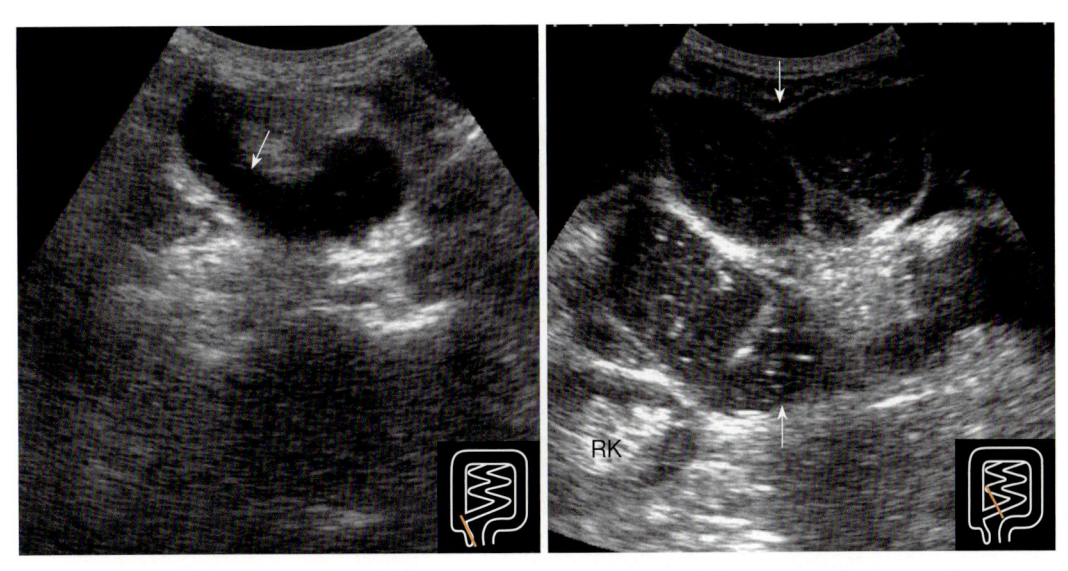

図b　腫大した虫垂の長軸像

図c　小腸イレウスのエコー像

症例22　大腸癌　colon cancer －S状結腸　0-Ⅰsp型早期癌－

65歳，女性．便が硬い．

　S状結腸をリニア探触子を用い拡大画像（表示レンジ6cm）で走査したものである．楕円状を示す低エコー腫瘤がみられる（図a）．図bはカラードプラ像である．血流信号がみられることから腸管内容物ではないことがわかる（矢印）．図cは内視鏡像を示す．S状結腸に約10mmの0-Ⅰsp型ポリープを認める（矢印）．隆起表面の pit pattern より癌が疑われた．生検により高分化腺癌と診断され内視鏡的切除が施行された．大腸ポリープの存在を知るには，大腸の短軸または長軸像を描出し，適宜圧を加えながら低エコー腫瘤の再現性をみながら走査を行う．短軸および長軸走査で腫瘤が確認できれば，カラードプラによる血流の有無を観察し，豊富な血流信号が得られれば悪性病変も考慮し検査にあたる．大腸の蠕動によりポリープの形状に変化を生ずることがある．

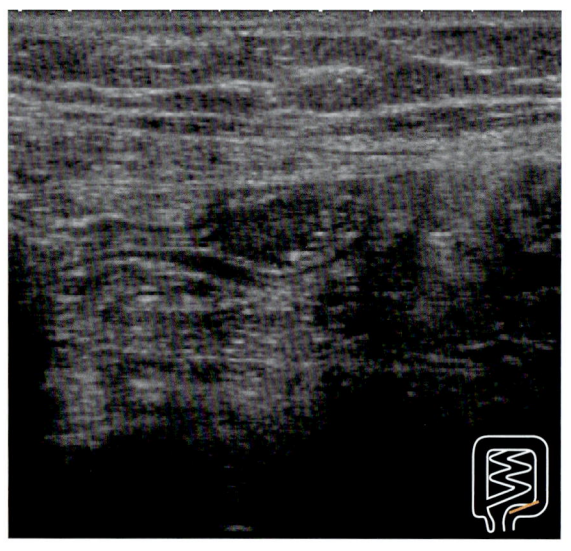

図a　S状結腸癌の長軸像

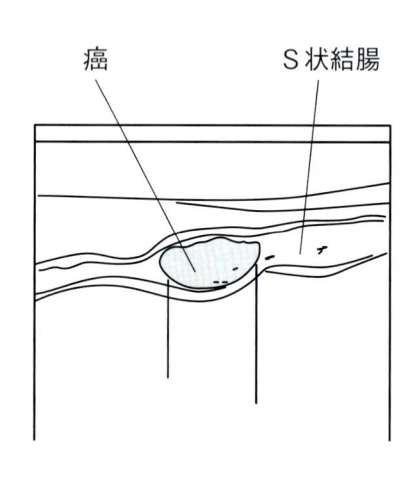

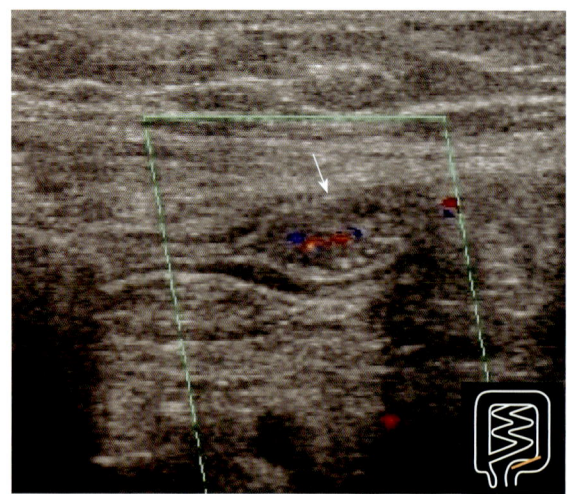

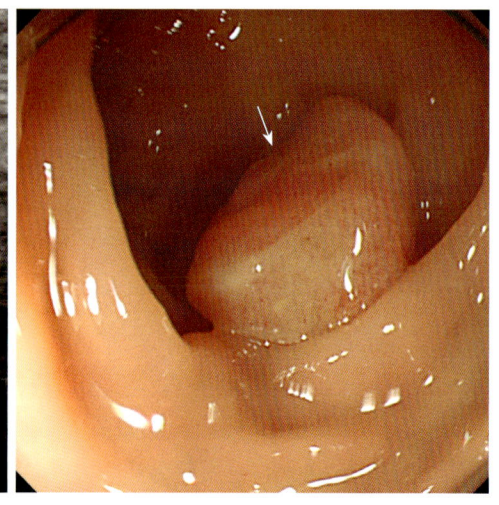

図b　カラードプラ像　　　　図c　S状結腸の内視鏡像

症例23 大腸癌 colon cancer －下行結腸 1型進行癌－

58歳，男性．注腸造影前の前処置後にエコー検査を施行．

下行結腸のエコー像である．結腸内には内容物はみられず，液状成分の充満により腫瘍の全体像が認められる（図a）．図bは大腸バリウムX線像を示す．下行結腸には20mm大の亜有茎性（0-Isp）隆起が認められる．1型進行癌であった．

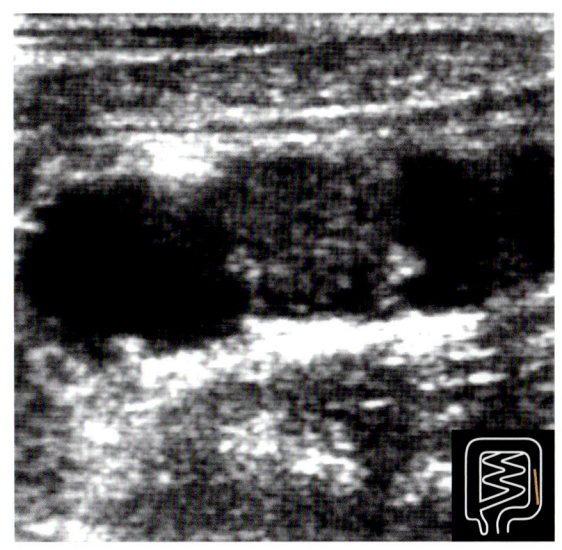

図a 下行結腸癌の長軸像

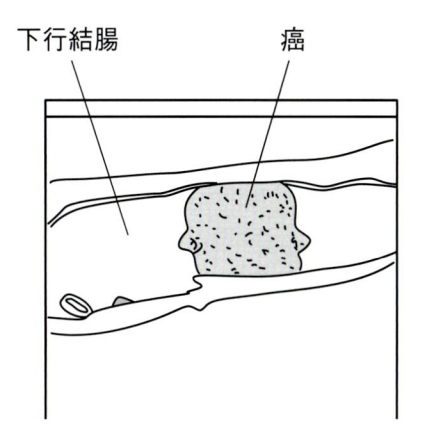

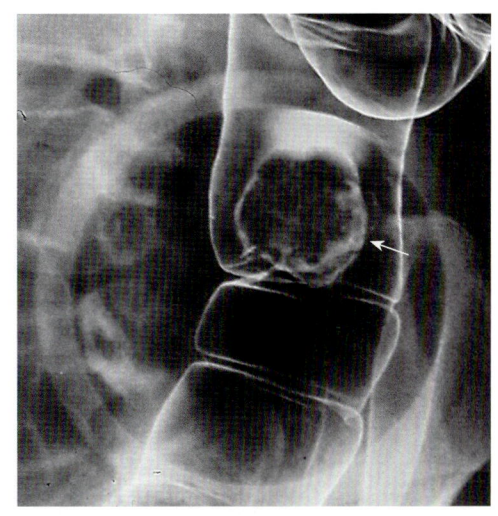

図b 大腸バリウムX線像

memo　　大腸癌　colorectal cancer

・大腸癌は大腸粘膜上皮から発生した悪性腫瘍である．大腸は盲腸，結腸，直腸S状部，直腸から構成されているが，虫垂，肛門管を含めて扱う場合がある．大腸を二分して，盲腸，上行結腸，横行結腸を右側大腸，下行結腸，S状結腸，直腸S状部，直腸を左側大腸とよぶことがある．初期には無症状のことが多く，進行すると症状が出現するが，腫瘍の占拠部位により異なる．直腸や左側結腸の癌は，血便，便通異常，腸閉塞症状などが特徴である．一方，右側結腸は腸内容が液状であり，腸管腔が広いため狭窄症状は出現しにくい．主訴としては不定の腹部愁訴，軽度の腹痛などである．

症例24　大腸癌　colon cancer　−下行結腸　1型進行癌−

68歳，男性．血便．

臍レベルの下行結腸短軸像である．糞塊の充満した内腔の一部には円形状の低エコー腫瘍がみられる（図a）．図bは超音波内視鏡像である．大腸内腔に張り出した腫瘍は粘膜下層（SM）を断裂する像（矢頭）としてとらえられている．正常のSM層を矢印に示す．図cは大腸内視鏡像である．矢印は1型進行癌であった．

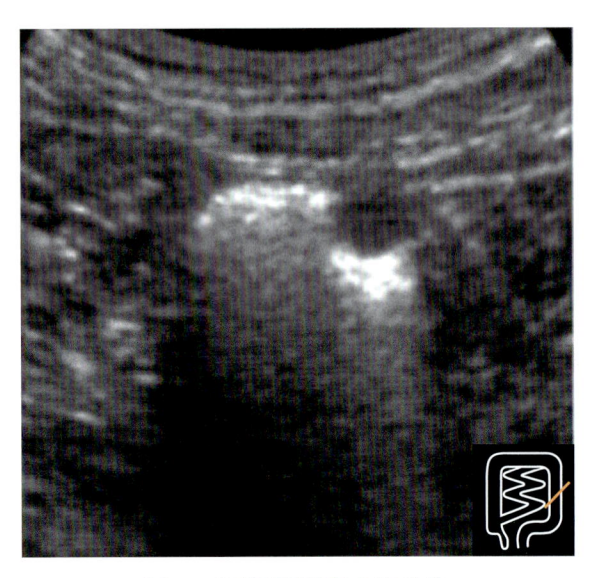

図a　下行結腸癌の短軸像

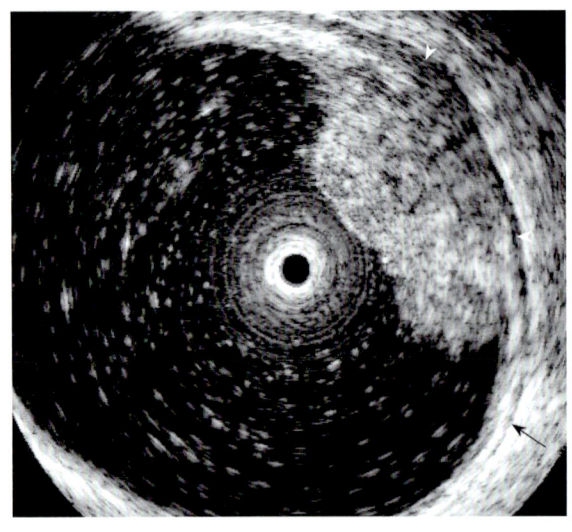

図b　超音波内視鏡像

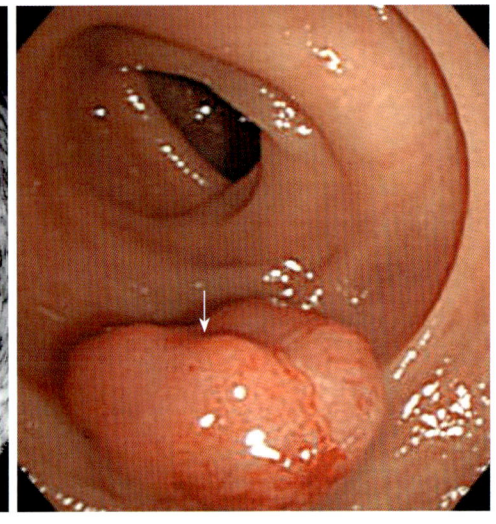

図c　下行結腸の内視鏡像

症例25　大腸癌　colon cancer －S状結腸　2型進行癌－

64歳，女性．下痢．

　S状結腸の長軸像をリニア探触子でみたものである．層構造の消失した腸管壁は低エコー腫瘍像を示し（図a矢印），前壁側の脂肪織にはエコーレベルの高い領域もみられ（矢頭），isolation signを呈している．低エコーを示す病変部の粘膜面には凹凸不整がみられ，粘膜下層の途絶と漿膜は不明瞭で脂肪織のエコーレベルの上昇がみられることから漿膜浸潤が疑われる．腸管内容物または腫瘍かの鑑別をカラードプラでみたものである．低エコー域内には血流信号がみられる（図b矢印）．図cは大腸バリウムX線像である．S状結腸の内側には限局した周堤隆起を伴う不整潰瘍病変が認められる（矢印）．図dは内視鏡像である．半周性の2型進行癌である．

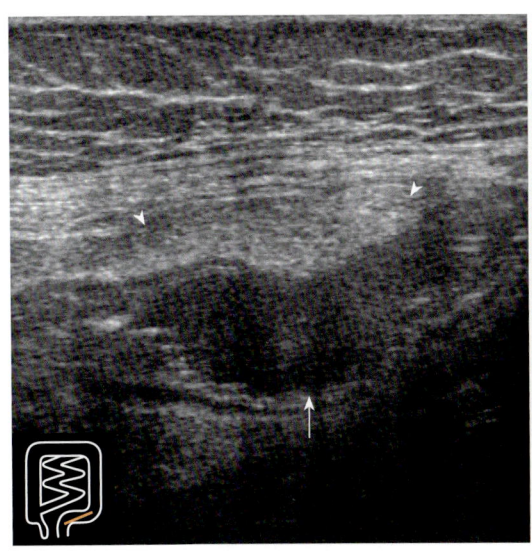

図a　S状結腸癌の長軸像

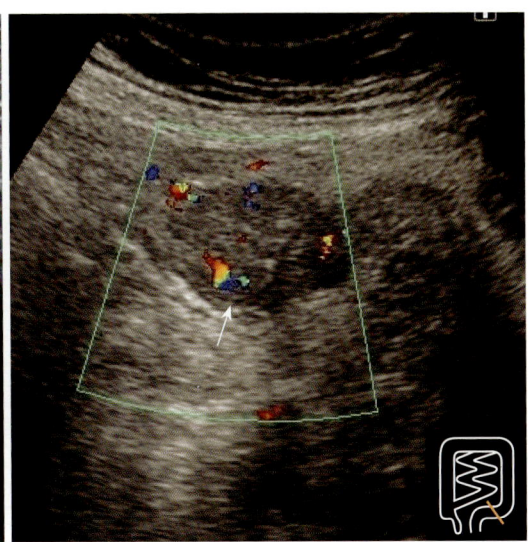

図b　カラードプラ像

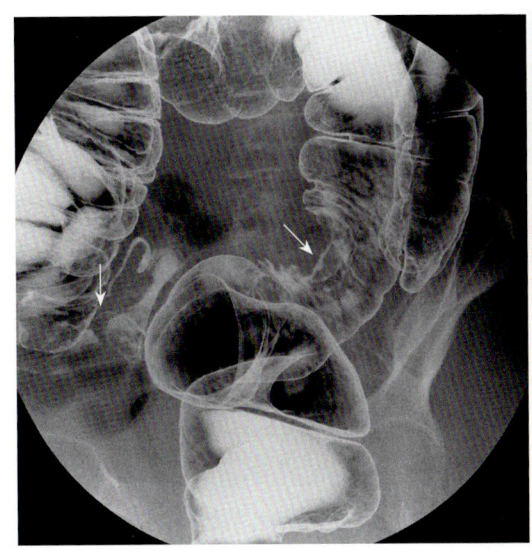

図c　大腸バリウムX線像

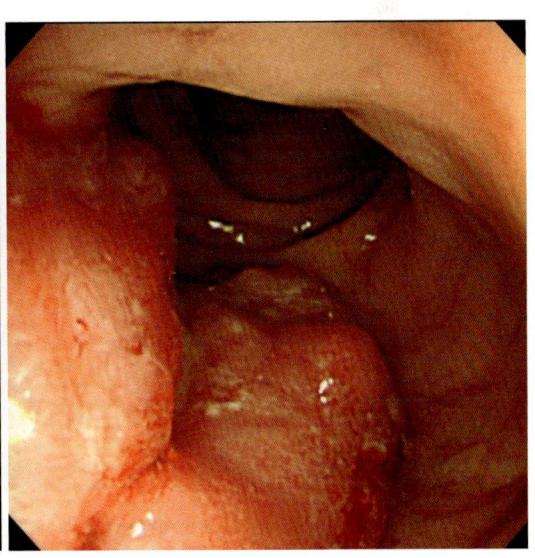

図d　S状結腸の内視鏡像

症例26 大腸癌 colon cancer －上行結腸 2型進行癌－

80歳，女性．大腸癌の精査．

　上行結腸の長軸像である．前壁側には層構造の消失したエコーレベルの低い壁肥厚が限局性に認められる．粘膜面は凹凸不整であるが漿膜は保たれている（図a）．図bはCTC像を示す．バウヒン弁近傍の上行結腸には腫瘍による陰影欠損が認められる（矢印）．図cは内視鏡像である．上行結腸に周堤隆起を伴う不整潰瘍病変がみられ，回盲弁を塞ぐように存在している（矢印）．

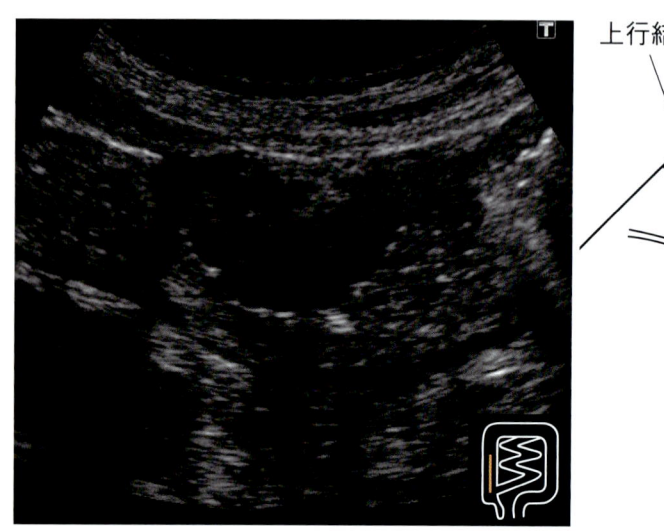

図a　上行結腸癌の長軸像

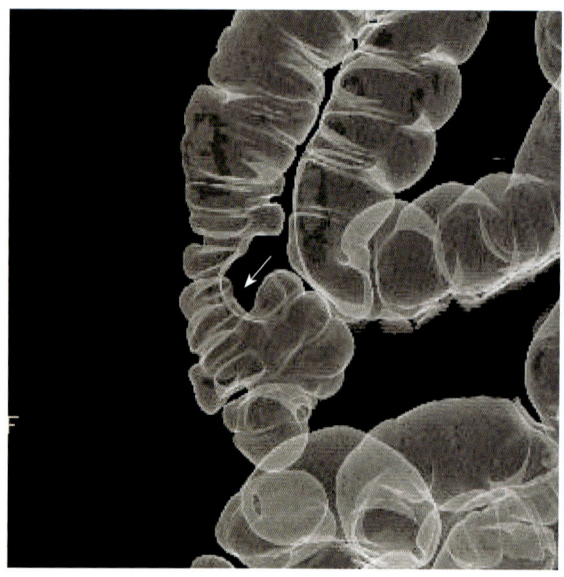

図b　CTC像（air image）

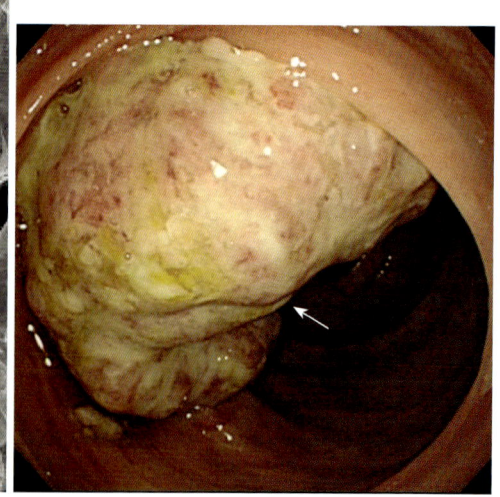

図c　上行結腸の内視鏡像

症例27 大腸癌 colon cancer －上行結腸 2型進行癌－

76歳，女性．心窩部痛，腰背部，右下腹部痛．

　上行結腸の長軸像である．限局性の壁肥厚が層構造の消失した低エコー像としてみられる（図a）．粘膜面は凹凸不整で潰瘍を示唆する高エコーが認められる（矢頭）．漿膜側の境界は一部不明瞭で漿膜外浸潤が疑われる（矢印）．図bは短軸像である．限局性低エコー域は長軸・短軸像の双方で恒常的に認められることから大腸癌が示唆される（矢印）．図cは内視鏡像である．上行結腸に周堤隆起を伴う不整潰瘍がみられる．病変は半周性で限局しており2型進行癌の所見である（矢印）．図dは摘出標本を水浸法でみたエコー像である．術前のエコーと同様に漿膜外浸潤をきたしている像が認められる（矢印）．2型進行癌，深達度SEの病理診断であった．

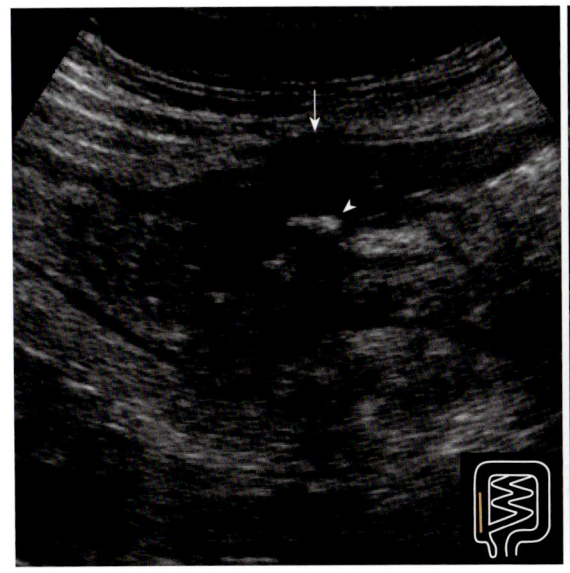

図a　上行結腸癌の長軸像

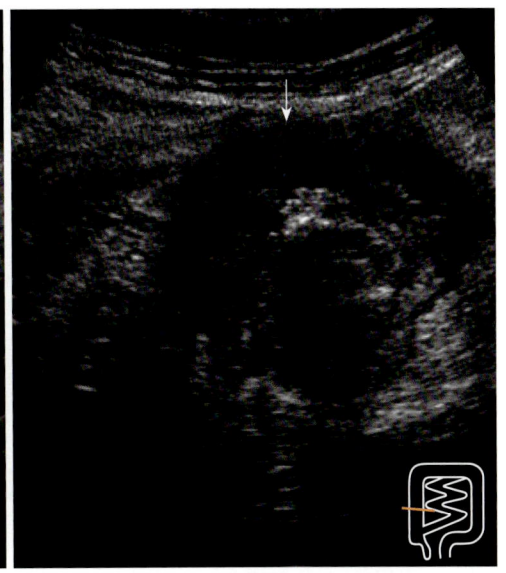

図b　上行結腸癌の短軸像

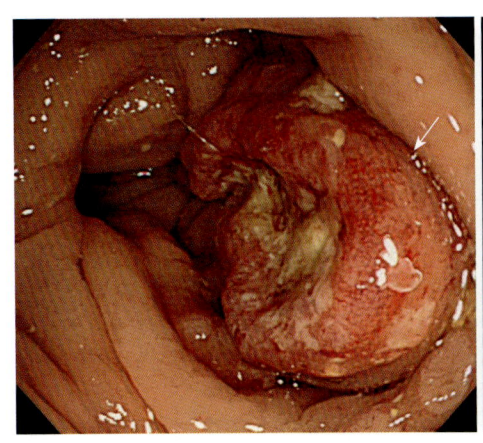

図c　上行結腸の内視鏡像

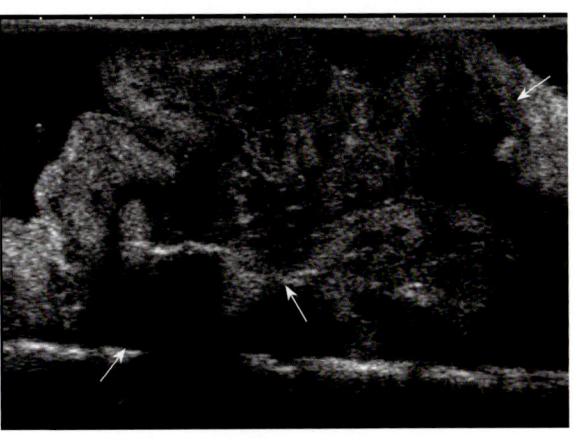

図d　水浸法でみた摘出標本

症例28　大腸癌　colon cancer　-横行結腸　2型進行癌-

54歳，男性．肝硬変，背部痛．

　横行結腸の長軸像である．層構造の消失した限局性壁肥厚が低エコー像を示し，漿膜側の境界は不整で漿膜外浸潤が疑われる．腫瘍の存在によりボリュームの増大もみられる．低エコー腫瘍内には潰瘍を示唆する高エコー像がみられる（図 a）．図 b は横行結腸の病変部をカラードプラでみたものである．限局性の壁肥厚を伴った低エコー域内には豊富な血流信号がみられる（矢印）．矢頭は潰瘍を示す．図 c は術後の摘出物を水浸法でみたものである．層構造不明瞭な低エコー像は（矢印），漿膜への浸潤が疑われた．最終病理診断は 2 型進行癌 35×30mm，深達度 SS，ly（0）V（1）リンパ節転移は認めなかった．

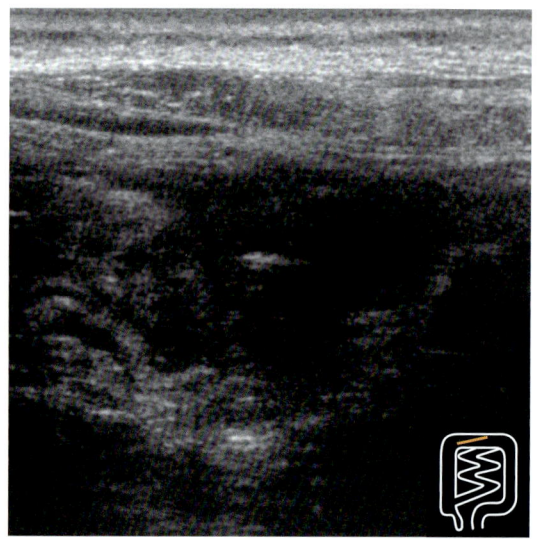

図 a　横行結腸癌の長軸像

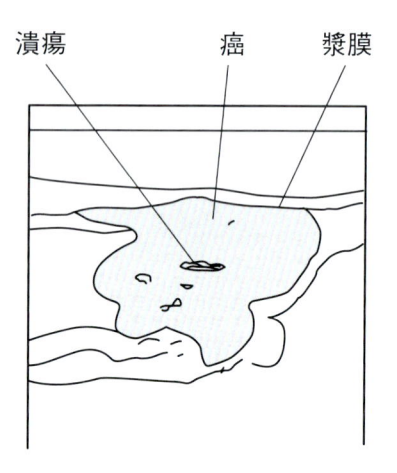

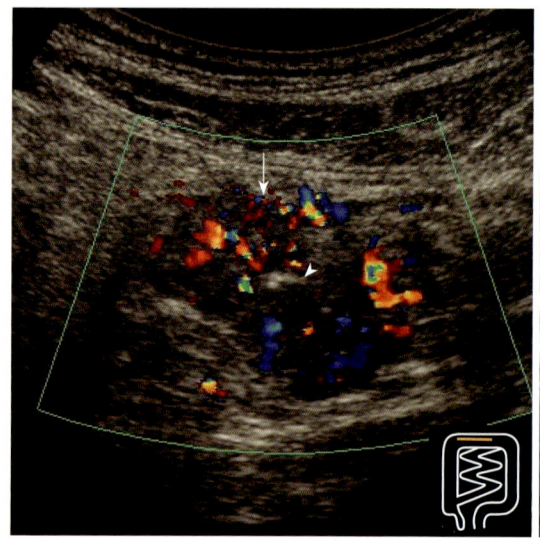

図 b　カラードプラ像

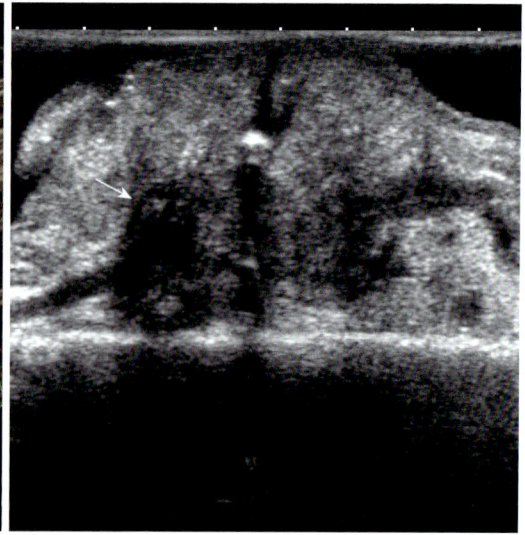

図 c　水浸法でみた摘出標本

症例29　大腸癌　colon cancer －上行結腸　2型進行癌－

74歳，男性．腹痛．

　右腎レベルの縦断像である（図a）．右腎近傍の腹側，上行結腸には層構造の消失した全周性の壁肥厚と中心部高エコーを伴ったpseudokidney signがみられる（矢印）．図bはガストログラフィンによる大腸X線像を示す．上行結腸深部にapple core signを示す腫瘍像が認められる（矢印）．消化管進行癌の典型的エコーパターンである．RK；右腎

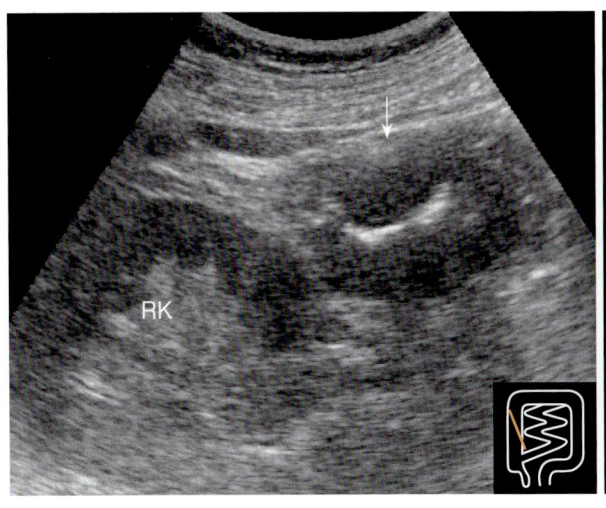

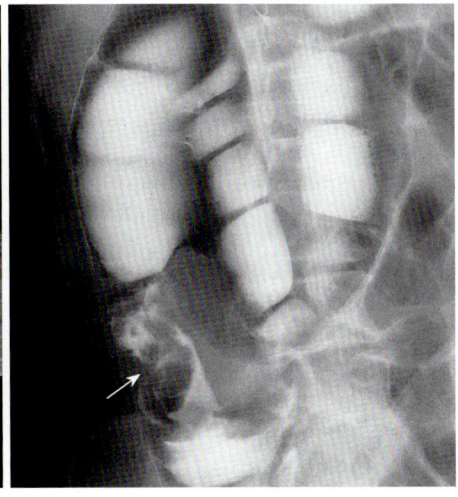

図a　上行結腸癌のエコー像　　　図b　ガストログラフィンによる大腸X線像

症例30　大腸癌　colon cancer －上行結腸　3型進行癌－

70歳，男性．腹痛．

　上行結腸の短軸像である．右腎下極の腹側には全周性の壁肥厚がみられ，層構造は不明瞭，中心部には高エコーを伴ったpseudokidney signがみられる（図a矢印）．漿膜側の境界は一部不整で（矢頭）脂肪織のエコーレベルの上昇もみられ，漿膜外浸潤が示唆される．図bは内視鏡像を示す．上行結腸に全周性の不整潰瘍を認め，3型進行癌であった．RK；右腎

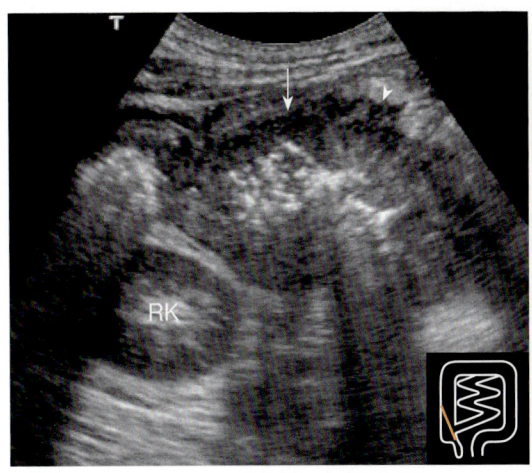

図a　上行結腸癌のエコー像　　　図b　上行結腸の内視鏡像

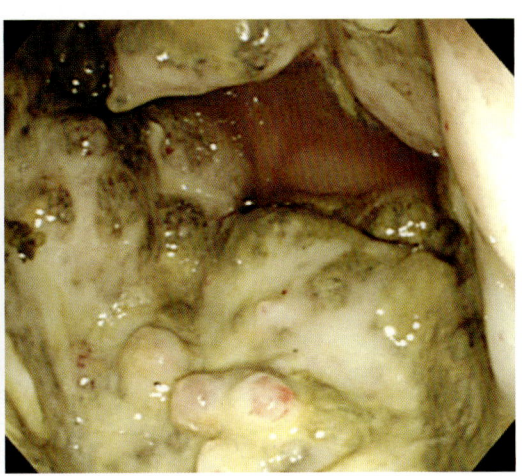

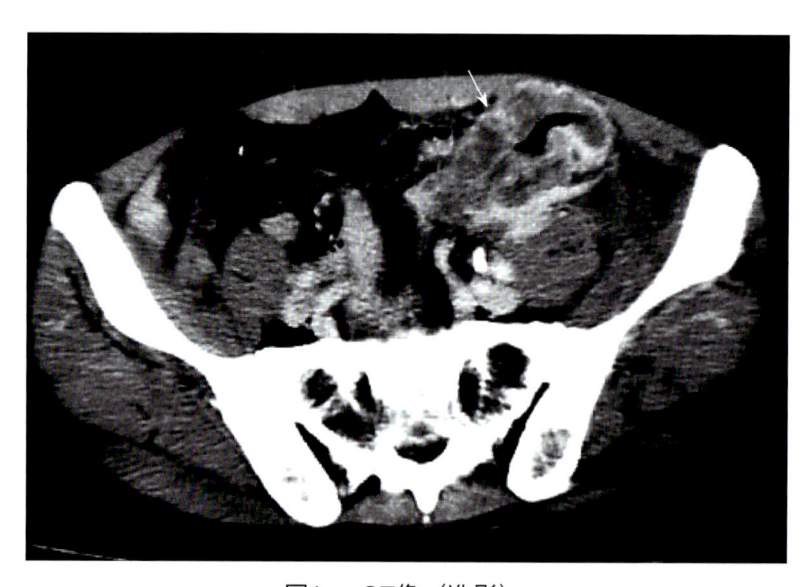

症例31 大腸癌 colon cancer −下行結腸 3型進行癌−

51歳，男性．腹痛．

　下行結腸の短軸像である．腹壁直下にpseudokidney signがみられる（図a）．図bはCT像である．矢印は病変部を示す．エコー像と同様に腸管壁肥厚と内腔には潰瘍部のガスがみられる．エコー像でこのようなエコーパターンが認められれば肝転移やリンパ節腫大の存在についても入念な走査・検索が必要である．本例では転移性肝癌やリンパ節腫大は認められなかった．

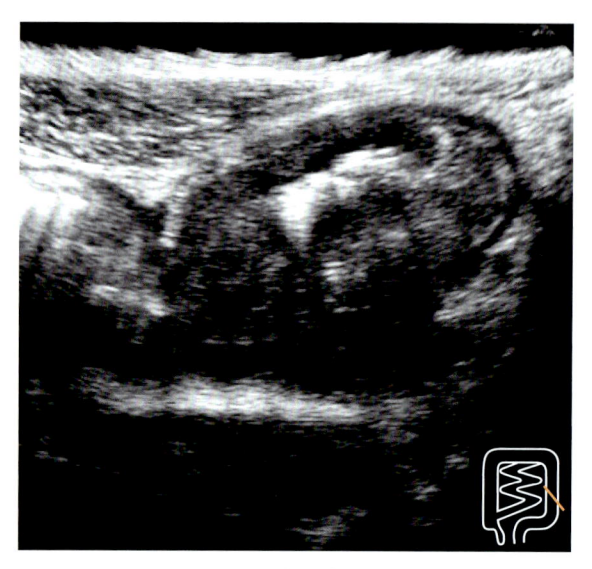

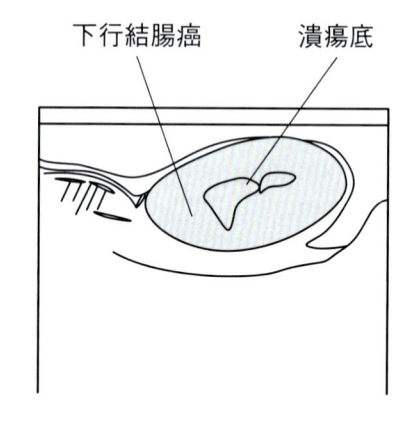

図a　下行結腸癌の短軸像

図b　CT像（造影）

症例32 大腸癌 colon cancer －S状結腸 3型進行癌－

67歳，女性．左下腹部痛．

　S状結腸の長軸像である．層構造の消失した壁肥厚が低エコー域として認められる．粘膜面は不整で潰瘍形成が示唆される（図a）．図bは短軸像を示す．中心部に高エコー，周囲は低エコー像として描出されている（矢印）．図cは左腎をみたものである（矢印）．水腎症がみられることから（矢頭），尿管への浸潤が疑われる．図dは内視鏡像である．S状結腸には全周性の腫瘍がみられる（矢印）．図eはCT冠状断像である．直径50mm大の腫瘍を認め周囲脂肪織に炎症波及をきたしている（矢印）．手術所見では腫瘍と尿管は癒着のみで浸潤は認められなかった．3型進行癌であった．

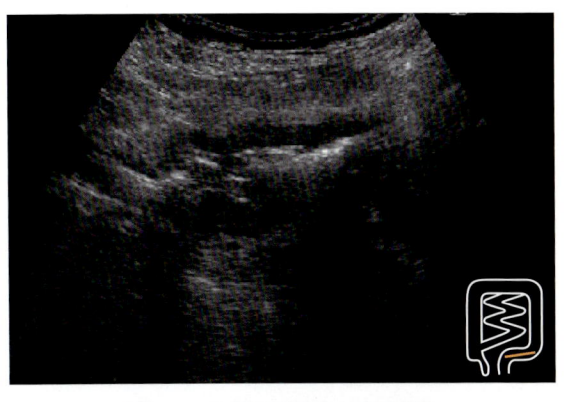

図a　S状結腸癌の長軸像

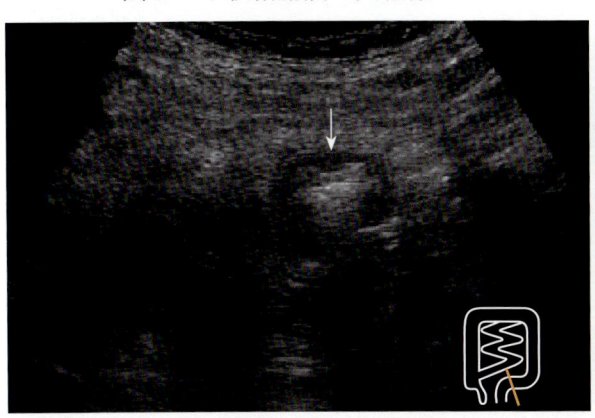

図b　S状結腸癌の短軸像

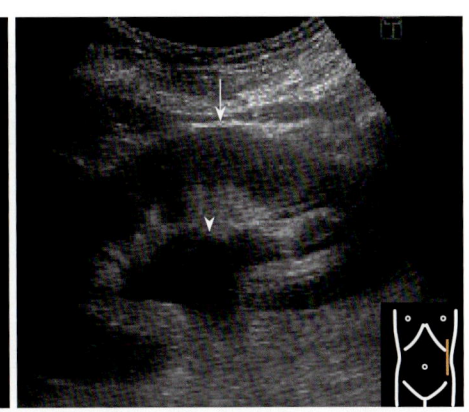

図c　左水腎症のエコー像

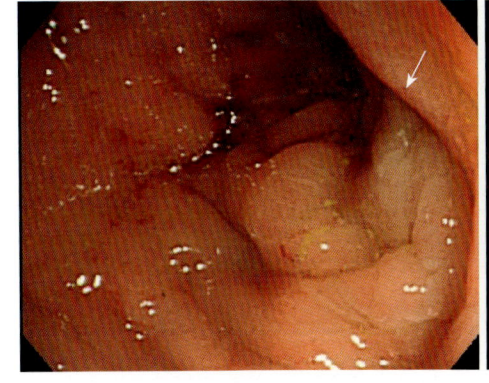

図d　S状結腸の内視鏡像

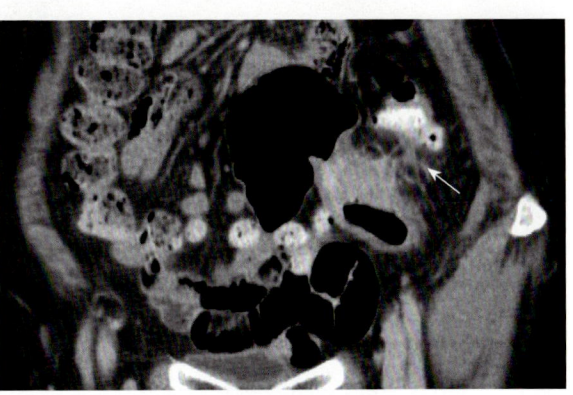

図e　CT冠状断像（造影）

症例33 大腸癌 colon cancer －横行結腸 3型進行癌－

50歳, 男性. 貧血, 脾腫.

脾彎曲部近傍の縦断像である (図a). 腸管の壁構造は消失し腫瘍の輪郭は凹凸があり (矢印), 中心部には腸内ガスが線状高エコーとして認められる. 図bは横行結腸側の病変部を短軸像でみたものである. 消化管の癌に特徴的な pseudokidney sign を呈している (矢印). 図cは内視鏡像である. 黄白色を呈した辺縁不整な腫瘍 (矢印) が腸管内腔を塞いでいるため, 内視鏡の通過は困難であり口側の観察はできない. 図dは病変の位置, 大きさ, 口側病変についてCTC像でみたものである. apple core sign を呈した腫瘍 (矢印) は肛門側への側方浸潤をきたしている. 3型進行癌であった.

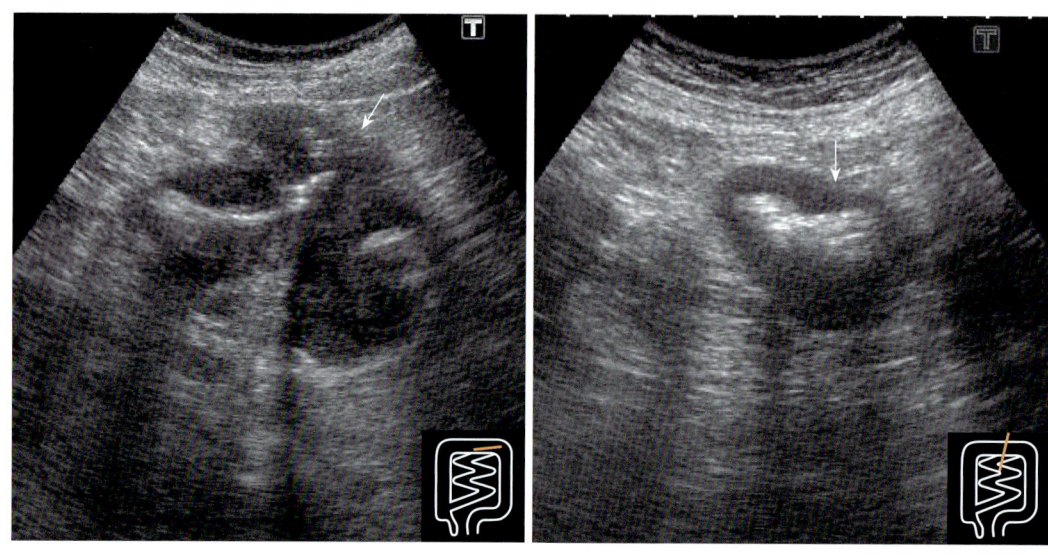

図a 横行結腸癌の長軸像

図b 横行結腸癌の短軸像

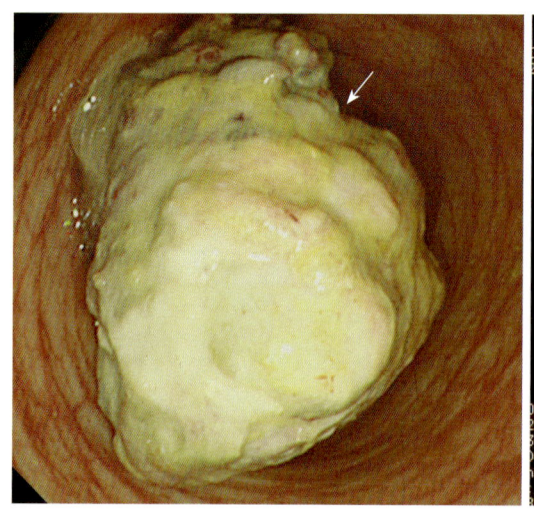

図c 横行結腸の内視鏡像

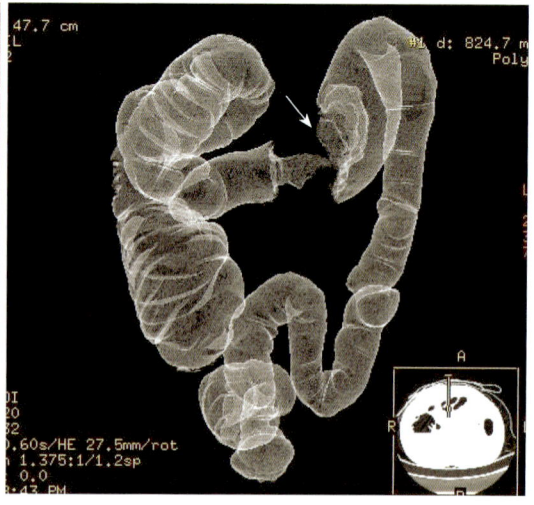

図d CTC像 (air image)

症例34 大腸癌 colon cancer －上行結腸癌によるイレウス例－

79歳,男性.腹痛.

上行結腸の長軸像である.腫瘍は境界不明瞭な低エコー像を示し狭窄を呈している(図a矢印).図bは病変部より口側腸管の上行結腸をみたものである.拡張した腸管内には泥状便がみられる(矢印).図cは骨盤内小腸をみたものである.拡張した小腸にはケルクリング襞がみられ(矢頭),内容物が点状高エコーとして認められる(矢印).

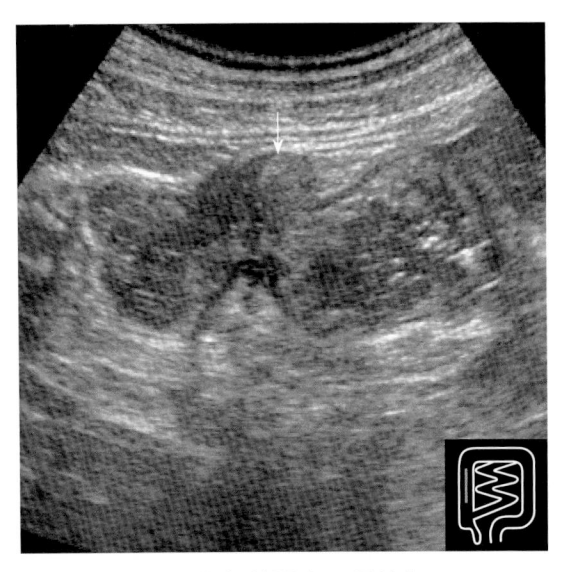

図a 上行結腸癌の長軸像

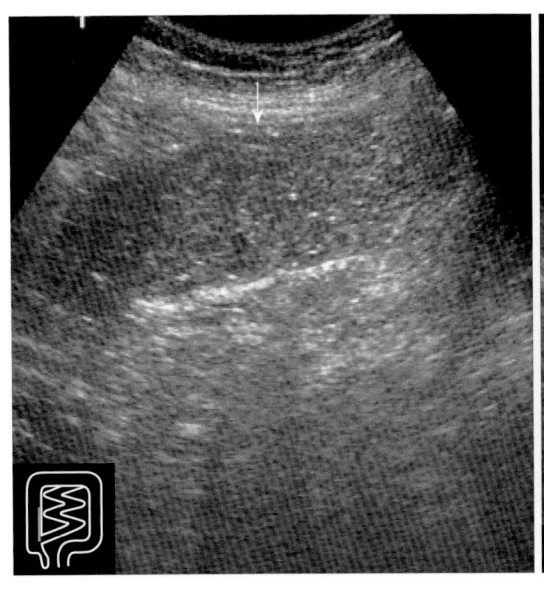

図b 拡張した上行結腸の長軸像

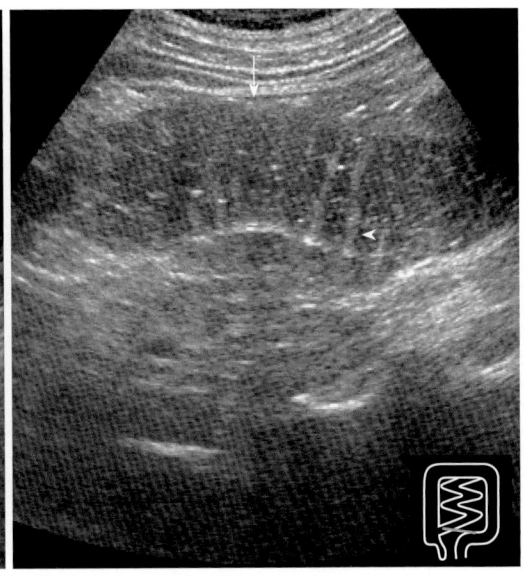

図c 小腸イレウスのエコー像

症例35　大腸癌　colon cancer　－上行結腸癌によるイレウス例－

81歳，男性，腹痛，嘔吐．

　小腸のエコー像である．拡張した小腸内には液体が貯留し，keyboard sign を呈している（図a矢印）．図bはこの拡張像を肛門側へ追跡したもので，盲腸から上行結腸移行部には層構造の消失した全周性の壁肥厚が認められる（矢印）．図cは大腸バリウムX線像である．腫瘍部より口側へのバリウムの流入はみられない（矢印）．大腸癌によるイレウスをきたした所見である．

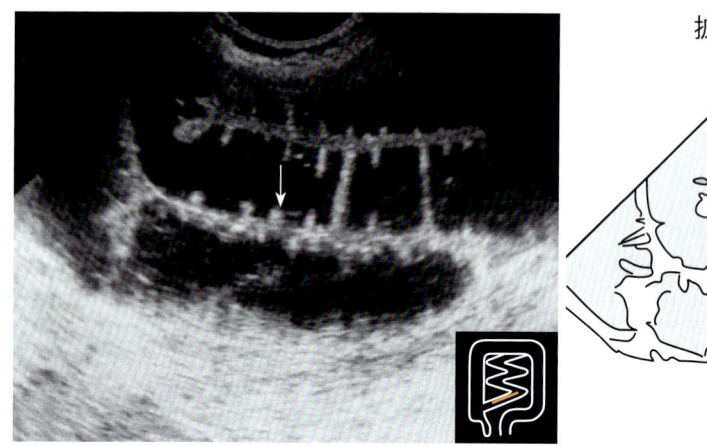

図a　小腸イレウスのエコー像

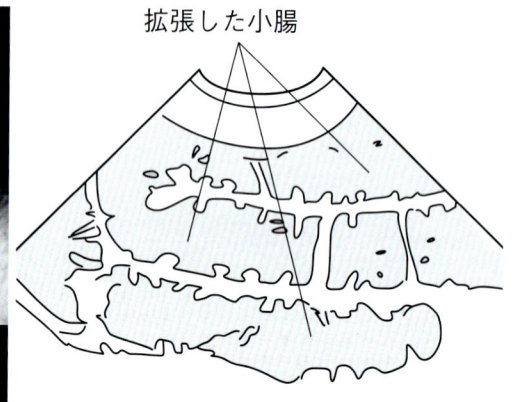

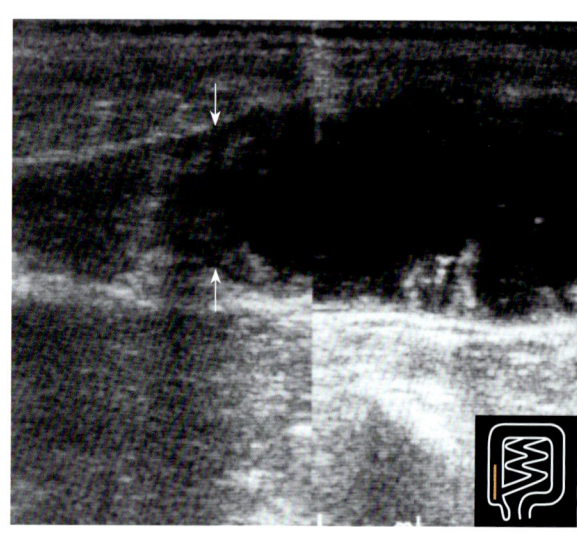

図b　盲腸〜上行結腸癌の長軸像

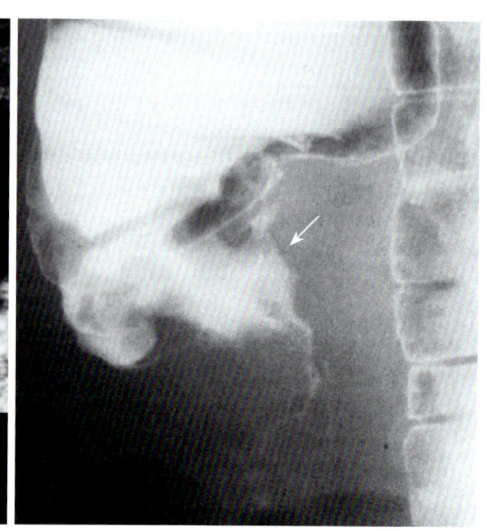

図c　大腸バリウムX線像

症例36 直腸癌 rectal cancer －2型進行癌 描出困難例－

66歳，女性．下血．

膀胱・子宮頸部を介し直腸をみたものである．直腸には限局性壁肥厚がみられる（図a矢印）．図bは大腸バリウムX線像を示す．直腸（Ra）に周堤隆起を伴う長径20mm大の不整潰瘍が認められる．壁硬化もみられ2型進行癌が示唆される（矢印）．図cは内視鏡像である．直腸（Ra）の前壁左側に周堤隆起を伴う不整潰瘍が認められる．病変は1/3周性で境界明瞭である．2型進行癌の所見であった（矢印）．腹腔鏡補助下低位前方切除が施行され，病理診断は15×20mm，深達度SM（4mm）であった．図dは水浸法でみた摘出標本のエコー像である．固有筋層（第4層）の肥厚はみられるが，断裂はなく病理診断を反映した像である．矢印は腫瘍，矢頭は肥厚した固有筋層を示す．
BL；膀胱，UT；子宮

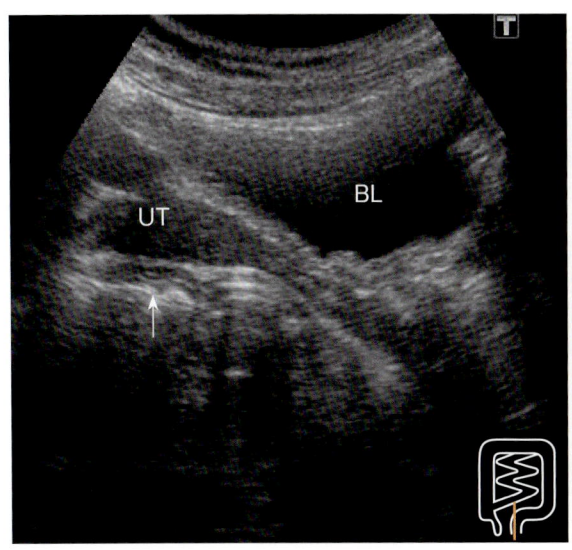

図a 直腸癌の長軸像

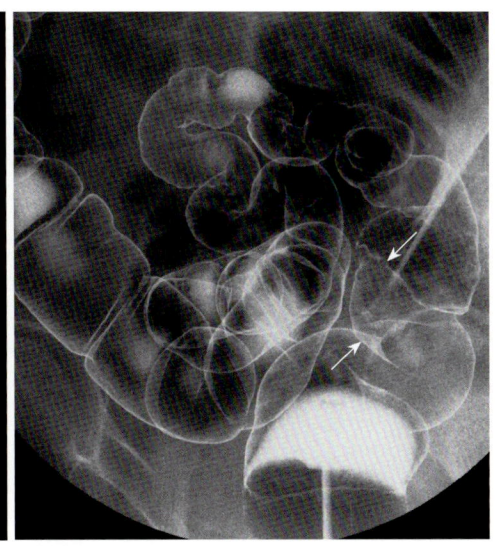

図b 大腸バリウムX線像（腹臥位）

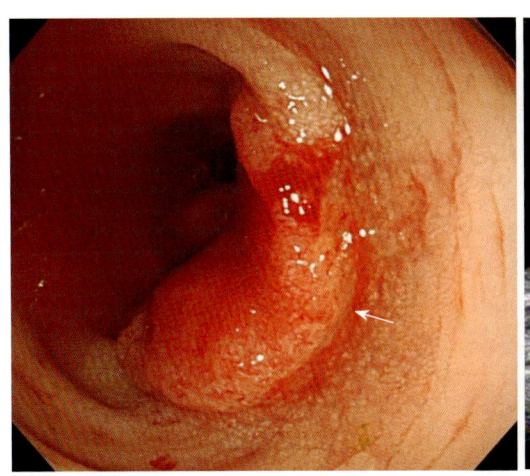

図c 直腸の内視鏡像

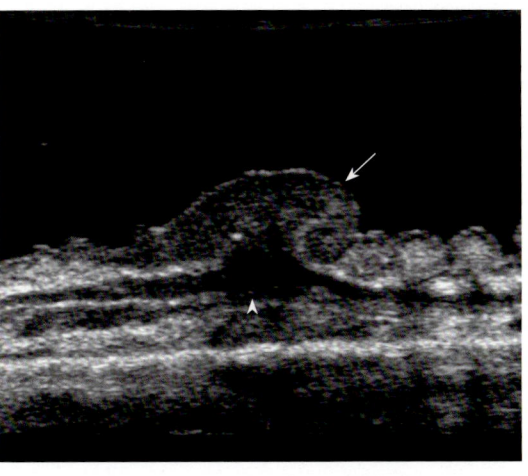

図d 水浸法でみた摘出標本

症例37　直腸癌　rectal cancer －2型進行癌－
50歳，女性．スクリーニング．

コンベックス探触子を用い，膀胱を介し直腸下部（Rb）を長軸像でみたものである（図）．子宮頸部の背側には扁平状の壁肥厚が限局性の低エコー像を呈し，中心部には線状高エコーがみられる．直腸の2型進行癌であった．直腸は深い領域にあることから膀胱に尿を貯めコンベックス探触子で画像を拡大しての観察が有効である．

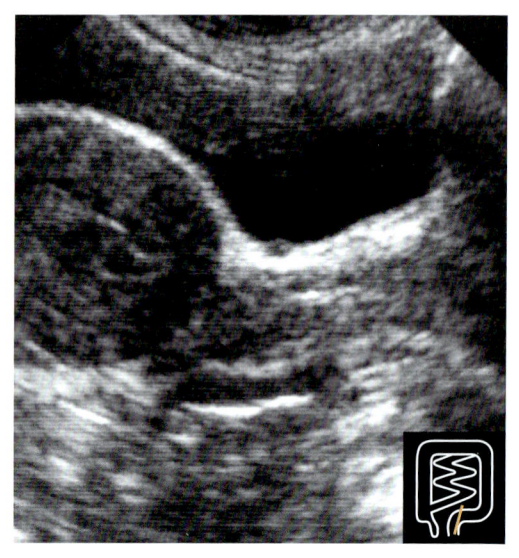

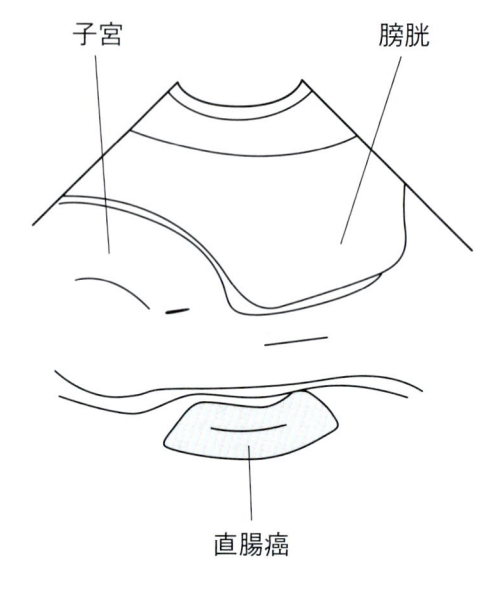

図　直腸癌の長軸像

症例38　直腸癌　rectal cancer －2型進行癌－
72歳，男性．下血．

コンベックス探触子を用い，膀胱，精囊腺を介し直腸下部（Rb）を短軸像でみたものである（図）．背側には辺縁不整，中心部に高エコーを伴った低エコー腫瘍が認められる．直腸の2型進行癌であった．

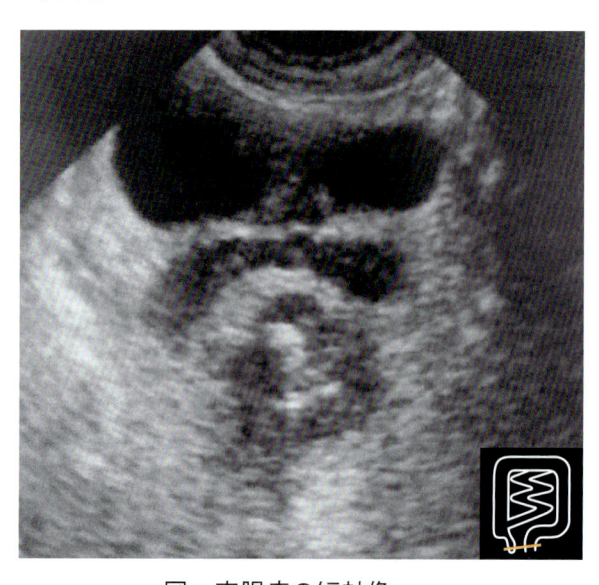

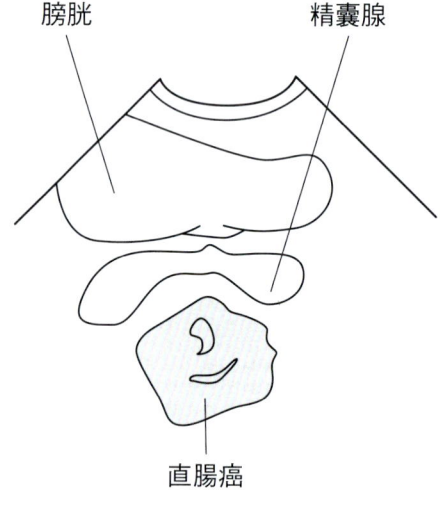

図　直腸癌の短軸像

症例39　直腸癌　rectal cancer －2型進行癌　漿膜外浸潤例－

56歳，男性．血便，体重減少．

コンベックス探触子による直腸の短軸像である．膀胱背側にみられる円形の低エコーは精囊腺である．その背側には不整形な低エコー腫瘍がみられる（図a）．図bはCT像である．直腸前壁右側には半周性の不整肥厚が認められる．矢印は直腸癌を示す．図cは直腸の内視鏡像である．肛門管より約5cm口側に認められた直腸の2型進行癌であった（矢印）．

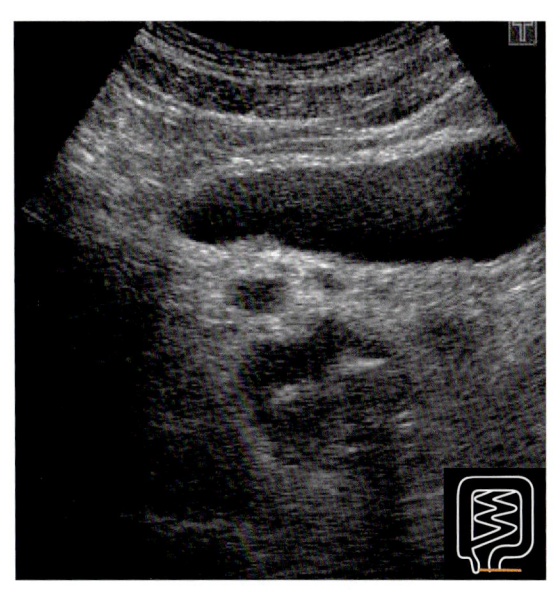

図a　直腸癌の短軸像

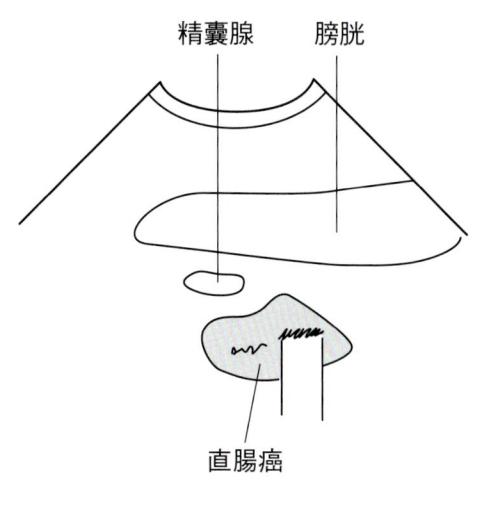

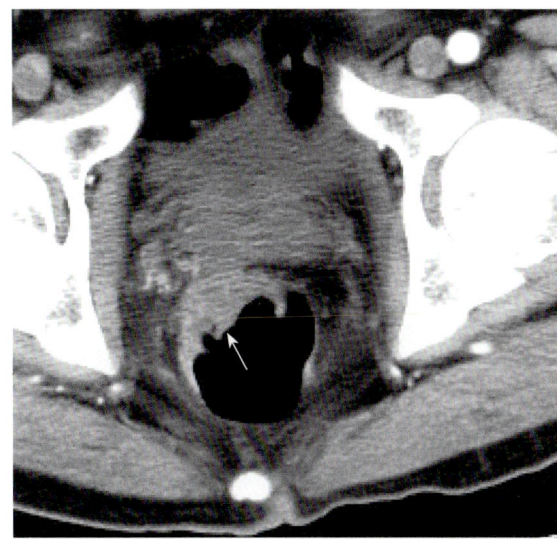

図b　CT像（造影）

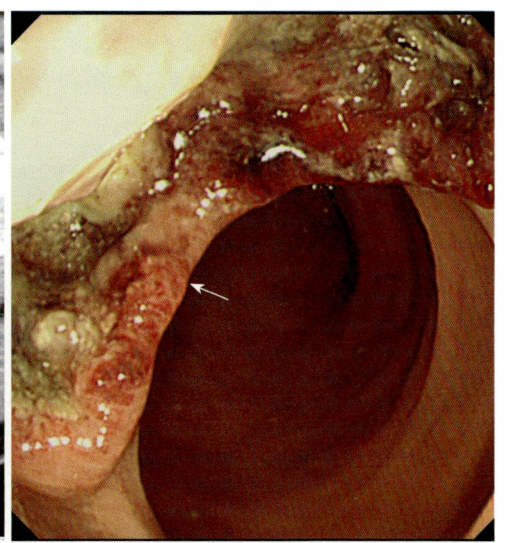

図c　直腸の内視鏡像

症例40　直腸癌　rectal cancer －3型進行癌－

50歳，女性．下血．

膀胱・子宮頸部を音響窓 acoustic windowにした直腸の短軸像である．中心部に点状高エコーを伴った低エコー腫瘍が認められる（図a矢印）．図bは摘出標本である．矢印は腫瘍を示す．直腸の3型進行癌であった．直腸の検査では上部直腸は消化管ガスによる影響で描出するのが困難な場合が多いが，下部直腸では膀胱を音響窓として観察することができる．直腸のエコー検査では蓄尿状態が必須である．BL；膀胱，UT；子宮

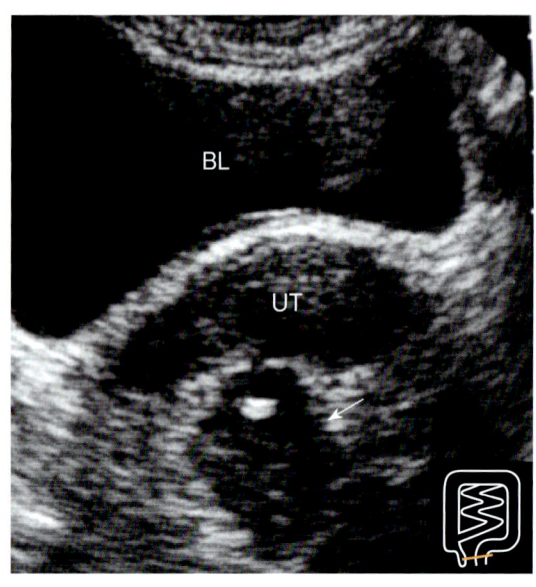

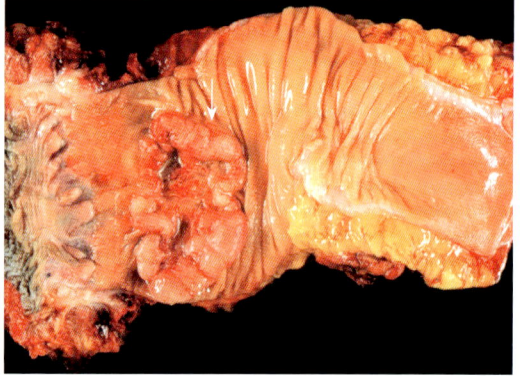

図a　直腸癌の短軸像　　　　図b　摘出標本

症例41　便秘　constipation

59歳，女性．左下腹部痛．

S状結腸の長軸像である（図a）．糞塊が高エコー像として結腸内にみられる（矢印）．図bは直腸の長軸像である．糞塊が半円形，後方エコーの減弱を伴ってみられる（矢印）．直腸は腹壁から深い部位にあり音波の減衰やガスの影響を受けるため，肛門側への走査として適度な膀胱充満の配慮が必要である．

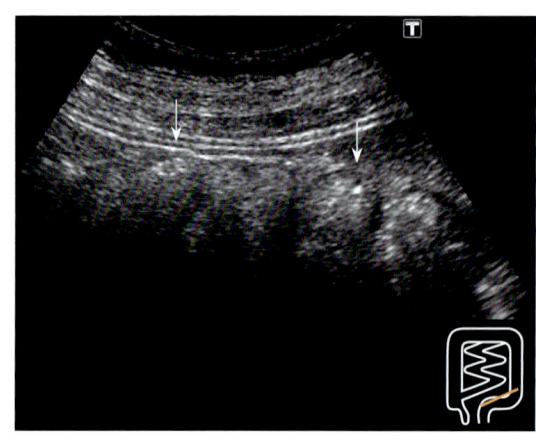

図a　S状結腸糞塊の長軸像　　　　図b　直腸糞塊の長軸像

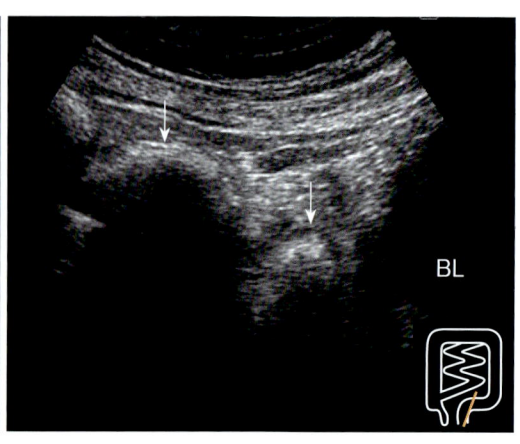

症例42　悪性リンパ腫　malignant lymphoma　－盲腸の例－

70歳，男性．腹痛．

　右下腹部，盲腸のエコー像である（図）．限局性の壁肥厚を呈する盲腸のエコーレベルは極めて低く，層構造の消失した境界明瞭平滑な像として認められる．盲腸壁の肥厚像から連続する低エコー帯の先端部分には虫垂の短軸像がリング状にみられ，急性虫垂炎による膿瘍形成と類似した像であったが，病理診断は盲腸の悪性リンパ腫であった．

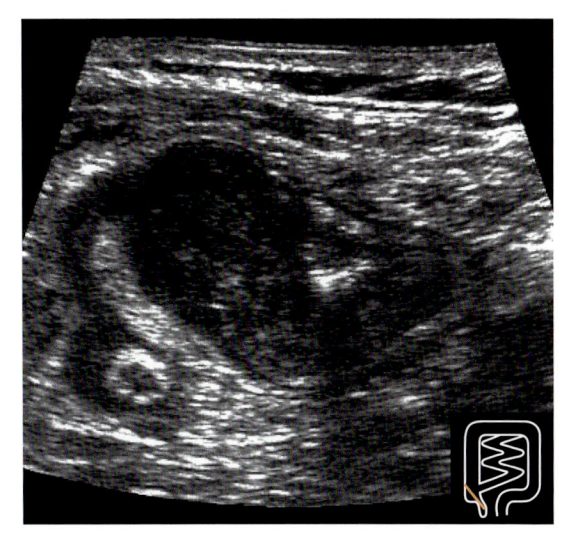

図　盲腸悪性リンパ腫の長軸像

（盲腸悪性リンパ腫／腫大した虫垂）

memo　大腸悪性リンパ腫　colorectal malignant lymphoma

・大腸の悪性リンパ腫は消化管原性の悪性リンパ腫の約15％を，また，大腸悪性腫瘍の0.1〜0.5％を占め，回盲部や直腸に多い．男性に多く，50歳以上に好発する．組織学的にはB細胞性がほとんどで，まれにT細胞性，NK細胞性が存在する．B細胞性の中ではびまん性大細胞型リンパ腫とmucosa associated lymphoid tissue：MALTリンパ腫が多い．症状は出血，腹痛，狭窄症状，腫瘤触知などであるが，寝汗，発熱，体重減少などで発見されることもある．

症例43　悪性リンパ腫　malignant lymphoma　−直腸の例−

71歳，男性．腹痛．

　直腸の縦断像である．膀胱の頭側には極低エコーの壁肥厚がみられる（図a）．低エコー像は恒常的に認められ，pseudokidney sign を呈しているものの上皮性腫瘍のエコーレベルよりさらに低い像を示していることから悪性リンパ腫が示唆される．図bは口側直腸を長軸走査でみたものである．腸管内には直腸と同様の極低エコーの腫瘍がみられる．腸管壁の近傍には腫大した腸間膜リンパ節も認められる．病理診断の結果，直腸悪性リンパ腫であった．

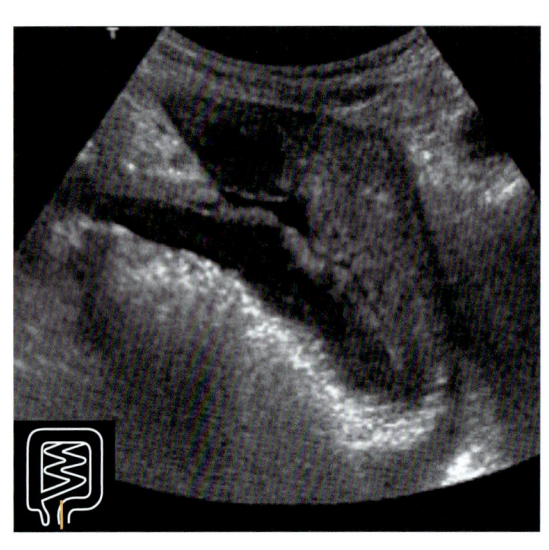

図a　直腸悪性リンパ腫の長軸像

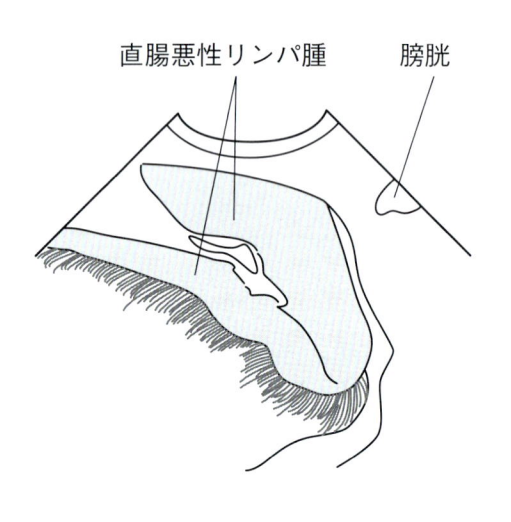

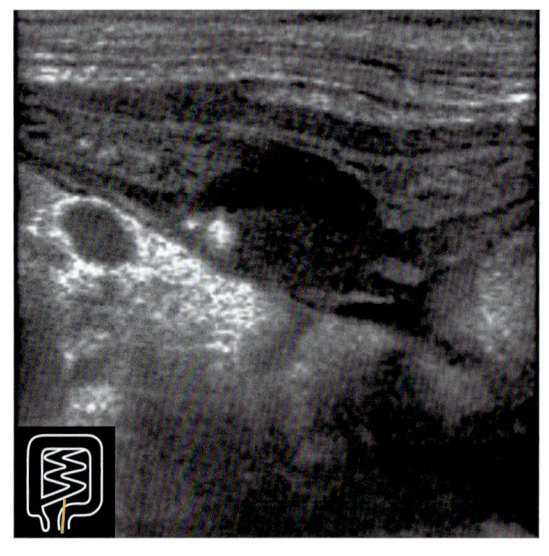

図b　口側直腸悪性リンパ腫の長軸像

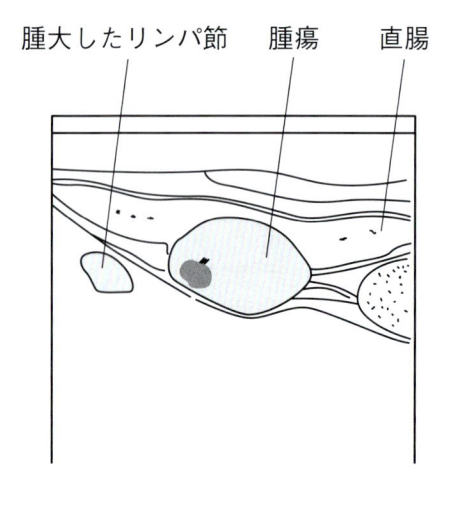

第Ⅲ章

炎症性腸疾患

1. 潰瘍性大腸炎
2. クローン病

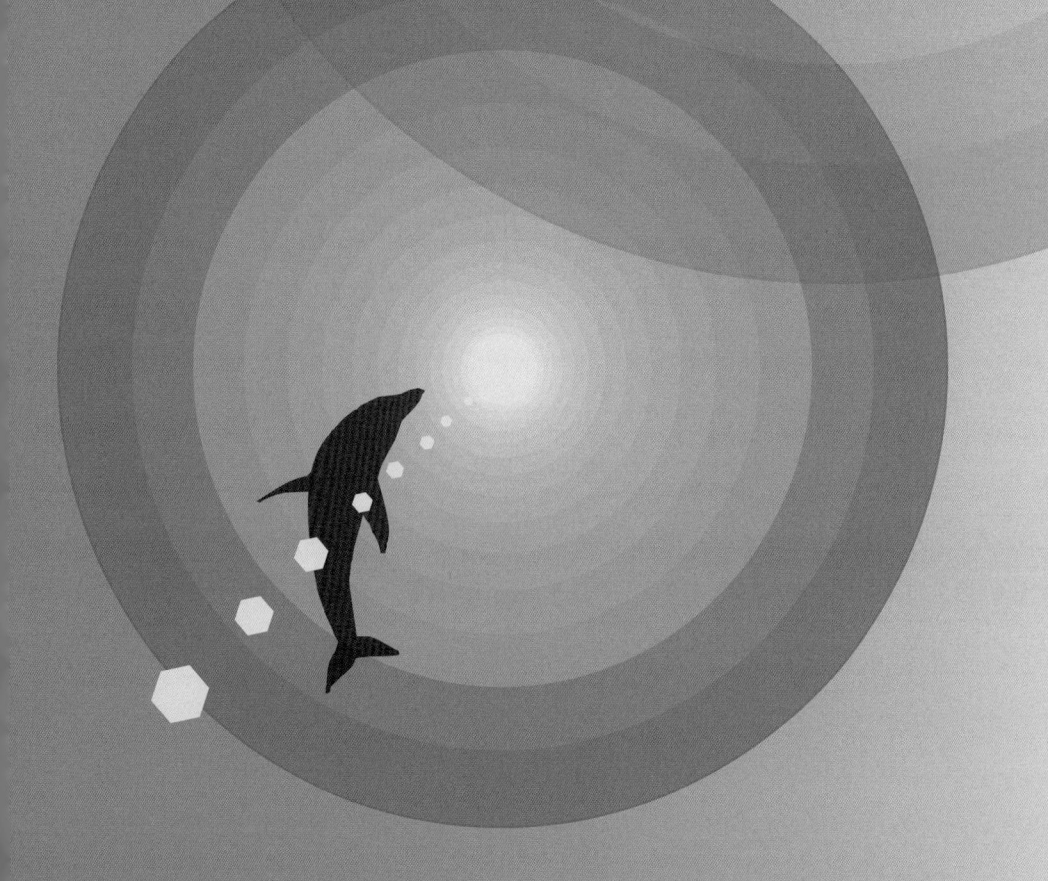

炎症性腸疾患 inflammatory bowel disease：IBD

- 炎症性腸疾患：IBDとは

　IBDは主として消化管に原因不明の炎症を起こす慢性疾患の総称で，病変が大腸に限局する潰瘍性大腸炎 ulcerative colitis：UCと，全消化管粘膜が炎症を起こすクローン病 Crohn's disease：CDの2疾患が代表される．広義には腸結核やベーチェット病などを含むこともある．UCやCDは，腸管を主とする難病で，腹痛・下痢・血便・下血・発熱・体重減少等の症状がみられる．米国では潰瘍性大腸炎とクローン病を合わせて100万人の罹患者がいるといわれ，アメリカに比較すると日本では7分の1以下であるが，両疾患の増加は食生活の欧米化に伴って年々増加の傾向にある．

- 潰瘍性大腸炎の治療指針

　「潰瘍性大腸炎．クローン病診断基準・治療指針」の改訂版（平成23年度）によれば，重症度や罹患範囲・生活の質 quality of life：QOLの状態などを考慮して治療を行うとされている．活動期には寛解導入治療を行い，寛解導入後は寛解維持治療を長期にわたり継続するとある．病態に応じたきめ細かな治療が長期にわたり継続することになる．CDやUCの罹患者がQOLを維持するものに食事療法がある．脂肪を控え，残渣が少なく，高エネルギー食品の摂取が基本的考えである．特に，非水溶性食物線維は腸管を刺激し，腸管の安静が保てなくなり，消化されない食物が大腸の水分吸収を妨げ，便量を増やし，下痢・腹痛となったり，狭窄部に詰まったりする原因となる．腸管を安静に保つには，線維の量が少ないものを加熱して柔らかくし，皮をむいたり，小さく刻んで裏ごしするなど調理に工夫が必要である．潰瘍性大腸炎とクローン病の特徴を表に示す．

表　潰瘍性大腸炎とクローン病の特徴

所見	潰瘍性大腸炎	クローン病
病変形態	連続性病変	非連続性病変（skip lesion）
壁肥厚	中等度	高度
層構造	重症例：第2・3層肥厚 重症で不明瞭	縦走潰瘍 重症で不明瞭
潰瘍	浅い	深い
罹患範囲	直腸・左側大腸・全大腸型	小腸型・大腸型など
穿孔・瘻孔	なし	あり
狭窄・癒着	あり	あり
壁内血流	活動期に増強	活動期に増強
周辺脂肪織	肥厚あり	肥厚あり
周辺リンパ節	腫大あり	腫大あり

1 潰瘍性大腸炎
ulcerative colitis：UC

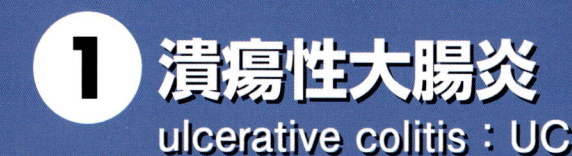

1 潰瘍性大腸炎とは

・概念

　UCは原因不明の大腸のびまん性非特異性炎症性疾患であり，慢性・再発性の経過を特徴とする．炎症は主として粘膜に生じ，直腸からさまざまな範囲で連続性に大腸の口側に進展する．CDと合わせて狭義の炎症性腸疾患 inflammatory bowel disease：IBDとよばれる．

・病因

　炎症性腸疾患の原因はいまだ解明されていないが，近年では遺伝的素因をもつ患者に腸内細菌などの抗原に対する異常で過剰な免疫反応が生じて，発症すると考えられ，CDおよび両疾患共通の多くの感受性遺伝子が明らかとなり，炎症性腸疾患が多因子疾患であることが明らかになった．疫学研究から，発症の誘因となるいくつかの環境因子が同定されているが，喫煙は発病に対して抑制的に働き，CDでは発病の誘因または増悪因子と考えられている．また，虫垂切除の既往は発病に対して抑制的に働く．

・疫学

　UCは厚生労働省の指定する特定疾患の1つであるが，平成23年度の時点で，約140,000人を越えている．男女比は1：1で性差はない．発症年齢のピークは25から29歳にあるが小児や高齢者の発症もまれとはいえない．下痢，下血の鑑別診断では常に念頭におく必要がある．

・臨床症状

　典型的な症状は粘血便，下痢であるが，血便を認めないことがある．直腸炎型の患者では便秘を訴える患者もまれではない．

・病期による分類

活動期 active stage：血便を訴え，内視鏡では血管透見像の消失，易出血性，びらん，または潰瘍などを認める状態．
寛解期 remission stage：血便が消失し，内視鏡的には活動期の所見が消失し，血管透見像が出現した状態．

「寛解期」の診断は必ずしも容易ではないが，血便などの臨床症状の消失をもって「寛解期」と定義する．
・腸病変の罹患範囲により，1）直腸炎型，2）遠位型，3）左側大腸炎型，4）全大腸炎型に分類されるが，脾彎曲部をこえるものは全大腸炎型とされる．罹患範囲と区分を図に示す．10年以上の長期にわたり再燃・寛解を繰り返す人の中には炎症を素地とした腸上皮に異型細胞がみられることがあり，悪性化すると大腸炎由来の大腸癌colitic cancerが発生する．

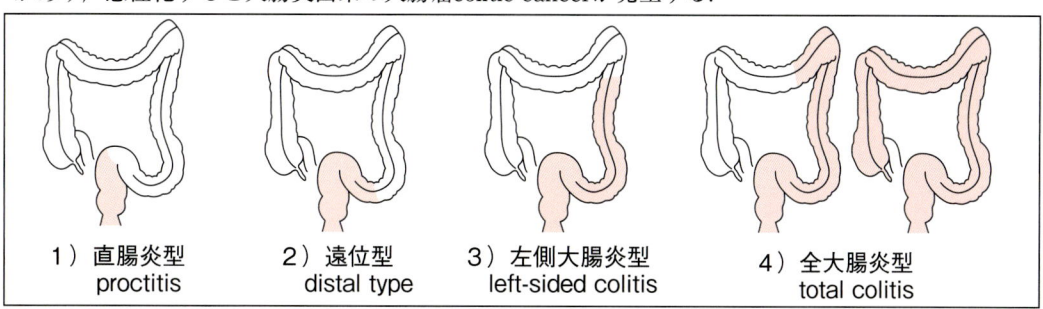

1）直腸炎型 proctitis
2）遠位型 distal type
3）左側大腸炎型 left-sided colitis
4）全大腸炎型 total colitis

図　罹患範囲と区分

❷ 潰瘍性大腸炎のチェックポイント

潰瘍性大腸炎のチェックポイントを番号で示す.

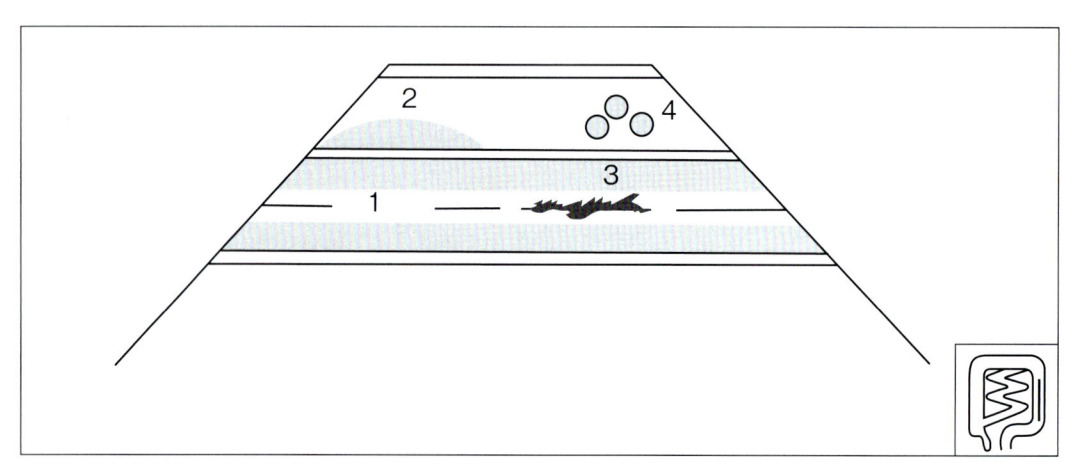

図a　潰瘍性大腸炎のチェックポイント

1. 潰瘍性大腸炎
大腸の粘膜・粘膜下層に肥厚を示す．重症例では粘膜下層の低エコー化を伴い，層構造は不明瞭になる．
- 鉛管状を示す．
- 活動期にはカラードプラで血流信号の亢進がみられる．

2. 脂肪織肥厚
大腸の炎症により周囲脂肪織（腸間膜）の肥厚がみられ，isolation sign を示す．

3. 潰瘍
腸管壁内へ入り込む潰瘍が高エコー像を示す．
- 腸管内ガスとの鑑別を行う．

4. リンパ節腫大
腸炎により周辺の腸間膜リンパ節腫大が円形の低エコー像を示す．
- 潰瘍性大腸炎との鑑別疾患として虚血性腸炎，クローン病（大腸型），感染性腸炎などがある．

3 潰瘍性大腸炎の症例

潰瘍性大腸炎の症例を提示する．

症例1　潰瘍性大腸炎　ulcerative colitis：UC −層構造明瞭 中等症例−

19歳，男性．腹痛，下痢．中等症，左側大腸炎型．

下行結腸の長軸像である．粘膜・粘膜下層の浮腫性肥厚が認められるが，層構造は明瞭である（図a）．腸管内には下痢により便などの内容物はみられず内腔の虚脱により腸管内ガスや便など，消化管のエコー検査が不向きとされる状況がエコー検査に適した腸内環境になることがわかる．図bはS状結腸の長軸像である．下行結腸と同様に層構造明瞭な浮腫性肥厚が認められる（矢印）．図cは下行結腸の内視鏡像を示す．粘膜の浮腫，発赤と膿性粘液を認め，また血管透見の消失，脆弱性の亢進，潰瘍などがみられ活動期の所見である．

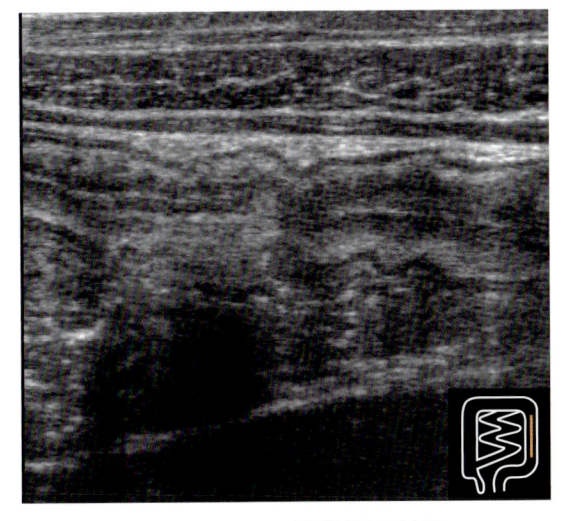

図a　UCの下行結腸長軸像

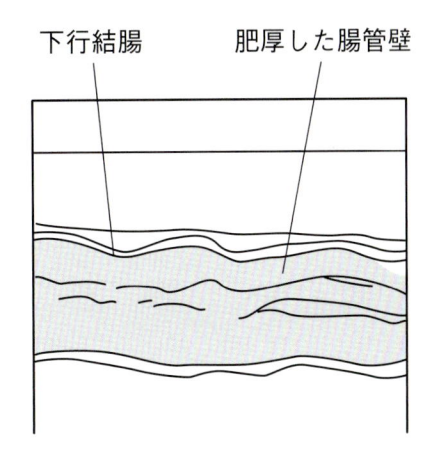

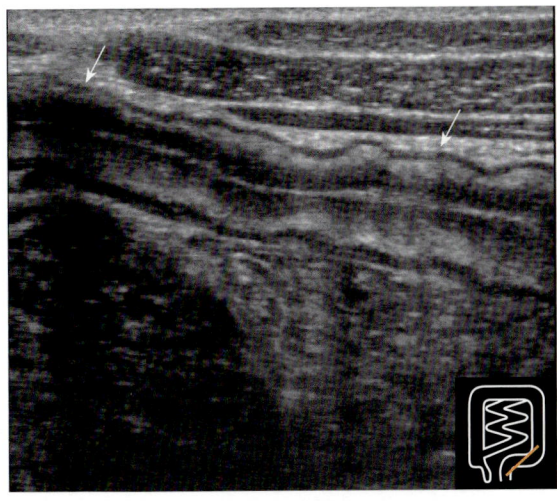

図b　UCのS状結腸長軸像

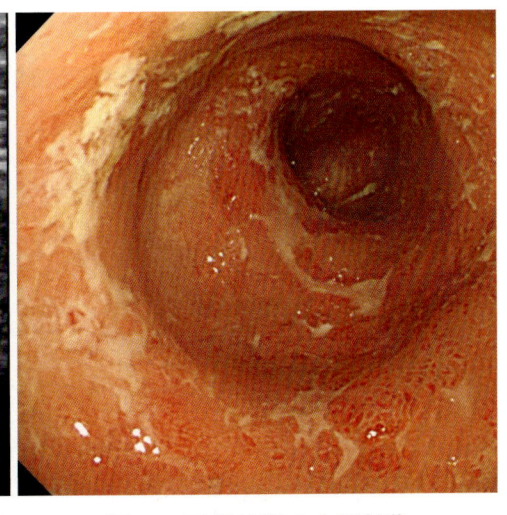

図c　下行結腸の内視鏡像

症例2 潰瘍性大腸炎 UC －下行結腸狭窄例－

35歳，女性．腹痛，下痢．慢性持続型，軽症，左側大腸炎型．

下行結腸，S状結腸，直腸を長軸走査でみたものである．下行結腸からS状結腸には粘膜・粘膜下層の肥厚を認め，ハウストラの消失した鉛管状の像を呈している（図a，図b）．図cは直腸の長軸像である．子宮の背側には層構造明瞭な腸管壁の肥厚がみられる（矢印）．図dはCTC像を示す．下行結腸のハウストラの消失，内腔の狭小化がみられる（矢印）．脾彎曲部は特に腸管壁肥厚の著明によりガスが排除されるため陰影欠損を呈している（矢頭）．UT；子宮，BL；膀胱

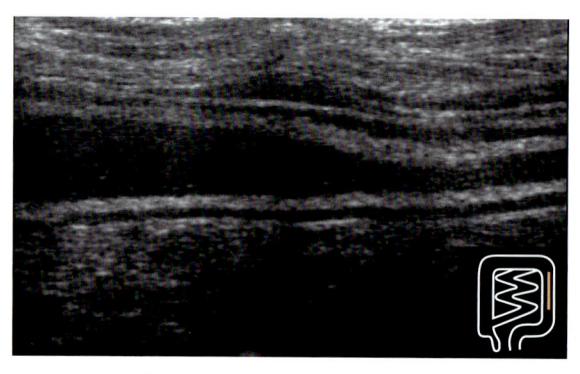

図a UCの下行結腸長軸像

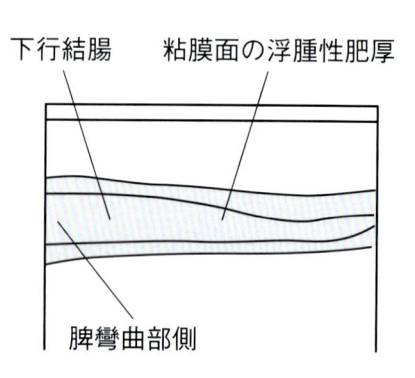

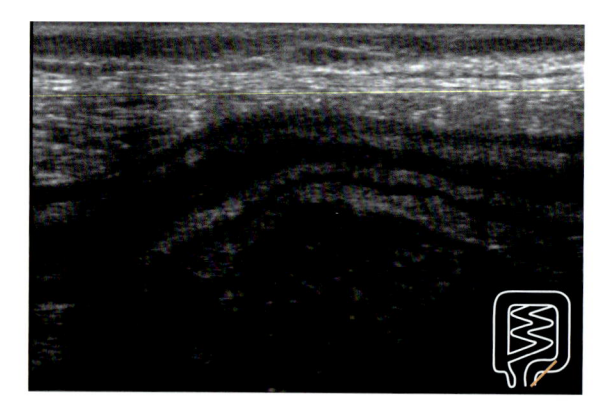

図b UCのS状結腸長軸像

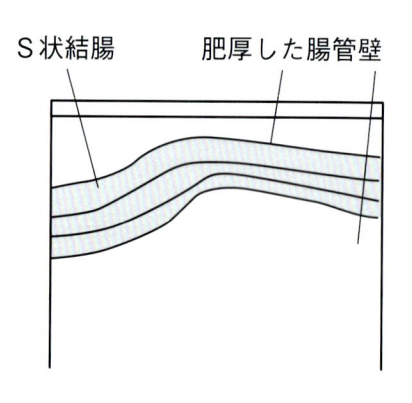

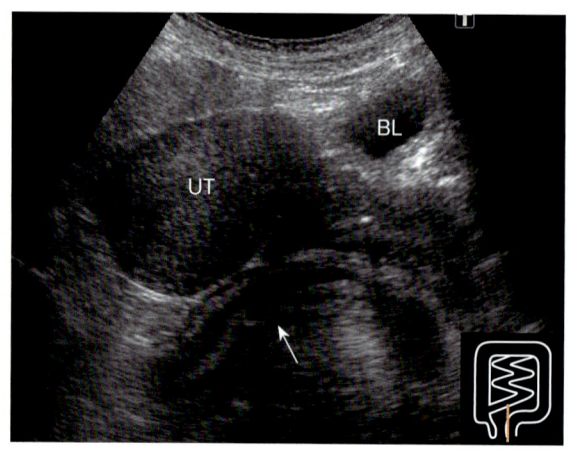

図c UCの直腸長軸像

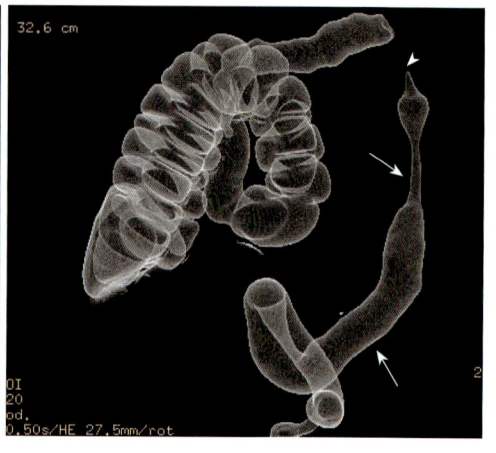

図d CTC像（air image）

症例3 潰瘍性大腸炎 UC －粘膜下層の低エコー化例－

32歳,男性.腹痛,水様性血性下痢.重症,全大腸炎型.

下行結腸の長軸像である.内腔には内容物がみられ,粘膜・粘膜下層の肥厚に加え粘膜下層の不均一な低エコー化が認められる(図a).矢印は肥厚した腸管を,矢頭は内容物を示す.図bはS状結腸,図cは直腸の長軸像である.粘膜・粘膜下層が肥厚し粘膜下層の部分的な低エコー化が認められるが,層構造は明瞭である(矢印).図dはS状結腸の内視鏡像を示す.腸管浮腫が著明で血管透見性の消失と多数の小潰瘍が認められる.

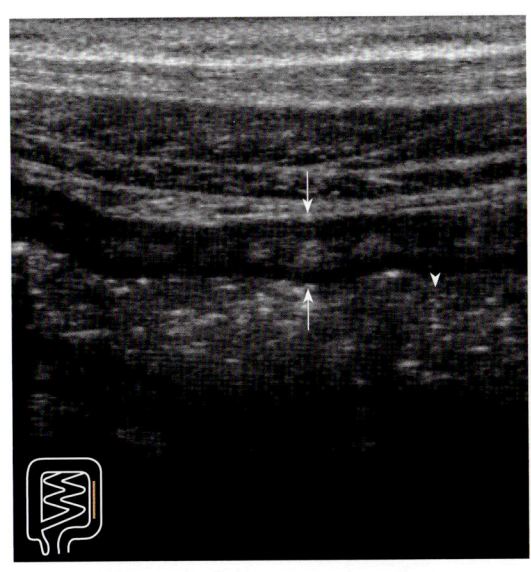

図a　UCの下行結腸長軸像

図b　UCのS状結腸長軸像

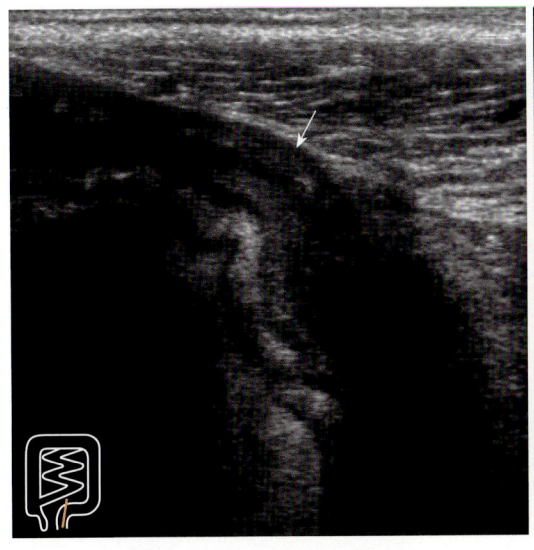

図c　UCの直腸長軸像

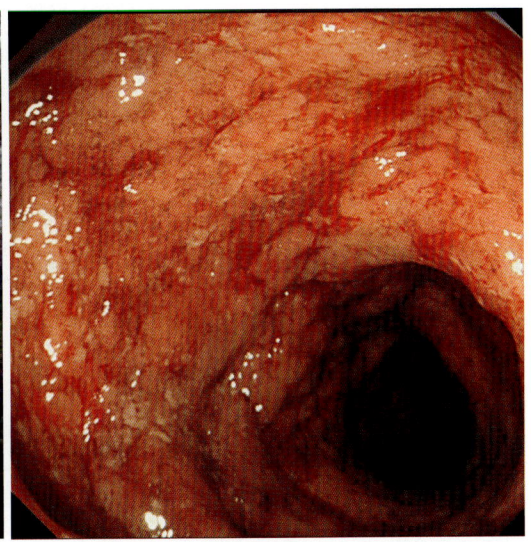

図d　S状結腸の内視鏡像

症例4　潰瘍性大腸炎　UC －ドプラ施行例①－

55歳，男性．腹痛．下痢．中等症．全大腸炎型

　下行結腸の長軸像である．粘膜・粘膜下層に浮腫性肥厚がみられるが，層構造は明瞭である（図a）．図bはS状結腸である．粘膜下層の不均一な低エコー化により層構造は不明瞭である（矢印）．図cはS状結腸のパワードプラ像である．肥厚した壁には豊富な血流信号がみられ活動性の高い状態が示唆される（矢印）．図dは直腸の短軸像である．中心部には高エコーを伴い浮腫性肥厚が低エコー像を呈している（矢印）．図eはS状結腸の内視鏡像である．粘膜は浮腫状で発赤の多発がみられ潰瘍や粘液の付着があり活動期の所見である．BL；膀胱

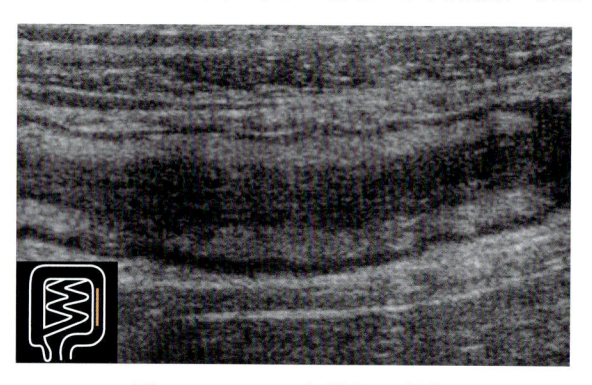

図a　UCの下行結腸長軸像

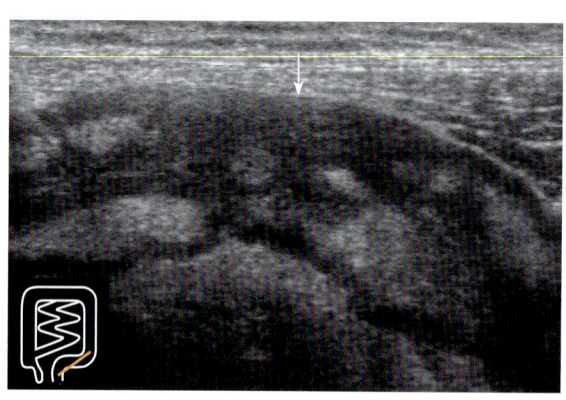

図b　UCのS状結腸の長軸像

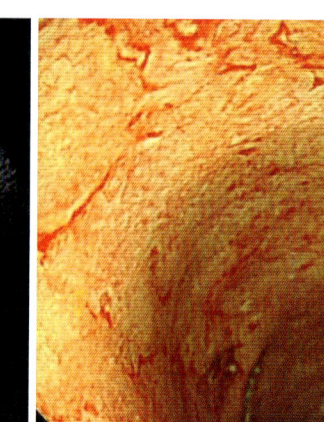

図c　パワードプラ像

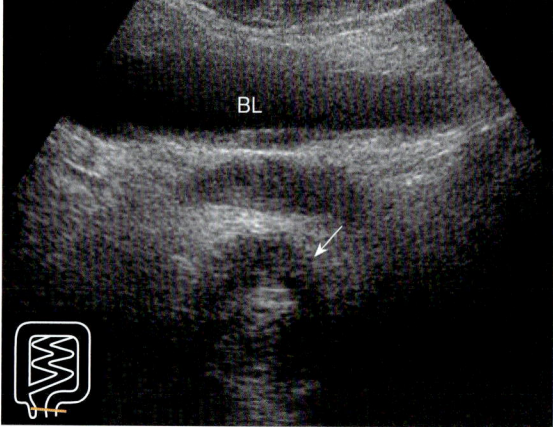

図d　UCの直腸短軸像

図e　S状結腸の内視鏡像

症例5　潰瘍性大腸炎　UC －ドプラ施行例②－

21歳，男性．血性下痢，腹痛，発熱．重症，全大腸炎型．

下行結腸の長軸像である．粘膜・粘膜下層の壁肥厚と粘膜下層の低エコー化（図a矢印）に加え，粘膜面には点状高エコーが散在してみられ潰瘍が示唆される（矢頭）．図bはパワードプラで下行結腸の血流をみたものである．豊富な血流信号が得られることから，UCの活動性が高い状態にあることが示唆される（矢印）．図cはS状結腸の長軸像である．下行結腸と同様に粘膜・粘膜下層の肥厚がみられ，層構造不明瞭で腸管壁全体が低エコー化を呈している（矢印）．血流状態をパワードプラで観察すると豊富な血流がみられる（図d矢印）．

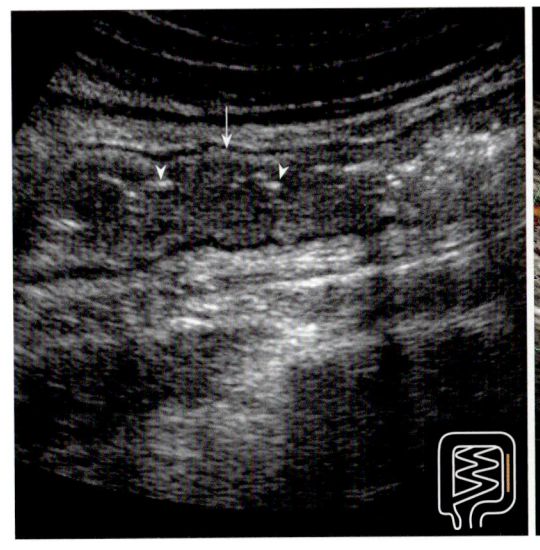

図a　UCの下行結腸長軸像

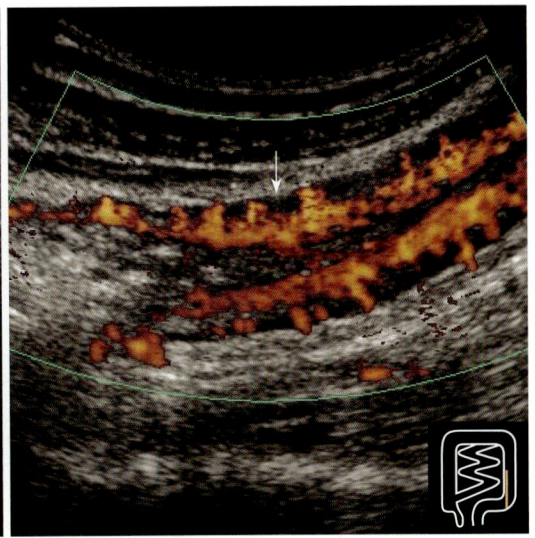

図b　パワードプラ像

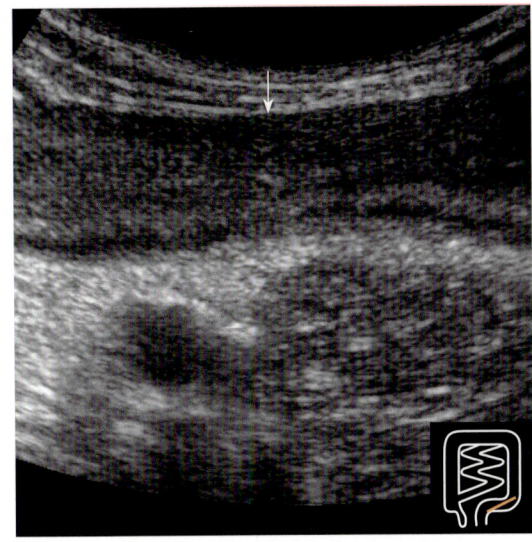

図c　UCのS状結腸長軸像

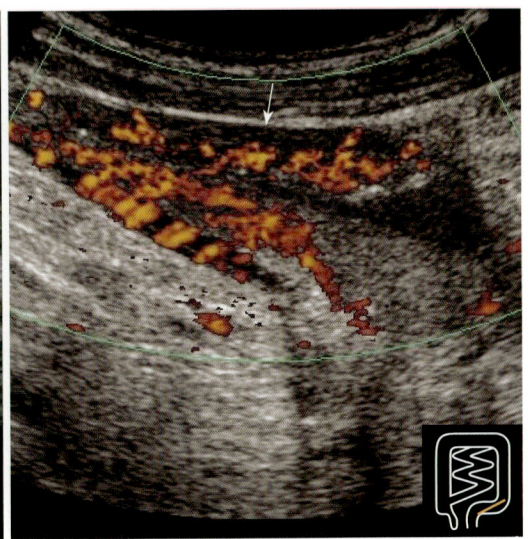

図d　パワードプラ像

症例6 潰瘍性大腸炎 UC −縦走潰瘍を認めた例−

30歳，男性．腹痛，粘血便，発熱，重症，全大腸炎型．

横行結腸の長軸像である．粘膜面のやや深部には不連続な線状高エコーが認められ潰瘍が示唆される（図a矢印）．図bは下行結腸，図cはS状結腸をみたもので，粘膜・粘膜下層の浮腫性壁肥厚を認め粘膜下層の低エコー化がみられる（矢印）．図dはS状結腸の内視鏡像である．肝彎曲部より肛門側に病変がみられ，肛門側にいくに従い血管透見性の低下，粘膜浮腫の増強や縦走潰瘍が認められる（矢印）．以前は左側型の潰瘍性大腸炎であったが，再然により全大腸炎型と診断された．

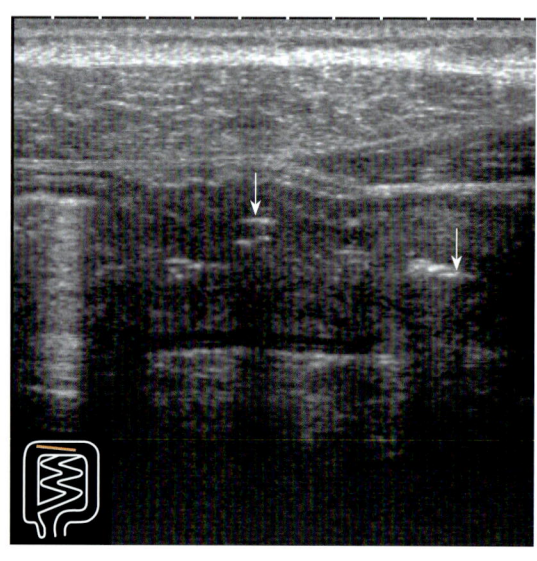

図a UCの横行結腸長軸像

図b UCの下行結腸長軸像

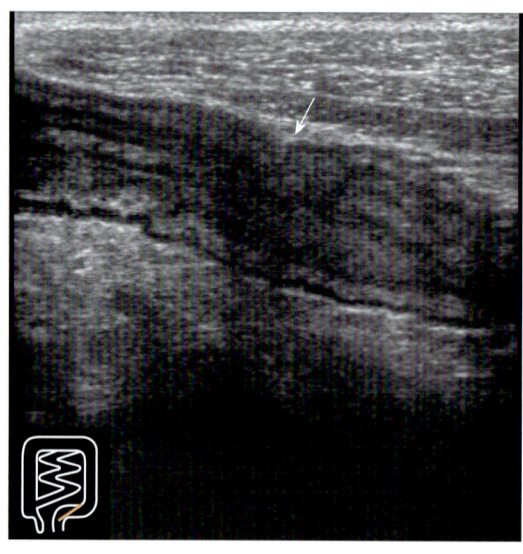

図c UCのS状結腸長軸像

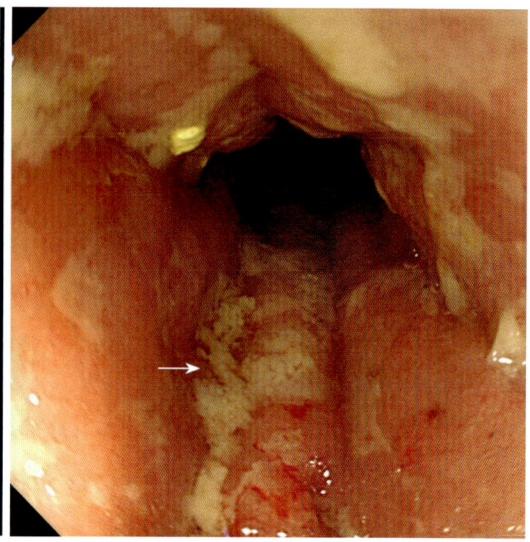

図d S状結腸の内視鏡像

症例7　潰瘍性大腸炎　UC －クローン病との鑑別を要した例－

57歳，女性．血性下痢．腹痛．重症．全大腸炎型．

　横行結腸の長軸像である．粘膜・粘膜下層・筋層の浮腫性肥厚がみられる（図a矢印）．層構造の一部に消失がみられ，脾彎曲側の内腔には腸管内容物とガスの混在が高エコー源となって描出されている（矢頭）．図bは下行結腸の長軸像である．内腔には内容物を伴い，粘膜・粘膜下層の浮腫性肥厚に加え粘膜下層の低エコー化が認められる（矢印）．図cは直腸S状部（Rs）の長軸像である．粘膜・粘膜下層・筋層の肥厚がみられ（矢印），内腔には液状の内容物もみられる（矢頭）．図dはRsの短軸像を示す．矢印は腸管壁の浮腫性肥厚を，矢頭は内腔の内容物を示す．壁構造の消失はクローン病においてもみられる所見であり，エコー所見だけでは鑑別に苦慮した症例である．

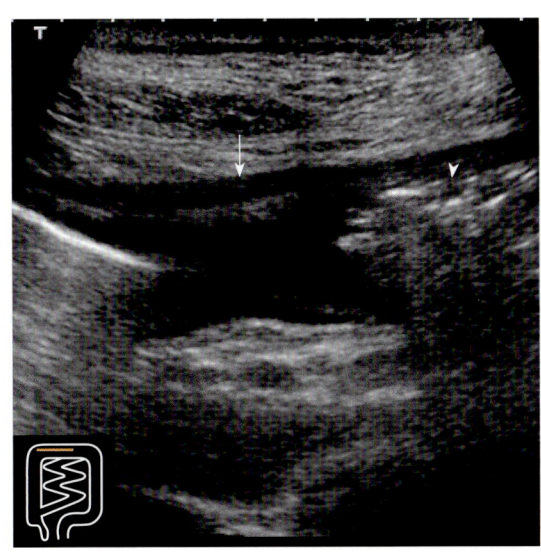

図a　UCの横行結腸長軸像

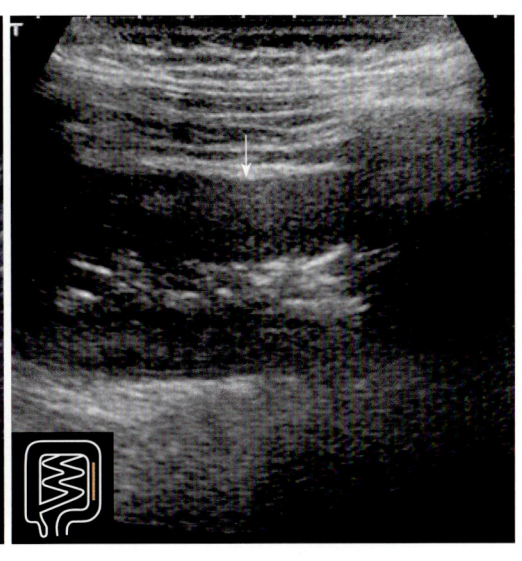

図b　UCの下行結腸長軸像

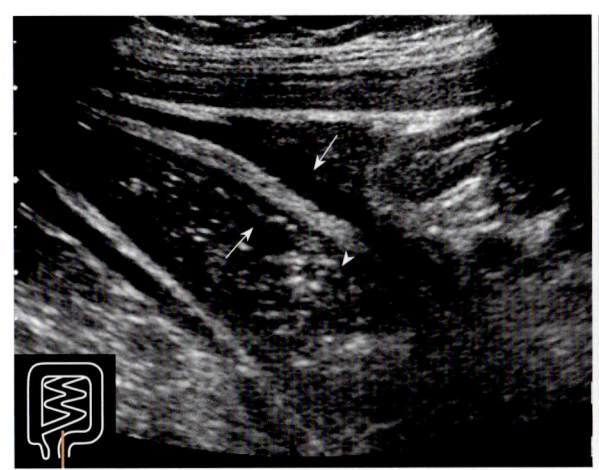

図c　UCの直腸長軸像

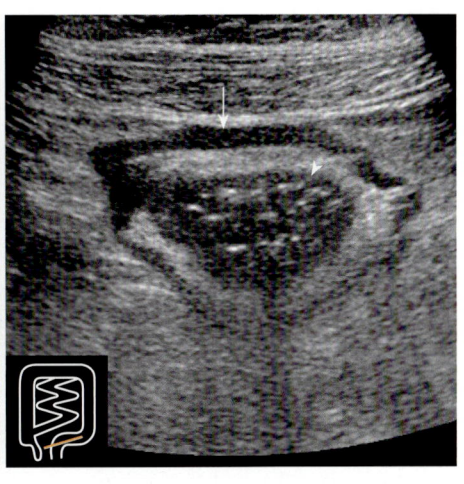

図d　UCの直腸短軸像

症例8　潰瘍性大腸炎　UC　－炎症性ポリープ例－

32歳，男性．下痢．中等症．全大腸炎型．

　腸管壁の肥厚状態を広範囲に描出するためコンベックス探触子でみたものである．図aは上行結腸，図bは横行結腸である．粘膜下層のエコーレベル低下により不明瞭な層構造を呈している．図cは下行結腸をリニア探触子でみたものである．粘膜・粘膜下層の肥厚と低エコー化がみられ，粘膜層近傍には点状高エコーが散在して認められることから，ポリープとポリープの凹凸内ガスによる高エコー像が示唆される．

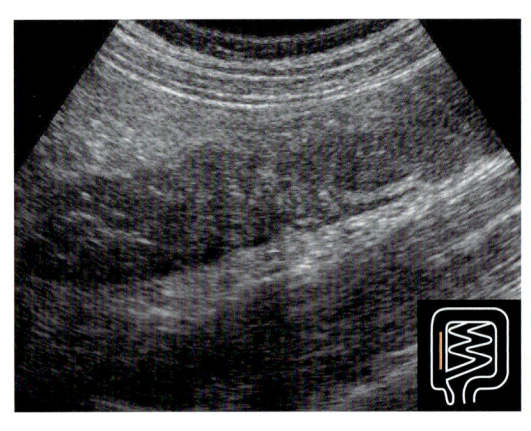

図a　UCの上行結腸長軸像

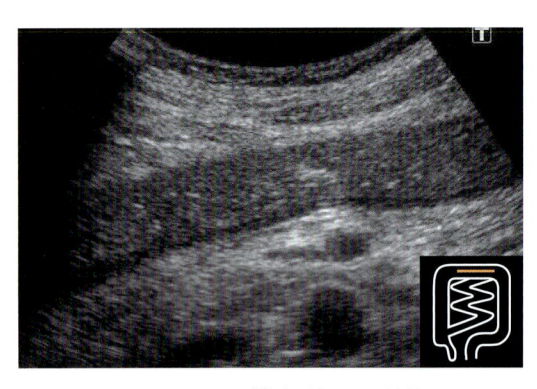

図b　UCの横行結腸長軸像

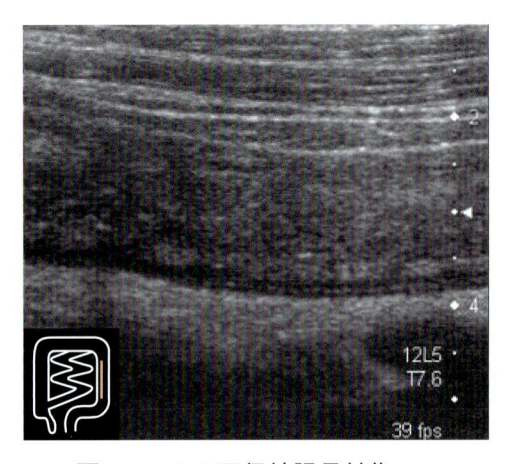

図c　UCの下行結腸長軸像

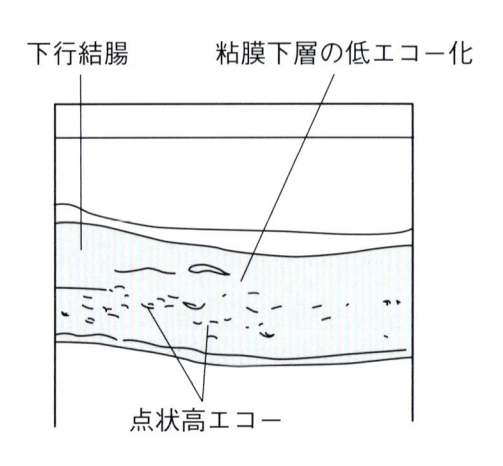

図dはS状結腸の dual 表示の合成像である．粘膜・粘膜下層の浮腫性肥厚を示す腸管壁には粘膜下層の低エコー化がみられる（矢印）．図eは直腸の長軸像を示す．浮腫性肥厚がみられ（矢印），粘膜下層の低エコー化により不明瞭な層構造を呈している．矢頭は内容物を示す．図fは下行結腸の内視鏡像である．全周性の深掘れ潰瘍の多発と炎症性ポリープの多発が認められる．PS；腸腰筋

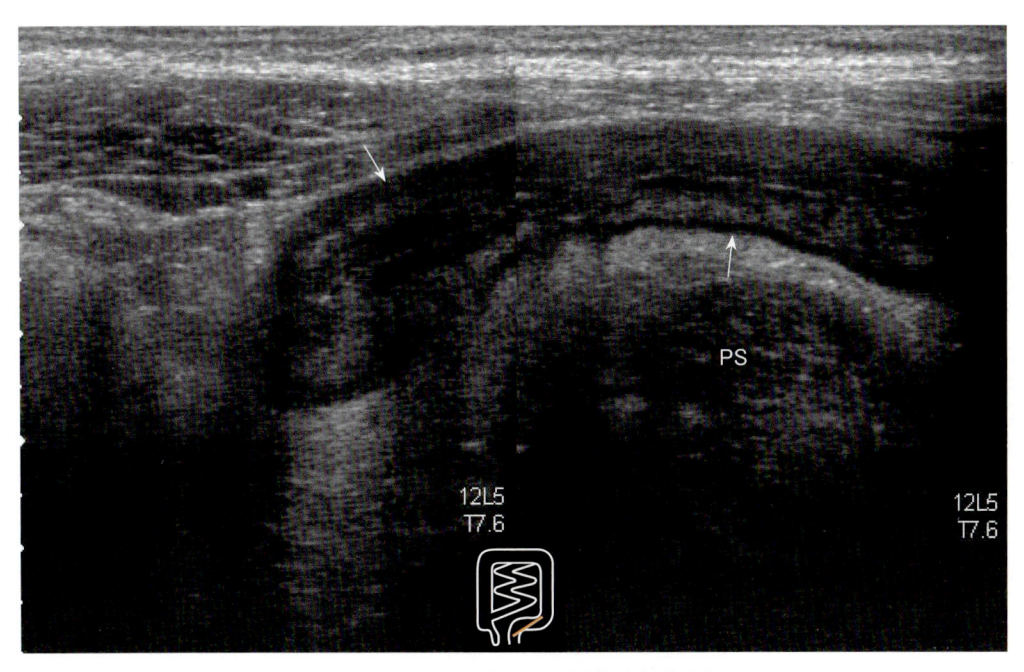

図d　UCのS状結腸長軸像（合成図）

図e　UCの直腸長軸像

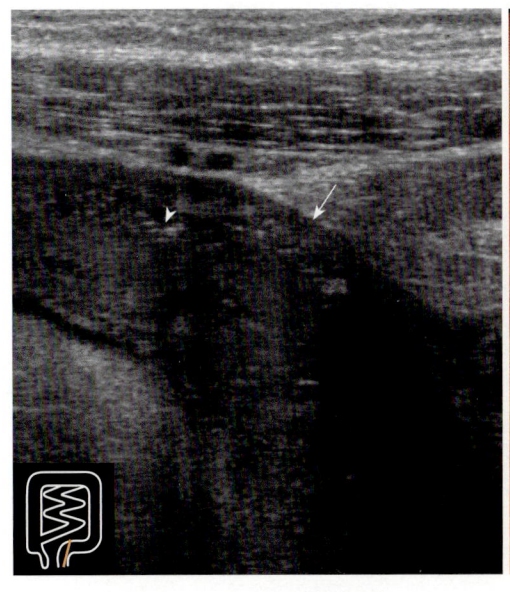

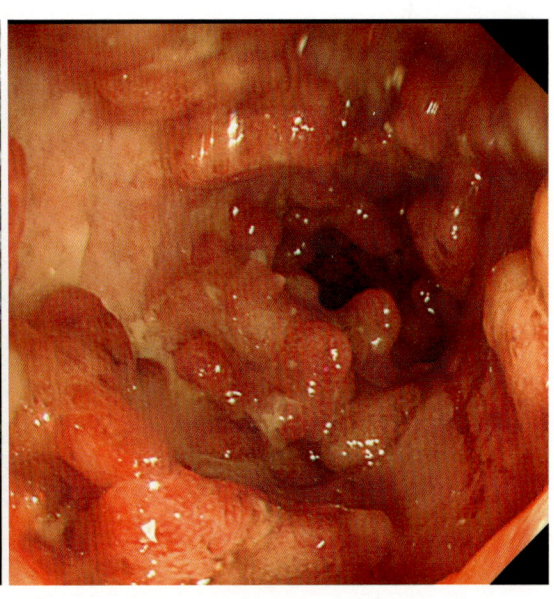

図f　下行結腸の内視鏡像

症例9　潰瘍性大腸炎　UC －経過観察例　再然・寛解－

47歳，男性．下痢，腹痛．全大腸炎型，重症から寛解期への経過．

横行結腸の長軸像である．腸管壁には浮腫性肥厚がみられ，層構造は明瞭である（図a）．図bは下行結腸の長軸像である．粘膜および境界エコーが示す中心部高エコーは凹凸不整な像を呈し，粘膜下層の低エコー化がみられる（図b矢印）．図cはCTC像を示す．広範囲でハウストラの消失と内腔の狭小化が認められる（矢印）．

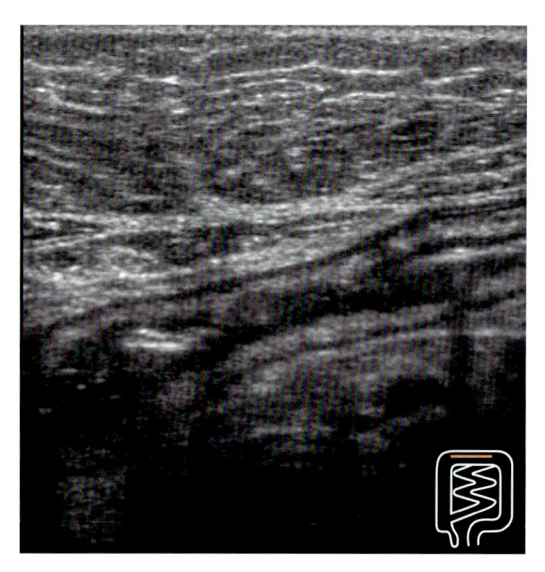

図a　UCの横行結腸長軸像

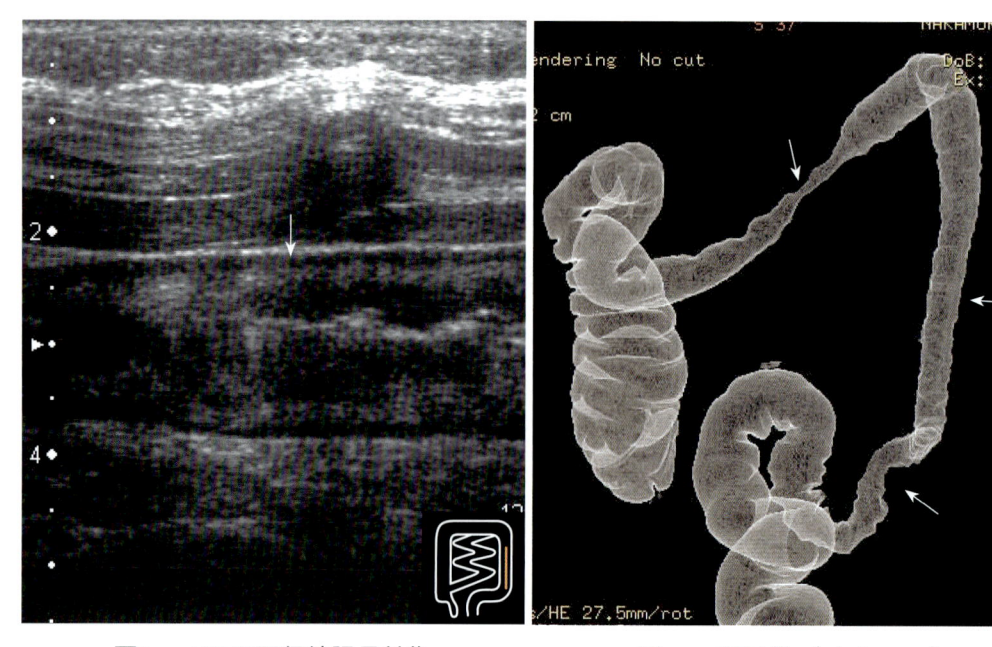

図b　UCの下行結腸長軸像

図c　CTC像（air image）

図dはS状結腸である．粘膜・粘膜下層の浮腫性肥厚と粘膜下層の低エコー化が認められ（矢印），粘膜面には高エコー部分があり潰瘍が示唆される（矢頭）．図eは活動期におけるS状結腸の内視鏡像である．出血斑，潰瘍および多量の滲出物が認められる（矢印）．図fは寛解期におけるS状結腸を示す．固有筋層の薄い低エコーが線状にみられ壁肥厚は認められない（矢印）．図gは寛解期のS状結腸内視鏡像である．炎症性ポリープを認めるが活動期に比べ粘膜面の炎症性変化の著明な改善が認められる．

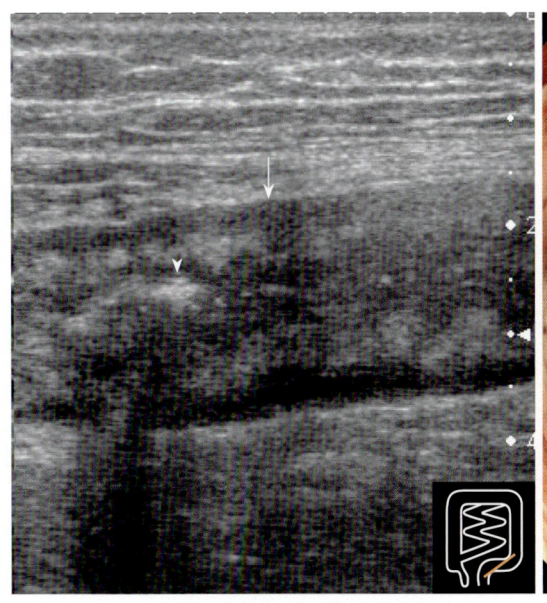

図d　UCのS状結腸長軸像（活動期） 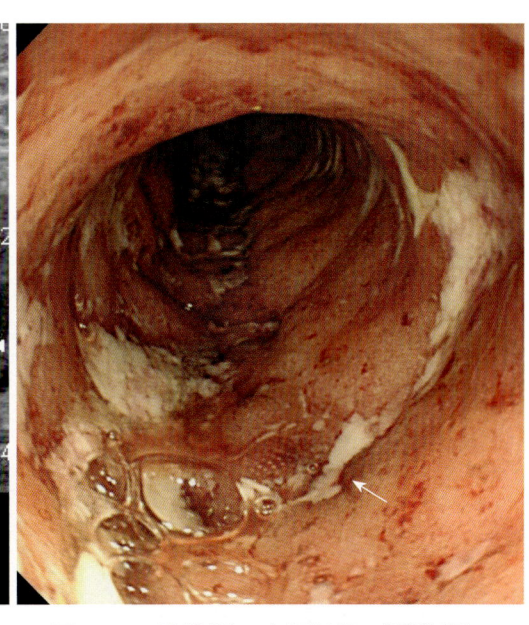　　図e　S状結腸の内視鏡像（活動期）

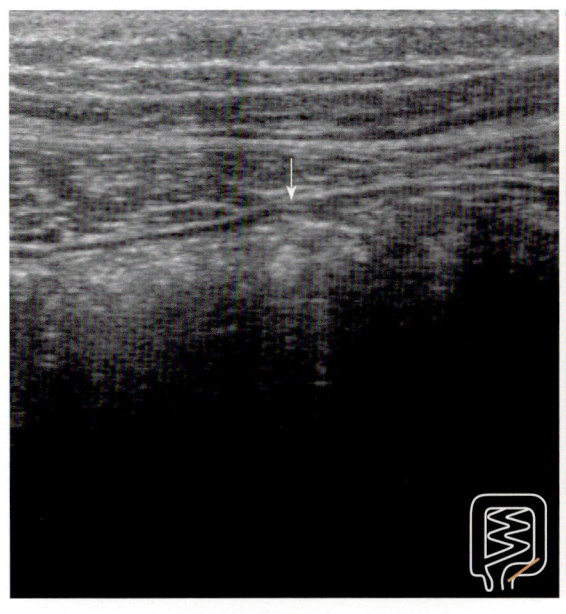

図f　S状結腸長軸像（寛解期） 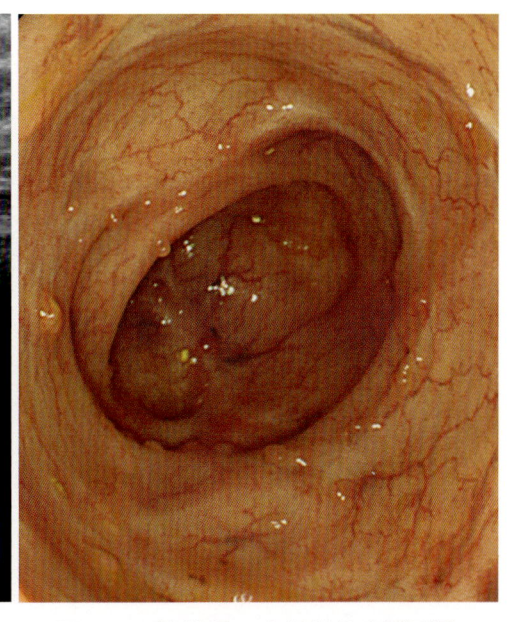　　図g　S状結腸の内視鏡像（寛解期）

第Ⅲ章　炎症性腸疾患　1．潰瘍性大腸炎　263

症例10　潰瘍性大腸炎　UC　−経過観察例　サイトメガロウイルス腸炎感染例−

46歳，男性．腹痛，水様性下痢．中等症，全大腸炎型．

潰瘍性大腸炎（全大腸炎型）で経過観察中の症例である．図aは横行結腸，図bは下行結腸，図cはS状結腸を長軸像でみたものである．腸管壁の層構造は明瞭で粘膜および粘膜下層には軽度の浮腫性肥厚がみられる（矢印）．図dはS状結腸の内視鏡像を示す．上行結腸から下行結腸，直腸には浮腫を認めるも，びらんや潰瘍形成はみられなかったが，S状結腸には地図状および縦走潰瘍が認められた．

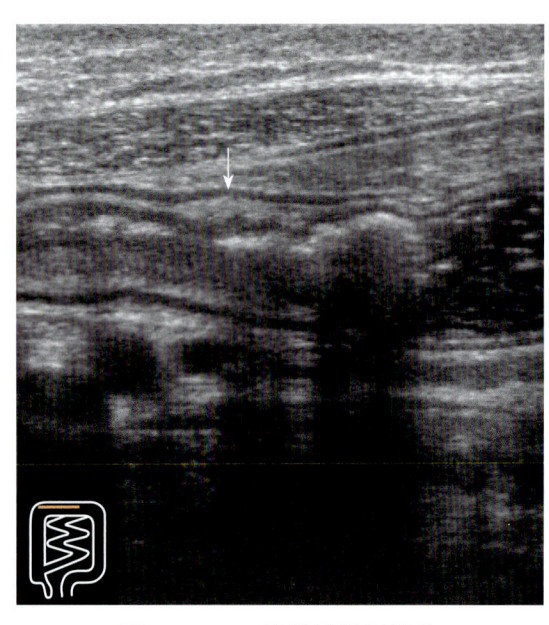

図a　UCの横行結腸長軸像

図b　UCの下行結腸長軸像

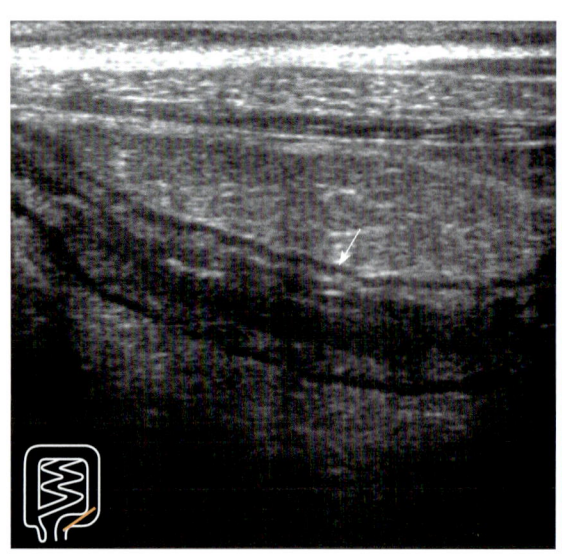

図c　UCのS状結腸長軸像

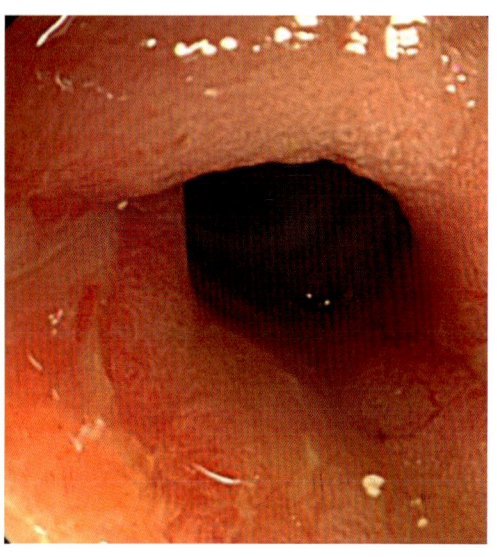

図d　S状結腸の内視鏡影像

図eは回腸末端の長軸像である．粘膜および粘膜下層の浮腫性肥厚がみられる（矢印）．図fは回腸末端より口側回腸の長軸像である．粘膜・粘膜下層の浮腫性肥厚がみられ（矢印），層構造は明瞭であるが，矢頭に示す潰瘍が高エコー像として認められる．図gに回腸バリウムX線像を示す．管腔の高度狭窄（矢印）により口側腸管の拡張がみられる（矢頭）．図hは回盲部の内視鏡像である．回腸末端には輪状潰瘍がみられ（矢印），バウヒン弁から10cmほどに全周性潰瘍を認め，管腔の高度狭窄が示唆される．本来，潰瘍性大腸炎では回腸末端の壁肥厚はみられないことから，感染性腸炎やクローン病などを疑う所見である．検査の結果，サイトメガロウイルスcytomegalovirus（CMV）感染による腸炎の合併と判明した．

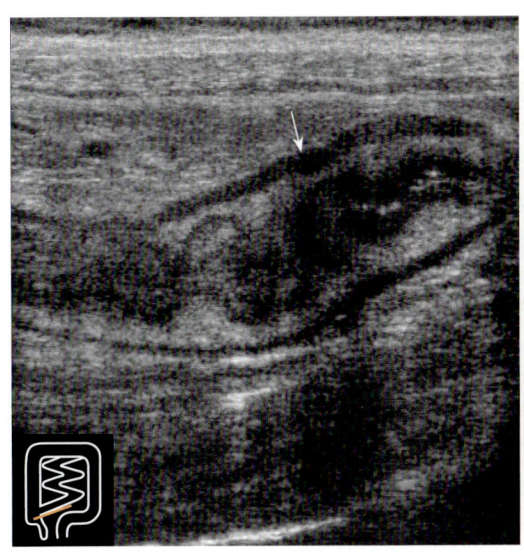

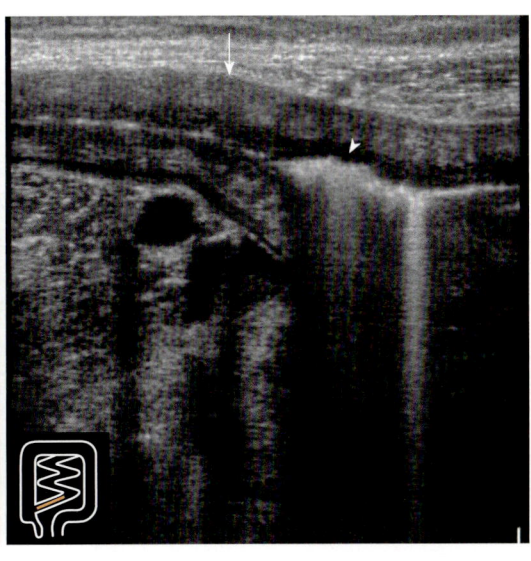

図e　肥厚した回腸末端長軸像

図f　肥厚した口側回腸長軸像

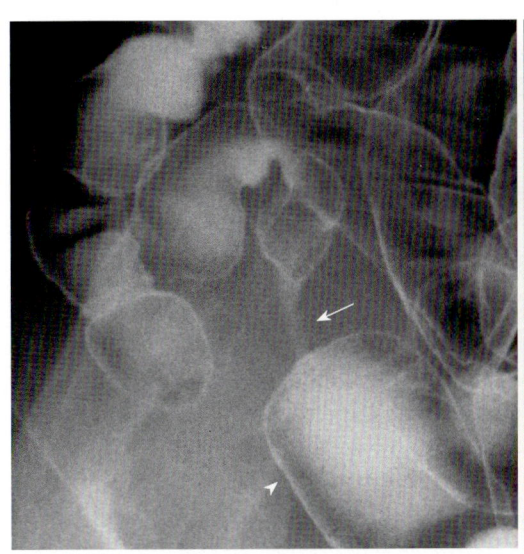

図g　回腸バリウムX線像

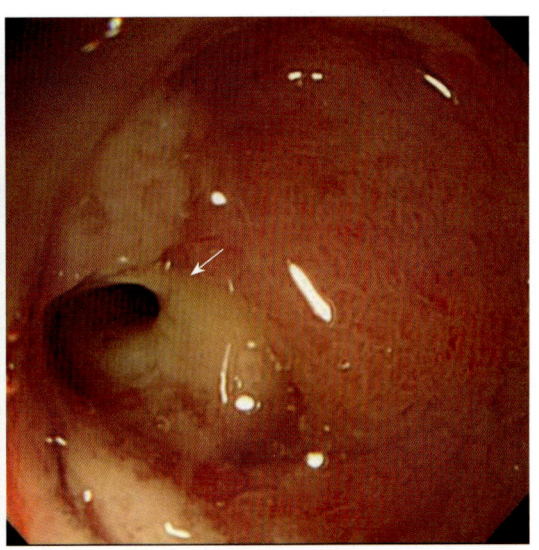

図h　回盲部の内視鏡像

2 クローン病
Crohn's disease：CD

1 クローン病

・概念

　クローン病は主として若年者に好発する原因不明の慢性炎症性腸疾患である．本症の呼称はCrohnらの最初の報告（1932）に基づく．1973年WHOの医科学国際組織委員会が統一した．わが国では厚労省難治性炎症性腸疾患研究班が次のように定義した．「本疾患は原因不明であるが，免疫異常の関与などが考えられる肉芽腫性炎症性疾患である．主として若年者に発症し，小腸・大腸を中心に浮腫や潰瘍を認め，腸管狭窄や瘻孔など特徴的な病態を生じる．原著では回腸末端炎と記載されているが，現在では口腔から肛門までの消化管のあらゆる部位に起こりうることが判明している．消化管以外でも種々の合併症を伴うため，全身性疾患としての対応が必要である．臨床像は病変の部位や範囲によるが，下痢や腹痛などの消化管症状と発熱や体重減少・栄養障害などの全身症状を認め，貧血，関節炎，虹彩炎などの合併症に由来する症状も呈する．病状・病変は再発・再燃を繰り返しながら進行し，治療に抵抗して社会生活が損なわれることも少なくない」．

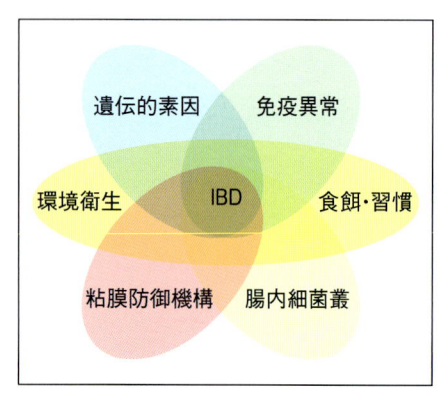

図　炎症性腸疾患の病因に関する因子

・病因

　炎症性腸疾患（IBD）の原因は不明であるが，腸内細菌叢や食餌・習慣，環境衛生，遺伝的素因に加え，免疫異常や粘膜防御機構など多因子疾患と考えられている．平成23年度には国内患者数は40,000人を越えて増加しつつある．図は炎症性腸疾患の病因に関する因子について示す．

・内視鏡所見

　消化管病変は，早期にはアフタないし不整形潰瘍が出現し，典型的には粘膜に縦走潰瘍 longitudinal ulcerと敷石像 cobblestone appearanceを呈する．縦走潰瘍は腸間膜付着側に沿って，大腸では結腸紐に沿って腸管の長軸に平行に走る．敷石像は粘膜下層の浮腫，細胞浸潤，粘膜筋板のひきつれなどによって形づくられた大小不同の密集した粘膜隆起である．また，縦走潰瘍や敷石像は非連続性に健常粘膜をはさんで飛び飛びに分布することが多くskip lesionとよばれる．

さらに，腸病変は腸壁をこえて病変を形成し，合併症として腸管狭窄，膿瘍，瘻孔形成を特徴とする．好発部位は回腸−右半結腸であり，主病変の分布によって小腸型，小腸大腸型，大腸型などに分類される．また，合併症により疾患パターンを，炎症型，狭窄型，瘻孔形成型と分類することもある．

・臨床症状

　好発年齢は10歳代後半から20歳代で，自覚的には徐々に発症する腹痛，下痢，体重減少，発熱を主症状とする．そのほか，肛門病変，口腔内アフタ，貧血，食欲不振，血便などを訴えることがある．このなかで肛門周囲膿瘍，瘻孔，難治性痔瘻などの肛門病変は消化器症状が発現する前に起こることがあり，早期のCD診断のきっかけとなることがある．

・診断

　診断は，臨床症状と内視鏡所見，炎症性所見（赤沈亢進，CRP陽性）などから総合的に診断される．

・予後

　再発・再燃を繰り返し，患者の社会生活が阻害されることが多い．また，長期経過例では，アミロイドーシスが発症したり腸病変部に悪性腫瘍が発生する危険性も指摘されている．

2 重症度分類

　治療に際し重症度分類を下記の項目を参考に行うとされている（平成23年度改訂版潰瘍性大腸炎・クローン病診断基準・治療指針による）．エコー検査の役割は腸閉塞や膿瘍などの合併症についても有効性を発揮できるものと考えている．

表　重症度分類

	CDAI	合併症	炎症（CRP 値）	治療反応
軽症	150−220	なし	わずかな上昇	
中等症	220−450	明らかな腸閉塞（−）	明らかな上昇	軽症治療に反応しない
重症	450<	腸閉塞，膿瘍など	高度上昇	治療反応不良

CDAI：Crohn's disease activity index

3 クローン病のチェックポイント

クローン病のチェックポイントを番号で示す（図a，図b）.

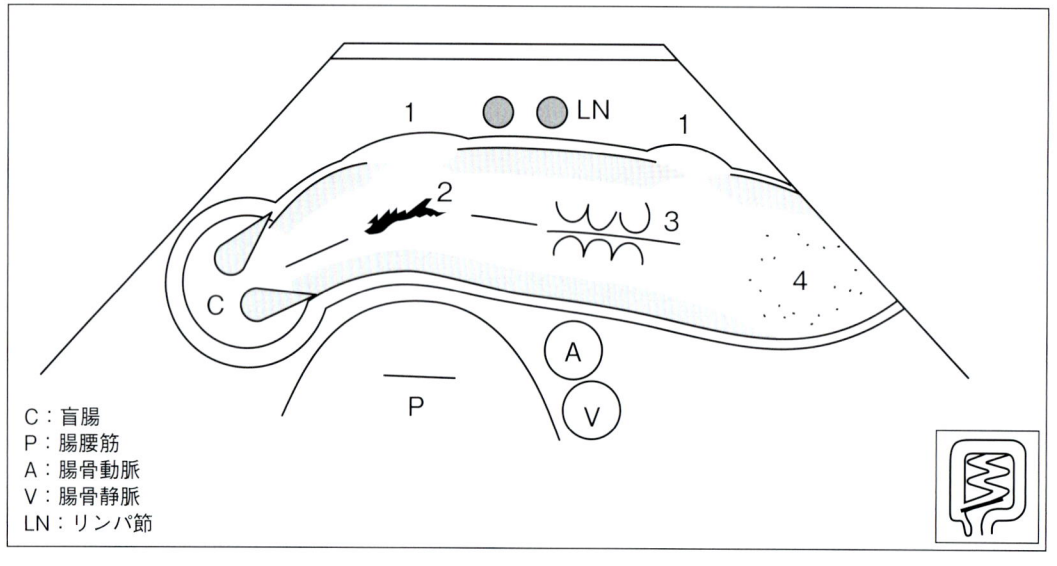

```
C：盲腸
P：腸腰筋
A：腸骨動脈
V：腸骨静脈
LN：リンパ節
```

図a　クローン病のチェックポイント-1（長軸像）

1. クローン病
非連続性病変（skip lesion）を示し，腸管壁の層構造が全層性にわたって低エコーを示す.
- 活動期では腸管壁の層構造不明瞭，浮腫性肥厚は著明となり病変は粘膜にとどまらず筋層までおよび層構造の消失を示す.
- カラードプラで血流信号の増強がみられる.

2. 潰瘍
肥厚した腸管壁に凹凸のある線状高エコー（縦走潰瘍）を示す.
- クローン病は潰瘍性大腸炎より深い全層に及ぶ潰瘍を生ずることが多い.

3. 敷石像
潰瘍や肉芽などにより粘膜隆起した凹凸内に，ガスエコーの存在が不連続な高エコー像を示す.

4. 腸管の拡張
腸管内腔の拡張を示しケルクリング襞が描出される.
- 病変の進行に伴い腸管の狭窄が腸閉塞をきたす.

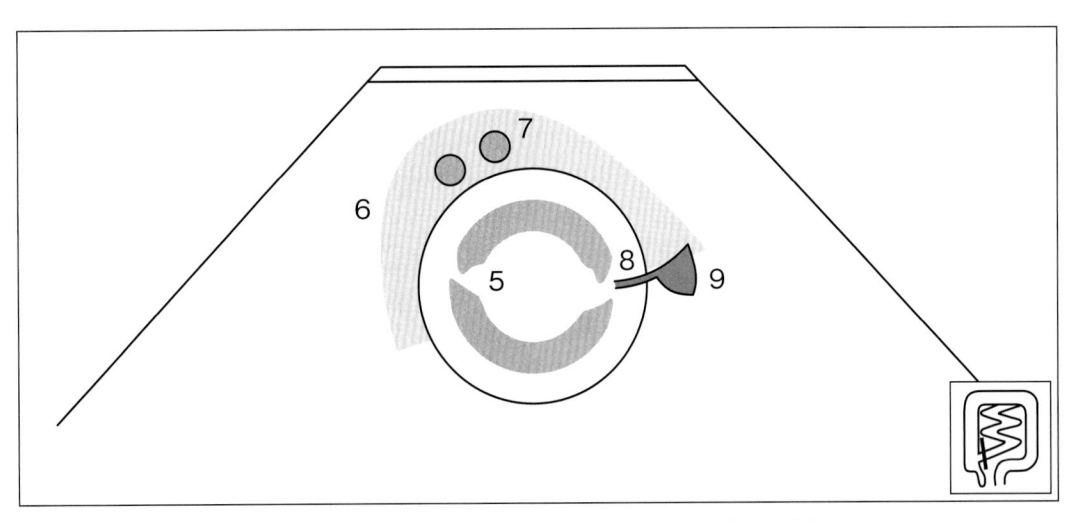

図b　クローン病のチェックポイント-2（短軸像）

5. 低エコー域
腸管壁の層構造が消失し低エコー域を示す.
- 鑑別疾患として潰瘍性大腸炎や他の炎症性腸疾患, 大腸癌などがある.

6. 脂肪織肥厚
炎症腸管の周囲脂肪織が高エコー像を示す.
- 脂肪織の肥厚によりisolation signを示す.

7. リンパ節腫大
炎症により周囲の腸間膜リンパ節腫大が円形の低エコー像を示す.

8. 瘻孔
肥厚した腸管壁と連続する管腔が低エコー像を示す.
- 瘻孔は空腸より回腸の方が頻度が多い.

9. 膿瘍
肥厚した腸管壁の近傍に限局した不整形な低エコー域を示す.
- 病変の進行により腸管, 骨盤内臓器, 腹壁, 腹腔内に瘻孔や膿瘍を形成することがある.

4 クローン病の症例

クローン病の症例を提示する．

症例1　クローン病　Crohn's disease：CD　－虫垂腫大を伴った例①－

39歳，男性．下腹部痛．小腸型．

　回腸末端の長軸像である（図a）．粘膜下層を主座とした壁肥厚がみられ一部に粘膜下層の低エコー化が認められる．小腸型クローン病である．背側の低エコー腫瘤像は腫大した虫垂の短軸像である．虫垂間膜は肥厚し（※）isolation sign を示している（矢頭）．図bは虫垂の長軸像（矢印），腹側には回腸の壁肥厚（矢頭）が同一断面でとらえられている．図cは経肛門的に施行された小腸内視鏡像を示す．矢印は縦走潰瘍である．

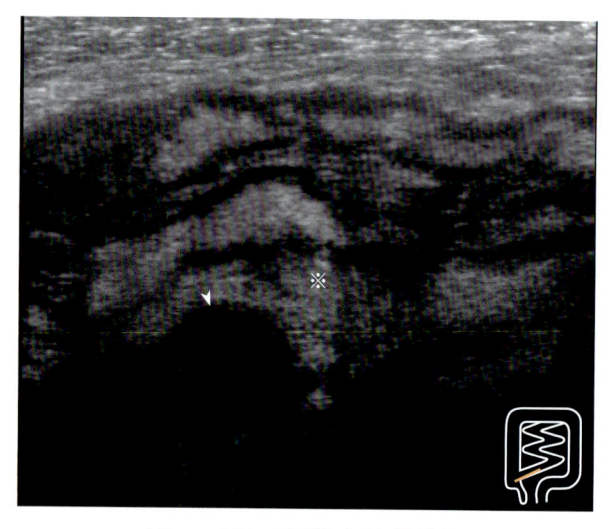

図a　CDの回腸末端長軸像

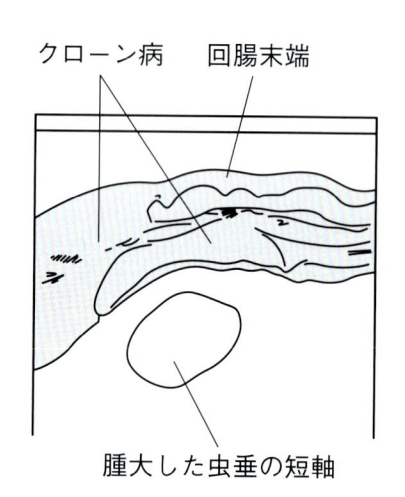

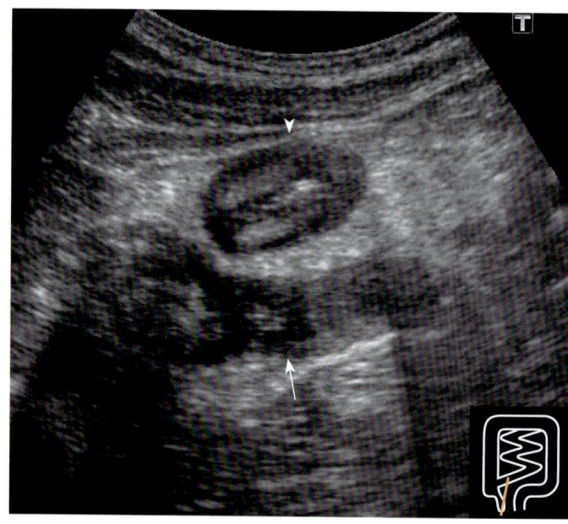

図b　腫大した虫垂の長軸像

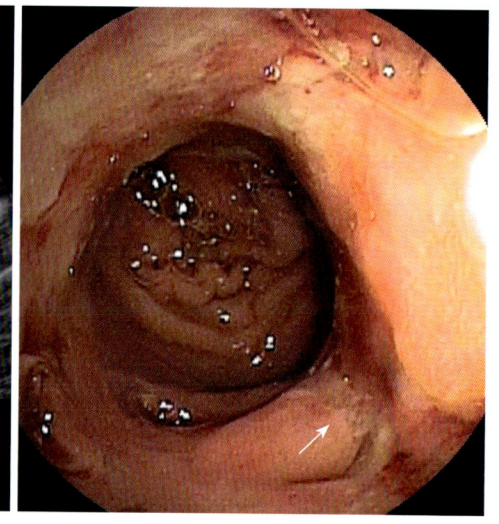

図c　回腸の内視鏡像

症例2　クローン病　CD －虫垂腫大を伴った例②－

28歳，男性．生物学的製剤治療中，右下腹部痛，体重減少，発熱．小腸・大腸型．

盲腸のエコー像である（図a）．バウヒン弁近傍の腸管壁は浮腫性肥厚により低エコー化を示し層構造は不明瞭な像を呈している（矢印）．図bは圧痛部位のエコー像である．虫垂の腫大（矢印）と虫垂間膜の肥厚（矢頭）が認められる．図cはCT像を示す．矢印が肥厚した盲腸である．図dは盲腸の内視鏡像を示す．盲腸は全周性に炎症性ポリープがみられバウヒン弁は腫大している．虫垂口は炎症波及により同定は困難である．

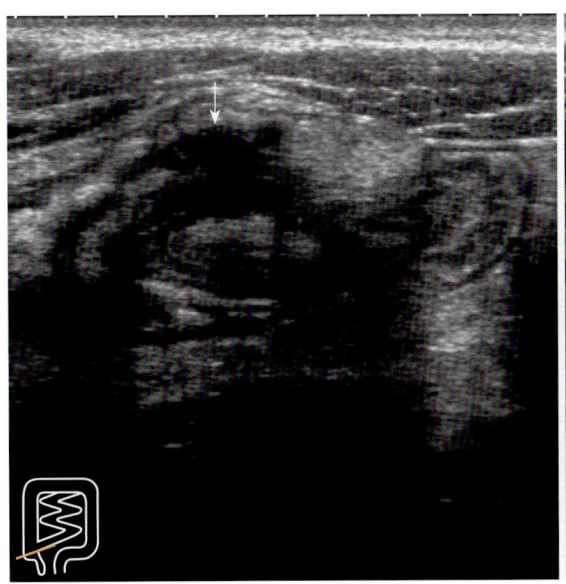

図a　CDの盲腸短軸像

図b　腫大した虫垂短軸像

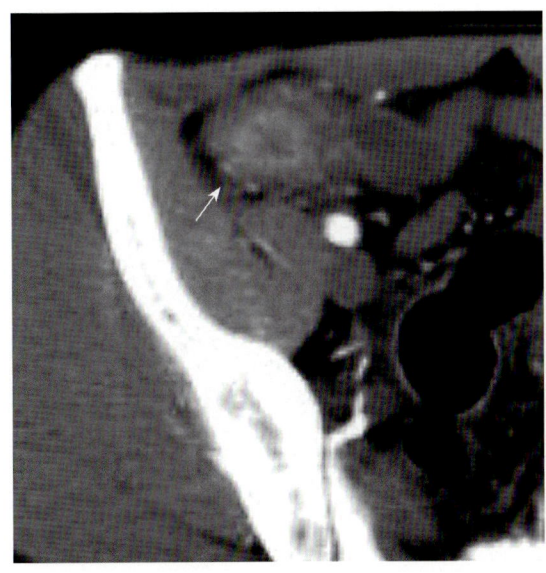

図c　CT像（造影）

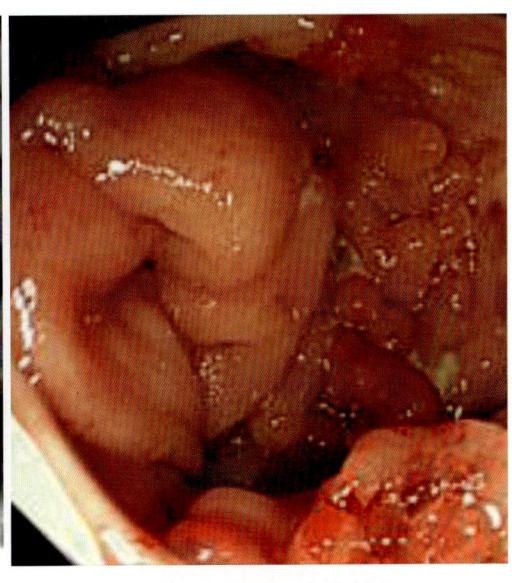

図d　盲腸の内視鏡像

症例3　クローン病　CD －回盲部壁肥厚著明例－

28歳, 男性. 腹痛. 小腸・大腸型.

　肥厚した回腸末端の前壁には粘膜下層の低エコー化がみられる（図a矢印）. 図bは回盲部をみたものである. 層構造不明瞭な浮腫性肥厚がみられる. 矢印は肥厚した盲腸, 矢頭は肥厚したバウヒン弁である. 図cは上行結腸の長軸像である. 粘膜下層のエコーレベルが低下し層構造不明瞭な浮腫性肥厚が認められる（矢印）.

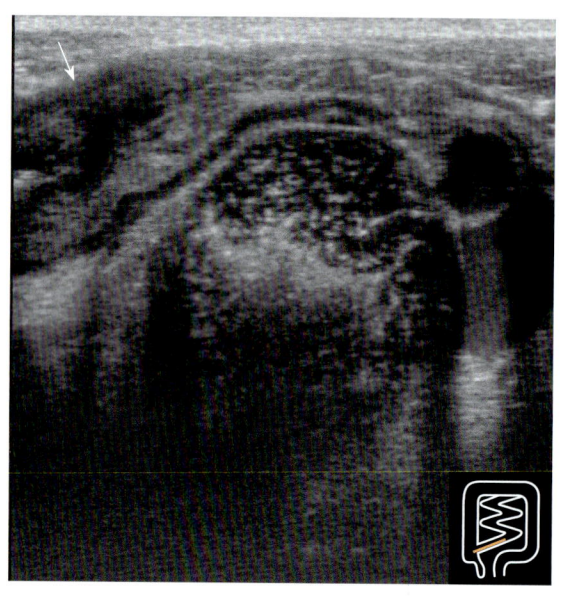

図a　CDの回腸末端長軸像

肥厚した回腸末端　腸骨動・静脈
腸腰筋

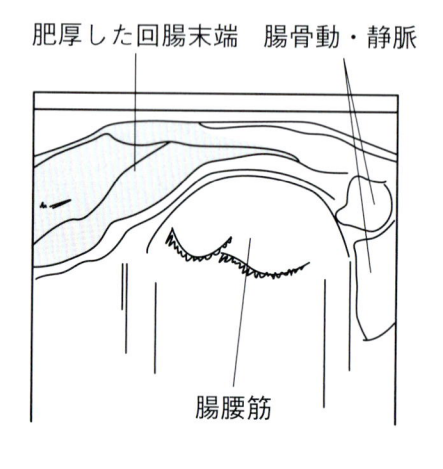

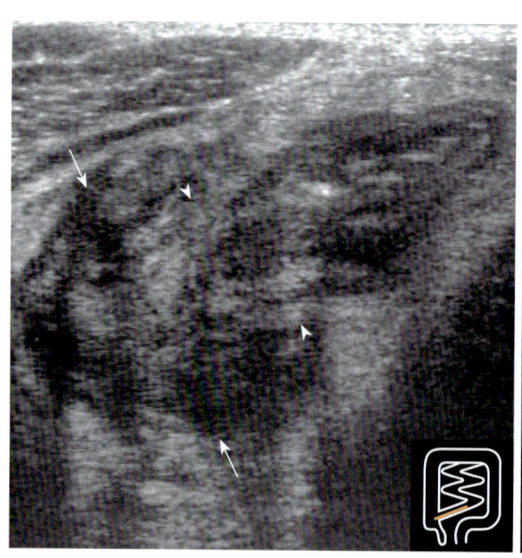

図b　CDの回盲部エコー像　　　　図c　CDの上行結腸長軸像

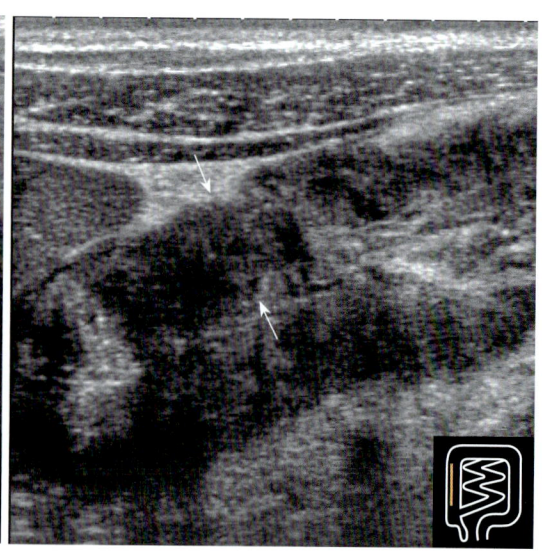

図dは横行結腸の長軸像を示す．肝彎曲部側には浮腫性肥厚と粘膜下層のエコーレベルの低下が認められる（矢印）．終末回腸周囲には腸間膜リンパ節腫大（図e矢印）と，腸間膜の輝度上昇がみられる（※）．図fは回盲部バリウムX線像を示す．回腸末端部には高度狭窄がみられ（左矢印），口側の拡張を伴っている（右矢印）．狭窄部には棘状のはみだしたnicheが瘻孔を示唆する所見である（矢頭）．図gはバウヒン弁から回腸末端の内視鏡像である．多発した縦走潰瘍（矢頭）と敷石状の粘膜が認められる（矢印）．狭窄が強く口側への内視鏡挿入は困難であった．

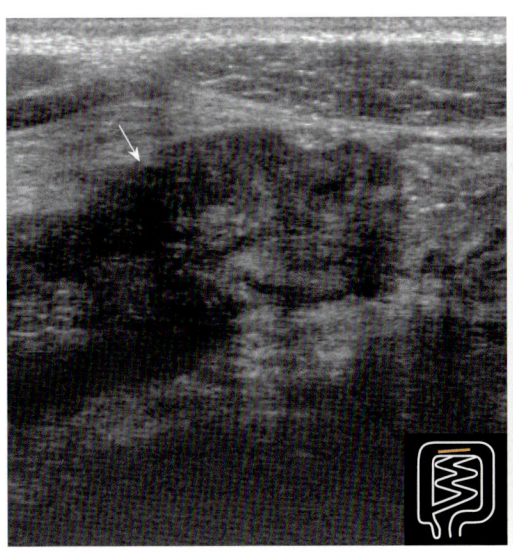

図d　CDの横行結腸長軸像

図e　腫大した腸間膜リンパ節像

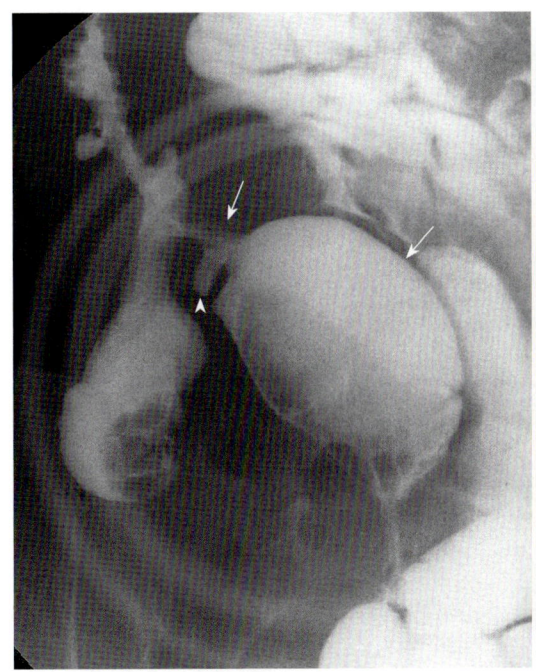

図f　回盲部バリウムX線像

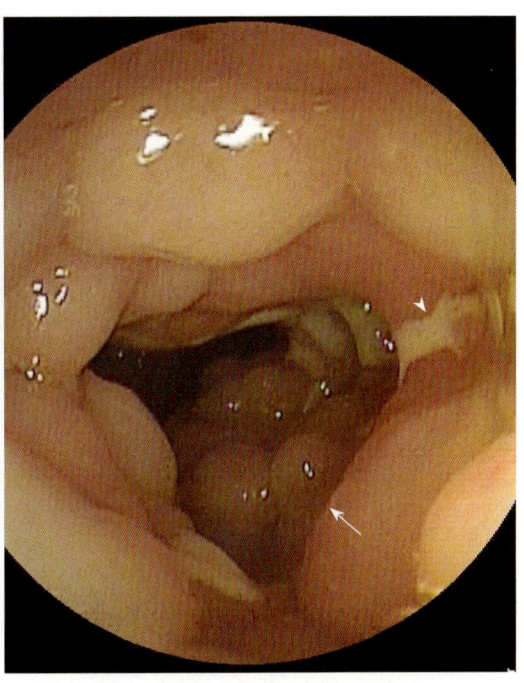

図g　回腸末端の内視鏡像

症例4　クローン病　CD －S状結腸狭窄例－

25歳，男性．腹痛．S状結腸狭窄．大腸型．

直腸の長軸像である（図a）．層構造不明瞭な直腸壁の肥厚が認められる．粘膜面には凹凸不整な高エコーがみられ縦走潰瘍が示唆される．図bはS状結腸である．直腸とほぼ同様に層構造の不明瞭化と壁肥厚の低エコー化がみられハウストラの消失した直線化の像を呈している．

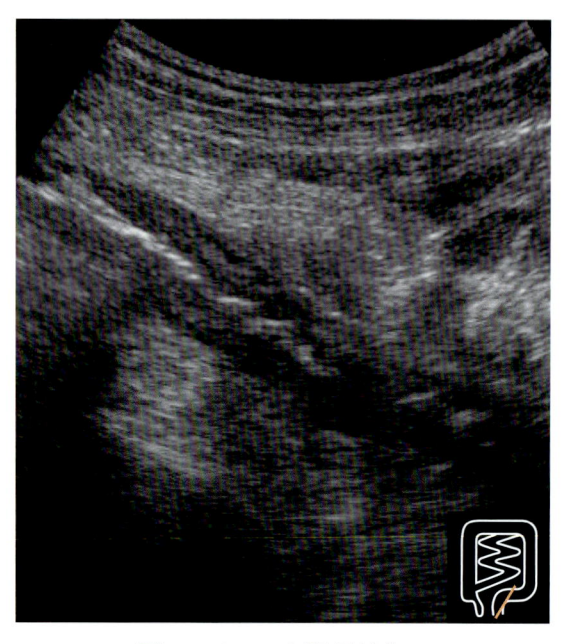

図a　CDの直腸長軸像

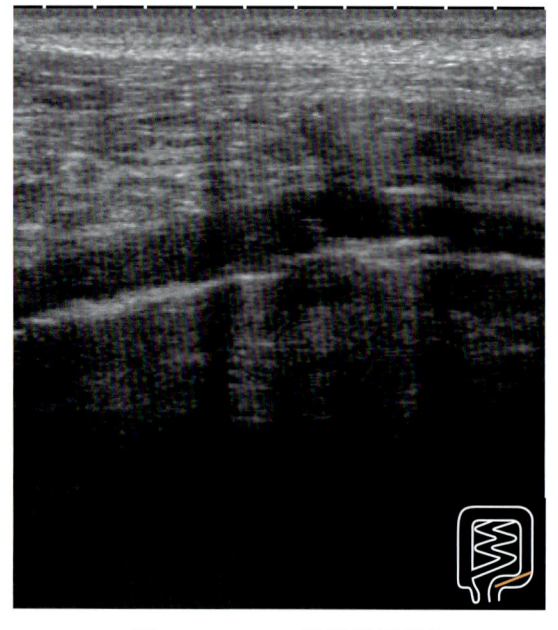

図b　CDのS状結腸長軸像

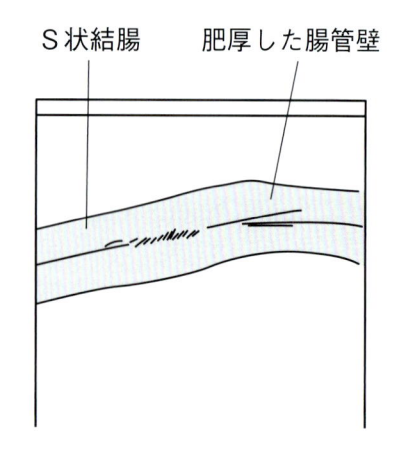

図cはS状結腸から口側をみたものである．矢頭は肥厚した腸管壁の一部を，これより口側腸管には泥状便を伴った拡張がみられる（矢印）．さらに口側腸管の下行結腸を図dに示す．泥状便の充満がみられる（矢印）．図eはCTC像を示す．ハウストラの消失と狭窄がみられる（矢印）．図fはS状結腸の内視鏡像である．粘膜面は敷石状変化と出血を伴う狭窄を認め内視鏡の通過は困難である．狭窄をきたした大腸型CDである．

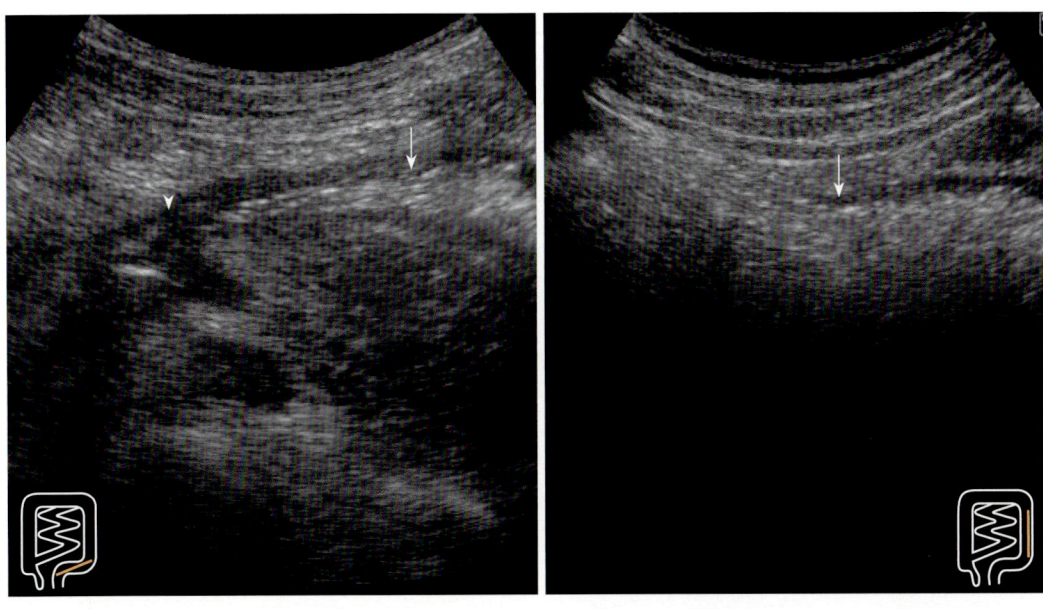

図c　CDのS状結腸口側長軸像

図d　泥状便充満の下行結腸長軸像

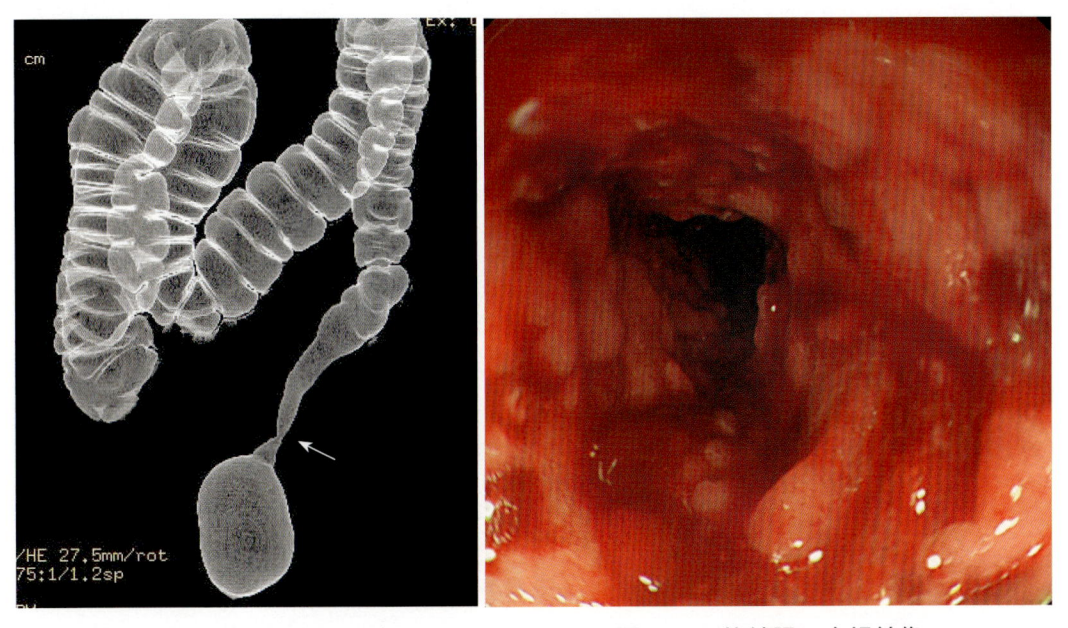

図e　CTC像（air image）

図f　S状結腸の内視鏡像

症例5　クローン病　CD －回腸狭窄例－

27歳，男性．腹痛，下痢．小腸型．

回腸末端のエコー像である．著明な肥厚は全層性に及び壁構造の消失した低エコー像としてみられる（図a矢印）．中心部高エコーは不連続で凹凸不整な縦走潰瘍や敷石状の粘膜を反映している（矢頭）．図bは同部位の回腸内視鏡像である．回腸末端から上行結腸に連続する潰瘍がみられ（矢印），バウヒン弁の変形が著明で構造破壊が認められる（矢頭）．図cは同部位の短軸像である．腸間膜の付着側では層構造の消失がみられ（矢印），対側の粘膜下層にはエコーレベルの低下が認められるものの層構造は保たれている（矢頭）．図dはパワードプラで浮腫性肥厚の強い部分の血流をみたものである．豊富な血流信号がみられるものの（矢印），腸間膜付着側の層構造消失部には血流信号は認められず（矢頭），線維化が示唆される．

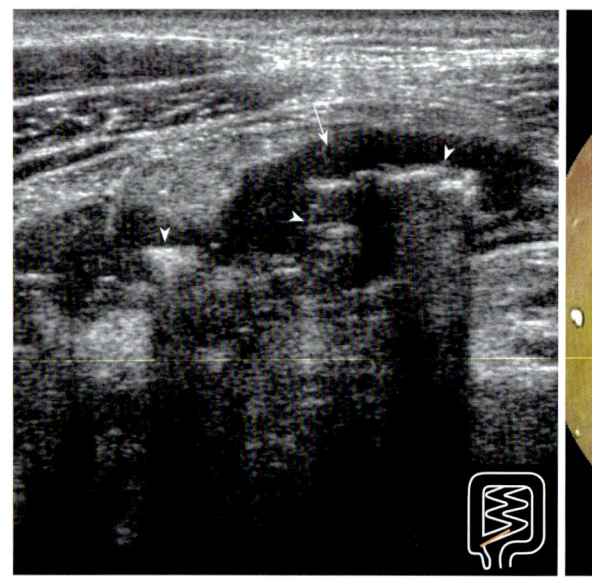

図a　CDの回腸末端長軸像

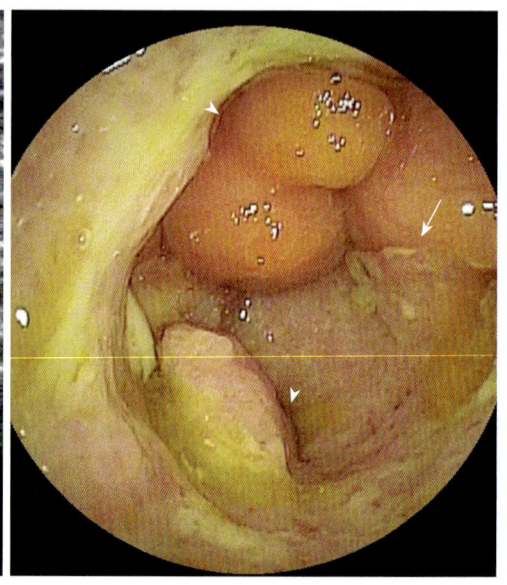

図b　回腸の内視鏡像

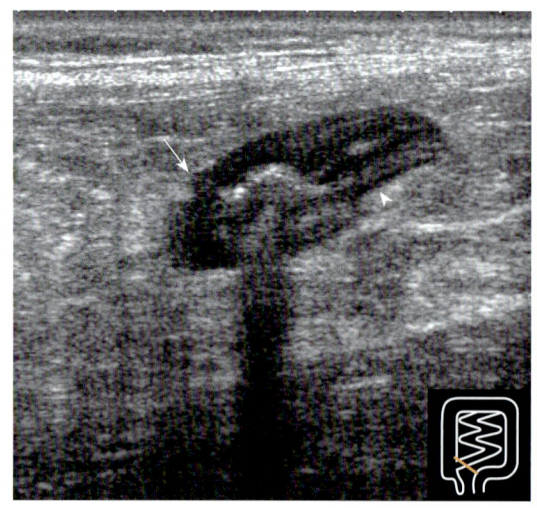

図c　CDの回腸末端短軸像

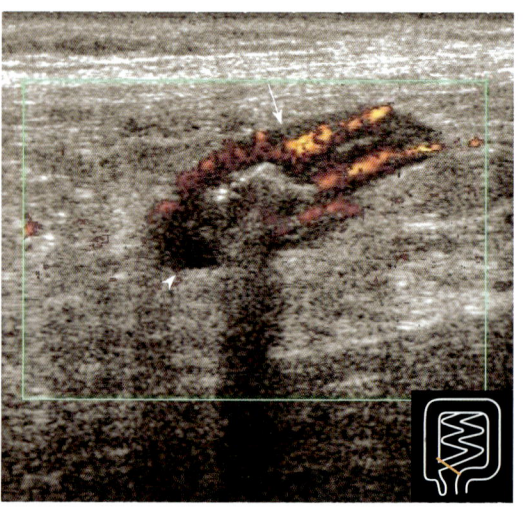

図d　パワードプラ像

症例6　クローン病　CD －非連続性病変(skip lesion)例－

29歳，女性．下腹部痛．小腸・大腸・直腸型．

回腸末端のエコー像である．回腸末端には粘膜・粘膜下層の壁肥厚がみられ，粘膜下層は不均一な低エコー化を呈し（図 a 矢印），潰瘍を示唆する高エコーが認められる（矢頭）．図 b は横行結腸の長軸像である．粘膜下層の低エコー化を伴う壁肥厚が非連続性に認められる（矢印）．図 c は直腸をみたものである．子宮の背側には線状高エコーを伴った軽度の壁肥厚がみられる（矢印）．小腸・大腸・直腸型クローン病の所見である．図 d は小腸バリウム X 線像である．回腸末端には腸間膜付着側と一致し，縦走潰瘍が認められる（矢印）．バリウムの通過は良好で狭窄はみられない．
UT；子宮

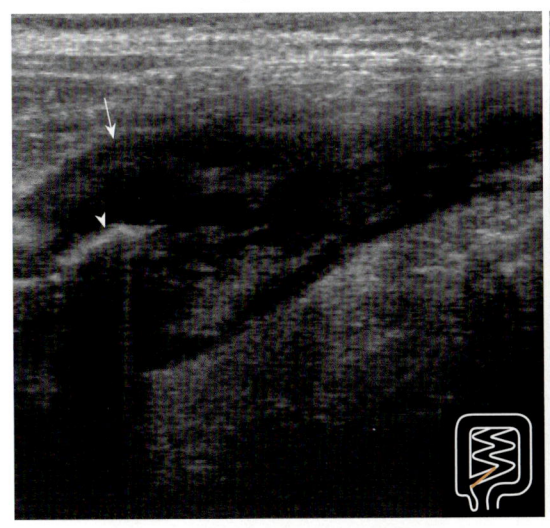

図a　CDの回腸末端長軸像

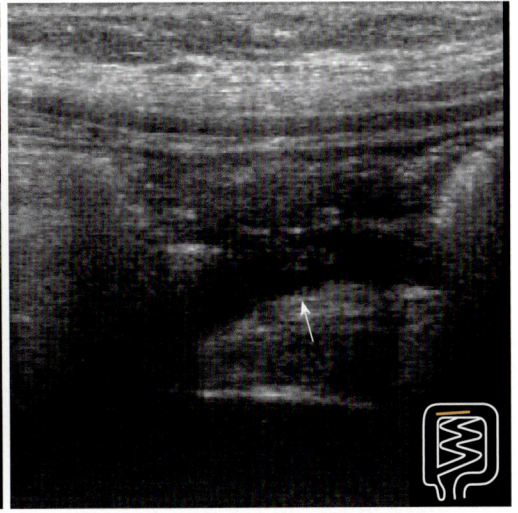

図b　CDの横行結腸長軸像

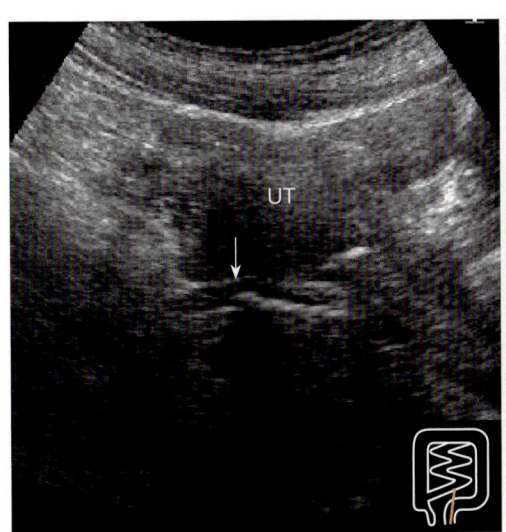

図c　CDの直腸長軸像

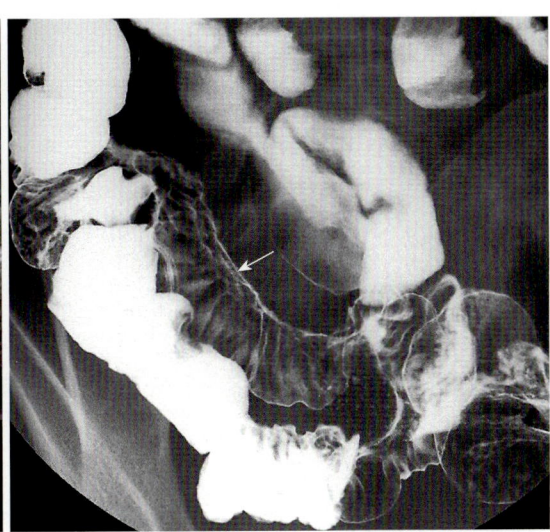

図d　小腸バリウムX線像

症例7　クローン病　CD −小腸造影との対比例−

52歳，女性．CDの経過観察．小腸・大腸型．

　小腸エコーで壁肥厚を認めた部位と小腸バリウムX線像とを対比したものである．図aは回腸末端像である．粘膜・粘膜下層の浮腫性肥厚を認め，粘膜下層の低エコー化により層構造不明瞭な像を呈している（矢印）．この部位におけるバリウムX線像では回腸末端部に狭窄がみられる（図b矢印）．図cは口側回腸の長軸像である．粘膜下層の肥厚とエコーレベルの低下がみられ，粘膜面には線状高エコーを認め潰瘍が示唆される．これより口側回腸には拡張像が認められる．図dは上部回腸の長軸像である．粘膜・粘膜下層の肥厚がみられ，粘膜下層の低エコー化も認められる（矢印）．この部位に対しバリウムX線像では，エコーの指摘部位に一致し狭窄が認められる（図e矢印）．図fは骨盤内小腸の短軸像である．粘膜・粘膜下層の全周性壁肥厚を認め（矢印），脂肪織の肥厚（※）がisolation signを呈している．この部位のバリウムX線像を示す（図g）．矢印が狭窄部位である．図h，図iは直腸の長軸・短軸像である．膀胱，子宮の背側にみられる直腸には粘膜下層の低エコー化による不明瞭な層構造が全周性の壁肥厚として認められる（矢印）．直腸の所見ではpseudokidney signと類似像を示すことから直腸癌との鑑別を要する場合がある．BL；膀胱，UT；子宮

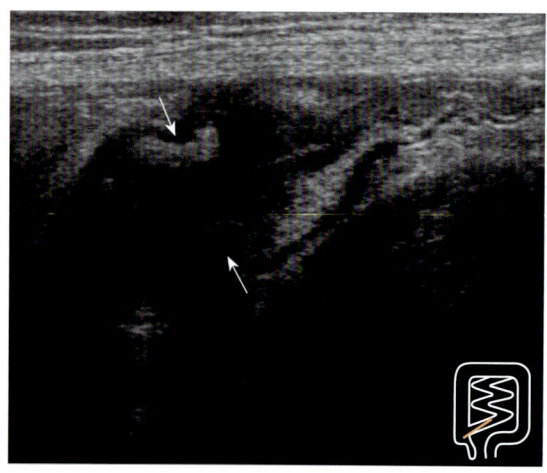

図a　CDの回腸末端長軸像

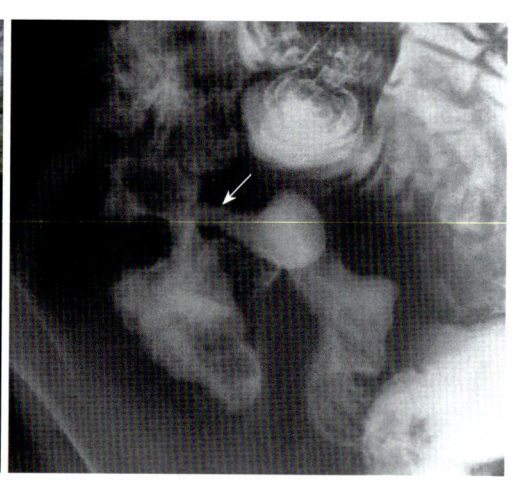

図b　回腸末端バリウムX線像

肥厚した回腸　潰瘍　拡張した回腸

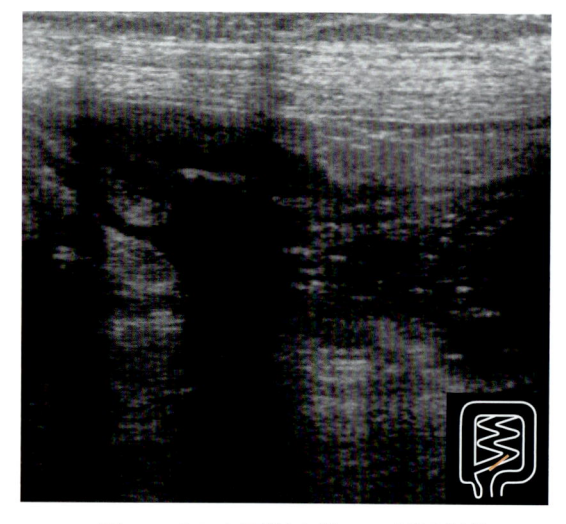

図c　CDの回腸末端〜口側長軸像

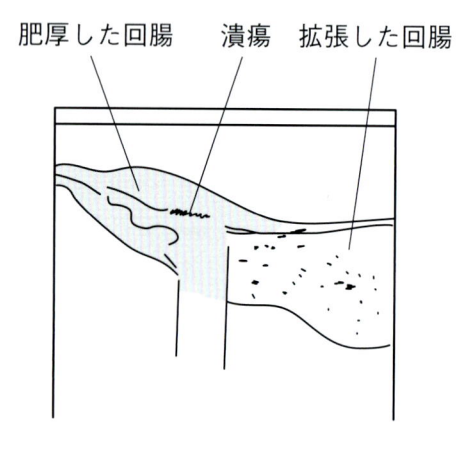

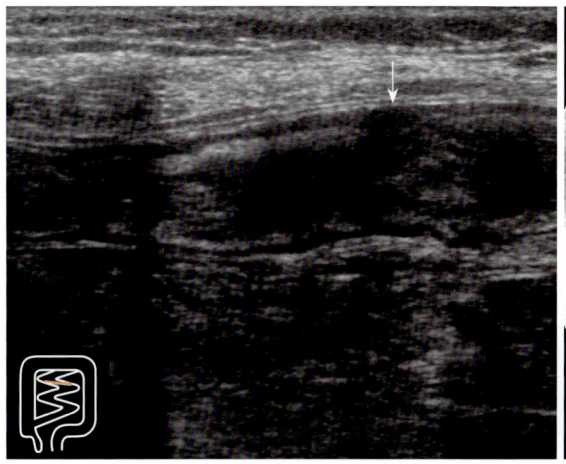

図d　CDの上部回腸長軸像

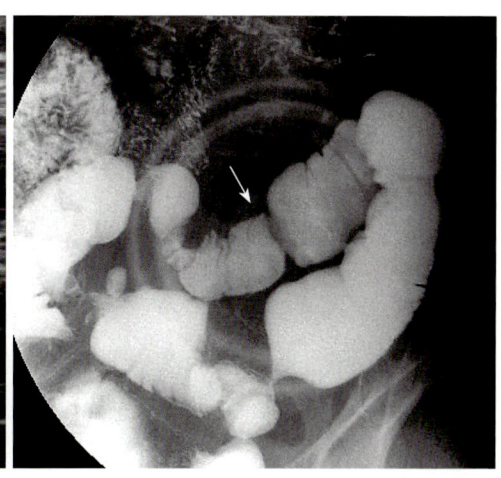

図e　小腸バリウムX線像

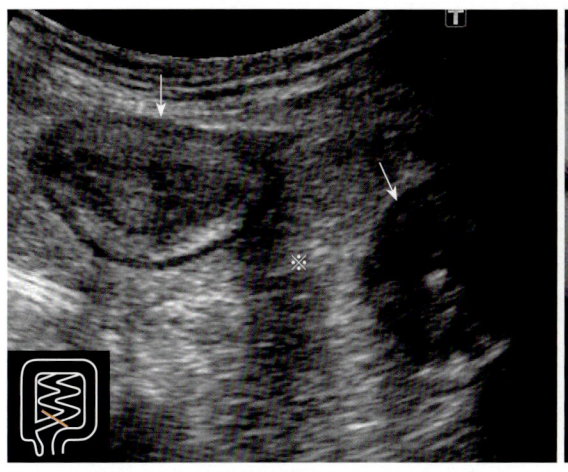

図f　CDの骨盤内小腸短軸像

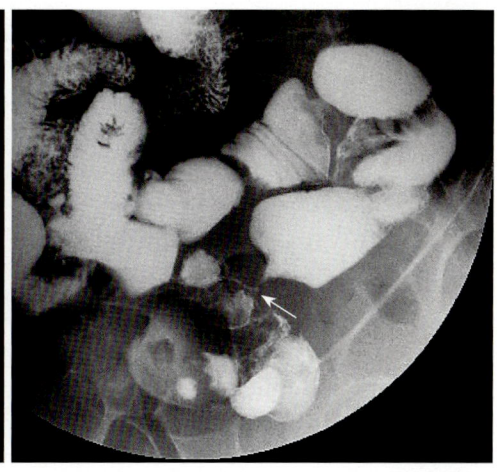

図g　骨盤内小腸バリウムX線像

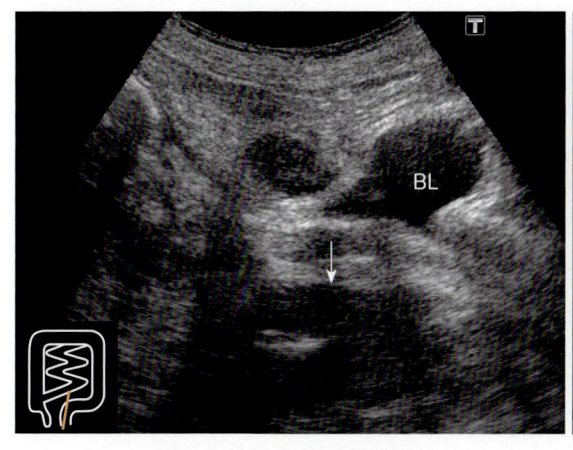

図h　CDの直腸長軸像

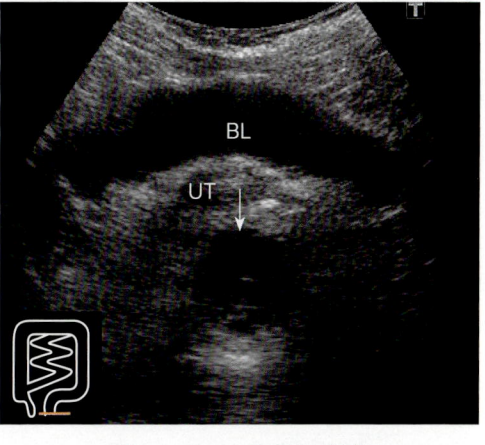

図i　CDの直腸短軸像

症例8　クローン病　CD －脂肪織の高エコー化例－

59歳，男性．腹痛．下痢．小腸・大腸型．

　回腸末端のエコー像である．回腸末端は浮腫性肥厚を示し，全層の低エコー化により層構造は不明瞭である（図a）．図b～fは上行結腸，横行結腸，下行結腸，S状結腸，直腸それぞれのエコー像を示す．いずれの腸管壁も全層の低エコー化により不明瞭な層構造を示している（矢印）．中でもS状結腸の背側には脂肪織のエコーレベルの著明な上昇がみられる（図e※）．図gはCTC像を示す．下行結腸には狭窄がみられる（矢印）．図hはバリウムX線像を示す．小腸造影時に下行結腸まで造影されたものである．縦走査潰瘍を伴う管腔の狭小化がみられる．矢印は病変部位を示す．図iは下行結腸の内視鏡像である．縦走潰瘍を伴う全周性の炎症をきたし管腔の狭小化が認められる．BL；膀胱

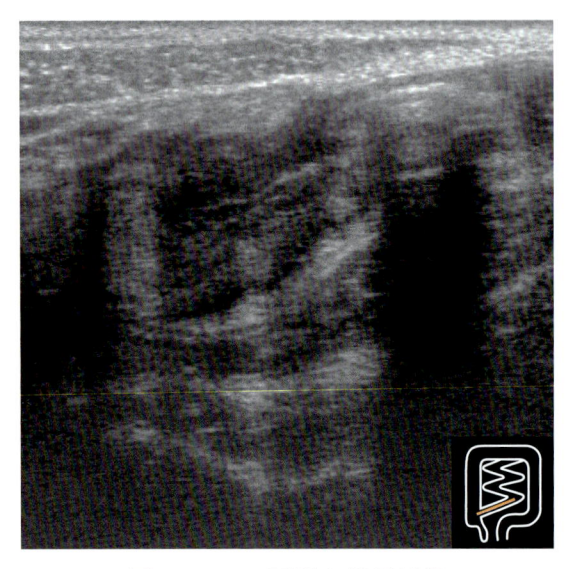

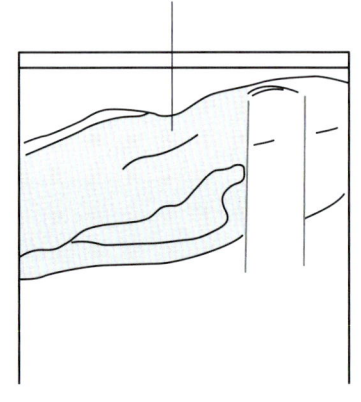

図a　CDの回腸末端長軸像

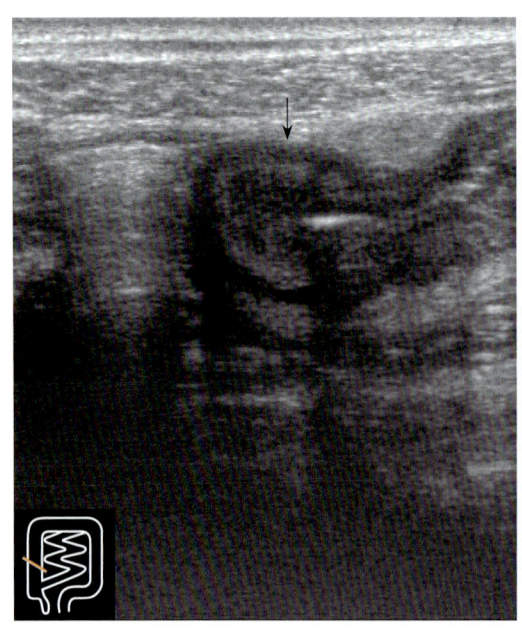

図b　CDの上行結腸短軸像　　　　　図c　CDの横行結腸長軸像

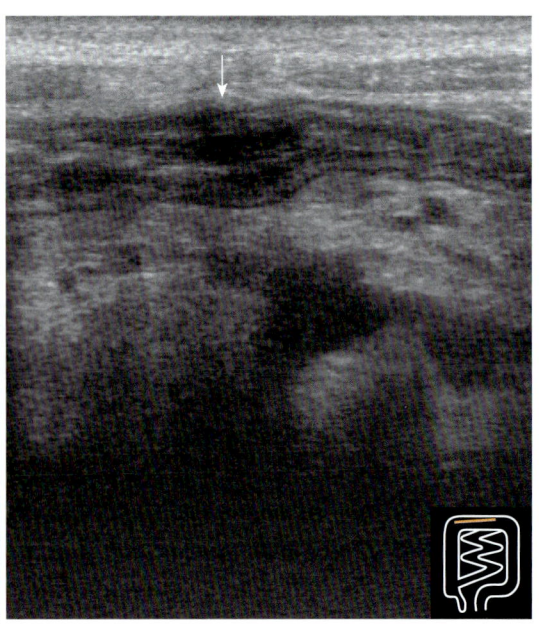

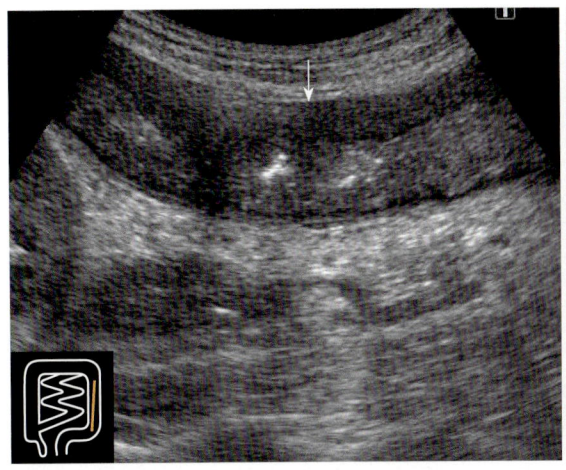

図d　CDの下行結腸長軸像

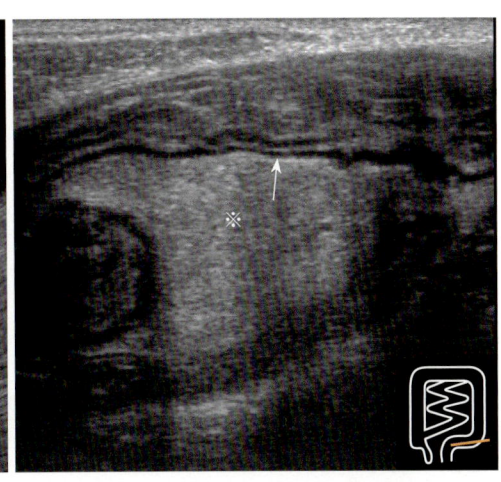

図e　CDのS状結腸長軸像

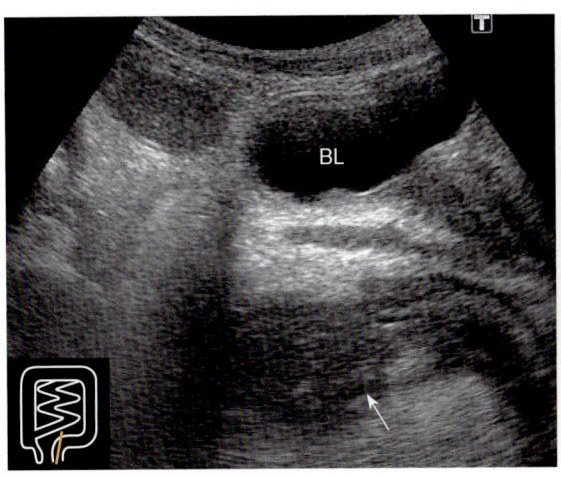

図f　CDの直腸長軸像

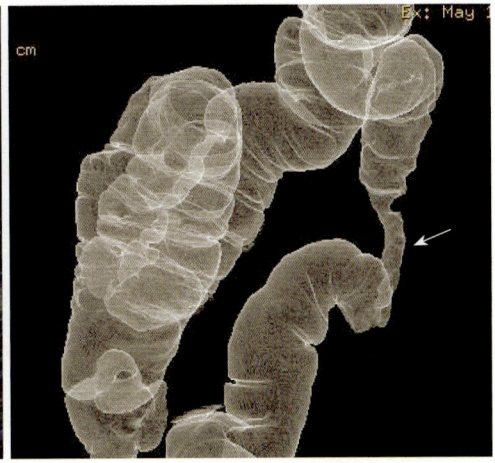

図g　CTC像（air image）

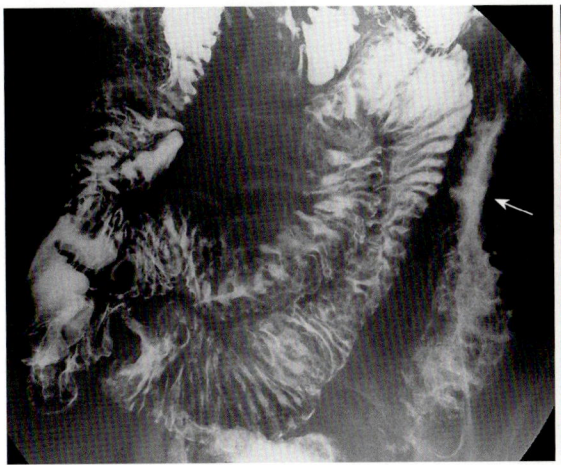

図h　大腸バリウムX線像

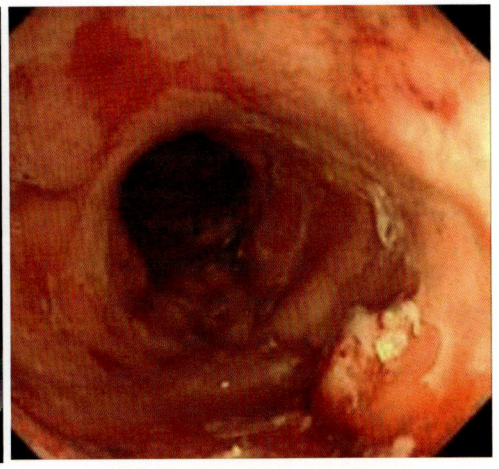

図i　下行結腸の内視鏡像

第Ⅲ章　炎症性腸疾患　2．クローン病

症例9　クローン病　CD －下行結腸縦走潰瘍例－

16歳，女性．発熱．大腸型．

　下行結腸のエコー像である．腸管壁は全層にわたり低エコー化を示し層構造は不明瞭である．腸管の壁内には線状高エコーがみられ，縦走潰瘍が示唆される（図a矢印）．図bは短軸像を示す．周囲脂肪組織の高エコー化により（矢頭），isolation sign を呈し，肥厚した腸管壁内には中心部高エコーの偏在もみられpseudokidney sign と類似像を示している（矢印）．図cはS状結腸の長軸像である．高エコーを示す粘膜下層は全層性または限局性の低エコー化をきたしCDの特徴的所見と考えられる（矢印）．図dはS状結腸の内視鏡像を示す．幅広い帯状の縦走潰瘍が25cmにわたってみられた（矢印）．

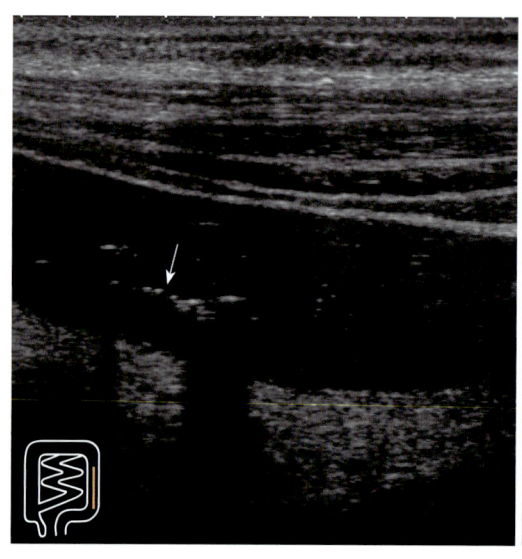

図a　CDの下行結腸長軸像

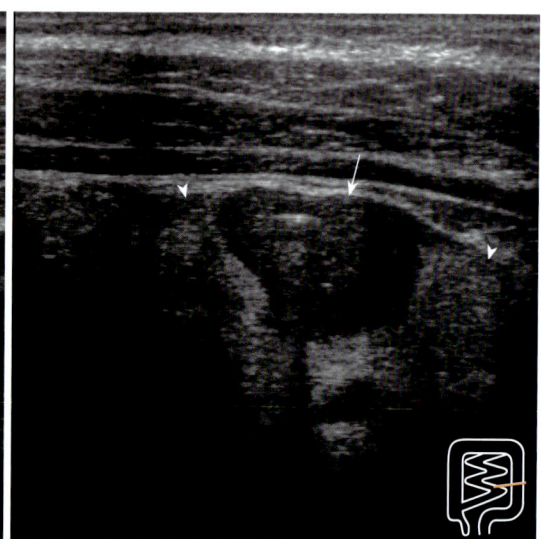

図b　CDの下行結腸短軸像

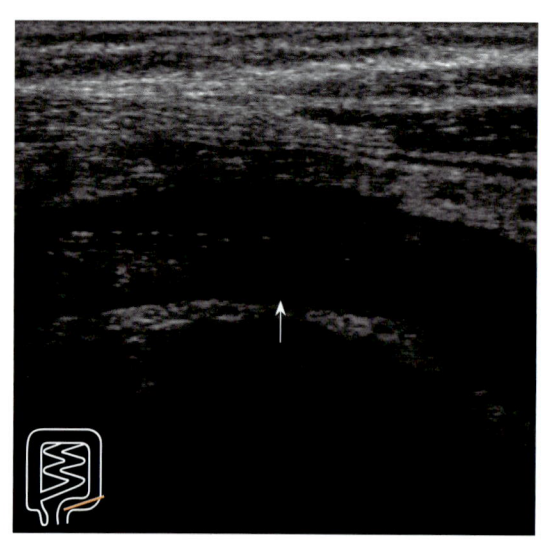

図c　CDのS状結腸長軸像

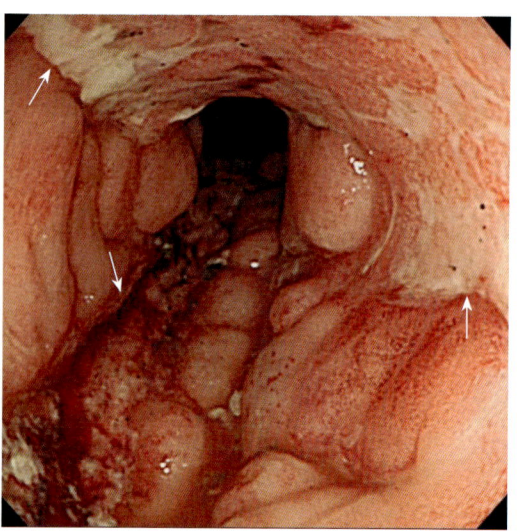

図d　S状結腸の内視鏡像

症例10　クローン病　CD －長期の経過観察例－

38歳，男性．下痢，腹痛．小腸型．

回腸末端の長軸像である（図a）．粘膜・粘膜下層の壁肥厚がみられ内腔には液状の内容物（矢頭）が認められる．粘膜下層の一部には低エコー域がみられるが層構造は明瞭である（矢印）．肥厚した回腸末端の背側には腫大した虫垂が認められる（矢頭）．CDなど回腸末端に炎症がみられる場合，炎症の波及により虫垂腫大を示すことがある．図bは初回検査時より3年後の経過をみた回腸末端像である．粘膜下層の低エコー化と前壁の層構造消失はCDに特徴的な像を呈している（矢印）．図cは4年後の回腸末端を高周波コンベックス探触子でとらえたものである．前壁側の粘膜下層には低エコー化がみられる（矢印）．図dはさらに口側回腸をリニア探触子で走査したものである．粘膜下層の浮腫性肥厚がみられるものの層構造は明瞭である（矢印）．CDは腸管構造の障害を蓄積する疾患であり，エコーによる経過観察は有用な方法である．

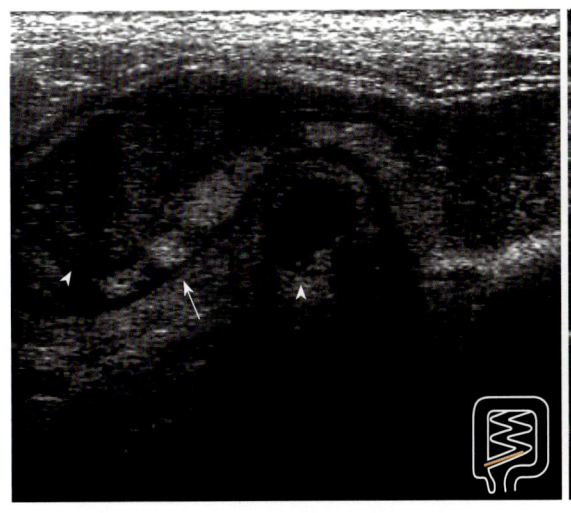

図a　CDの回腸末端長軸像（初回）

図b　CDの回腸末端長軸像（3年後）

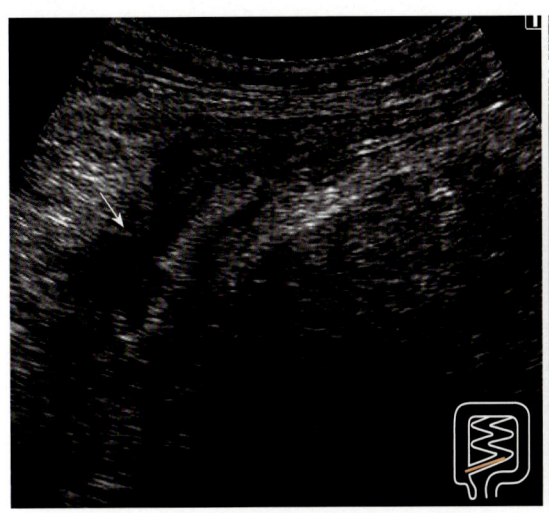

図c　CDの回腸末端長軸像（4年後）

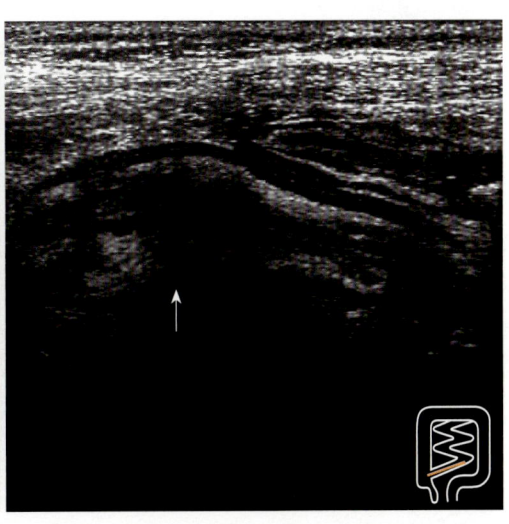

図d　CDの口側回腸長軸像（4年後）

症例11　クローン病　CD −腹腔内膿瘍−

27歳, 男性. 発熱, 左下腹部痛. 小腸・大腸型.

　小腸・大腸を同一断面でみたエコー像である (図a). 矢印は小腸の壁肥厚を, 矢頭は下行結腸の壁肥厚をとらえたもので共に低エコー像として認められる. 図bは肥厚した腸管壁から伸びる管腔像で (矢印), 椎体近傍の不整な低エコー域 (矢頭) との交通がみられ瘻孔による膿瘍形成が示唆される. 図cにCT像を示す. エコーで指摘された部位に厚い被膜を伴った膿瘍が認められる. 矢印は瘻孔, 矢頭は膿瘍である. 図dは小腸の内視鏡像を示す. 矢印は縦走潰瘍である. 本疾患は, 主に回腸末端を侵し, ときに閉塞や他の腸管, 膀胱, 骨盤内臓器との間に瘻孔を形成する. SP；椎体

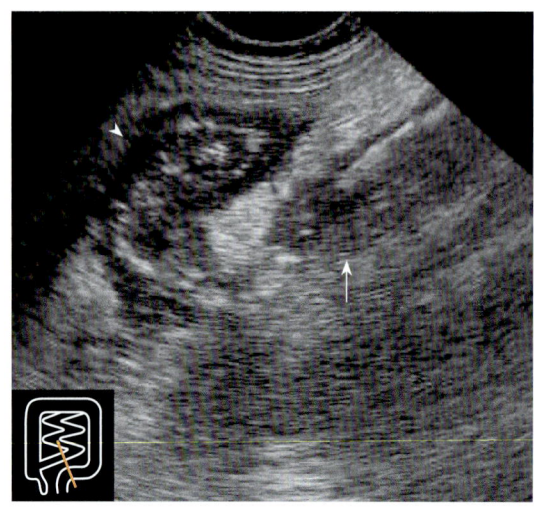

図a　CDの小腸・大腸のエコー像

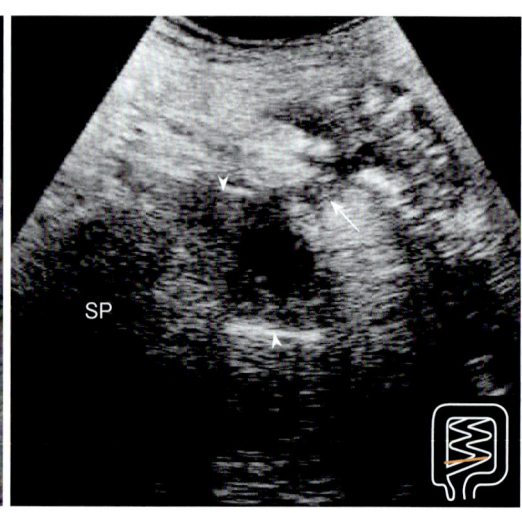

図b　CDの瘻孔・膿瘍のエコー像

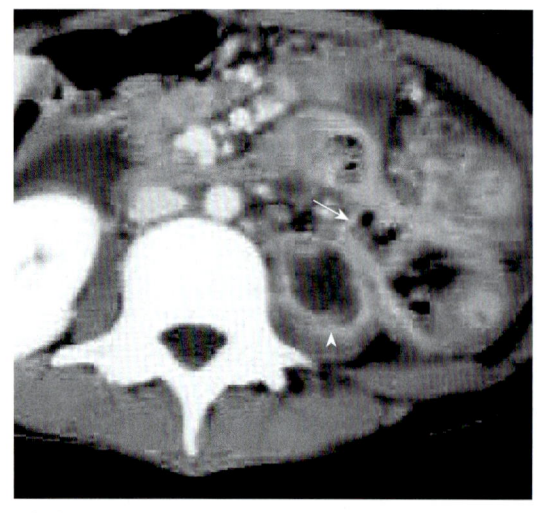

図c　CT像 (造影)

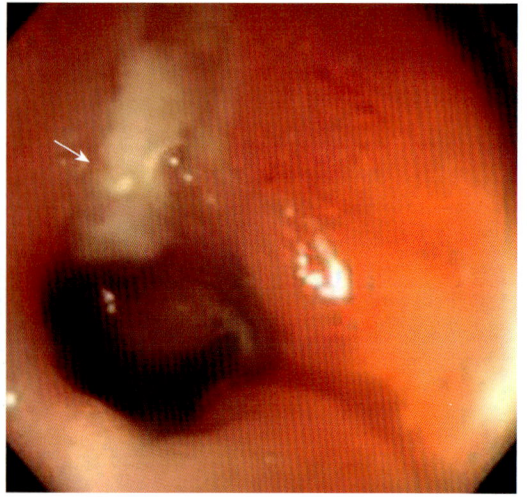

図d　小腸の内視鏡像

症例12　クローン病　CD　－腹壁膿瘍－

26歳，女性．回盲部切除後，右下腹部痛の精査．小腸型．

　コンベックス探触子で画像を拡大し回腸末端部をみたものである．術後吻合部の近傍回腸には腸管壁構造の消失した像がみられ（図a※），腹壁内には膿瘍が不整形な低エコー域として認められる（矢印）．この膿瘍から肥厚腸管へ連続する瘻孔が線状の低エコー像として描出されている（矢頭）．膿瘍と瘻孔の関係をリニア探触子で詳細にみたものが図bである．矢印は腹壁膿瘍，矢頭は瘻孔を示す．図c，図dは膿瘍と瘻孔の関係をCT矢状断像および造影CTでみたものである．矢印は腹壁膿瘍，矢頭は瘻孔をそれぞれ示す．

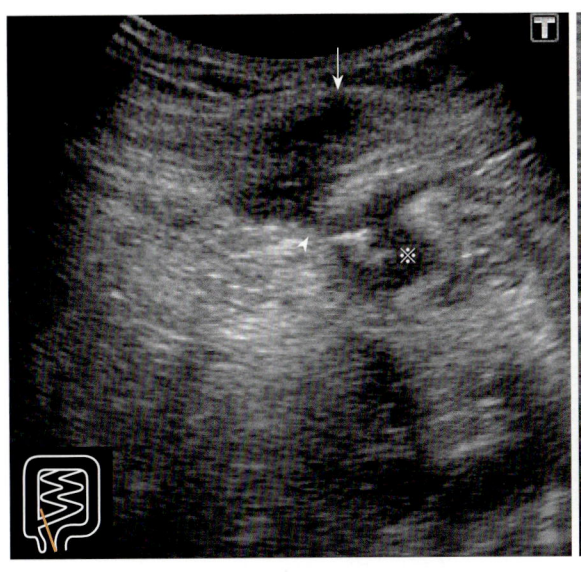

図a　CDの腹壁膿瘍と瘻孔像（コンベックス探触子）

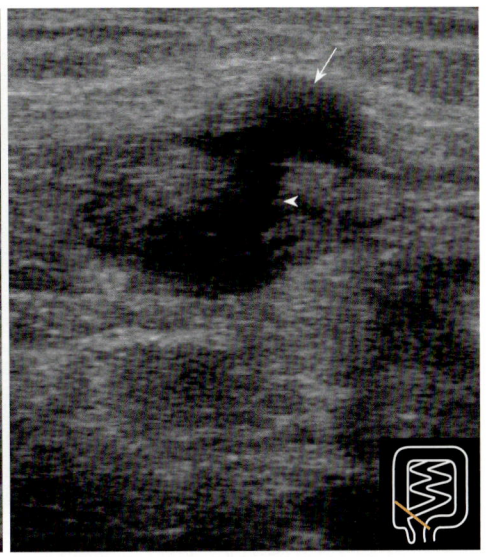

図b　CDの腹壁膿瘍と瘻孔像（リニア探触子）

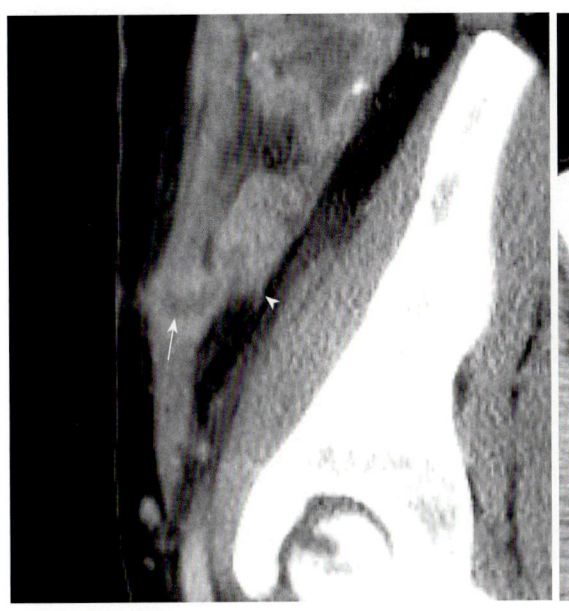

図c　CT矢状断像（造影）

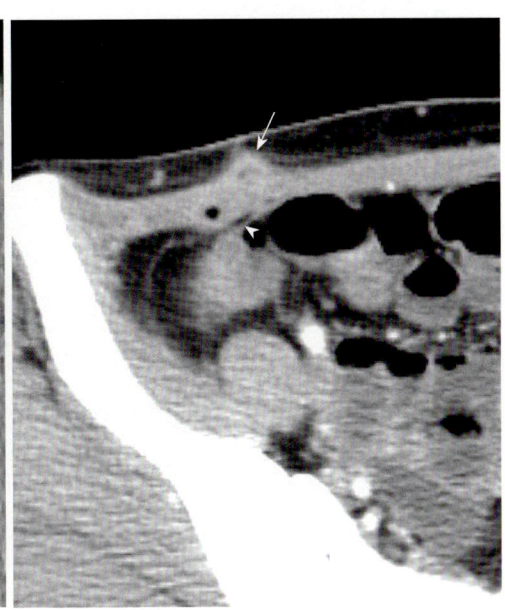

図d　CT像（造影）

症例13　クローン病　CD −経過観察例 瘻孔−

21歳，男性．腹痛，下痢．小腸・大腸型．

回腸末端の長軸像である．層構造の消失を伴う腸管の浮腫性肥厚から伸びる細い管腔の低エコー像（図 a 矢頭）と，粘膜面には線状高エコーがみられ縦走潰瘍が示唆される（矢印）．同部位の短軸像を図 b に示す．腸間膜側には全層にわたり浮腫性肥厚の低エコー化がみられ，腸間膜，脂肪織に伸びる細い管腔像がみられ，瘻孔が示唆される（矢印）．栄養療法が行われ1ヶ月後の回腸末端像を図 d に示す．

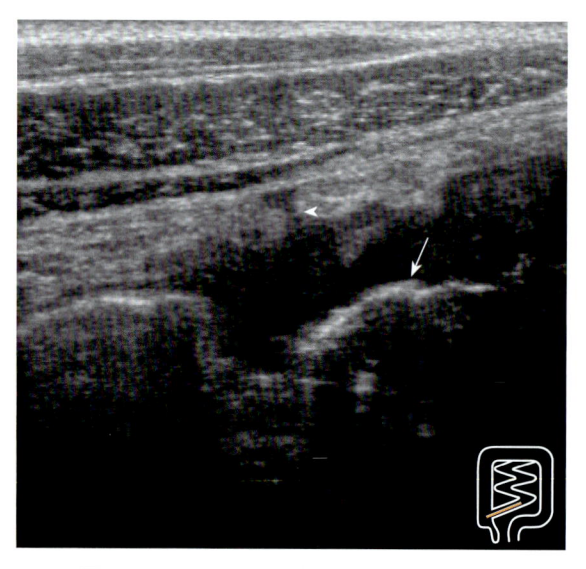

図 a　CDの回腸末端長軸像（初回）

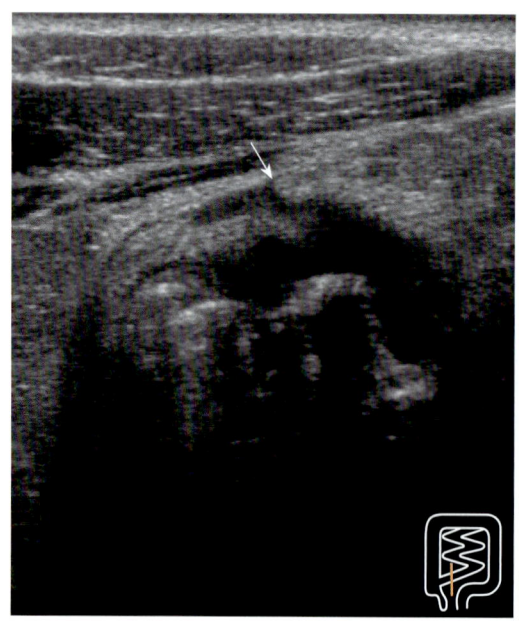

図 b　CDの回腸末端短軸像（初回）

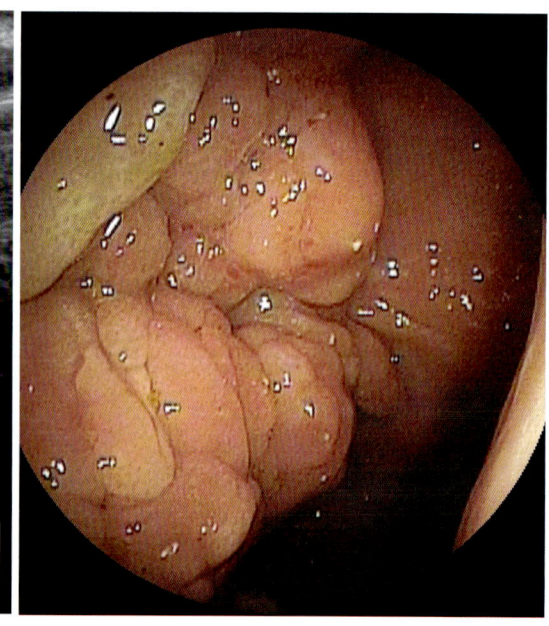

図 c　回腸末端の内視鏡像

肥厚したバウヒン弁は不明瞭な像を示し，回腸末端・盲腸も全層性に浮腫性肥厚がみられ低エコー像は前回よりも炎症増悪の所見を呈している（矢印）．薬物治療が施行され，1年後の回腸末端部をエコーでみたものである（図e）．1ヶ月後の回腸末端像に比べ，バウヒン弁の肥厚はあるものの浮腫性肥厚の改善がみられ（矢印），初回時に指摘された瘻孔の存在は認められない．図fは回腸末端の内視鏡像である．炎症性ポリープ様結節の集簇がみられるものの活動性病変は認められない．小腸・大腸型クローン病の経過である．

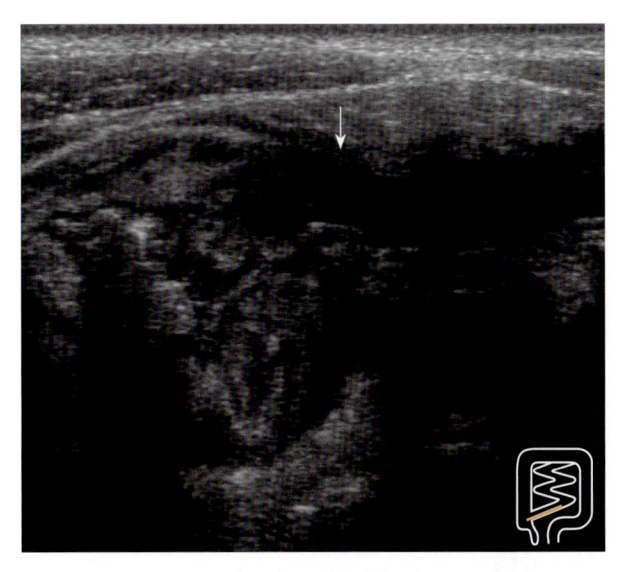

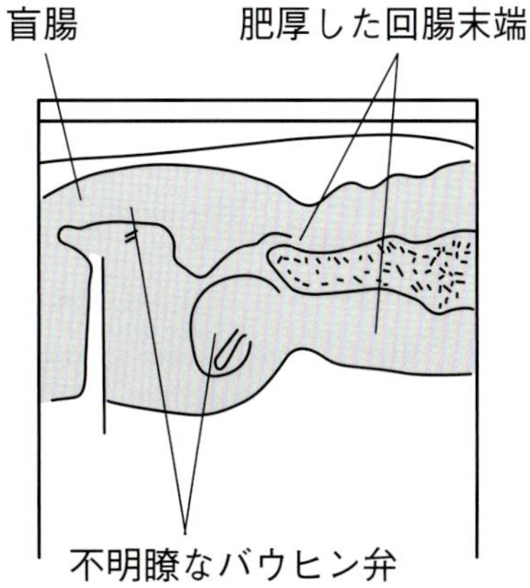

図d　CDの回腸末端長軸像（1ヶ月後）

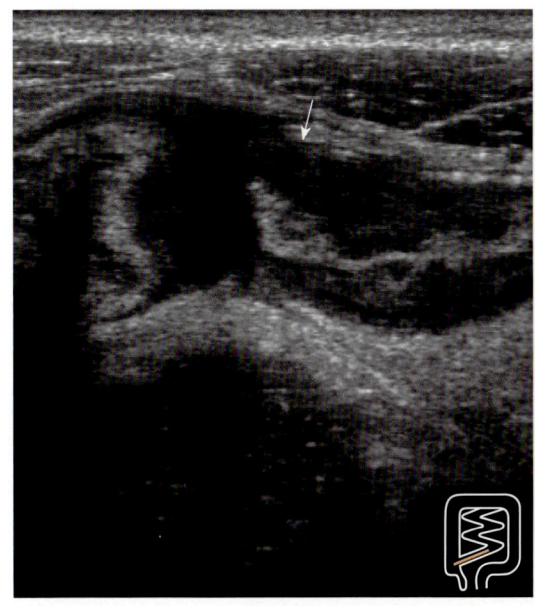

図e　CDの回腸末端長軸像（1年後） 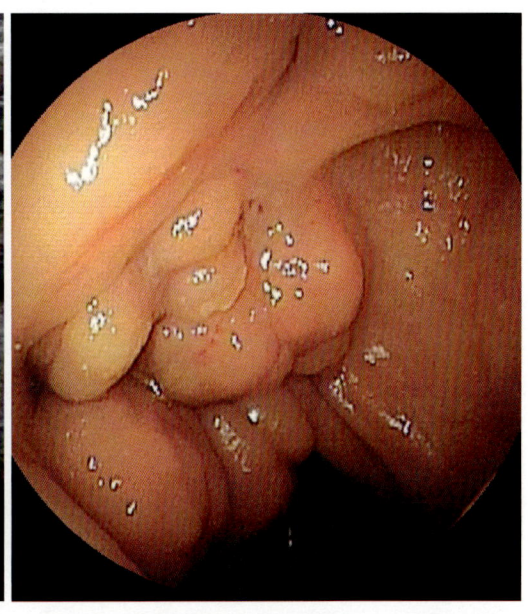　　図f　回腸末端の内視鏡像（1年後）

症例14 クローン病 CD －経過観察例 回腸狭窄－

18歳，男性．腹痛．小腸型．

　回腸末端は浮腫性肥厚を示し不明瞭な層構造を呈している（図a）．図bは短軸像である．全周性に肥厚した壁の腸間膜付着側には層構造の消失と（矢印），周囲脂肪織の肥厚が輝度上昇としてみられ（※），isolation sign を呈している．矢頭は腫大した腸間膜リンパ節である．図cは小腸バリウムX線像を示す．回腸末端の腸管膜側には縦走潰瘍の瘢痕による腸管の変形が認められる（矢印）．

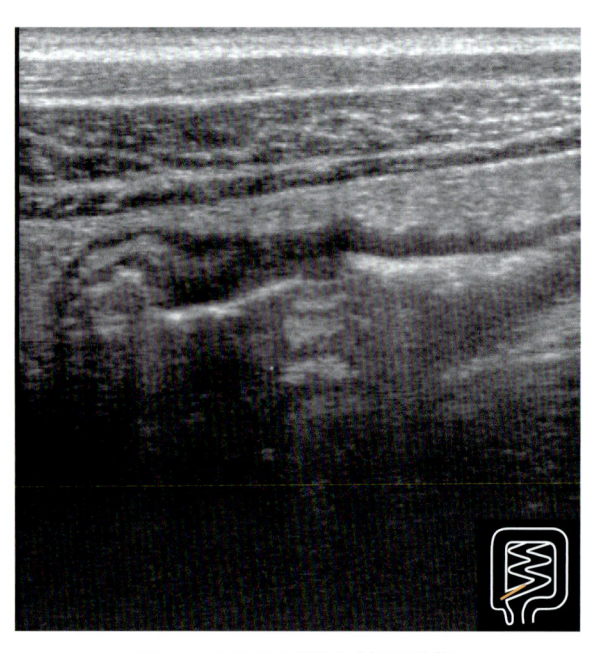

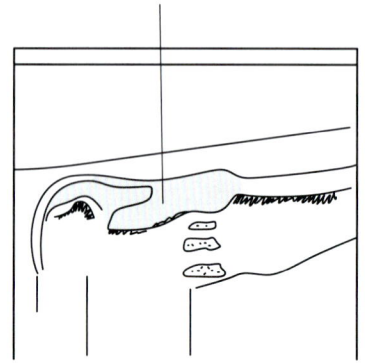

図a　CDの回腸末端長軸像

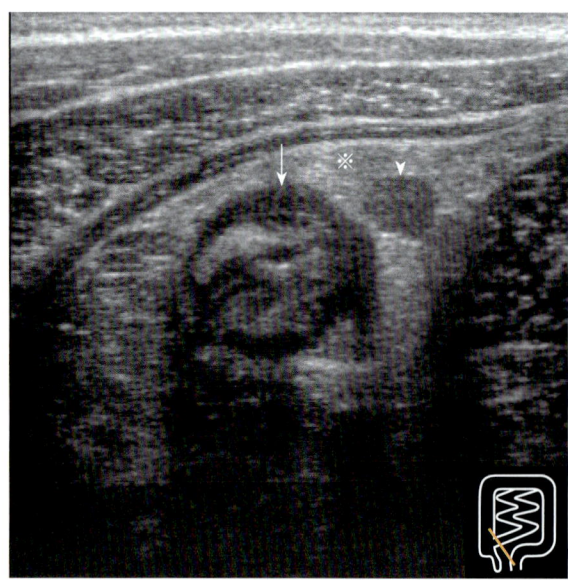

図b　CDの回腸末端短軸像

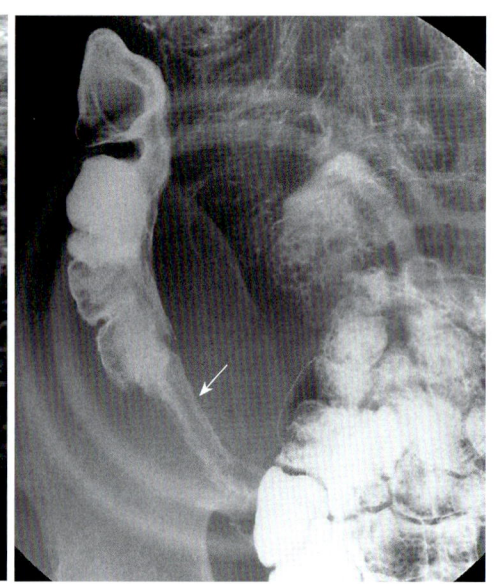

図c　小腸バリウムX線像

図dは前検査から6ヶ月後の回腸末端と口側回腸の dual 表示の合成像を示す．右には口側回腸の拡張（矢印）と狭窄（矢頭）がみられる．左は回腸末端像である（矢印）．層構造の消失した壁肥厚像がみられる（矢頭）．図eは骨盤内小腸をみたものである．小腸の拡張が認められる．
A；腸骨動脈，V；腸骨静脈，PS；腸腰筋

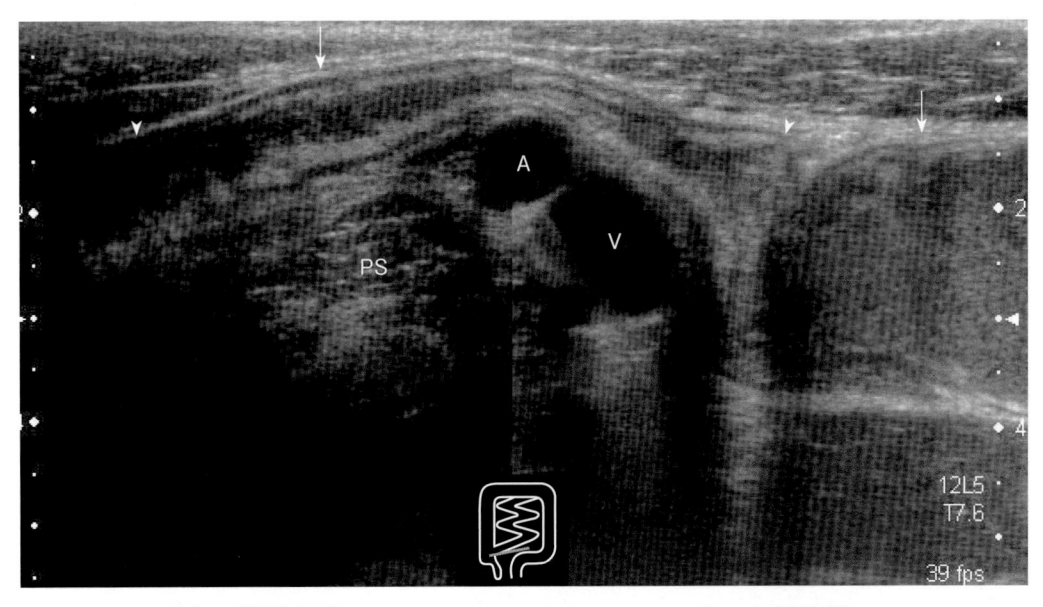

左：回腸末端　　　　　　　　　右：口側回腸

図d　CDの回腸末端長軸像（前回の検査から6ヶ月後の合成像）

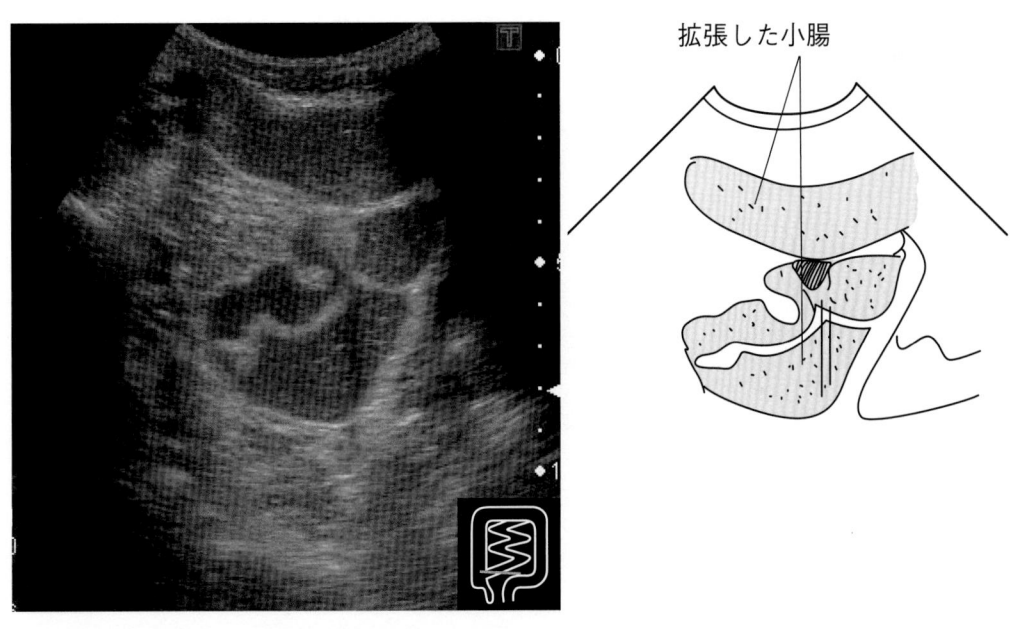

拡張した小腸

図e　拡張した骨盤内小腸のエコー像

第Ⅲ章　炎症性腸疾患　2．クローン病

症例15　クローン病　CD　－術後吻合部再燃例－

25歳，女性．腹痛，下痢，回盲部切除半年後の再燃．小腸型．

吻合部近傍の回腸末端像である．全周性の浮腫性壁肥厚と線維化による層構造の消失が認められる．肥厚部分の高エコー像は縦走潰瘍が示唆される（図a）．図bはCT前額断像である．矢印は病変部を示す．エコー検査と同様，回腸末端に壁肥厚がみられる．図cは吻合部の内視鏡像を示す．矢印は縦走潰瘍，周辺の粘膜は浮腫性肥厚を呈したCD術後再発の所見である．

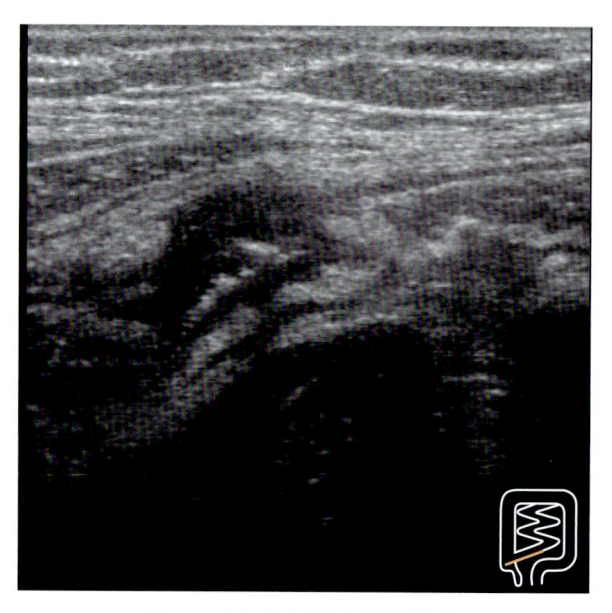

図a　CDの回腸末端長軸像

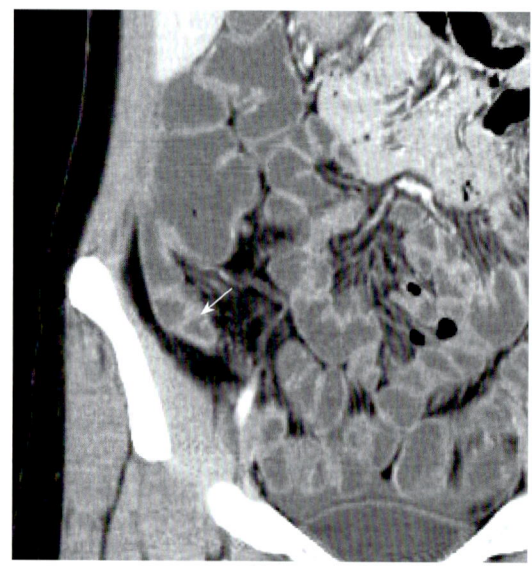

図b　CT前額断像

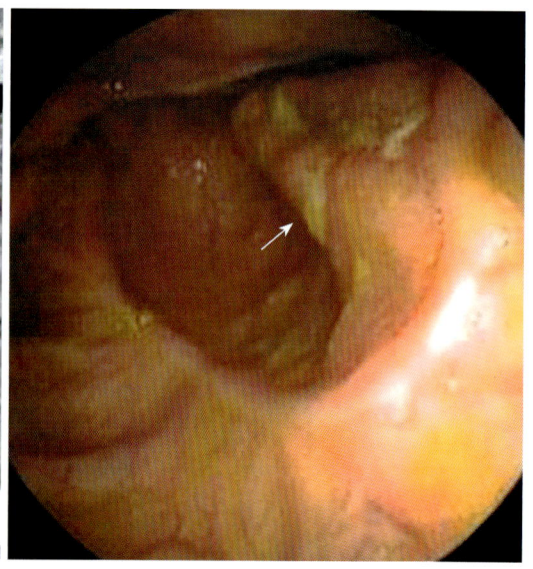

図c　吻合部の内視鏡像

症例16　クローン病　CD　－回腸・盲腸瘻孔形成例－

29歳，女性．クローン病の経過観察，膿瘍の検索．小腸・大腸型．

　回腸末端からバウヒン弁のエコー像である（図a）．同部位には壁肥厚がみられ一部に壁構造の消失が認められる（矢印）．同部位に回腸末端とは別係蹄の小腸が接し境界不明瞭な瘻孔の形成が示唆される（矢頭）．図bは上行結腸を示す．腸管壁は低エコー像を示しているものの，膿瘍は認められない（矢印）．図cは小腸バリウムX線像を示す．矢印が回腸末端で，矢頭は回腸・盲腸瘻の所見である．図dはS状結腸の内視鏡像を示す．S状結腸には強い炎症とcobblestone appearanceが認められる．

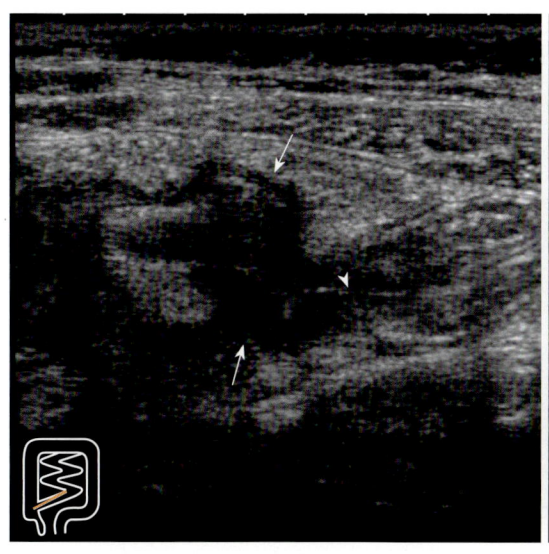

図a　CDの回腸末端長軸像

図b　CDの上行結腸長軸像

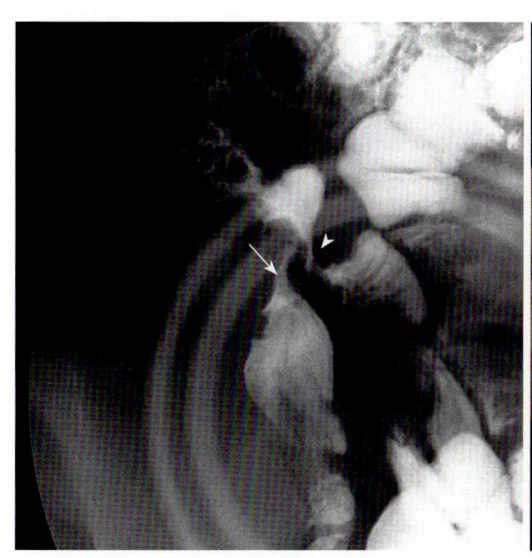

図c　小腸バリウムX線像

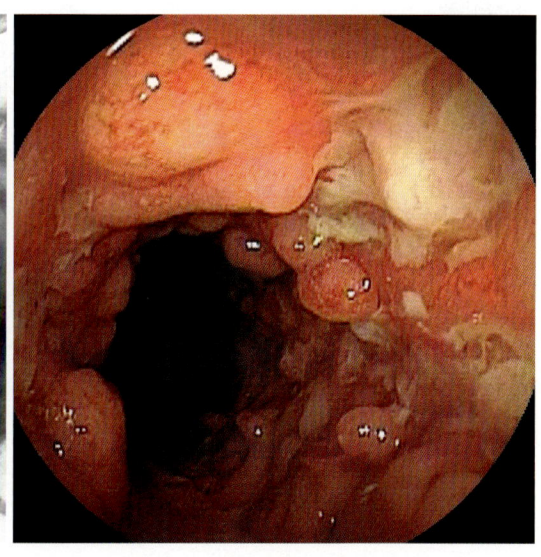

図d　S状結腸の内視鏡像

症例17　腸管ベーチェット病　intestinal Behcet's disease　−巨大潰瘍を伴った例−

68歳，女性．下腹部痛．

　回腸末端の長軸像である（図a）．粘膜および粘膜下層の浮腫性肥厚が低エコー化を示し，層構造不明瞭，腸管径の拡大がみられる（矢印）．内部には高エコーが恒常的にみられ潰瘍が示唆される（矢頭）．図bは上行結腸の短軸像である．粘膜・粘膜下層が全層性に浮腫性肥厚を示しているが層構造は明瞭である（矢印）．図cはCT前額断像を示す．矢印が病変部である．図dは内視鏡像を示す．盲腸に深掘れした大きな潰瘍が認められる（矢印）．ベーチェット病におけるエコー検査の役目は消化管病変が存在するか否かを確認することにある．

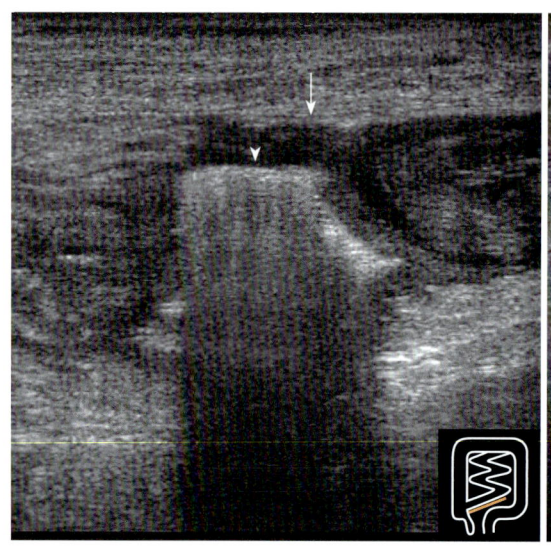

図a　肥厚した回腸末端長軸像

図b　肥厚した上行結腸短軸像

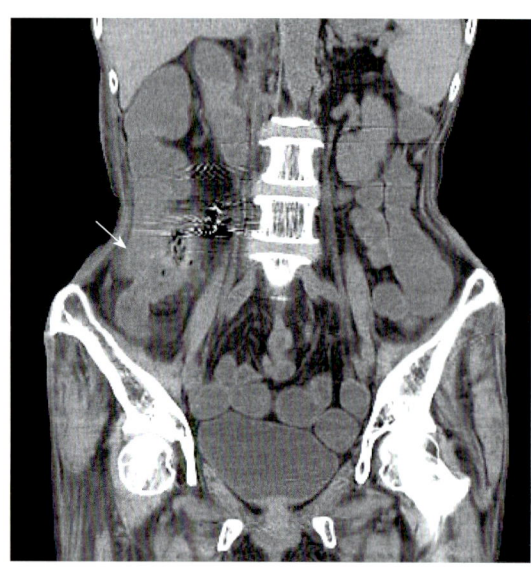

図c　CT前額断像

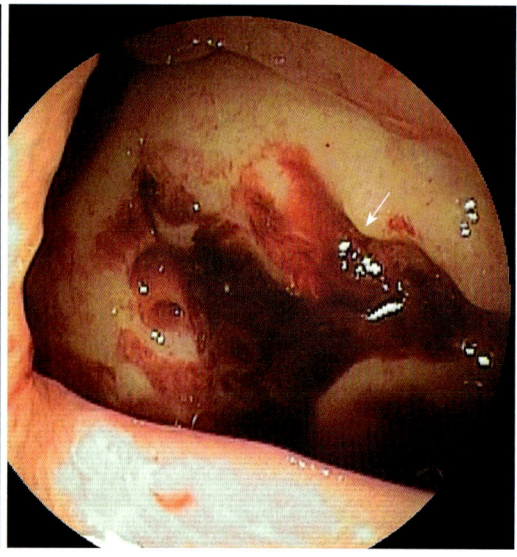

図d　盲腸部の内視鏡像

症例18　腸管ベーチェット病　intestinal Behcet's disease　−治療後のエコー例−

48歳，男性．下腹部痛．

　エコー像は，CT，内視鏡，注腸バリウムX線で証明され治療後の画像である．回腸末端の長軸像を示す（図a）．粘膜・粘膜下層の腸管壁肥厚がみられ，粘膜面には高エコーが恒常的に描出されることから潰瘍が示唆される（矢印）．図bはCT前額断像である．限局性に肥厚した回腸末端は高濃度像でとらえられている（矢印）．図cは大腸バリウムX線像である．腸間膜対側の回腸末端には浮腫性変化を伴う限局性潰瘍が認められる（矢印）．図dは内視鏡像である．バウヒン弁は腫大し発赤がみられ，下唇から回腸末端には類円形潰瘍が認められる（矢印）．病理診断はベーチェット病であった．ベーチェット病の症状には，主症状と副症状にわかれる．主症状は口腔内アフタ，皮膚症状，眼症状，外陰部潰瘍の四症状のことをいい，副症状では，関節炎，副睾丸炎，腸の潰瘍，血管炎，中枢神経症状などの病気が起こる場合がある．

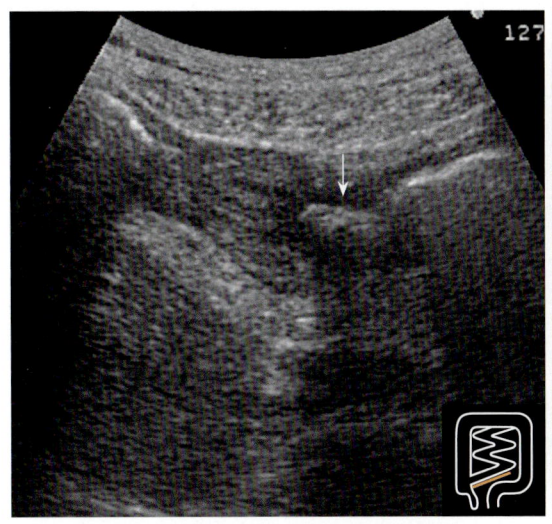

図a　肥厚した回腸末端長軸像

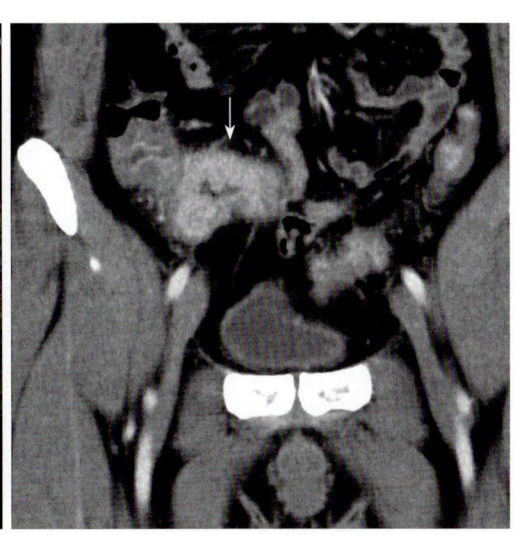

図b　CT前額断像

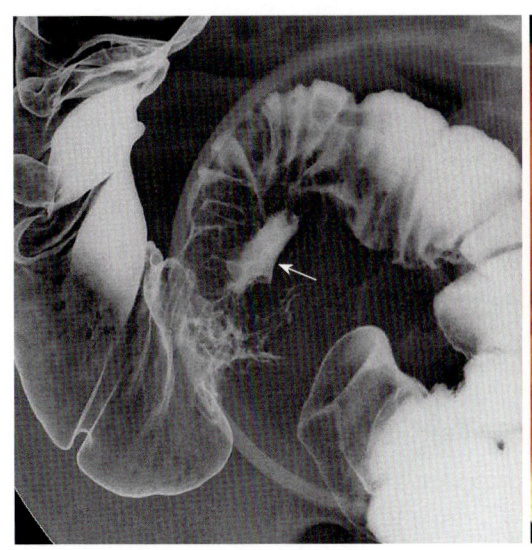

図c　大腸バリウムX線像

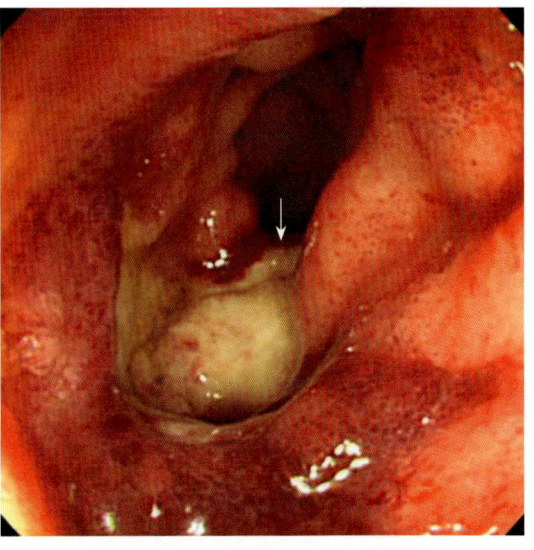

図d　回腸末端の内視鏡像

症例19　腸結核　intestinal tuberculosis

75歳，男性．腸結核の拡がり検索．

本例は治療後における上行結腸の長軸像である．限局性に肥厚した粘膜下層の低エコー化がみられる（図a矢印）．図bは大腸バリウムX線像を示す．上行結腸の狭窄により変形がみられる（矢印）．図cは胸部X線像である．胸部には結核病巣の指摘はできない．図dは大腸の内視鏡像である．瘢痕化した潰瘍周囲には軽度の浮腫が認められる（矢印）．本例は上行結腸にみられた症例である．

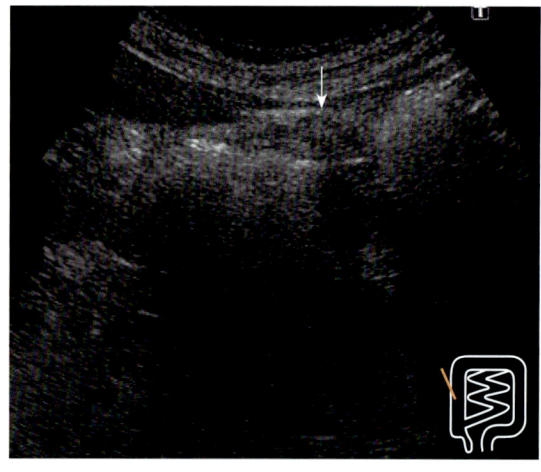

図a　腸結核の上行結腸長軸像

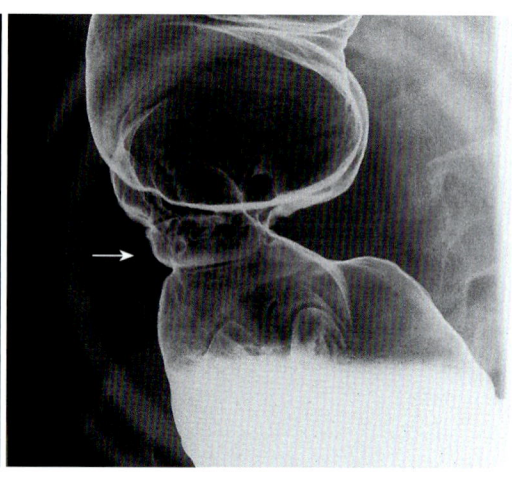

図b　大腸バリウムX線像

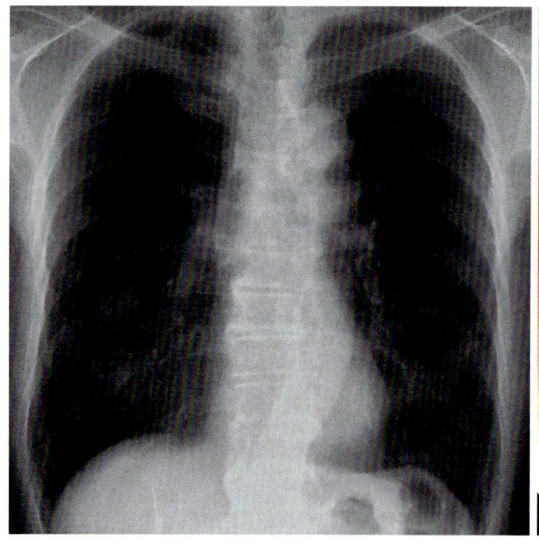

図c　胸部X線像

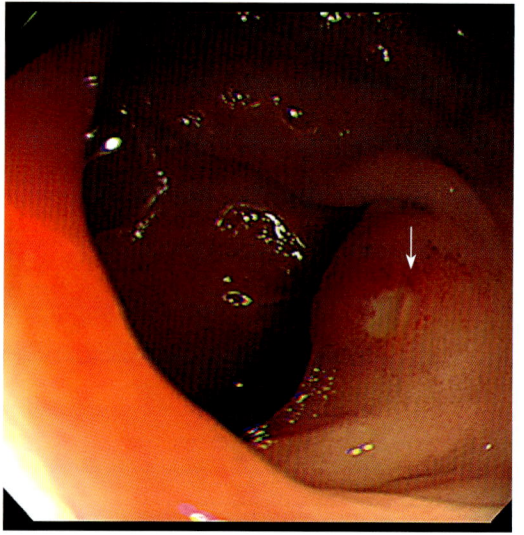

図d　上行結腸の内視鏡像

memo　腸結核　intestinal tuberculosis

・腸結核は，結核菌の感染によって起こる腸管の炎症性疾患で，腸管に初感染巣をつくる一次性腸結核と，肺結核病巣の結核菌が喀痰の嚥下によって腸に達し，直接腸粘膜に侵入して発病する二次性腸結核に分類される．回盲部に好発する理由は，リンパ組織が豊富なためと考えられる．回盲部に好発する他の病変には，エルシニア腸炎，クローン病，ベーチェット病などがある．

第IV章

その他の腸炎

1. 感染性腸炎
2. 虚血性大腸炎
3. 薬剤性大腸炎

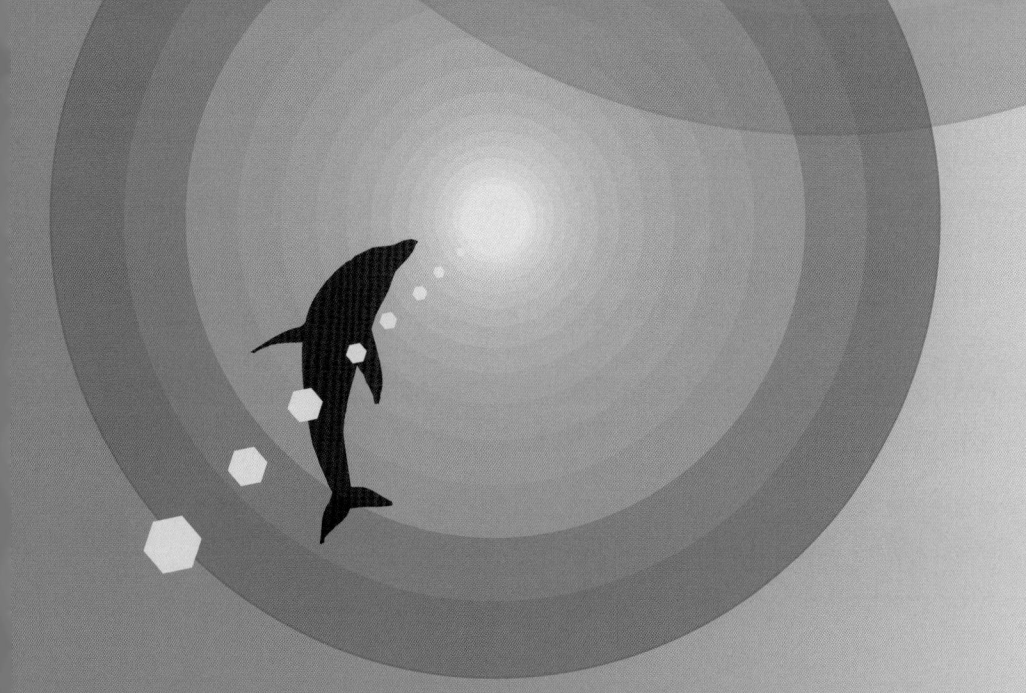

1 感染性腸炎
infectious enteritis

1 感染性腸炎とは

　感染性腸炎は細菌，ウイルス，寄生虫といった起因病原体により小腸，大腸への炎症がひき起こされる腸炎である．一般には夏期では細菌性腸炎が，冬から春にかけてはウイルス性腸炎が多く発生する．潜伏期間は起因病原体によりまちまちである．エコーからみた各細菌による感染性腸炎の超音波所見（罹患範囲，層構造，肥厚層，付随所見）について表1に示す．

表1　感染性腸炎の超音波所見

細菌	サルモネラ	キャンピロバクター	エルシニア	O157	腸炎ビブリオ
罹患範囲					
層構造	壁肥厚あり明瞭	壁肥厚あり明瞭	壁肥厚あり明瞭	壁肥厚あり明瞭	拡張型
肥厚層	粘膜下層	粘膜下層	粘膜・粘膜下層	粘膜・粘膜下層	拡張型
付随所見	リンパ節腫大	リンパ節腫大	回盲部リンパ節腫大著明	溶血性尿毒症症候群（HUS）	特になし

・腸管の拡張および壁肥厚を伴う感染性腸炎

表2　腸管の拡張・肥厚を伴う腸病変

```
         ┌ 感染性腸炎──腸炎ビブリオ，ウイルス性腸炎など
拡張型 ─┤                  ┌ 機械的イレウス（閉塞性，絞扼性）
         └ 腸閉塞 ──────┤
                            └ 機能的イレウス（麻痺性，痙攣性）

         ┌ 回腸末端炎──クローン病，エルシニア腸炎など
         │               ┌ サルモネラ腸炎，キャンピロバクター腸炎，
壁肥厚型┤ 感染性腸炎 ─┤
         │               └ O157大腸炎，アニサキス腸炎など
         ├ クローン病，潰瘍性大腸炎
         └ 虚血性大腸炎，薬剤性大腸炎など
```

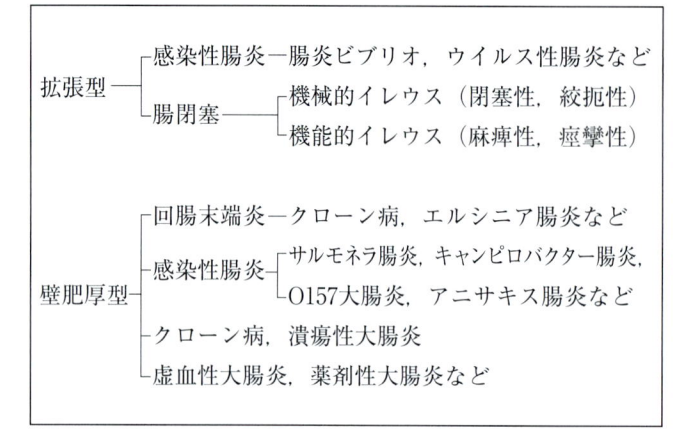

　感染性腸炎に罹患すると拡張型を示すものと肥厚型を示すものにわけられる．拡張型を示す感染性腸炎では腸炎ビブリオやウイルス性腸炎などがある．この他，感染性腸炎ではないが著明な腸管の拡張を示すものに腸閉塞がある．壁肥厚型を示す感染症腸炎にはサルモネラ腸炎，キャンピロバクター腸炎などがある．感染性腸炎以外で壁肥厚型を示すものにクローン病や虚血性腸炎などがある．表2は腸管の拡張および壁肥厚を伴う主な腸病変について示す．

2 食中毒による細菌の特徴と症状

各種細菌や原因食品により潜伏期間および症状が異なる．表3，表4は，これらの症状について示したものである．

表3 細菌による食中毒の特徴と症状

細菌	潜伏期間	原因食品	腹痛	下痢	下血	便性状
サルモネラ	1〜2日	鶏卵・食肉・ウナギ	激痛	頻回	+	粘血便・緑色便
キャンピロバクター	5日	鶏肉・井戸水	軽い	数日間	++	水様便・粘血便
エルシニア	1〜10日	食肉・加工品	右下腹部痛	頻回	+	水様便
O157大腸炎	2〜14日	食肉・糞便の汚染食品	激痛	頻回	+++	血性下痢
腸炎ビブリオ	1日	海産魚介類	激痛	頻回	+	水様便・粘血便

表4 ウイルスによる食中毒と症状

細菌	潜伏期間	原因食品	腹痛	下痢	嘔吐	下血	便性状
ノロウイルス	1〜2日	生カキ	+	頻回	++	−	水様便
ロタウイルス	1〜3日	動物の腸	+	頻回	+	+	白色便

●壁肥厚を伴う感染性腸炎

・サルモネラ腸炎

サルモネラ菌は，イヌ，ネコ，ニワトリ，その他家畜などが保有しており，これら動物の排泄物で汚染された食品や飲料水が感染源となる．生卵が汚染されている場合，これを生で食べることで感染することが多い．潜伏期間は1〜2日．症状は，発熱，腹痛，水様下痢などであるが下痢には粘液，血液が混じることがある．

・キャンピロバクター腸炎

キャンピロバクター菌は，牛，ブタ，ヒツジ，ニワトリ，小鳥類の腸管に広く分布しているが，これら動物の排泄物によって汚染された肉や牛乳などを食べることで感染する．本菌もサルモネラ菌と同じように人畜共通の病原菌である．潜伏期間は5日．症状は，腹痛，下痢，血便などである．

・エルシニア腸炎

エルシニア菌は，動物寄生性のグラム陰性球桿菌で，ブタ，牛，ヒツジ，イヌ，ネコなどから検出される．菌をもつ動物の糞便に汚染された食物や飲料水を摂取することで感染する．潜伏期間は1〜10日で，感染性は強くなく，人から人への感染はまれである．小児は成人より感染を受けやすく，保育所や小学校で集団感染することがある．症状は，水様下痢，右下腹部痛などである．回腸末端のPeyer板より細菌侵入により回腸末端の壁肥厚とリンパ節腫大がみられる．

・病原大腸菌性大腸炎

　ヒトに病原性をもつ大腸菌は，組織浸入性大腸菌，毒素原性大腸菌，狭義の病原大腸菌，腸管出血性大腸菌，腸管凝集性大腸菌の5種類が知られ，食中毒や旅行者下痢症（特に毒素原性大腸菌）の原因菌となる．大腸菌は細胞壁のO抗原（O1～O173）と鞭毛のH抗原（H 1 ～H56）に分類されるが，腸管出血性大腸菌はO157：H7の発生頻度が高い．本菌の感染は家畜や感染者の糞便により汚染された食品や井戸水の経口感染がほとんどである．ベロ毒素の関与が知られ通常2～14日の潜伏期を経て激しい腹痛と水溶性下痢で発症する．その後血便も生ずるようになる．発症1週間後より約10%がさらに溶血性尿毒症症候群 hemolytic - uremic syndrome：HUSを続発すると急性腎不全，血小板減少，溶血性貧血を生じ脳症に至る．

拡張を伴う感染性腸炎
・腸炎ビブリオ腸炎

　腸炎ビブリオ菌は，好塩菌の一種で，沿岸の海水中や海泥中に生息する．海水温度が20℃以上になると海水中で大量に増殖し，魚や貝に付着し陸上に運ばれ，魚介類の刺身，すし類が原因食材となる．生の魚介類を調理した後の調理器具や手指などを介してこの菌に汚染される．潜伏期間は1日で，症状は，激しい腹痛，下痢，血便などである．

ウイルス性腸炎（拡張型）
・ノロウイルス腸炎

　ノロウイルスによる経口感染である．ノロウイルスは感染力が強く汚染された食物（生カキ，サラダ，飲料水）を摂取することで発症する．患者の便や吐物に含まれるウイルスで二次的感染が起こる．成人では冬期に生カキによって感染することが多い．幼児や高齢者あるいは基礎疾患のある患者ではまれに重症化することがある．秋から年末にノロウイルスが流行する．潜伏期間は1～2日で症状は，発熱，頻回な水様性下痢，腹痛などである．

・ロタウイルス腸炎

　ロタウィルスによる経口感染である．唾液や便などの排泄物から口に入り，1～3日の潜伏期間で症状は激しい嘔吐，下痢，ウイルスの影響で胆汁がうまく分泌されず白っぽい米のとぎ汁様の水様便が1日に何度もある．37度位の微熱を伴うこともある．感染力の強い病気で，免疫力のない小児では6ヶ月～2歳位までに経験する病気である．1月から4月にかけて流行する．

3 感染性腸炎のチェックポイント

感染性腸炎のチェックポイントを番号で示す.

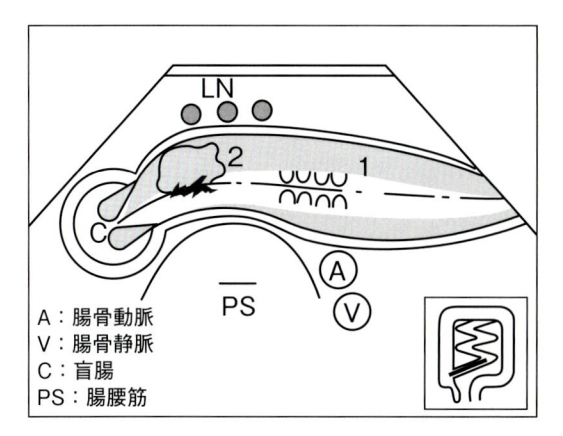

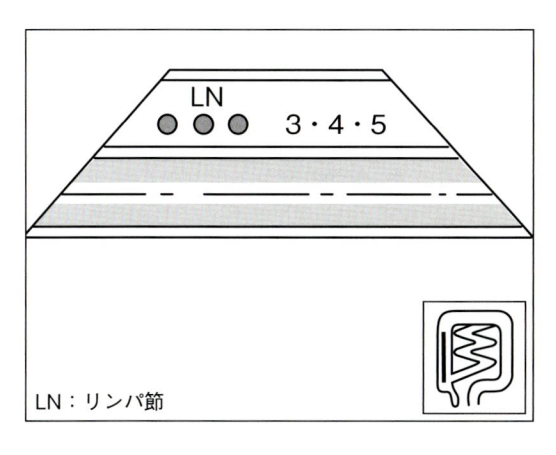

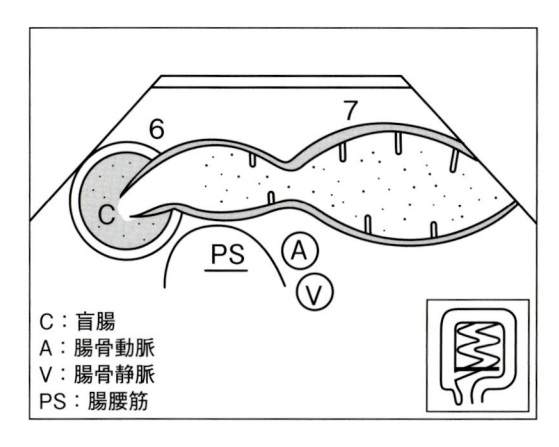

A：腸骨動脈
V：腸骨静脈
C：盲腸
PS：腸腰筋

LN：リンパ節

C：盲腸
A：腸骨動脈
V：腸骨静脈
PS：腸腰筋

1. エルシニア腸炎
回腸末端および盲腸の浮腫性肥厚とリンパ節腫大を示す.
・小腸型クローン病との鑑別を要す.

2. 腸結核
回腸末端，盲腸の浮腫性肥厚を示し，粘膜近傍に潰瘍病変が高エコーを示す.
・上行結腸に肥厚がみられることがある.
・クローン病や悪性リンパ腫との鑑別を要すが，結核感染の既往などを参考にする.

3. サルモネラ腸炎
回腸末端から右側結腸または全結腸に層構造明瞭な浮腫性肥厚を示す.
・小児では腸管の拡張型が多くみられる.
・リンパ節腫大を伴う

4. キャンピロバクター腸炎
回腸末端から右側結腸または全結腸に層構造明瞭な浮腫性肥厚を示す.
・リンパ節腫大を伴う.

5. 腸管出血性大腸菌性腸炎 (O157)
右側結腸または全結腸に層構造明瞭な浮腫性肥厚を示す.
・本症は菌が産生するvero毒素により溶血性尿毒症症候群 hemolytic-uremic syndrome：HUSや脳症を起こす.
・小児では腸管の拡張型を示す場合が多く，層構造は明瞭である.

6. 腸炎ビブリオ腸炎
回盲部の炎症により口側小腸の拡張を示す.
・潜伏期間が短いので，海産魚介類の生食摂取について確認する.

7. ウイルス性腸炎
胃から小腸の拡張がみられ小腸の軽度の肥厚を示す.
・ノロウイルス腸炎，ロタウイルス腸炎などがある.
・リンパ節腫大がみられる.

4 感染性腸炎の症例

感染性腸炎の症例を提示する．ボディーマークの薄色部分は罹患範囲を，濃色部分はエコーで認めた腸管壁の肥厚部位を，白いボディーマークの走査ラインは肥厚を認めない部位を示す．

症例1　サルモネラ腸炎　salmonella enteritis

70歳，女性．水様下痢，嘔吐，腹痛．

　回腸末端のエコー像である（図a）．バウヒン弁の肥厚がみられる（矢頭）．これより回腸末端には粘膜・粘膜下層の浮腫性肥厚がみられるが，層構造は明瞭である（矢印）．図bは横行結腸の血流状態をパワードプラでみたものである．血流信号の増強がみられる（矢印）．図cは下行結腸，図dはS状結腸についてみたものである．内腔は虚脱し，壁の浮腫性肥厚と粘膜面近傍には点状の高エコーがみられ，ビランや小潰瘍の存在が示唆される（矢印）．

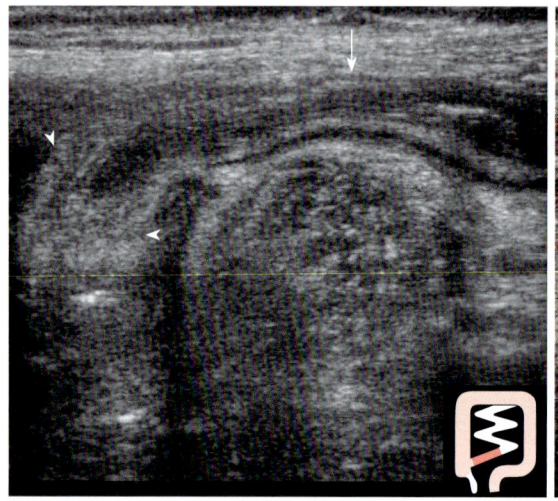

図a　肥厚した回腸末端長軸像

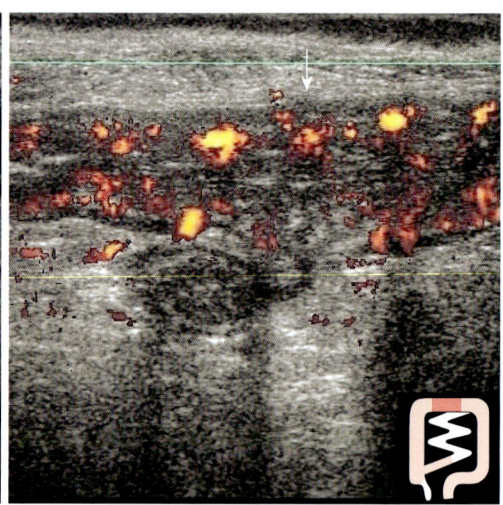

図b　肥厚した横行結腸長軸像（パワードプラ）

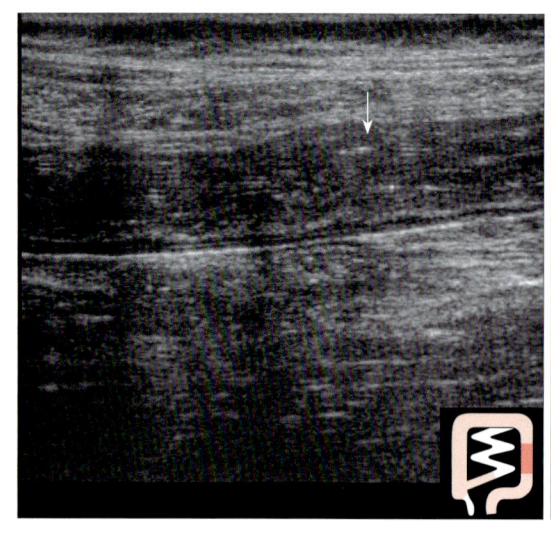

図c　肥厚した下行結腸長軸像

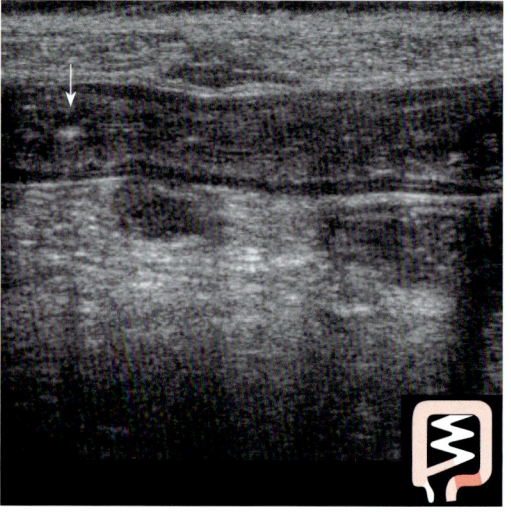

図d　肥厚したS状結腸長軸像

症例2　サルモネラ腸炎　salmonella enteritis

52歳，男性，腹痛，下痢．

回腸末端およびバウヒン弁の浮腫性肥厚像を示す（図a矢印）．図bは上行結腸，図cは横行結腸，図dは下行結腸の壁肥厚像を示す．いずれの腸管壁も層構造は明瞭である（矢印）．図eは下行結腸の短軸像である．周囲脂肪織の肥厚（矢頭）がisolation signを呈している（矢印）．図fは軽度の肥厚を伴ったS状結腸を示す（矢印）．腸管内には便などはみられず，虚脱腸管であることからエコーでの評価が可能である．

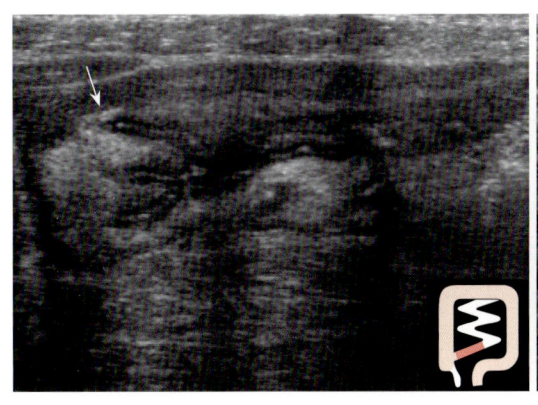

図a　肥厚したバウヒン弁の長軸像

図b　肥厚した上行結腸長軸像

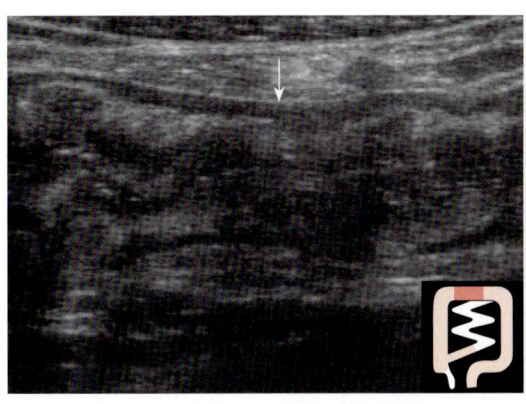

図c　肥厚した横行結腸長軸像

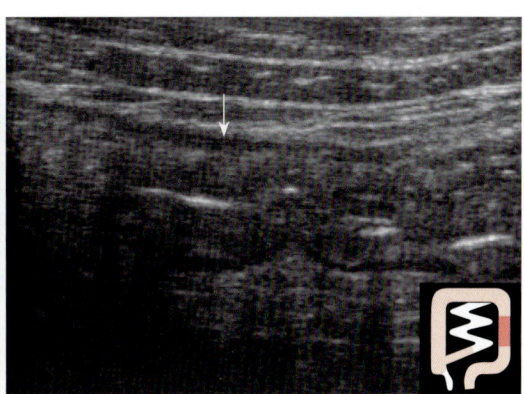

図d　肥厚した下行結腸長軸像

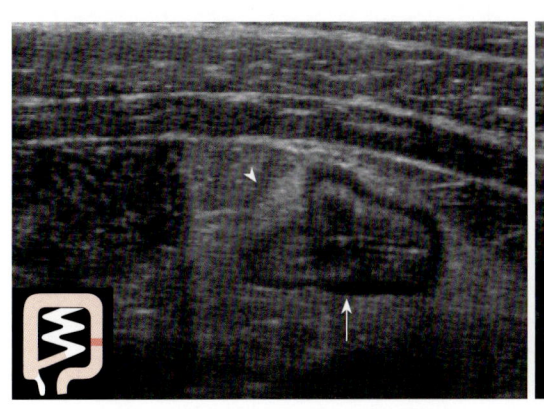

図e　肥厚した下行結腸短軸像

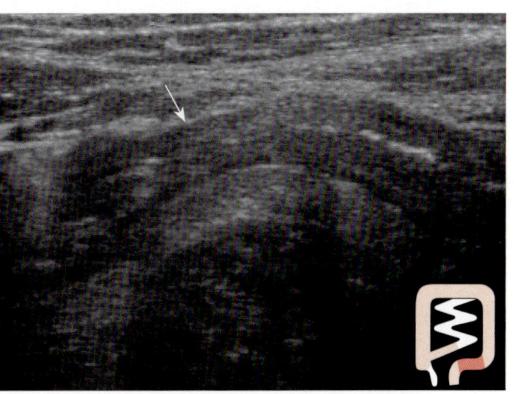

図f　肥厚したS状結腸長軸像

症例3 キャンピロバクター腸炎 campylobacter enteritis
－Morison's pouch の腹水例－

22歳，女性．腹痛，血性下痢，発熱．

腸管壁の浮腫性肥厚と随伴所見についてみたものである．図aは回腸末端およびバウヒン弁のエコー像を示す．図bは上行結腸，図cは横行結腸，図dは下行結腸をみたものである．いずれの腸管壁も粘膜下層主体の壁肥厚がみられ，層構造は明瞭である．図eは浮腫性肥厚を示す回盲部近傍のリンパ節をみたもので，腫大した腸間膜リンパ節が円形の低エコー像としてみられる．図fはMorison's pouch を示す．少量の腹水がecho free space として描出されている（矢印）．図gは下行結腸の内視鏡像を示す．大腸全域に浮腫・顆粒状粘膜を認め，粘液・白苔の付着がみられる（矢印）．L；肝右葉，RK；右腎

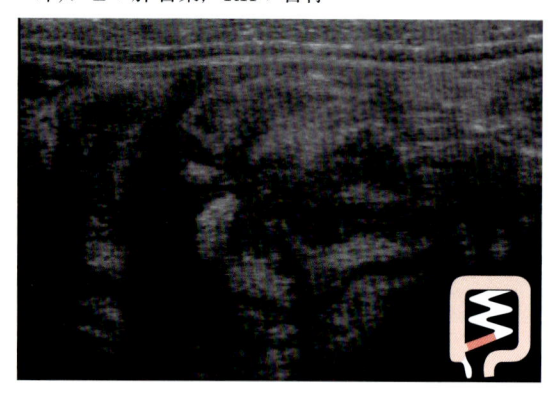

図a　肥厚したバウヒン弁長軸像

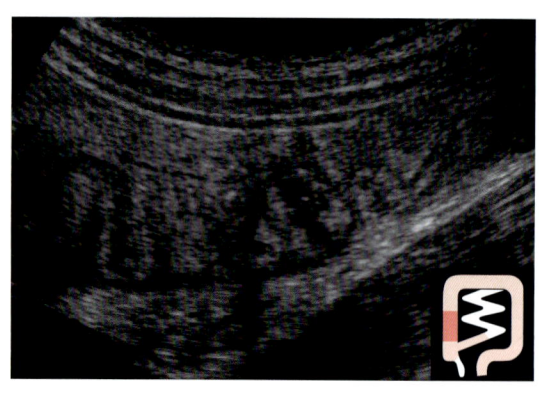

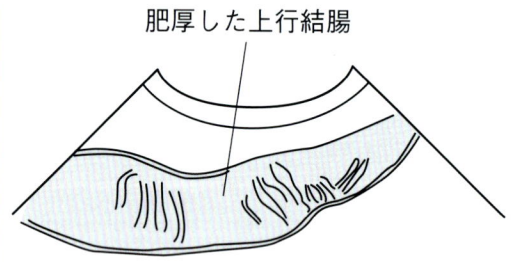

図b　肥厚した上行結腸長軸像

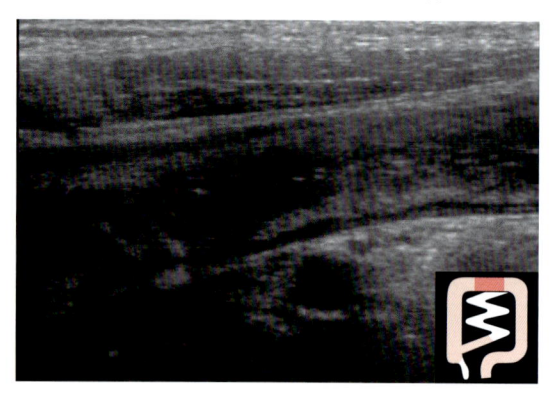

図c　肥厚した横行結腸長軸像

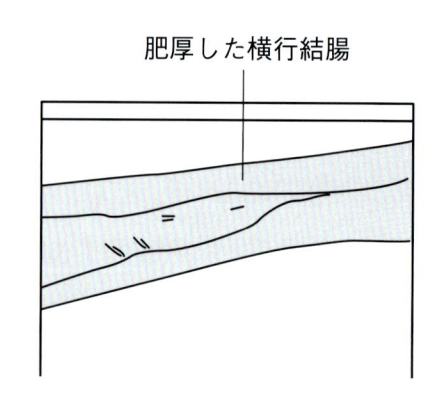

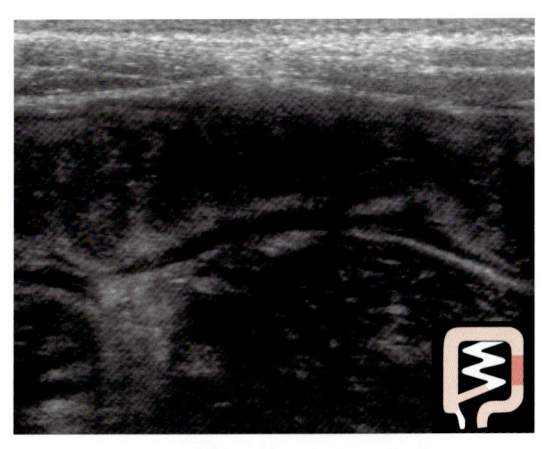

図d　肥厚した下行結腸長軸像

肥厚した下行結腸

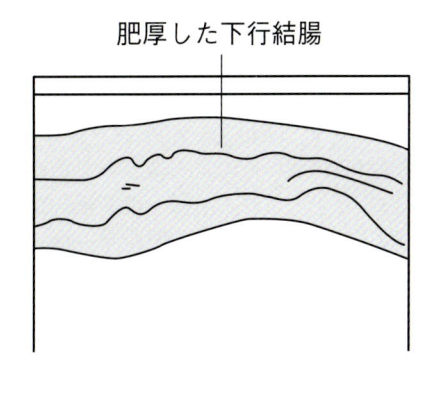

図e　腫大したリンパ節エコー像

腫大したリンパ節

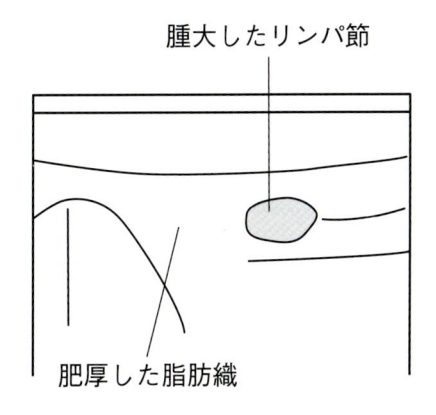

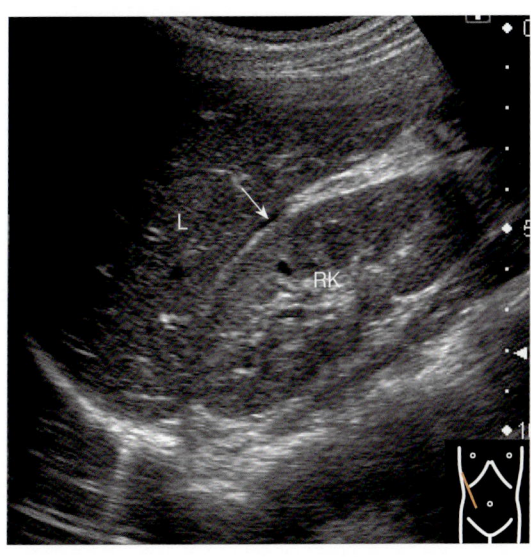

肥厚した脂肪織

図f　Morison's pouch の腹水エコー像

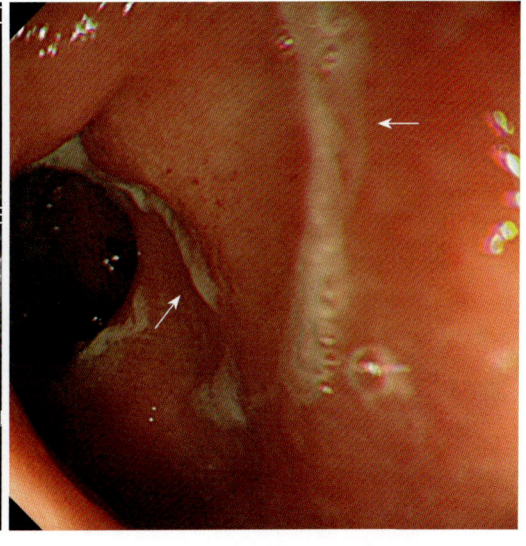

図g　下行結腸の内視鏡像

症例4　キャンピロバクター腸炎　campylobacter enteritis
－全大腸に肥厚がみられた例－

27歳，男性．腹痛，下痢．

　上行結腸のエコー像である（図a）．内腔は虚脱し粘膜下層主体の壁肥厚がエコーレベルの高い像としてみられる（矢印）．図bは上行結腸の短軸像を示す．浮腫性肥厚を示す腸管周囲脂肪織の肥厚により（※）isolation sign がみられる（矢印）．図cは回盲部周囲にみられた腸間膜リンパ節腫大像で，楕円状の低エコー像として認められる．図dは横行結腸を示す．粘膜面の高エコーは潰瘍やびらんが示唆される．図eは下行結腸，図fはS状結腸の長軸像をそれぞれ示す．いずれの腸管も粘膜下層主体の浮腫性肥厚がみられるが層構造は明瞭である．

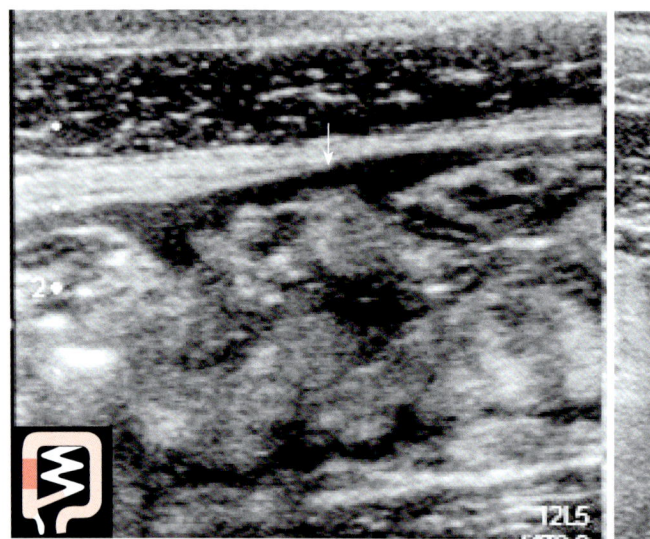

図a　肥厚した上行結腸長軸像

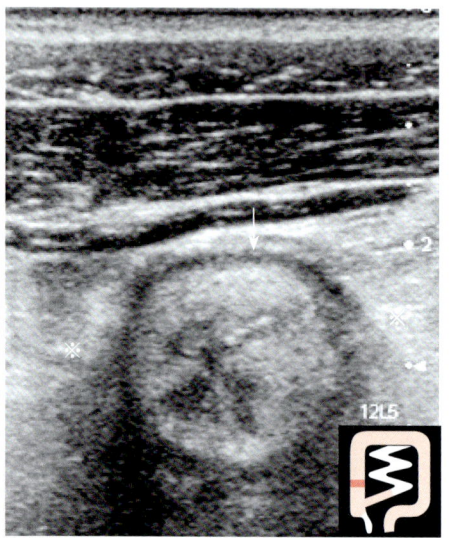

図b　肥厚した上行結腸短軸像

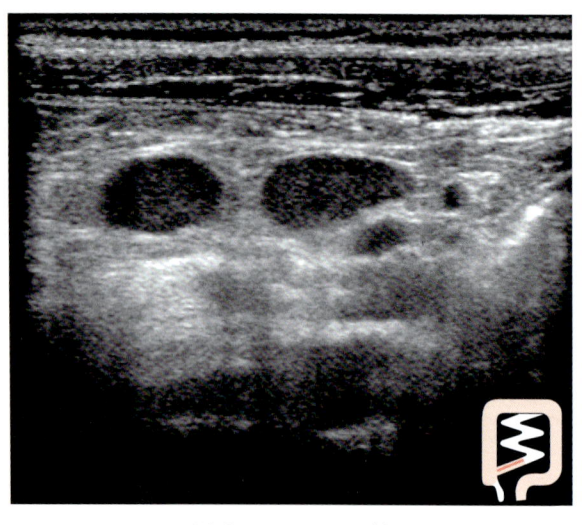

図c　腫大したリンパ節エコー像

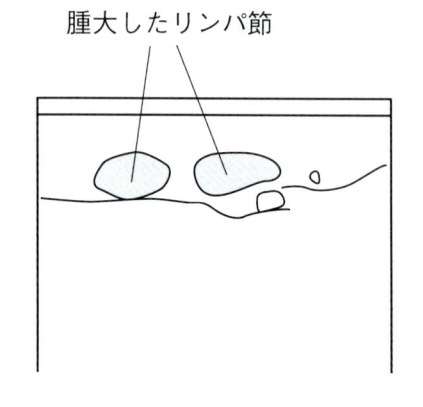

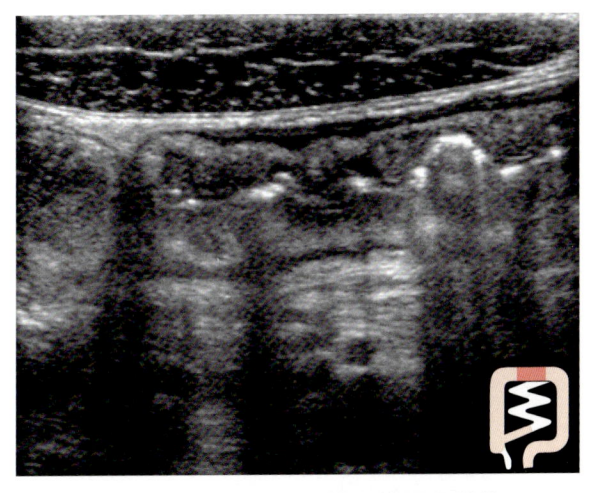

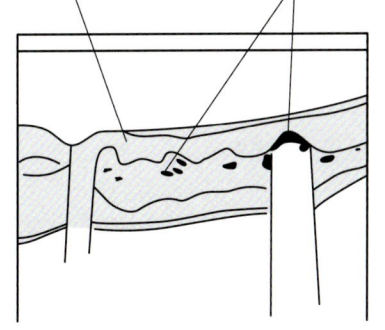

図d　肥厚した横行結腸長軸像

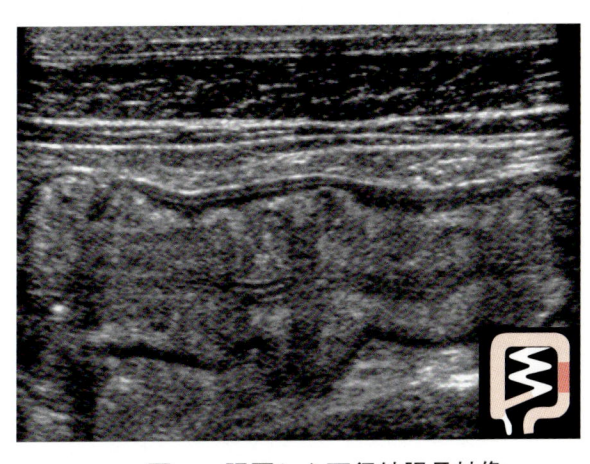

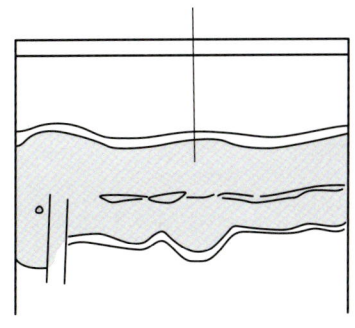

図e　肥厚した下行結腸長軸像

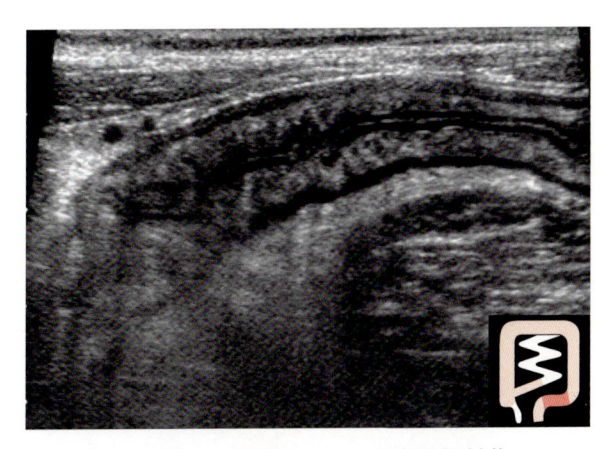

図f　肥厚したS状結腸長軸像

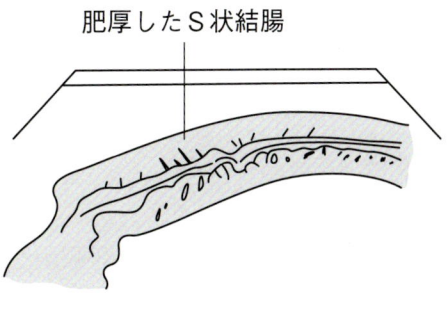

第Ⅳ章　その他の腸炎　1．感染性腸炎　305

症例5　エルシニア腸炎　Yersinia enterocolitis　－経過観察例①－

42歳，男性．腹痛，下痢，嘔吐．

回腸末端のエコー像である（図a）．バウヒン弁の肥厚がみられる（矢印）．図bは口側回腸のエコー像を示す．粘膜・粘膜下層の著明な浮腫性肥厚は，パイエル板 Peyer patches（リンパ小節の集合体）への細菌侵入・増殖によるもので病変部位は回腸末端部で，肥厚した壁内に低エコー域としてとらえられる（矢印）．図cは上行結腸の長軸像である．粘膜下層（第3層）主体の肥厚がエコーレベルの高い像を示している（矢印）．図dは回盲部の腸間膜リンパ節をみたものである．腫大したリンパ節は，類円形の低エコー像としてみられる（矢印）．図eは回腸末端の内視鏡像である．浮腫性肥厚を伴う地図状潰瘍の多発がみられる．

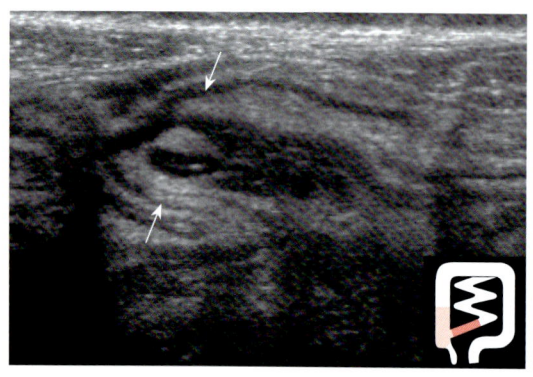

図a　肥厚したバウヒン弁長軸像（初回）

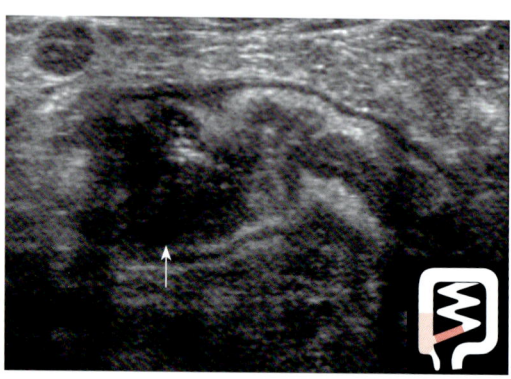

図b　肥厚した回腸末端長軸像

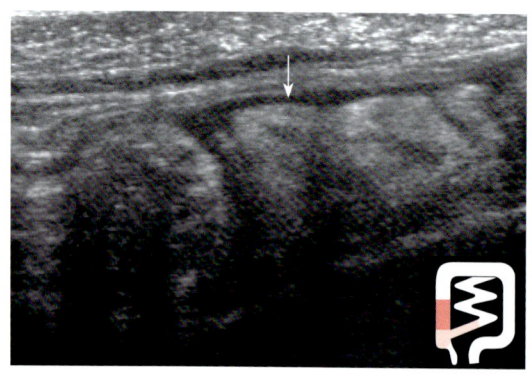

図c　肥厚した上行結腸長軸像

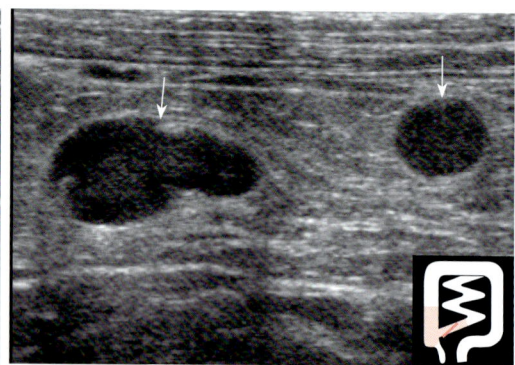

図d　腫大した腸間膜リンパ節エコー像（初回）

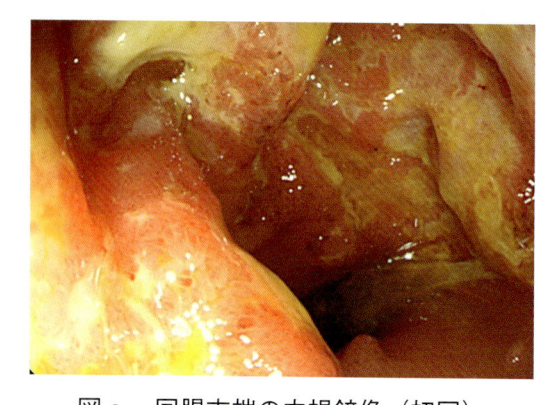

図e　回腸末端の内視鏡像（初回）

発症から1ヶ月後の回腸末端像を図fに示す．バウヒン弁の軽度肥厚と（矢印），回盲部の腸間膜リンパ節腫大がみられるが，初回の検査より改善されていることがわかる（図g矢印）．図h，図iは発症より8ヶ月後の回腸末端および腸間膜リンパ節腫大の経過をみたものである．初回時や，1ヶ月後に比べ両者に改善の様子を知ることができる（矢印）．図jは回腸末端の内視鏡像を示す．地図状の潰瘍は改善され，ほぼ正常粘膜となっている．

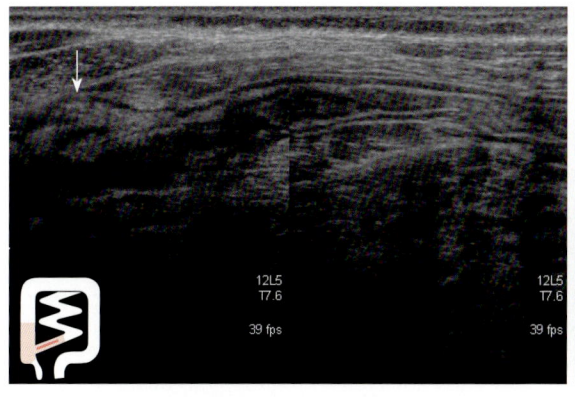

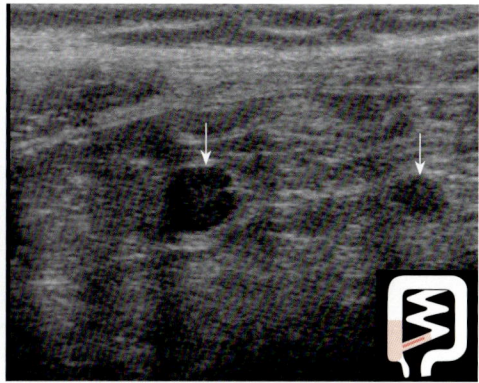

図f　回腸末端のエコー像（1ヶ月後）

図g　腸間膜リンパ節エコー像（1ヶ月後）

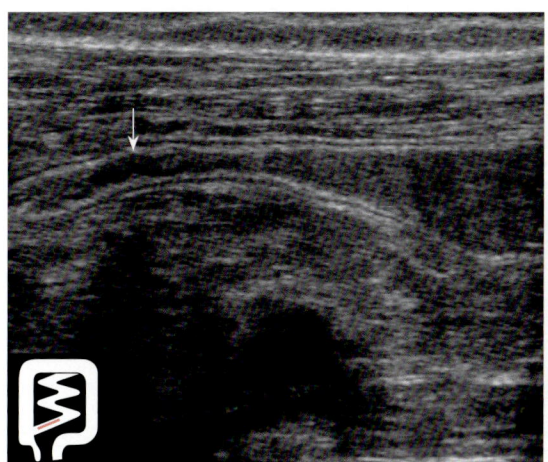

図h　回腸末端の長軸像（8ヶ月後）

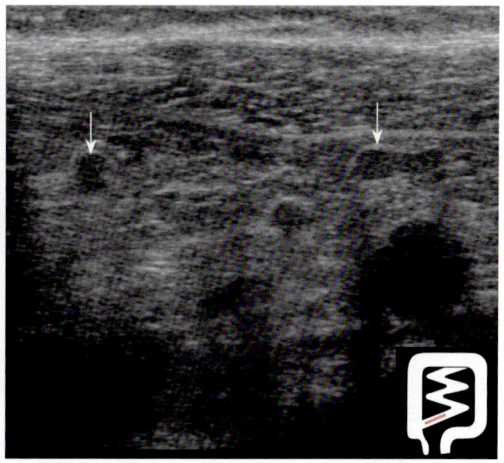

図i　腸間膜リンパ節エコー像（8ヶ月後）

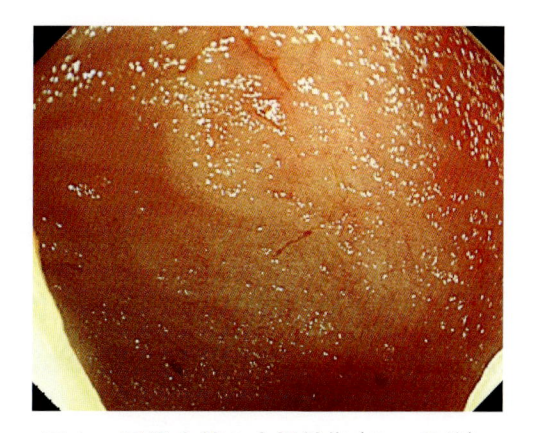

図j　回腸末端の内視鏡像（8ヶ月後）

症例6　エルシニア腸炎　Yersinia enterocolitis　－経過観察例②－

21歳，男性．右下腹部痛，下痢．

回腸末端のエコー像である（図a）．バウヒン弁の肥厚がみられる（矢印）．図bは口側回腸の長軸像をみたものである．パイエル板の肥厚（腫大したリンパ濾胞）の増生により回腸の浮腫性肥厚が低エコー像として認められる（矢印）．図cは回腸末端近傍の腸間膜リンパ節腫大である．類円形を示す低エコー腫瘤としてとらえられる（矢印）．図dは7病日後の回腸末端像である．浮腫性肥厚は改善されている（矢印）．

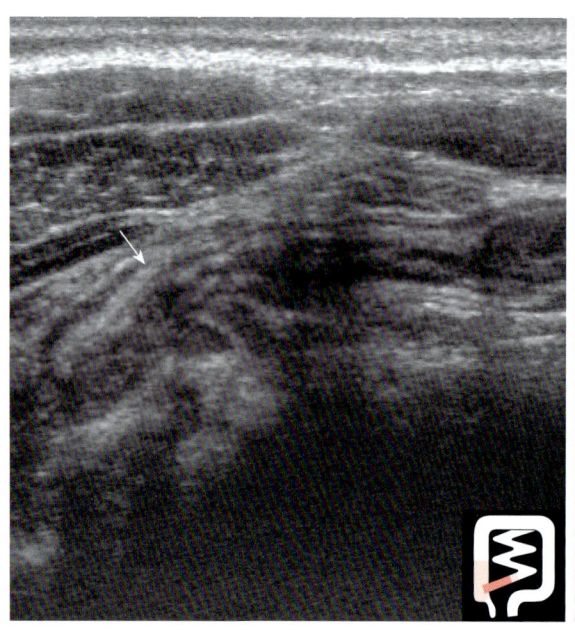

図a　肥厚したバウヒン弁長軸像

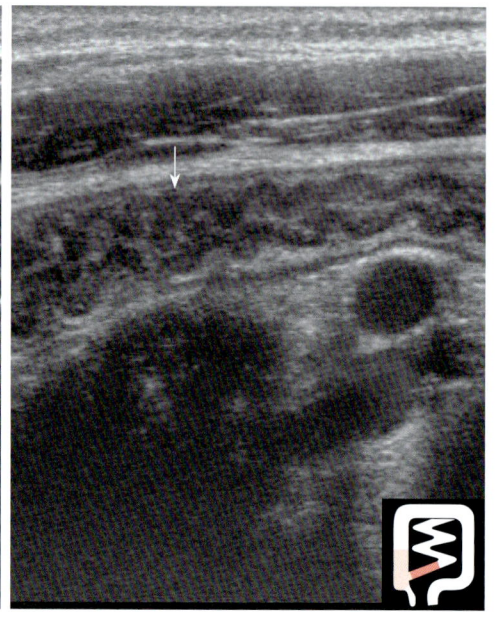

図b　肥厚した回腸末端長軸像

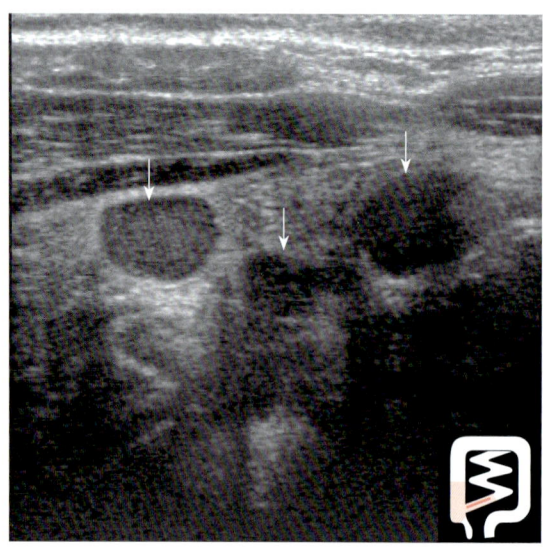

図c　腫大した腸間膜リンパ節エコー像

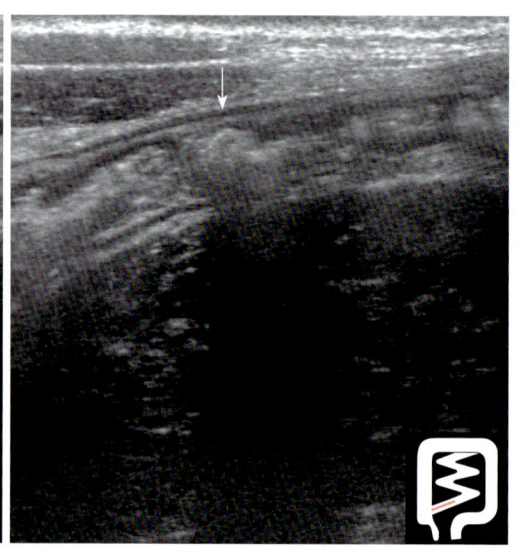

図d　回腸末端長軸像（7病日後）

症例7　エルシニア腸炎　Yersinia enterocolitis　－リンパ濾胞の腫大著明例－

25歳，男性．右下腹部痛．

回腸末端のエコー像である．全周性の浮腫性肥厚を伴った第3層（粘膜下層）内には腫大したリンパ濾胞が低エコー像としてみられる（図a矢印）．図bは回腸末端の短軸像である．腸管内のリンパ濾胞の腫大部分と周囲の腸間膜リンパ節腫大が低エコー像として描出されている．

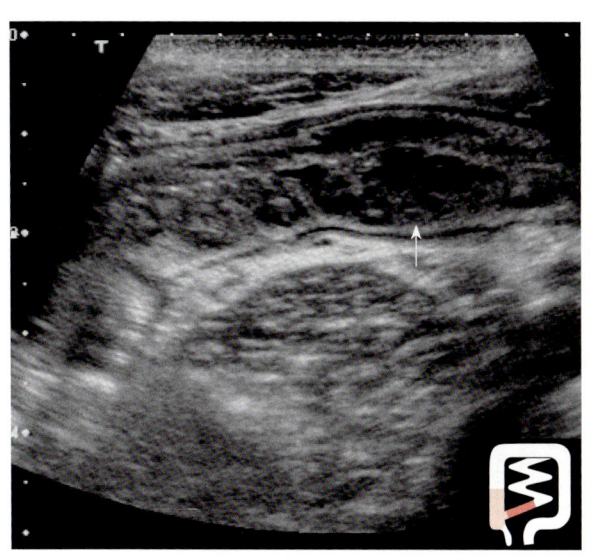

図a　肥厚した回腸末端長軸像

回腸末端　肥厚した腸管　パイエル板

腸腰筋

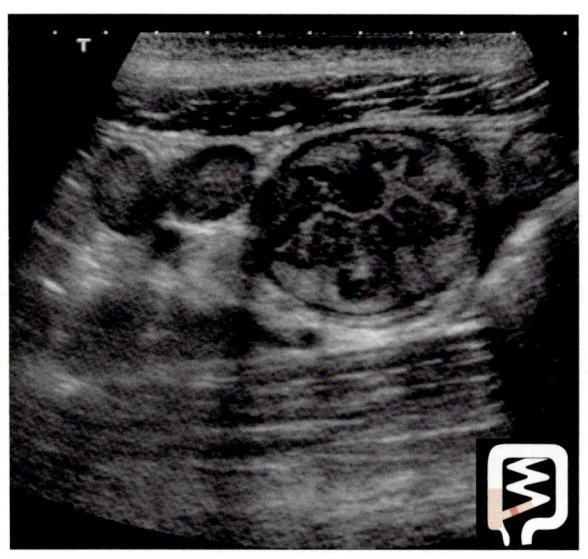

図b　肥厚した回腸末端短軸像

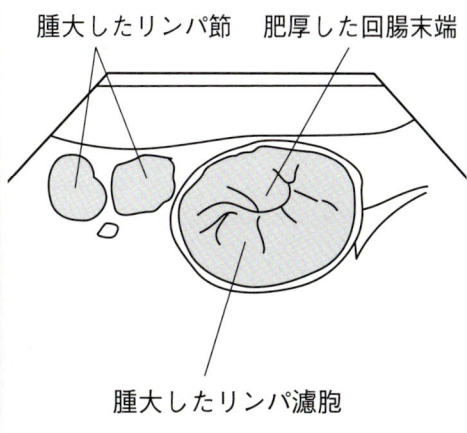

腫大したリンパ節　肥厚した回腸末端

腫大したリンパ濾胞

第Ⅳ章　その他の腸炎　1．感染性腸炎

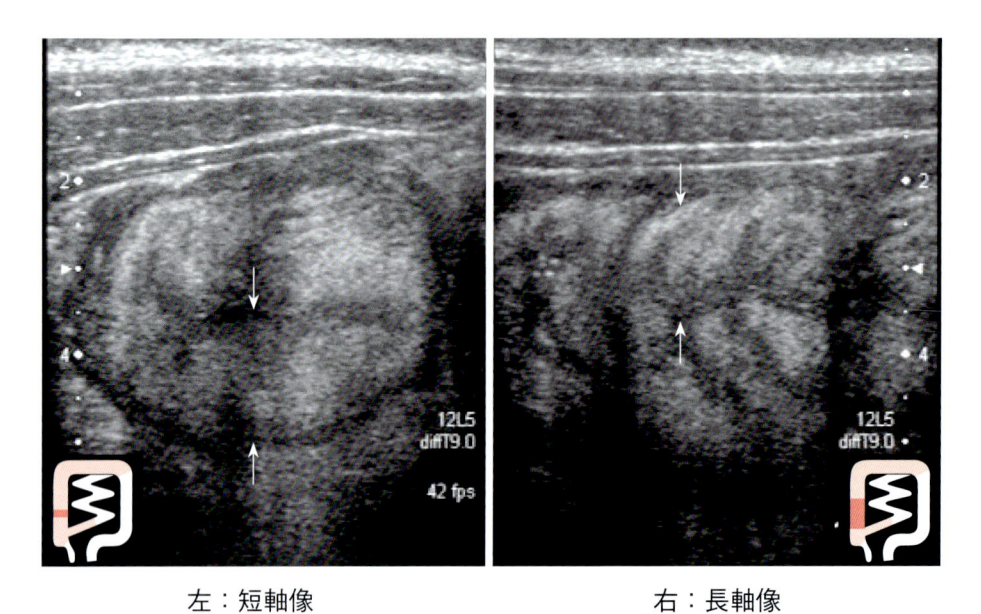

症例8　腸管出血性大腸菌性腸炎　Eschericia coli O157 associated colitis
－著明な浮腫例－

27歳，男性．下痢，腹痛．

　コンベックス探触子を用い，拡大した画像で上行結腸の長軸像をみたものである．粘膜下層の浮腫性肥厚がみられる（図 a）．同部位に対しリニア探触子を用い拡大画像で描出したものを図 b に示す．左は短軸像，右は長軸像である．残渣のない腸管では粘膜下層の著明な浮腫性肥厚の様子が観察できる．矢印は浮腫性肥厚を示す粘膜下層で，エコーレベルの高い像として認められる．重症例では著明な壁肥厚と層構造の不明瞭化がみられ，病変部位も広範に伸展することが多い．

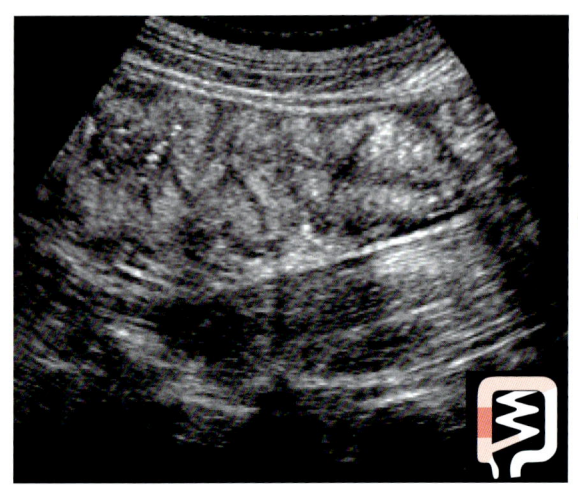

図 a　肥厚した上行結腸長軸像
　　　（コンベックス探触子）

左：短軸像　　　　　　　　　右：長軸像

図 b　肥厚した上行結腸エコー像（リニア探触子）

症例9　腸管出血性大腸菌性腸炎　Eschericia coli O157 associated colitis
－バウヒン弁肥厚例－

49歳，男性．腹痛．

バウヒン弁のエコー像である（図a）．回腸末端の明らかな肥厚は指摘できないが，バウヒン弁の浮腫性肥厚がみられる（矢印）．図bは上行結腸の短軸像である．周囲脂肪織の肥厚により（※）isolation sign を示している（矢印）．粘膜層の肥厚および粘膜下層の部分的低エコー化もみられる（矢頭）．図cは上行結腸をパワードプラで観察したものである．わずかに血流亢進がみられる（矢印）．図dは下行結腸への炎症の影響を知る目的で走査したものである．壁肥厚は認められなかった（矢印）．

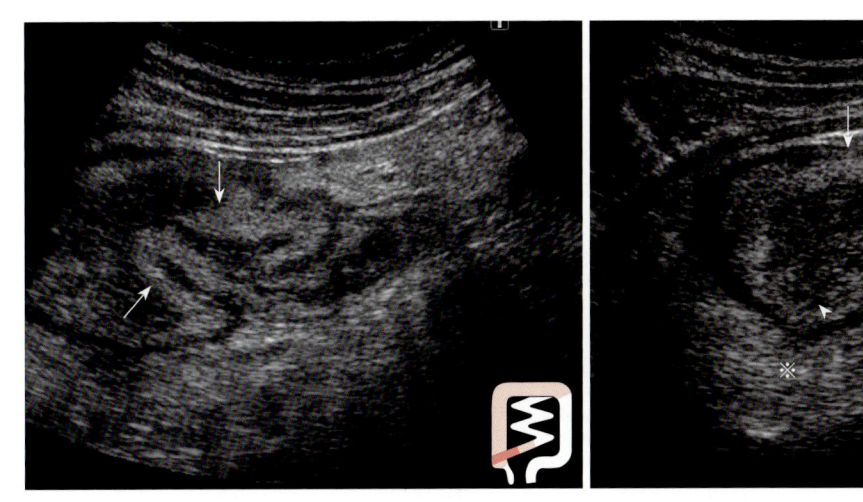

図a　肥厚したバウヒン弁長軸像

図b　肥厚した上行結腸短軸像

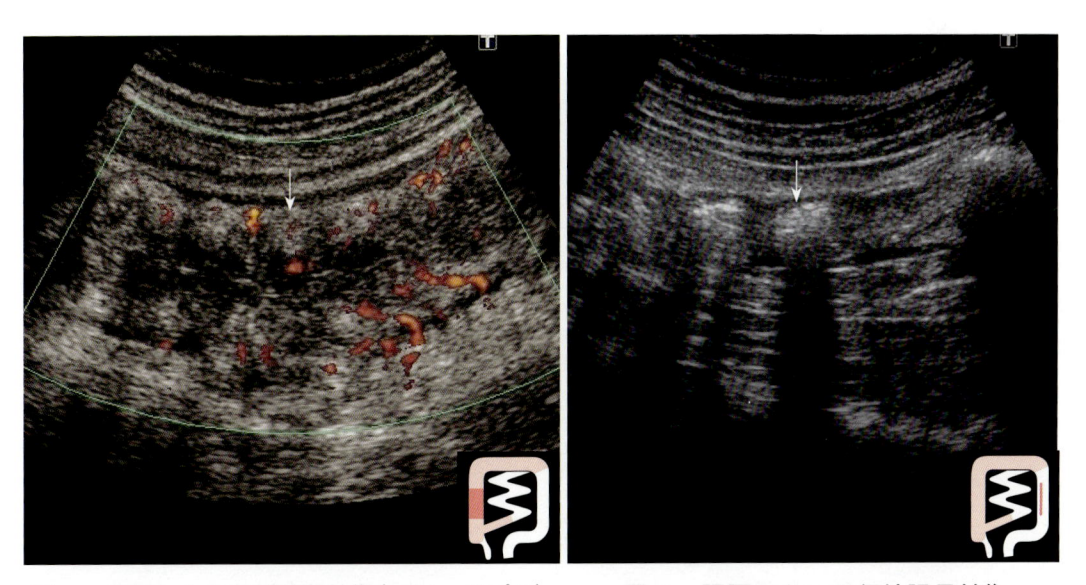

図c　肥厚した上行結腸長軸像（パワードプラ）

図d　肥厚のない下行結腸長軸像

症例10　腸管出血性大腸菌性腸炎　Eschericia coli O157 associated colitis
―粘膜筋板・粘膜下層肥厚と経過例―

21歳，女性．腹痛，下痢，嘔吐．

　上行結腸のエコー像である（図a）．粘膜・粘膜下層の浮腫性肥厚を認めるが層構造は明瞭である（矢印）．図bは肥厚部位を短軸像でとらえたものである．粘膜筋板（第2層）の低エコー域の増大と（矢頭）粘膜下層（第3層）の肥厚が認められる（矢印）．図cはCT前額断像である．矢印はエコーで指摘した上行結腸の肥厚部位を示す．図dは7病日後の上行結腸の短軸像である．浮腫性肥厚がみられた第2層，第3層の改善がみられる（矢印）．矢頭は内容物である．

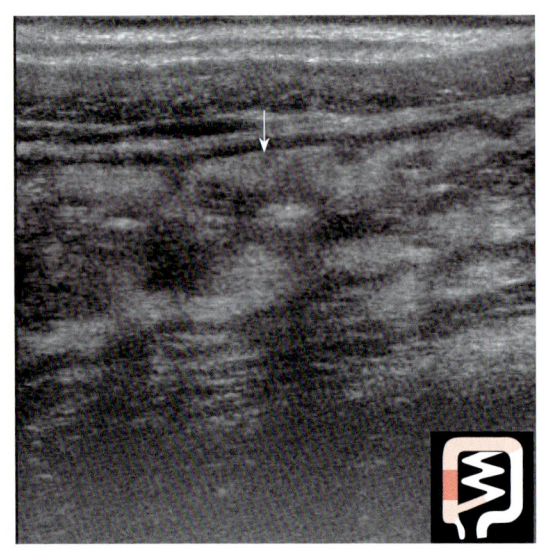

図a　肥厚した上行結腸長軸像

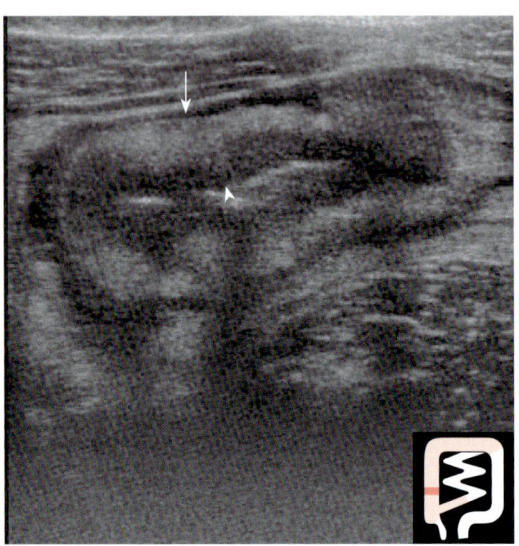

図b　肥厚した上行結腸短軸像

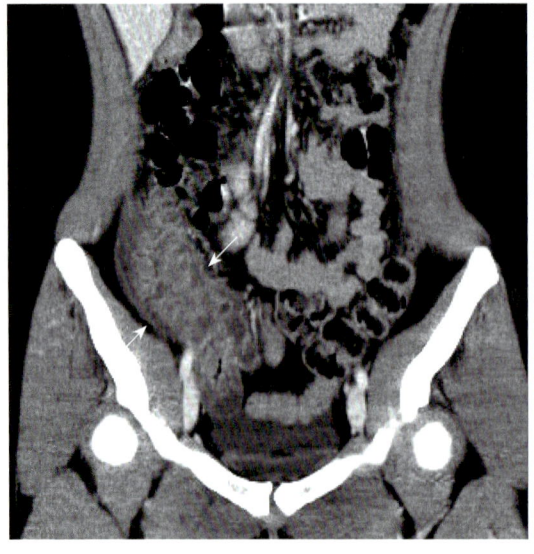

図c　CT前額断像（造影）

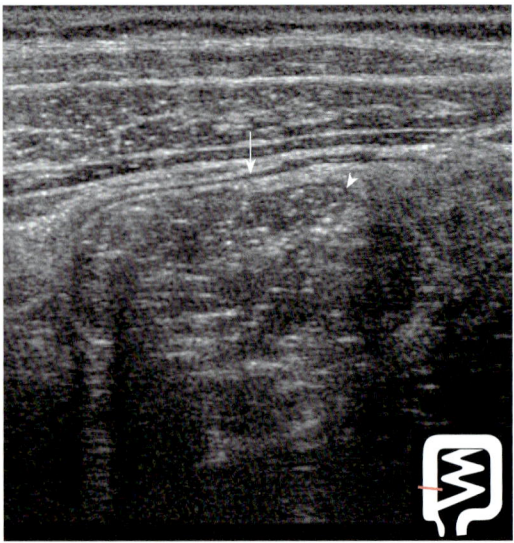

図d　改善された上行結腸短軸像（7病日後）

症例11　腸管出血性大腸菌性腸炎　Eschericia coli O8 associated colitis
― 門脈内ガス血症例 ―

19歳，女性．腹痛，下痢を伴う急性腹症．

上行結腸のエコー像である（図a）．虚脱した上行結腸には低エコー化を伴う浮腫性肥厚がみられる（矢印）．図bは肝右葉である．門脈内および肝実質内には点状高エコーの存在により肝内部が不鮮明であり，門脈ガス血症が疑われる（矢印）．図cはCT像である．矢印は門脈内ガスを示す．図dは初回検査から5時間後の肝右葉をみたものである．門脈内ガスは消失し門脈の内腔も鮮明に描出されている（矢印）．便培養の結果，O-8が検出され感染性腸炎による門脈ガス血症と判明した．門脈内ガスの所見がみられた場合，腸管壊死などの重篤な疾患の可能性もあるため腸管や上腸間膜動・静脈の検索が重要である．

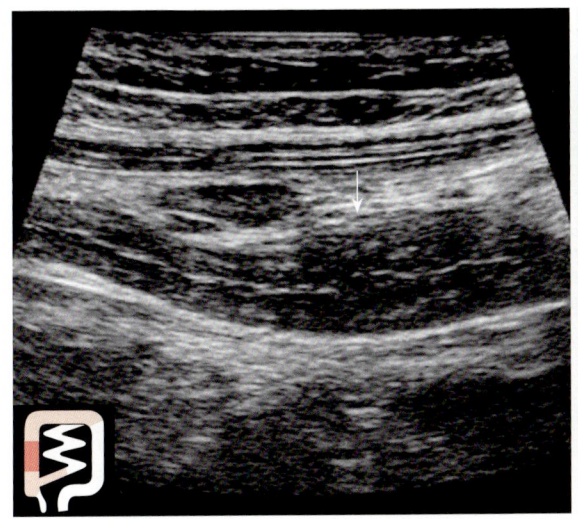

図a　肥厚した上行結腸長軸像

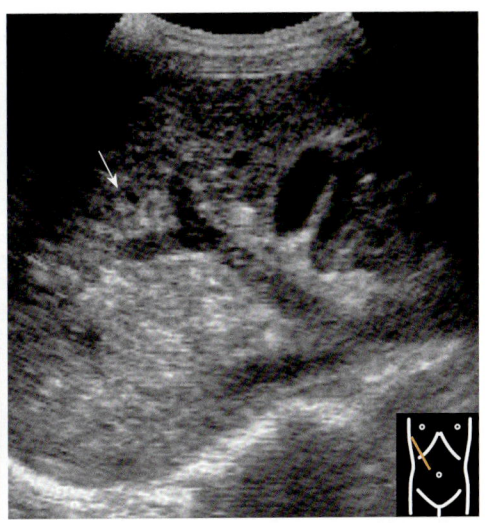

図b　門脈内ガスの肝右葉エコー像

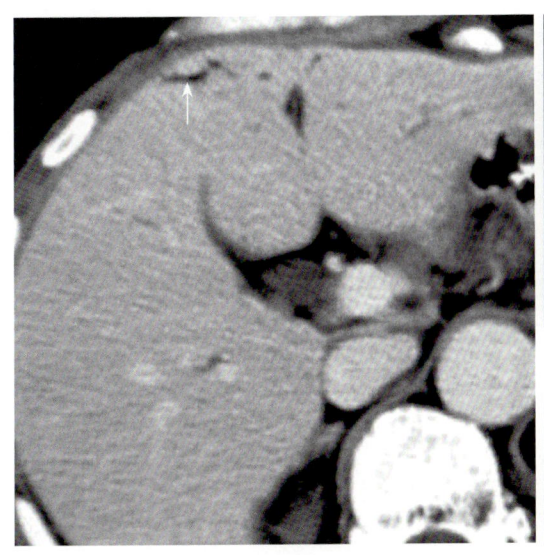

図c　CT像（造影）

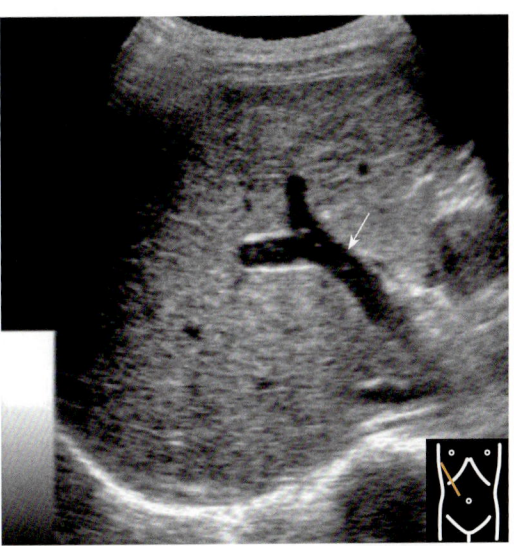

図d　肝右葉のエコー像（5時間後）

症例12　アメーバ性大腸炎　Amebic colitis　－タコイボ様潰瘍を示す例－

35歳，女性．腹痛，下痢，血便．

　上行結腸のエコー像である（図a）．粘膜面の凹凸不整像および壁肥厚がみられるが，壁構造は明瞭である（矢印）．図bは肥厚部位の短軸像である．壁肥厚と層構造の状態を観察することができる（矢印）．図cは下行結腸のエコー像を示す．粘膜面の凹凸と粘膜下層主体の壁肥厚が認められる（矢印）．図dは回盲部の腸間膜リンパ節腫大をとらえたもので，円形を示す低エコー像として認められる（矢印）．図eは上行結腸の内視鏡像である．本症例に特徴的なタコイボ様潰瘍とびらんが認められる（矢印）．

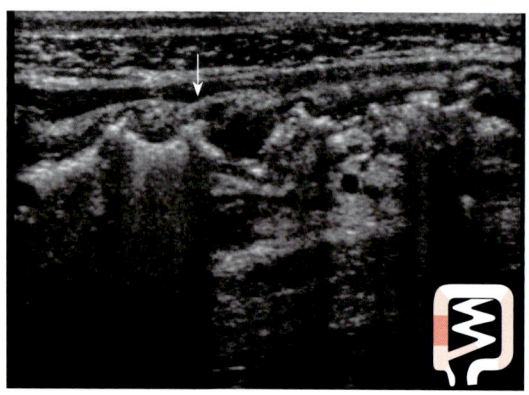

図a　肥厚した上行結腸長軸像

図b　肥厚した上行結腸短軸像

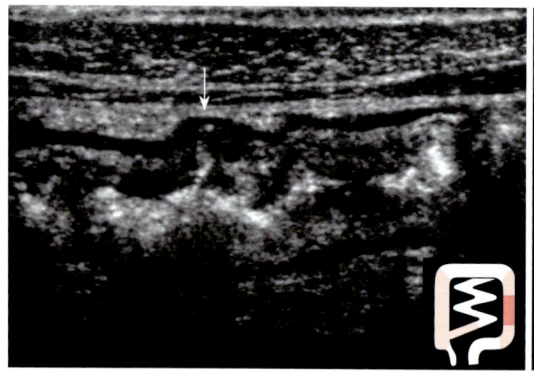

図c　肥厚した下行結腸長軸像

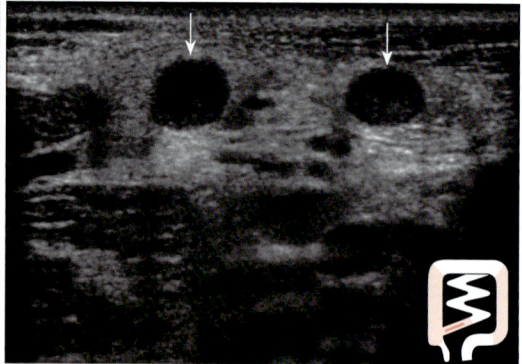

図d　腫大した回盲部リンパ節エコー像

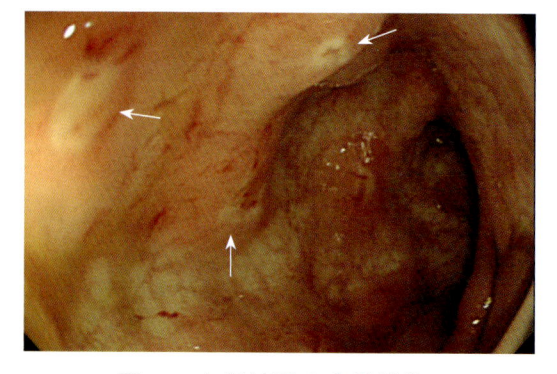

図e　上行結腸の内視鏡像

症例13　アメーバ性大腸炎　Amebic colitis　－虫垂腫大を伴った例－

42歳，女性．右下腹部痛．

回盲部末端のエコー像である．バウヒン弁の浮腫性肥厚がみられる（図 a）．図 b は上行結腸の長軸像を示す．虚脱した上行結腸に粘膜下層主体の壁肥厚が認められる（矢印）．図 c は腫大した虫垂を示す（矢印）．同部位に圧痛がみられ，急性虫垂炎との鑑別が困難であった症例である．血清アメーバ抗体検査から赤痢アメーバの抗体陽性によりアメーバ赤痢と判明した．本症は虫垂開口部に病変がみられるのも特徴であるため虫垂腫大は所見の一つである．

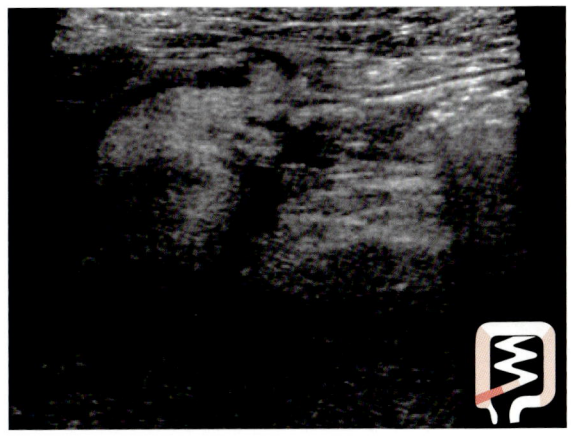

図 a　肥厚した回腸末端長軸像

図 b　肥厚した上行結腸長軸像

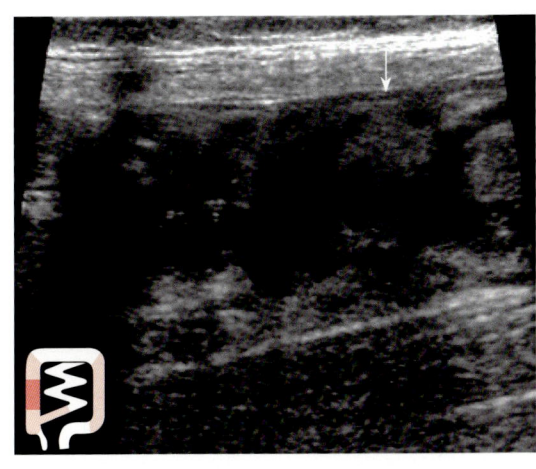

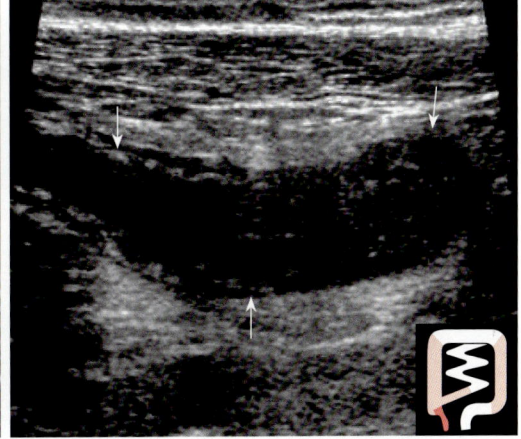

図 c　腫大した虫垂長軸像

memo　アメーバ赤痢　amebic dysentery

・アメーバ赤痢は寄生虫の原虫である赤痢アメーバ Entamoeba histolytica を病原体とする感染症である．赤痢アメーバの感染嚢子（シスト）に汚染された飲食物などを経口摂取することにより感染する．シストは小腸で脱嚢し栄養型となり大腸粘膜に潰瘍性病変を形成する．症状は大腸粘膜の潰瘍病変によって起こる粘血便，下痢，しぶり腹，鼓腸，排便時の下腹痛が主体である．典型例ではイチゴゼリー状の粘血便となり数日から数週間の間隔で増悪と寛解を繰り返す．腸管部から赤痢アメーバが血行性に転移すると肝，肺，脳，皮膚などに膿瘍を形成する．肝膿瘍が最も頻度が高く，発熱，上腹部痛，食欲不振，嘔吐などの症状を示す．

5 ウイルス性腸炎の症例

ウイルス性腸炎の症例を提示する．ボディーマークの薄色部分は罹患範囲を，濃色部分はエコーで認めた所見を示す．

症例14　急性ウイルス性腸炎　acute viral gastroenteritis

51歳，男性．嘔吐，腹痛，下痢．

　正中部を矢状走査すると肝左葉下面に拡張した胃がみられる（図a）．リアルタイムで観察すると蠕動の低下と内容物の停滞がみられる．図bは左下腹部をみたものである．ケルクリング襞の軽度肥厚と拡張がみられ蠕動の亢進も観察される．このような像が得られた場合，イレウス（腸閉塞）との鑑別が必要になる．イレウスでは特別なイレウスは別として一般的に拡張した腸管が広範囲にみられることや症状などを参考にするとよい（P. 134参照）．

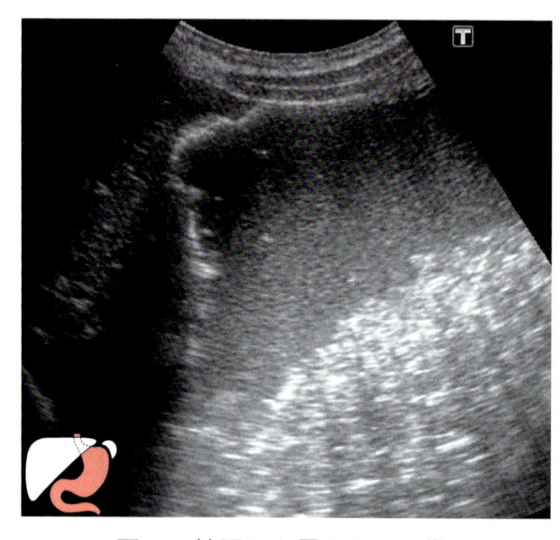

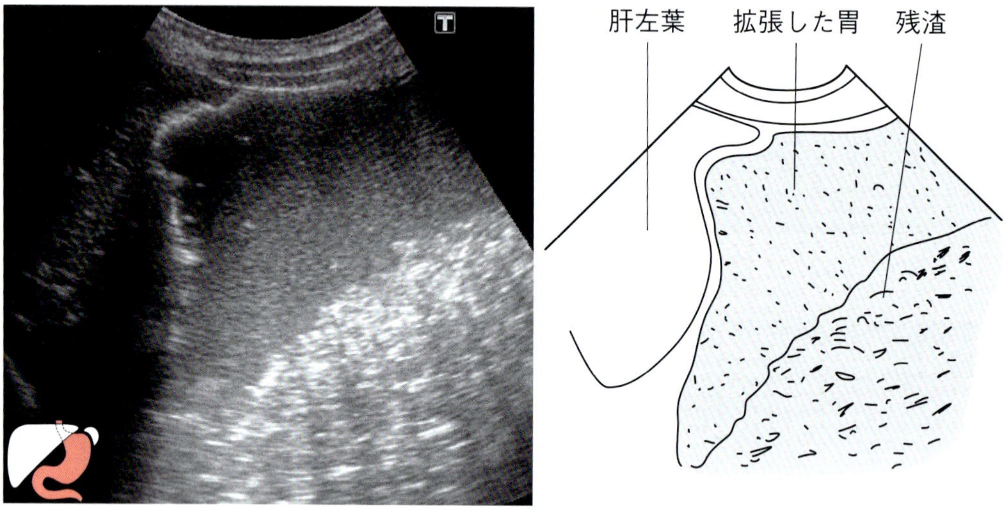

図a　拡張した胃のエコー像

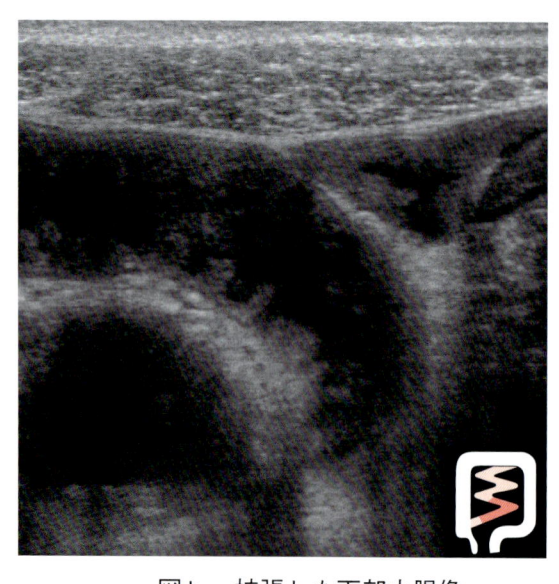

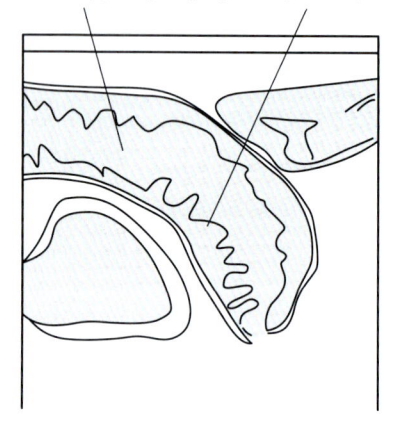

図b　拡張した下部小腸像

症例15 急性ウイルス性腸炎 acute viral gastroenteritis

29歳，男性．嘔吐，腹痛，下痢．

コンベックス探触子で下部小腸をみたものである．軽度拡張した小腸がみられる（図a）．図bはリニア探触子を用い拡大画像で下部小腸をみたものである．矢印は拡張した小腸，矢頭はケルクリング襞の軽度肥厚を示す．大腸拡張の存在を知るため図cに上行結腸のエコー像をみたものである．拡張や壁肥厚はみられない（矢印）．

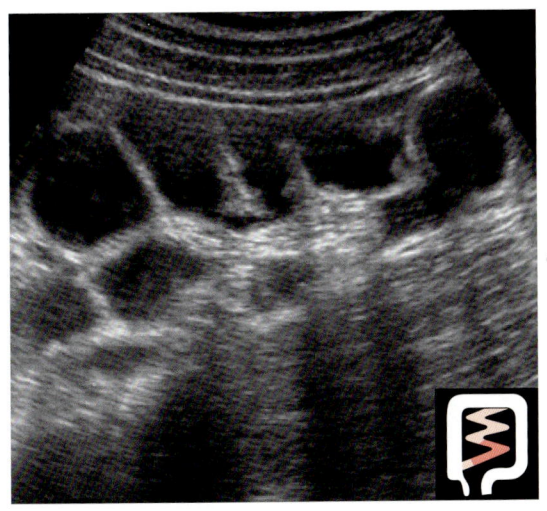

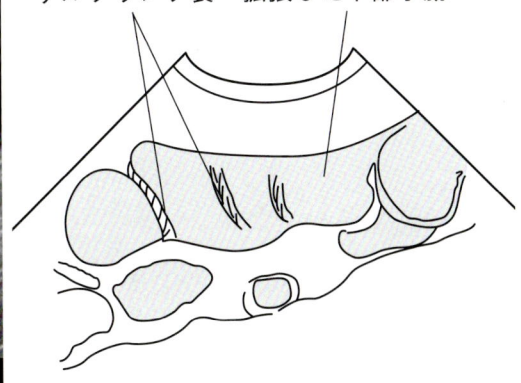

ケルクリング襞　拡張した下部小腸

図a　拡張した下部小腸像（コンベックス探触子）

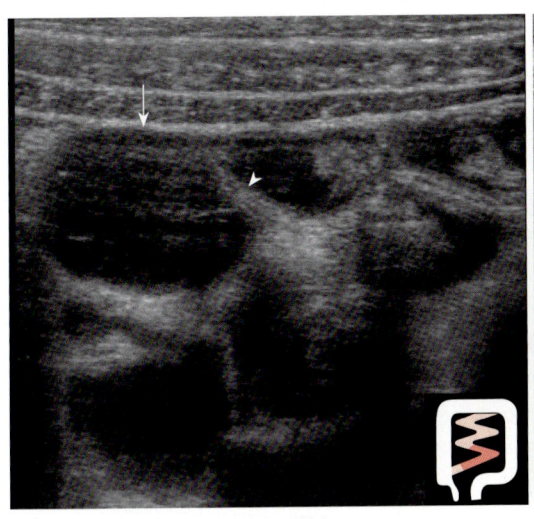

図b　拡張した下部小腸像（リニア探触子） 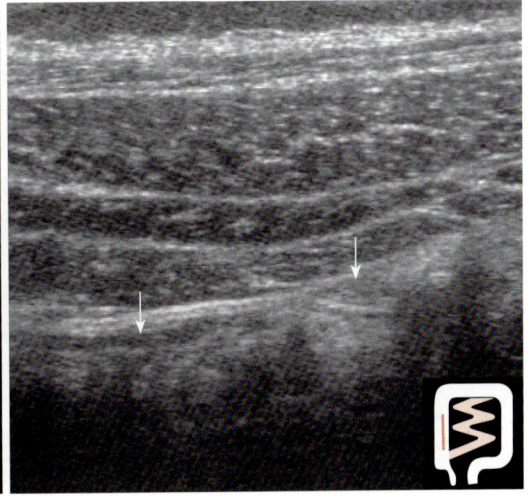　　図c　上行結腸像（リニア探触子）

memo　ウイルス性腸炎　viral gastroenteritis

・ウイルス性腸炎の多くは小児で重要視されてきた．ノロウイルス，ロタウイルスや腸管アデノウイルスなどは成人においても急性下痢症の原因となるが，多くは自然に治癒する．潜伏期は1〜3日である．おもに冬期においてみられる．

2 虚血性大腸炎
ischemic colitis

1 虚血性大腸炎

- **概念，頻度**

  主幹動脈に明らかな閉塞がなく，可逆的な血行障害に起因した大腸炎である．消化管虚血の過半数以上を占める臨床的頻度の高い疾患として知られる．高齢者に好発し約90％は60歳以上であるが，ときに20歳前後の若年者の発症もみられる．病型を一過性型，狭窄型および壊疽型にわけると，多くは粘膜から粘膜下層までに傷害がとどまる軽症の一過性型（約65％）であるが，粘膜下層の線維化による狭窄型（約25％）や腸管壊死に陥る壊疽型（約10％）もみられる．

- **発症機序**

  血管側因子と腸管側因子が互いに関与して複雑に絡み合い発症すると考えられる．血管側因子として腸管の小血管病変や低灌流に伴う微小循環障害，腸管側因子として腸内圧の亢進や運動亢進による平滑筋の攣縮があげられる．若年者で発症した場合は，血管炎，血栓性素因，凝固異常，薬物によるもの，マラソンなどが原因としてあげられる．女性では経口避妊薬の服用，やせ薬の大量服用による報告もある．腸管側因子として，便秘，いきみ，下痢，浣腸など，腸管内圧上昇が誘因となる．

- **罹患部位・臨床症状**

  大部分（85％以上）が横行結腸脾彎曲部から下行結腸およびS状結腸を中心とした左半結腸に発生し，右側結腸のみは15％程度にすぎない．局所的な非閉塞性の血流低下は，water shed area（血管支配の分水嶺）である脾彎曲部とS状結腸直腸移行部に高頻度に発生する．直腸病変は比較的まれである．特に透析患者やショック状態では右側結腸に傷害をきたす場合が多いとされる．虚血性大腸炎の典型的な症状は，突然生じる強い腹痛と，排便回数の増加（水様下痢便）と24時間以内の血便の出現が3主徴として典型的である．腹痛は左側腹部から下腹部に多く，圧痛を認める．腹部症状が回復せず腹膜刺激症状が出現した場合は壊疽型を考慮し，狭窄型はいったん自覚症状が改善するが狭窄の進行とともに腸閉塞症状がみられるようになる．

- **治療・予後**

  一般的には多くの症例で保存的に軽快し予後良好な疾患であるが，ときに再発が5〜10％程度みられる．

2 虚血性大腸炎のチェックポイント

虚血性大腸炎のチェックポイントを模式図の番号で示す（図 a）．

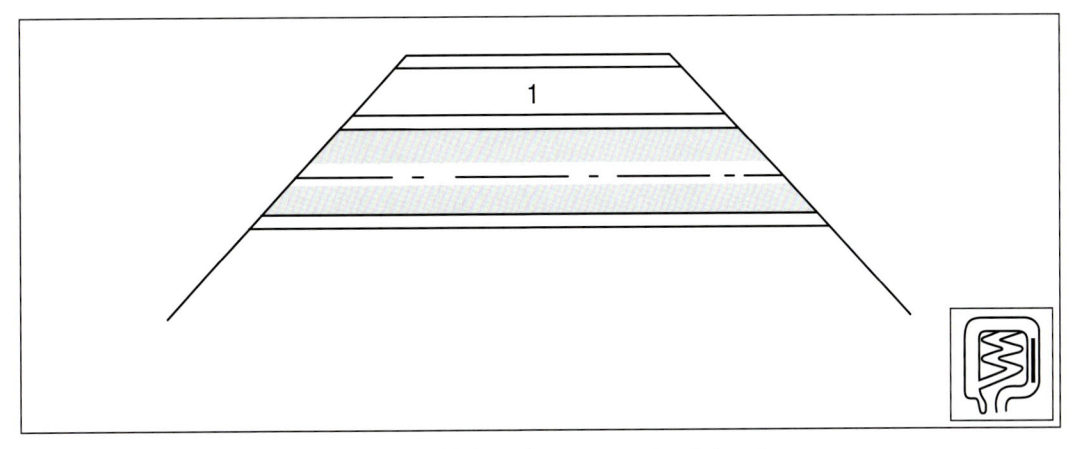

図 a　虚血性大腸炎のチェックポイント

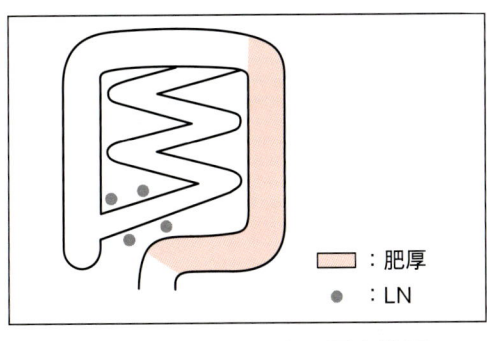

1．虚血性大腸炎

横行結腸脾彎曲部から下行結腸，S状結腸に全周性の浮腫性肥厚が低エコー像を示す．
・層構造は明瞭であるが，不明瞭なこともある．
・脂肪織の肥厚によりisolation signがみられる．
・リンパ節腫大がみられる．
・頻度は少ないが右側結腸にみられることがある．
・壊疽型では層構造は不明瞭になる．
・潰瘍性大腸炎と同様のエコーパターンを示すことから鑑別を要す．図 b に虚血性大腸炎の罹患範囲を示す．

図 b　虚血性大腸炎の罹患範囲
　　　：肥厚
　　　：LN

---

memo　虚血性大腸炎の病型分類　disease classification of type ischemic colitis

・虚血性大腸炎は，炎症の程度や治癒過程により，一過性型，狭窄型，壊疽型の3つに分類される．一過性型は虚血が一時的であり，内科的治療で約1週間程度の治療で軽快する．狭窄型は深い潰瘍の場合，治癒過程で腸管の内腔が狭くなって治る場合が狭窄型である．壊疽型は虚血が続き大腸への血液循環が再開できずに腸が壊死に陥るもので緊急手術を必要とする重症な腸炎である．

3 虚血性大腸炎の症例

虚血性大腸炎の症例を提示する．ボディーマークの薄色部分は罹患範囲を，濃色部分はエコーで認めた腸管壁の肥厚部位を，白いボディーマークの走査ラインは肥厚を認めない部位を示す．

症例1　虚血性大腸炎　ischemic colitis －経過観察例－

71歳，男性．腹痛，下痢，血便．

虚血性大腸炎の経過をみたものである．リニア探触子を用い，拡大画像で下行結腸を走査したものである．浮腫性肥厚を伴った腸管壁は低エコー化を示し，層構造は不明瞭である（図a 左矢印）．右は同部位をコンベックス探触子を用い，拡大画像で下行結腸をみたものである．リニア探触子でみた像と同様に浮腫性肥厚を伴った腸管壁は低エコー像を呈している（矢印）．図bは初回から3病日目の下行結腸長軸像をコンベックス探触子でみたものである．初回の像に比べ壁の低エコー化は改善され粘膜下層の高エコー域も認められる（矢印）．図cは7病日目の下行結腸である．腸管の壁肥厚と低エコー化は解消され，ほぼ正常腸管の像を呈している．簡便な走査で前処置を必要としないエコー検査は，経過観察においても威力を発揮する．

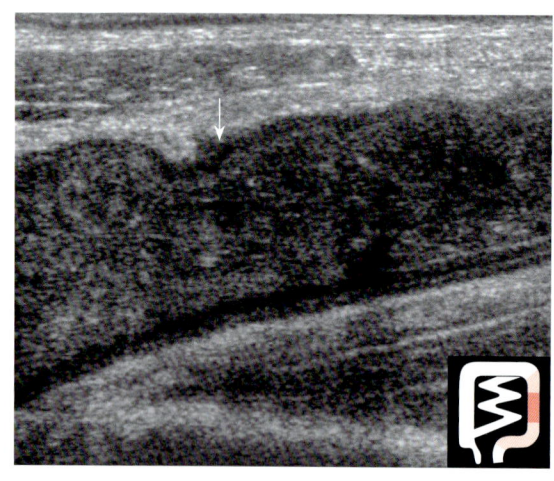

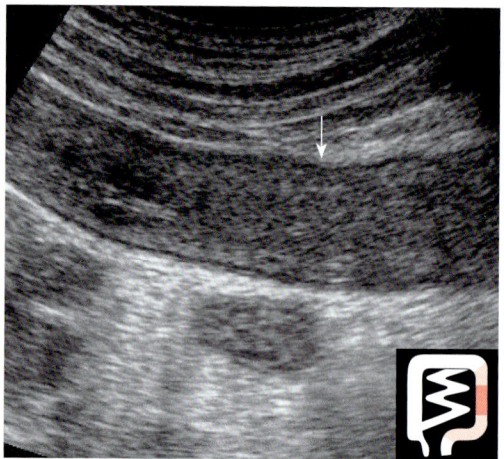

左：リニア探触子　　　　　　　右：コンベックス探触子
図a　肥厚した下行結腸長軸像（初回）

図b　肥厚した下行結腸長軸像（3病日）　　図c　下行結腸長軸像（7病日）

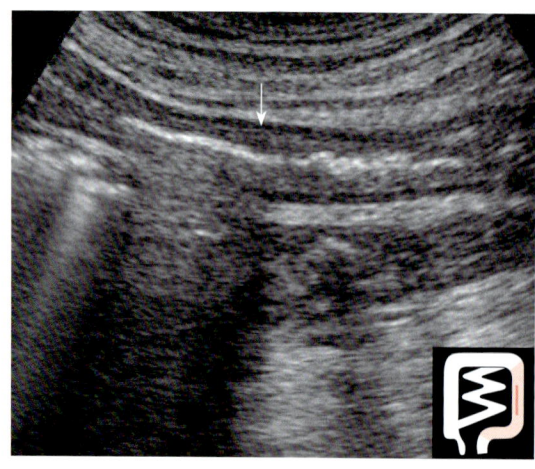

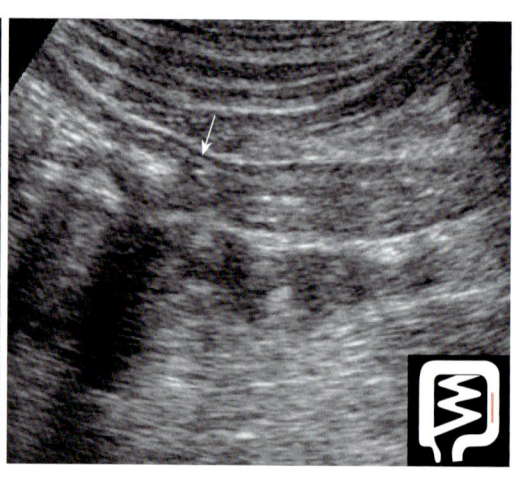

症例2　虚血性大腸炎　ischemic colitis　−軽症例①−

54歳，男性．腹痛，下痢，血便．

　上行結腸の長軸像である．高エコーとして描出される粘膜下層内には低エコー部分の存在もみられ，軽度肥厚が疑われる（図a矢印）．図bは下行結腸である．前壁の壁厚は6mmほどあり粘膜下層の浮腫性肥厚を認めるが層構造は明瞭である（矢印）．これらの所見より虚血性大腸炎を疑うより他の炎症性大腸炎が示唆された．図cは上行結腸の内視鏡像である．明らかな所見は認められない．図dは下行結腸の内視鏡像である．帯状，斑状の発赤が認められ（矢印）虚血性大腸炎と診断された．

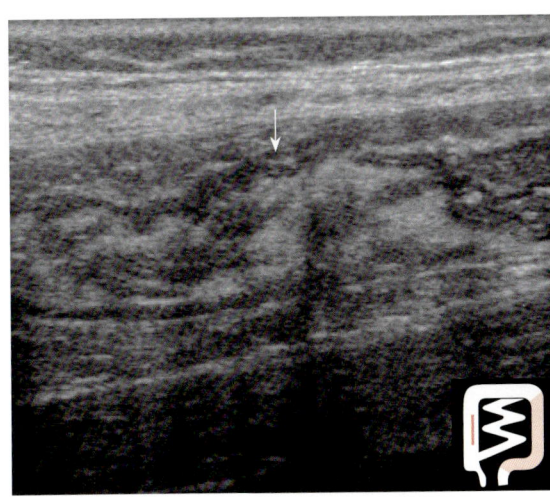

図a　上行結腸長軸像

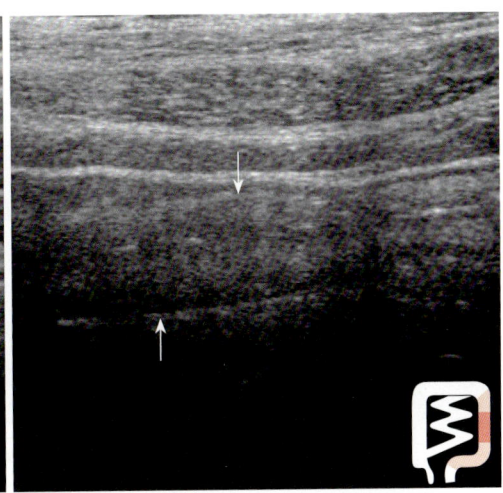

図b　肥厚した下行結腸長軸像

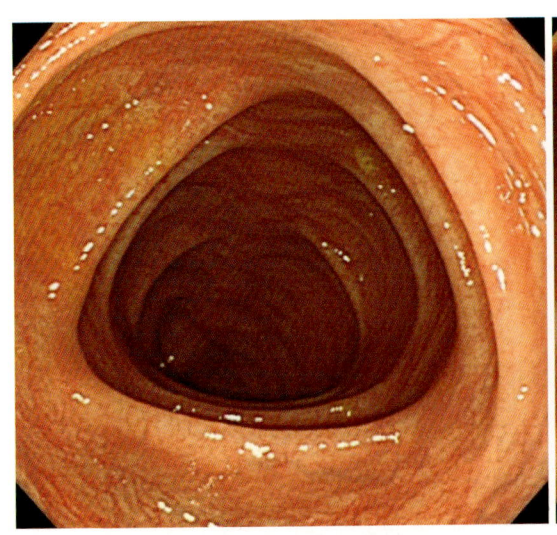

図c　上行結腸の内視鏡像

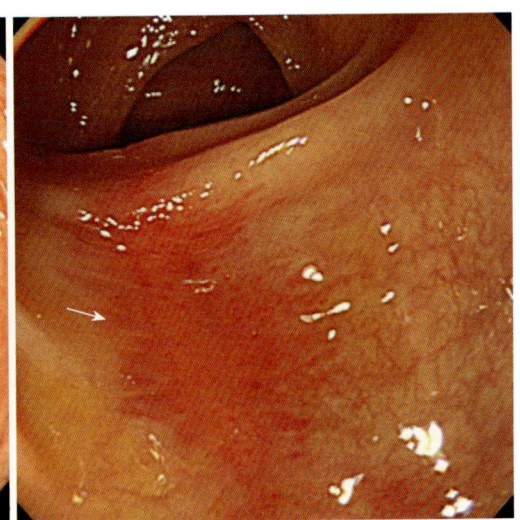

図d　下行結腸の内視鏡像

症例3　虚血性大腸炎　ischemic colitis　−軽症例②−

68歳，女性．腹痛，下痢．

下行結腸の長軸像である．粘膜・粘膜下層の浮腫性肥厚がみられる（図a矢印）．図bは肥厚部位の短軸像を示す．腸管の炎症により周辺脂肪織（腸間膜）への炎症波及が，isolation sign を呈し病変部が強調された像を示している（矢印）．下行結腸の内視鏡像では帯状の発赤がみられる（図c）．潰瘍性大腸炎も同様のエコーパターンを示すことから鑑別が必要である．鑑別点として，虚血性大腸炎の多くは予後良好な疾患であり，経過観察による変化の有無をみるとよい．また，若年者に多いのが潰瘍性大腸炎，高齢者に多いのが虚血性大腸炎の傾向にあることも参考にするとよい．

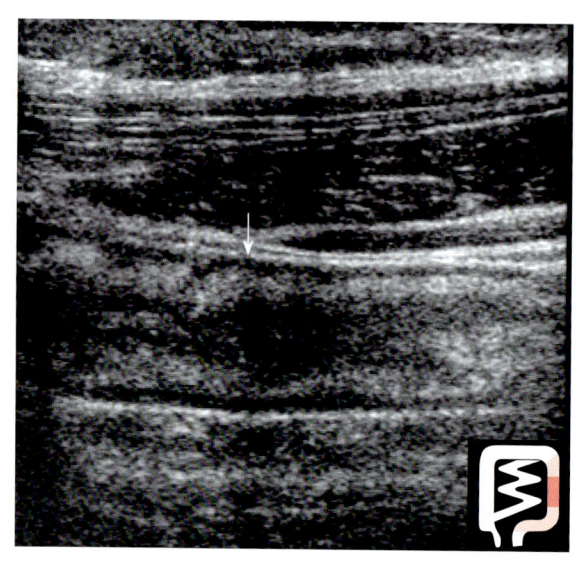

図a　肥厚した下行結腸長軸像

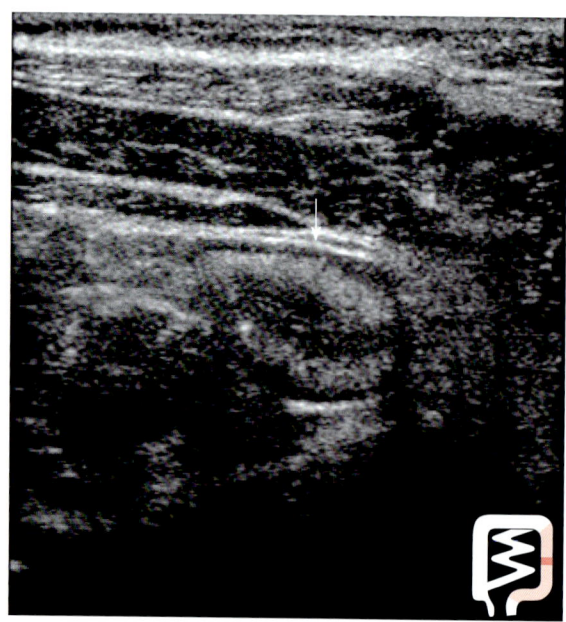

図b　肥厚した下行結腸短軸像

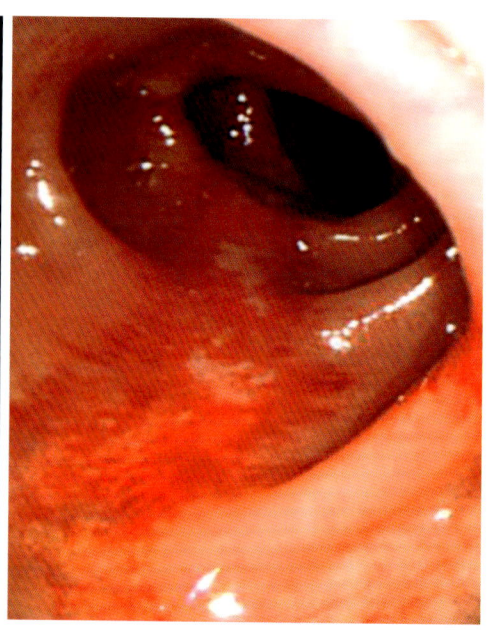

図c　下行結腸の内視鏡像

症例4　虚血性大腸炎　ischemic colitis －層構造不明瞭例①－

71歳，男性．左下腹部痛，腹痛，血性下痢．

　下行結腸の長軸像である．粘膜・粘膜下層の浮腫性肥厚と低エコー化がみられるが，層構造は明瞭である（図a）．図bはS状結腸の長軸像である．下行結腸と同様に浮腫性肥厚としてとらえられる．図cは所見が最も強いS状結腸の短軸像を示す．周辺脂肪組織のエコーレベルの増強（矢頭）によりisolation sign を呈している（矢印）．図dはS状結腸の内視鏡像である．発赤および著明な浮腫がみられ，縦走潰瘍の多発が認められる．

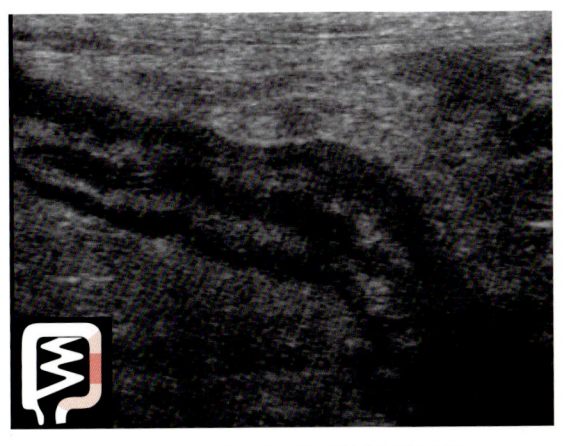

図a　肥厚した下行結腸長軸像

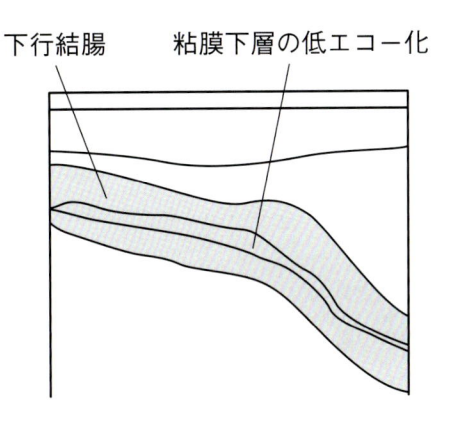

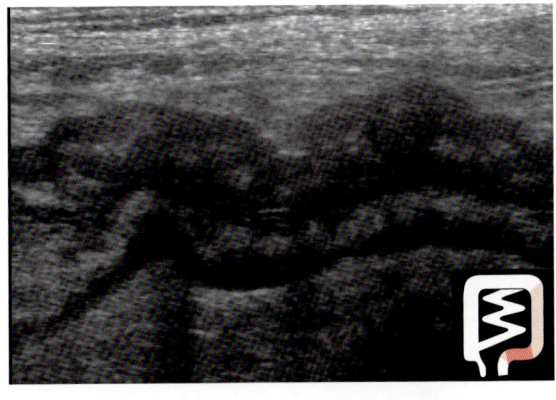

図b　肥厚したS状結腸長軸像

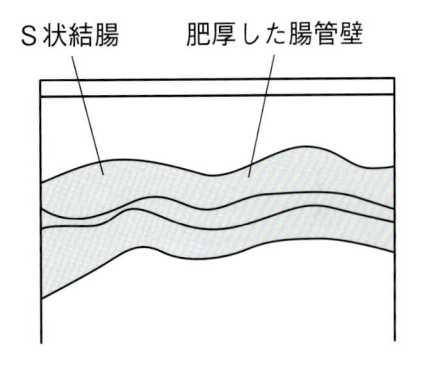

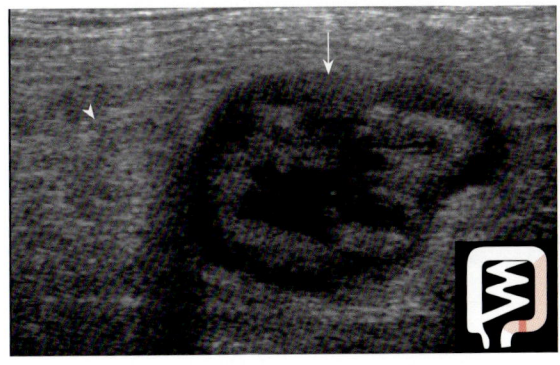

図c　肥厚したS状結腸短軸像

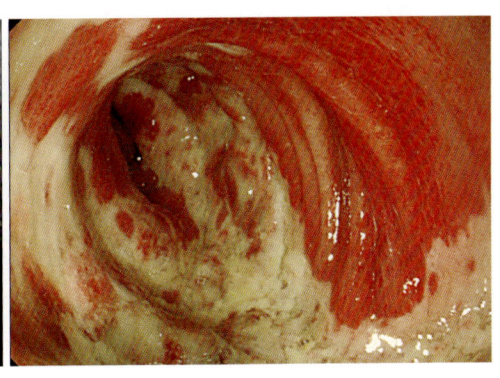

図d　S状結腸の内視鏡像

第Ⅳ章　その他の腸炎　2．虚血性大腸炎

症例5　虚血性大腸炎　ischemic colitis —層構造不明瞭例②—

70歳，女性．腹痛，下痢．

　下行結腸の長軸像である．粘膜下層は浮腫性肥厚を示し低エコー化がみられる（図a）．図bはS状結腸を示す．粘膜下層の低エコー化が著明であり層構造不明瞭，腸管壁の輪郭には凹凸不整像がみられる（矢印）．図cはS状結腸の内視鏡像を示す．下行結腸からS状結腸に帯状のびらんと潰瘍が認められる．虚血性大腸炎であった．エコー所見で浮腫性変化が強く層構造不明瞭な像を呈する場合，潰瘍性大腸炎やクローン病（大腸型）との鑑別が困難な場合があることも念頭におく．

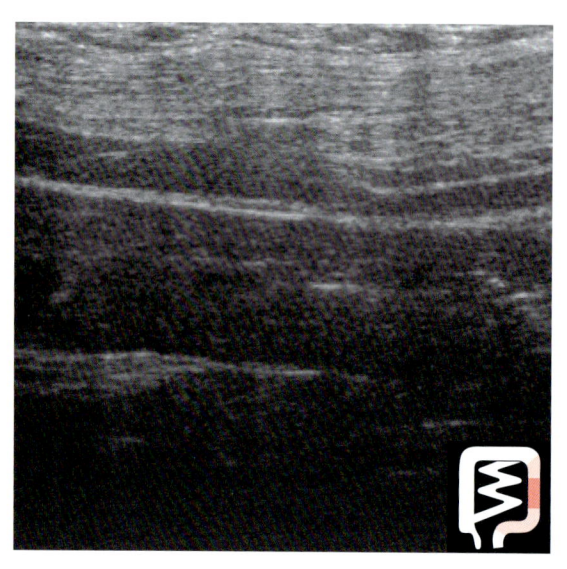

図a　肥厚した下行結腸長軸像

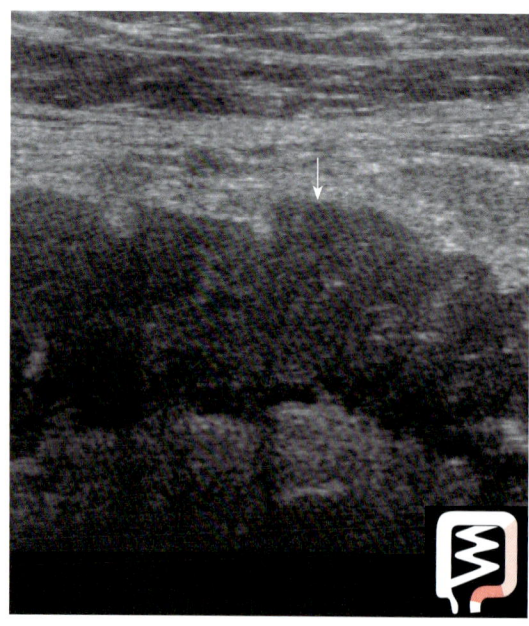

図b　肥厚したS状結腸長軸像

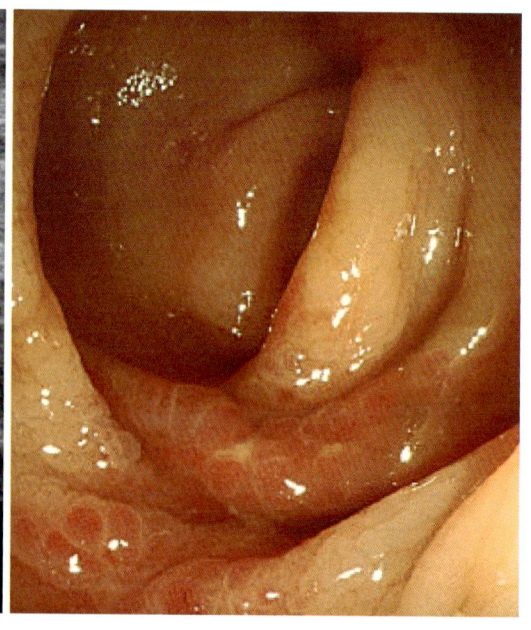

図c　S状結腸の内視鏡像

症例6　虚血性大腸炎　ischemic colitis －層構造不明瞭例③－

74歳，女性．左下腹部痛，下痢．

高周波コンベックス探触子を用いて下行結腸を走査したものである（図a）．浮腫性肥厚と粘膜下層の低エコー化をきたし，不明瞭な層構造を示している．図bはリニア探触子で直腸（Rs）をみたものである．全体に浮腫性肥厚を呈しているが，粘膜下層に低エコー化は認められない（矢印）．図cはS状結腸の内視鏡像を示す．下行結腸からS状結腸には発赤と著明な浮腫性変化がみられ，注腸X線所見でみられる母指圧痕像 thumb-printing が示唆される画像である．虚血性大腸炎と診断された．

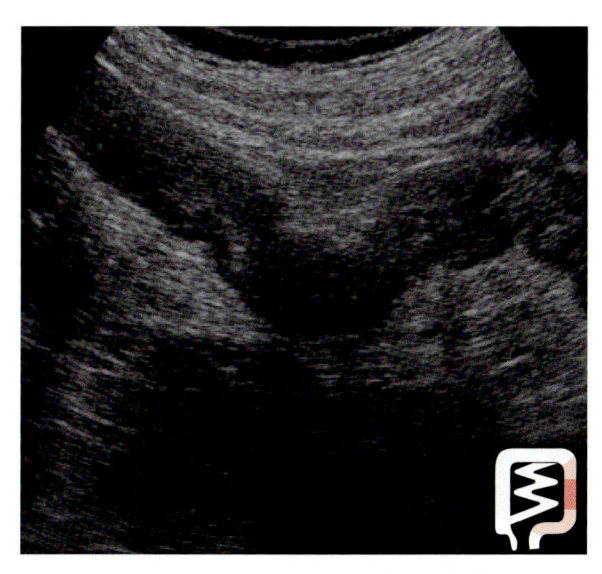

図a　肥厚した下行結腸長軸像

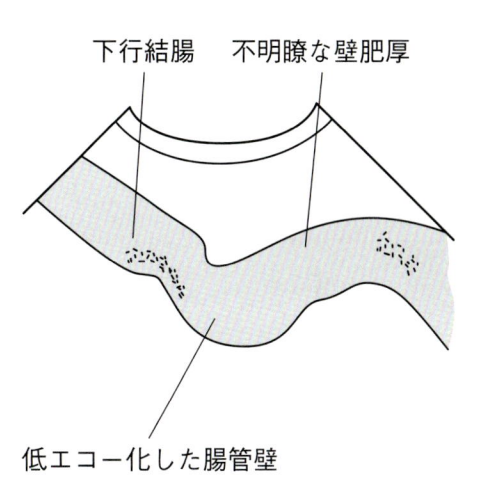

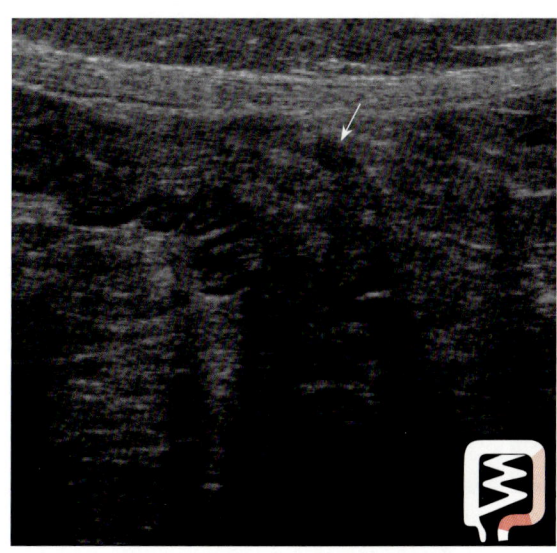

図b　肥厚した直腸長軸像

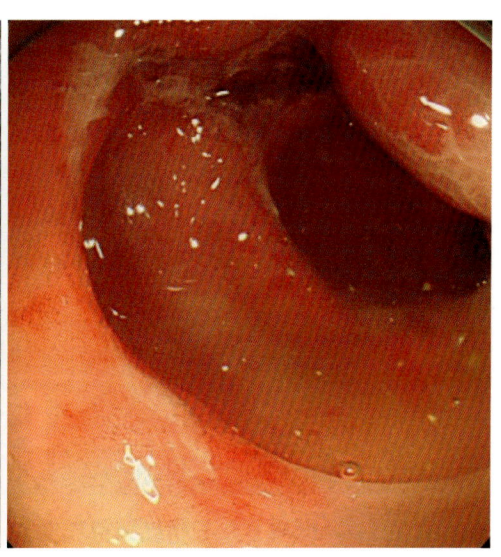

図c　S状結腸の内視鏡像

症例7　虚血性大腸炎　ischemic colitis －層構造不明瞭な例④－

80歳，男性．腹痛，下痢，血便．

　下行結腸の長軸像である．腸管の浮腫性肥厚と粘膜下層の低エコー化がみられるが層構造は明瞭である（図a矢印）．図bは下行結腸の短軸像を示す．周囲脂肪織の増強（※）が isolation sign を呈し壁肥厚像が明瞭に認められる（矢印）．図cはS状結腸の長軸像を示す．下行結腸同様に腸管壁の肥厚と粘膜下層の低エコー化が認められる（矢印）．図dは下行結腸の内視鏡像である．下行結腸からS状結腸に発赤と著明な浮腫および縦走潰瘍が認められる．エコー検査時に所見が得られた場合，内視鏡像もイメージしながら走査するとよい．

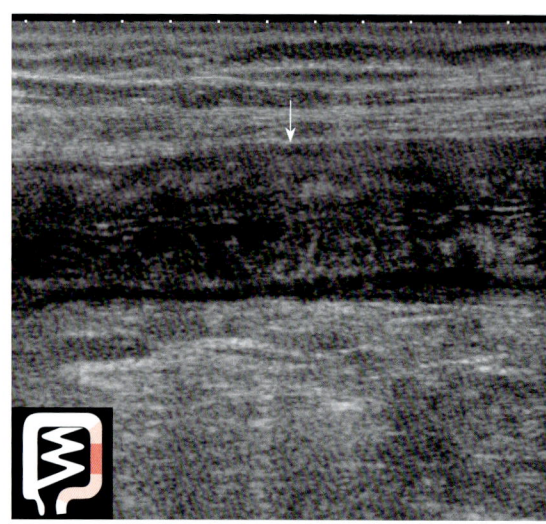

図a　肥厚した下行結腸長軸像

図b　肥厚した下行結腸短軸像

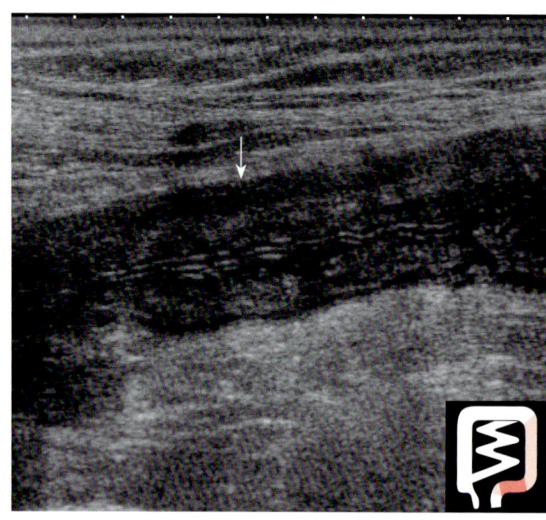

図c　肥厚したS状結腸長軸像

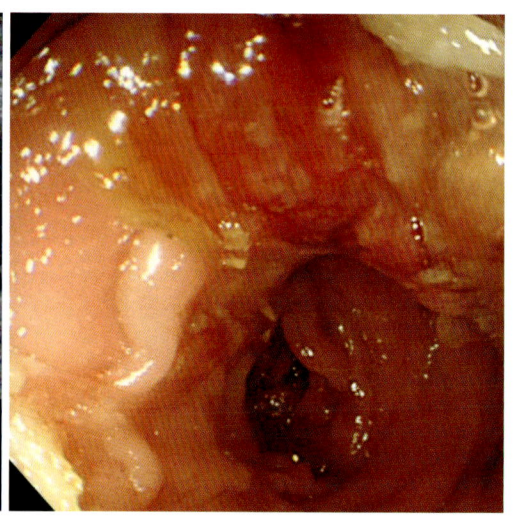

図d　下行結腸の内視鏡像

症例8 虚血性大腸炎 ischemic colitis —層構造不明瞭例⑤—

74歳,女性.腹痛,下痢.

コンベックス探触子を用い拡大画像で下行結腸の長軸像をみたものである.腸管壁は浮腫性肥厚を示し,粘膜下層の低エコー化により層構造は不明瞭である(図a).図bはS状結腸から直腸にかけ肥厚した腸管を描出したものである.腸管壁の輪郭には凹凸がみられるものの,下行結腸と同様のエコーパターンを呈している.

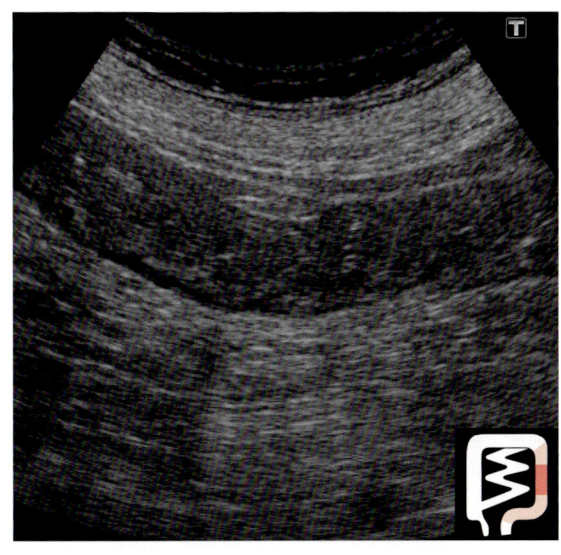

図a　肥厚した下行結腸長軸像

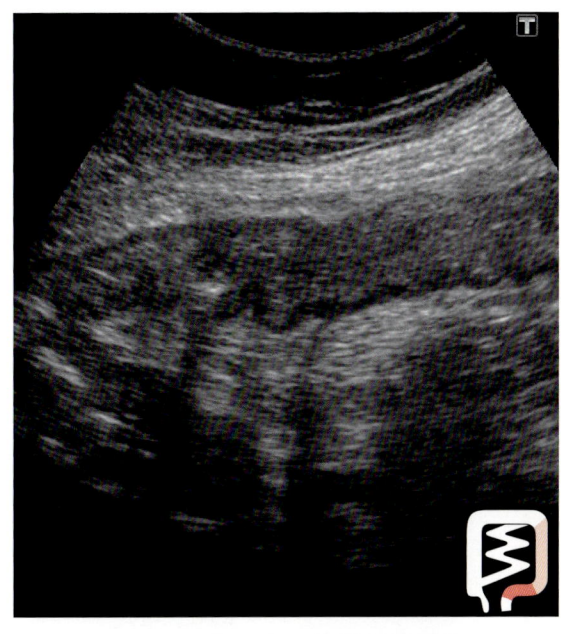

図b　肥厚したS状結腸長軸像

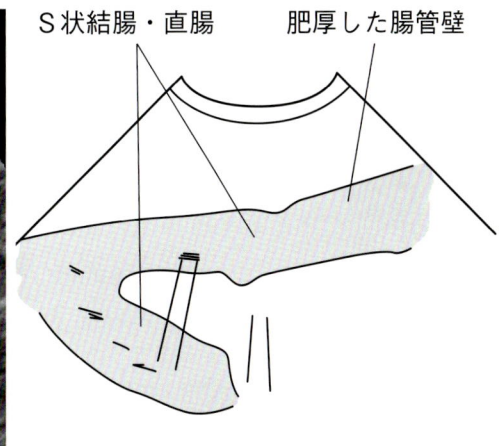

3 薬剤性大腸炎
drug-induced colitis

1 薬剤性大腸炎

薬剤性大腸炎は主として抗菌薬の投与で大腸細菌叢の変化により引き起こされる抗生物質起因性腸炎と，薬物が直接大腸粘膜に障害を与える場合がある．抗生物質起因性腸炎は，抗菌薬投与中または投与後に発生する腸炎で，菌交代現象に伴う偽膜性腸炎と発生機序が解明されていない急性出血性腸炎に分類される．前者のおもな原因菌として Clostridium difficile 菌が重要であり，偽膜性腸炎のほとんどがこの菌によるとされている．

• 偽膜性大腸炎

セフェム系抗菌薬，合成ペニシリン系，リンコマイシン，クリンダマイシンなどの投与により菌交代現象が生じ，Clostridium difficile 菌や黄色ブドウ球菌が増殖，産生された毒素により腸炎を起こす．抗菌投薬後数日で下痢，腹痛，腹部膨満，発熱で発症し，高齢者や術後および重篤な基礎疾患を有する者に好発し，軽症からショック症状を呈する重症例まである．血便はほとんどない．

• 急性出血性大腸炎

わが国では偽膜性腸炎より圧倒的に多いが，最近は少なくなっている．合成ペニシリンがおもな起因薬物であるが，セフェム系そのほか種々の抗菌薬が誘因となり投与後数日で水様性下痢，腹痛，血便で発症する．Klebsiella oxytoca が原因菌として注目されている．内視鏡では横行結腸を中心にびまん性の発赤，びらん，出血がみられ，直腸病変はまれである．

2 薬剤性大腸炎のチェックポイント

薬剤性大腸炎のチェックポイントと罹患範囲を示す（図a，図b）．

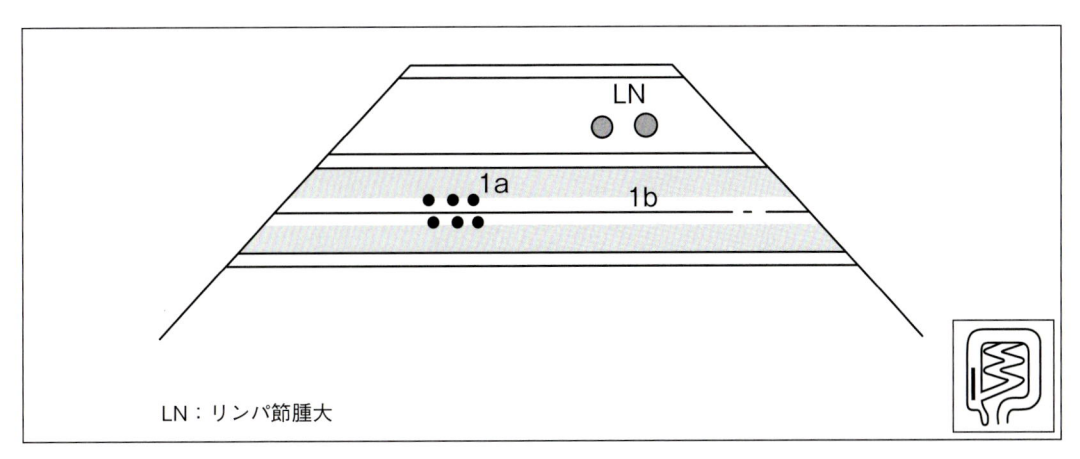

図a　薬剤性大腸炎のチェックポイント

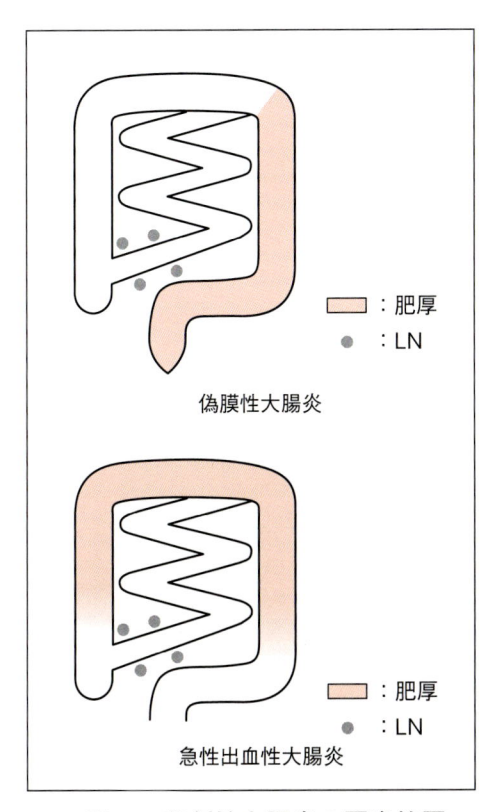

図b　薬剤性大腸炎の罹患範囲

1. 薬剤性大腸炎

a. 偽膜性大腸炎
　左側大腸の浮腫性肥厚と粘膜面には凹凸不整像が高エコーの散在を示す．
・潰瘍性大腸炎や虚血性大腸炎との鑑別を要す．

b. 急性出血性大腸炎
　横行結腸など深部大腸の浮腫性肥厚を示す．
・感染性腸炎との鑑別を要す．

3 薬剤性大腸炎の症例

薬剤性大腸炎の症例を提示する．ボディーマークの薄色部分は罹患範囲を，濃色部分はエコーで認めた腸管壁の肥厚部位を示す．

症例1　薬剤性大腸炎　drug-induced colitis －偽膜性大腸炎例－

80歳，女性．腹痛．

下行結腸からS状結腸移行部のエコー像である．粘膜・粘膜下層の浮腫性肥厚と粘膜面には偽膜を反映した凹凸不整像がみられる（図a）．図bはS状結腸の長軸像を示す．粘膜面には散在する点状高エコーが描出されている（矢印）．図cはS状結腸の内視鏡像である．下行結腸からS状結腸にかけ粘膜面には浮腫性，多発する黄白色の半球状偽膜が認められる．

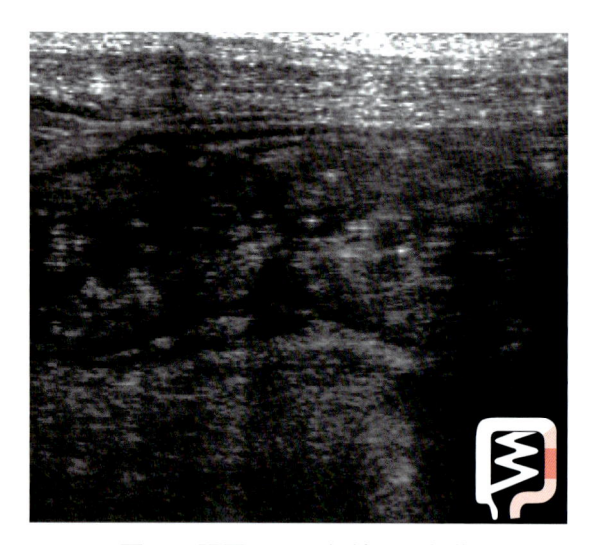

図a　肥厚した下行結腸長軸像

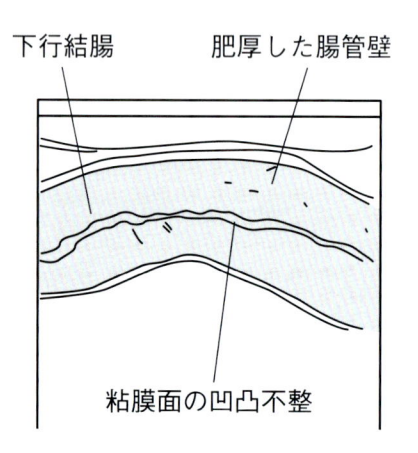

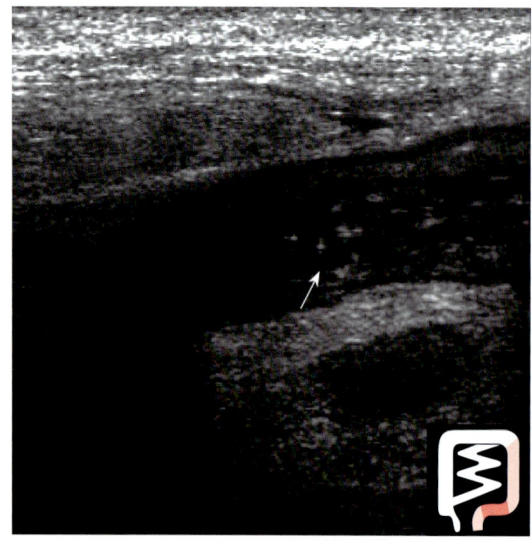

図b　肥厚したS状結腸長軸像

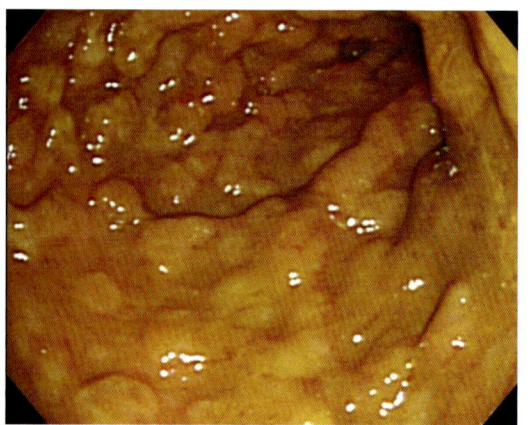

図c　S状結腸の内視鏡像

症例2　薬剤性大腸炎　drug-induced colitis −急性出血性大腸炎例−

72歳，女性．抗生物質服用，下痢，嘔吐，下血．

横行結腸の長軸像である（図a）．粘膜・粘膜下層の浮腫性肥厚がみられ，層構造は不明瞭である（矢印）．図bは横行結腸の短軸像を示す．壁肥厚のある腸管と（矢印），周辺脂肪織の高エコー化（※）によりisolation signを呈している．図cは下行結腸の長軸像である．上行結腸と同様に壁の浮腫性変化がみられ不明瞭な層構造を示している（矢印）．図dはS状結腸である．壁肥厚は認められない（矢印）．鑑別を要す疾患は，虚血性大腸炎，UC，CD（大腸型）である．

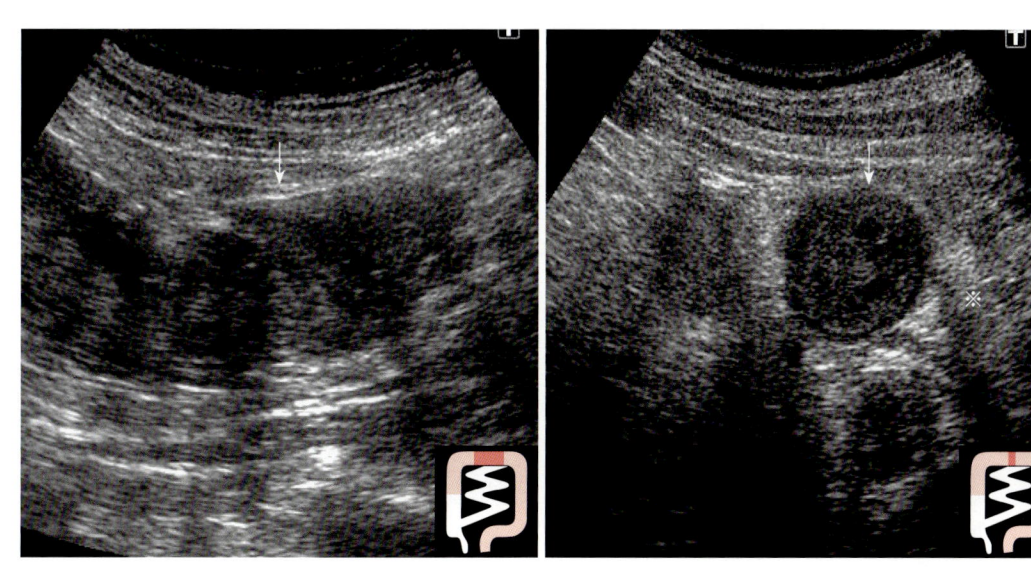

図a　肥厚した横行結腸長軸像

図b　肥厚した横行結腸短軸像

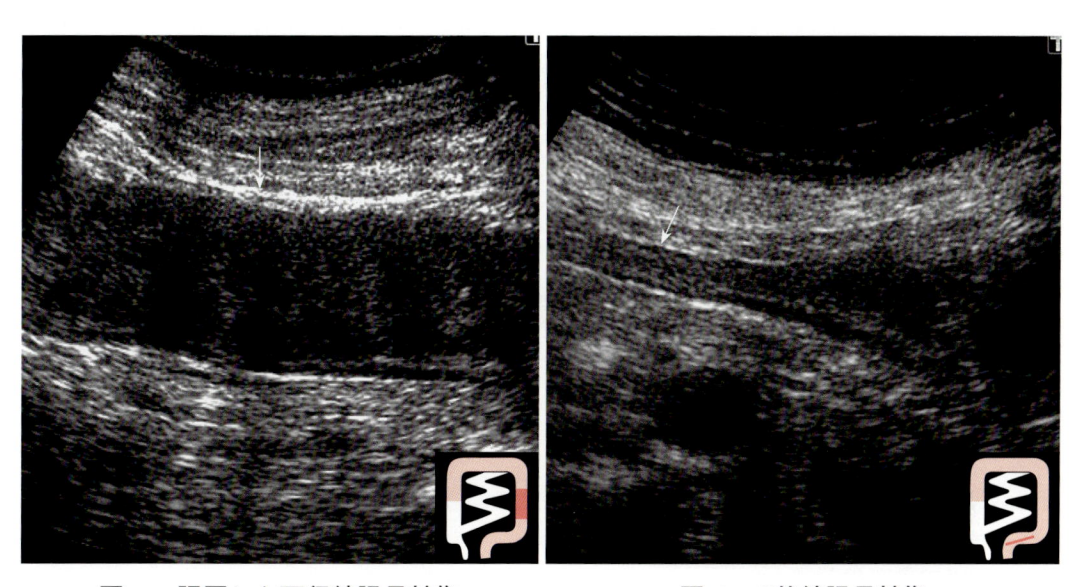

図c　肥厚した下行結腸長軸像

図d　S状結腸長軸像

症例3　薬剤性大腸炎　drug-induced colitis　－急性出血性大腸炎例－

76歳，女性．腹痛，下痢，下血，上気道炎にて抗菌薬服用．

　上行結腸の長軸像である（図 a）．粘膜・粘膜下層の浮腫性肥厚により結腸径の増大と粘膜下層の不均一な低エコー化により層構造は不明瞭である（矢印）．図 b は上行結腸の短軸像である．粘膜下層の肥厚と低エコー化を示す結腸には糞塊はなく虚脱した像を呈している（矢印）．図 c は S 状結腸の長軸像である．結腸壁の輪郭は凹凸ある不規則な像を呈し，不均一な腸管壁の低エコー化がみられる（矢印）．図 d は直腸の短軸像を示す．粘膜下層の肥厚がリング状に描出されている（矢印）．虚血性大腸炎や UC との鑑別を要す所見である．BL；膀胱

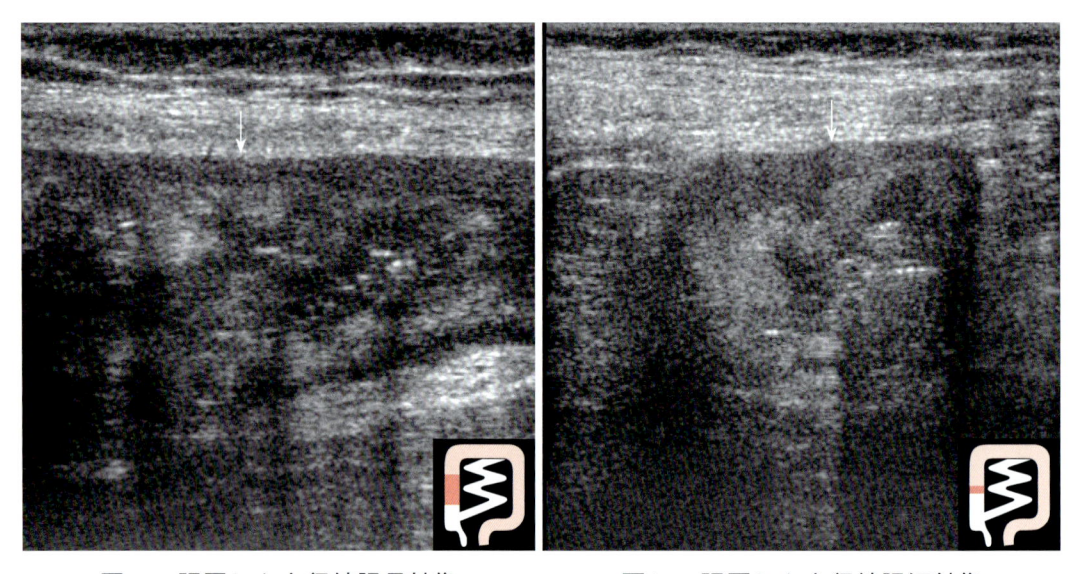

図 a　肥厚した上行結腸長軸像

図 b　肥厚した上行結腸短軸像

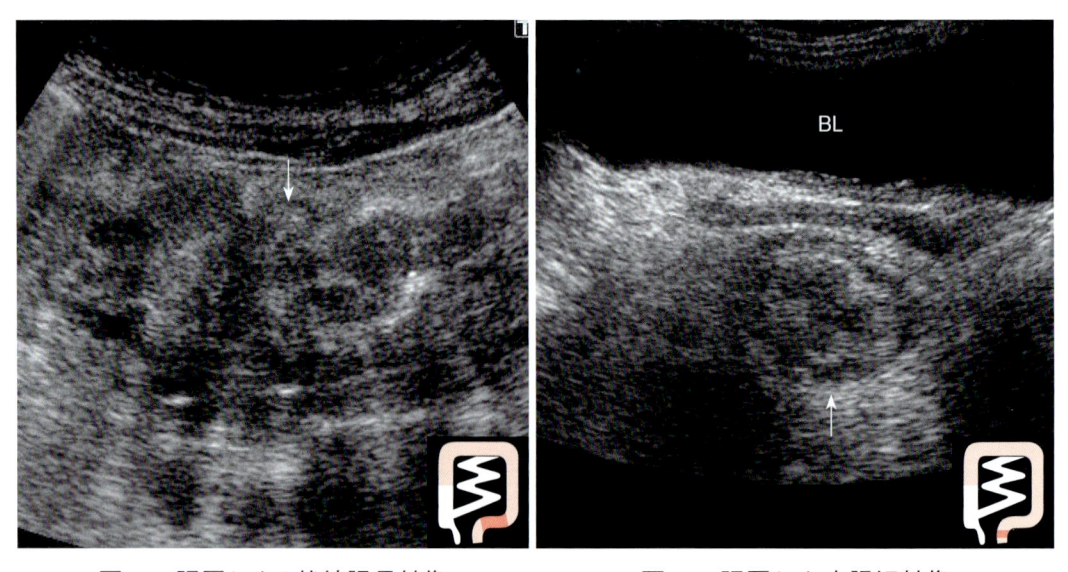

図 c　肥厚したS状結腸長軸像

図 d　肥厚した直腸短軸像

第Ⅴ章

その他

1. 鼠径部
2. 前腹壁
3. 陰　囊

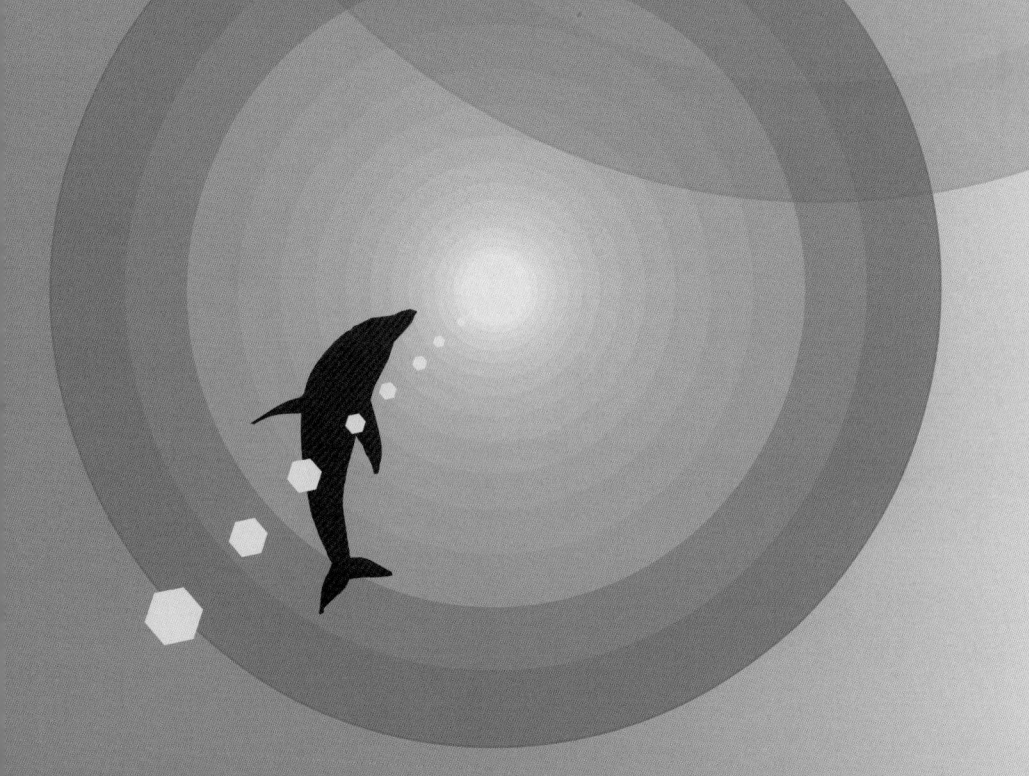

1 鼠径部
inguinal region

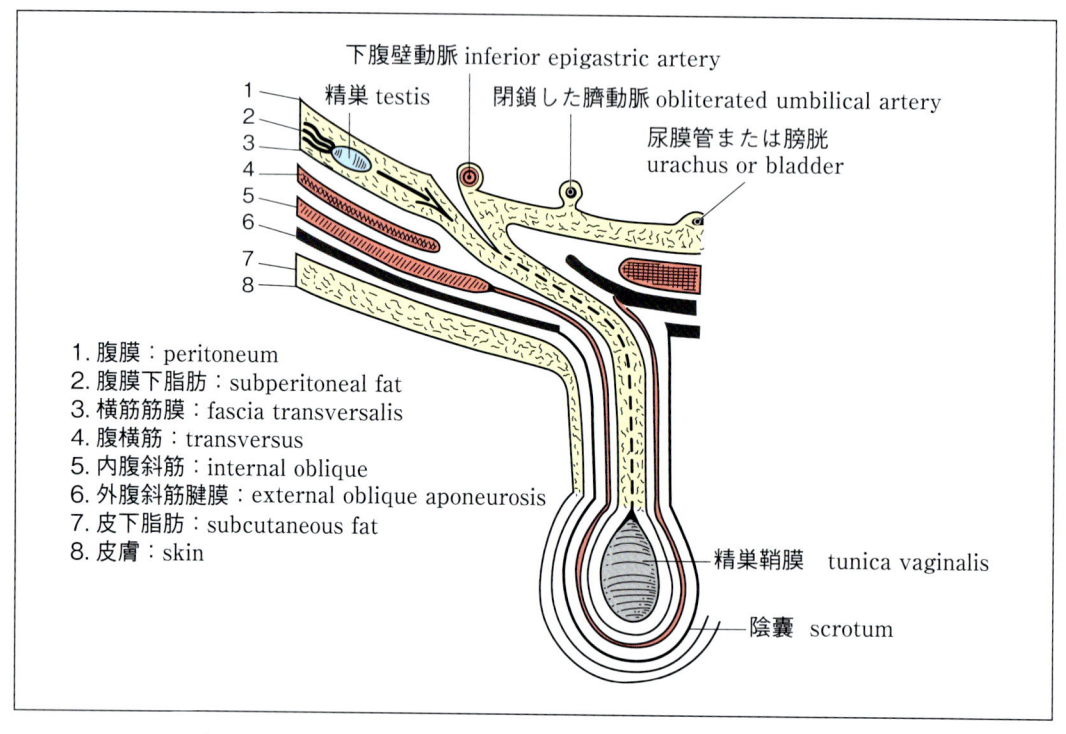

1 鼠径部の解剖

図中ラベル:
- 下腹壁動脈 inferior epigastric artery
- 精巣 testis
- 閉鎖した臍動脈 obliterated umbilical artery
- 尿膜管または膀胱 urachus or bladder
- 精巣鞘膜 tunica vaginalis
- 陰嚢 scrotum

1. 腹膜：peritoneum
2. 腹膜下脂肪：subperitoneal fat
3. 横筋筋膜：fascia transversalis
4. 腹横筋：transversus
5. 内腹斜筋：internal oblique
6. 外腹斜筋腱膜：external oblique aponeurosis
7. 皮下脂肪：subcutaneous fat
8. 皮膚：skin

図a　鼠径管の模式図（「グラント解剖学図譜・第3版，医学書院，1984.」引用改）

・鼠径管について

　側腹部の筋は内下方で腱膜になり，鼠径靭帯 iguinale ligamentとなる．鼠径靭帯は上前腸骨棘と恥骨結節とを結ぶ線である．
　中央上方が内鼠径輪，恥骨結節の上外側が外鼠径輪になる．浅鼠径輪anulus inguinalis superficialisと深鼠径輪anulus inguinalis profundusを結ぶ隙間が鼠径管 canalis inguinalis となり長さは約4〜5cmである．鼠径管は腹膜鞘状突起 vaginal process of peritoneum ともいい，胎生期に鼠径管を，男性では精索，女性では子宮円索が通る．図aは鼠径管の模式図を，図bは鼠径部断面図を示す

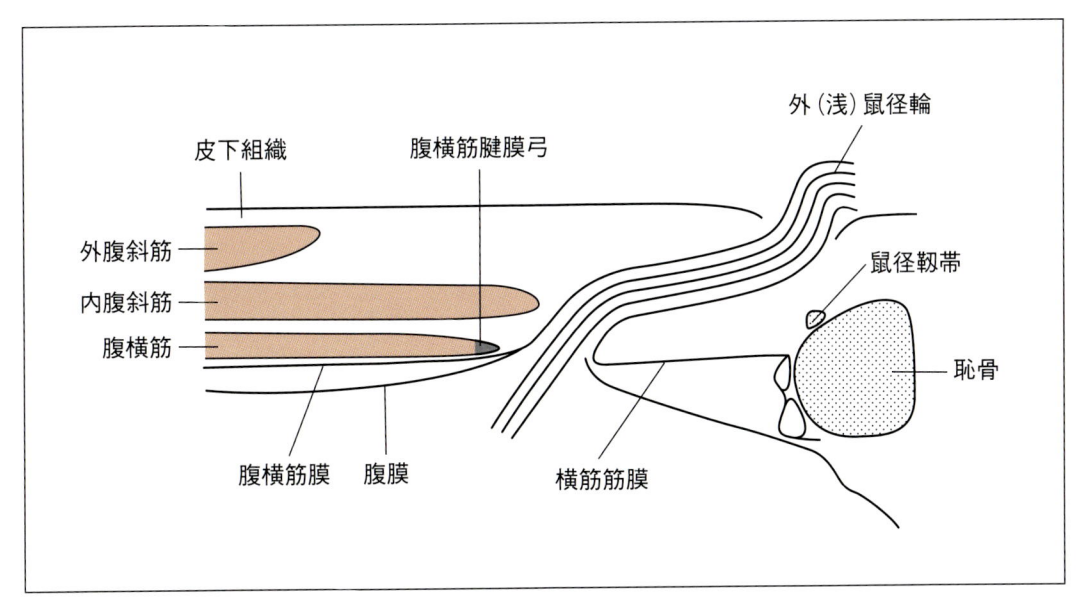

図b　男性鼠径部断面図（堀孝吏・他：外科治療，77 (6), 1997.」引用改）

• ヘルニアの構造

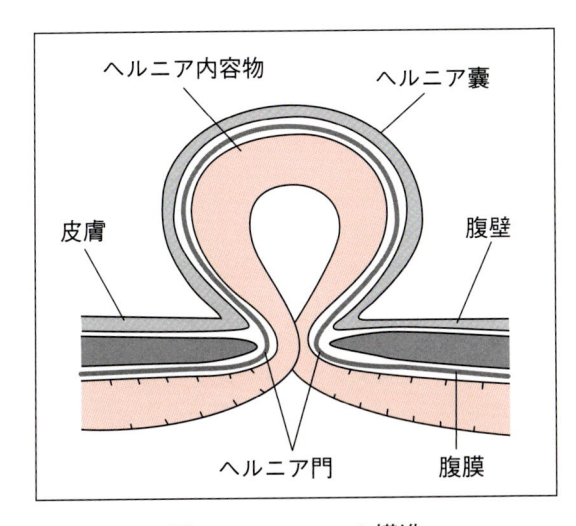

図c　ヘルニアの構造

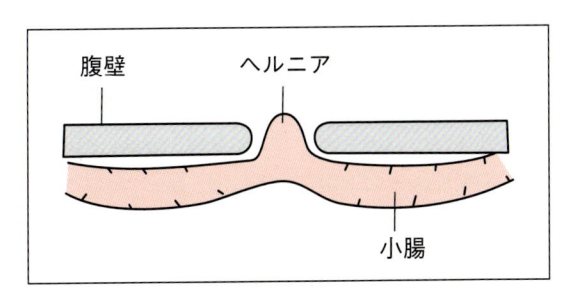

図d　Richter型ヘルニア

・ヘルニアの構造について

　鼠径ヘルニアなどの腹部ヘルニアは，腹部内容物の一部が腹膜をかぶり腹壁に逸脱するもので，ヘルニア嚢 hernial sac，ヘルニア嚢の内容物 hernial content，ヘルニア嚢の被膜 hernial coverings，およびヘルニア門 hernial gateからなる．ヘルニアの構造について図cに示す．

・Richter型ヘルニアについて

　Richter型ヘルニアは，図cに示すヘルニア構造とは異なり，腸管壁の一部が嵌頓・絞扼する特殊なヘルニアで，腸壁ヘルニアともよばれる．腸壁全周の2/3以上が嵌頓すると完全腸閉塞をきたし，1/3では腸閉塞を起こさず鼠径部痛や大腿部痛だけを訴えることがある．大腿ヘルニアが最も多く，鼠径ヘルニア，閉鎖孔ヘルニア，腹壁ヘルニアの順に多く，嵌頓する腸管は回腸が多い．臨床症状は腸閉塞を呈するもの，腸閉塞症状がなく，絞扼のみを呈するものなどである．腸閉塞の程度が軽いとはっきりしない場合があり，腹痛と吐き気だけのこともあるため，本症も念頭に注意深い観察が重要である．Richter型ヘルニアについて図dに示す．

第V章　その他　1．鼠径部　335

2 ヘルニア

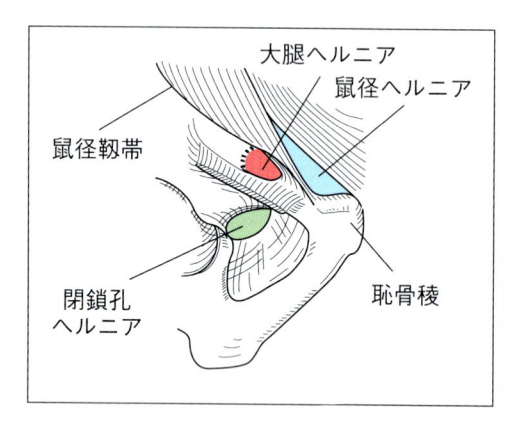

•鼠径部ヘルニア

鼠径部ヘルニアの3タイプについて示す（図a）．

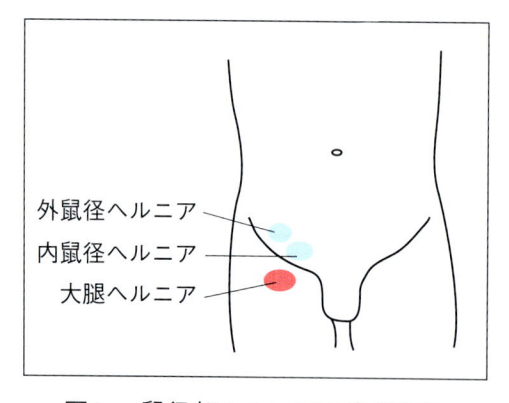

図a　鼠径部ヘルニアの3タイプ

図b　鼠径部ヘルニアの逸脱部位

1. 鼠径ヘルニア

鼠径ヘルニアには，外鼠径ヘルニア（間接型）と内鼠径ヘルニア（直接型）がある．

・外鼠径ヘルニア（間接型）

　胎児の発育過程で腹部の内面を覆う腹膜の一部が突起状に伸び腹膜鞘状突起を形成する．この突起は生後間もなく閉鎖するが，中には閉じずに残っている場合，腹膜鞘状突起中の開存した部位に，腸管などが入ると鼠径部が膨隆する．幼児や成人で発症する多くが外鼠径ヘルニアである．

・内鼠径ヘルニア（直接型）

　鼠径部の筋膜組織が衰えると脆弱になり，外鼠径ヘルニアのように，腹膜鞘状突起がなくても腸管などが外へ飛び出し鼠径部が膨隆する．中年以降の男性に多いのが，内鼠径ヘルニアである．

2. 大腿ヘルニア

　大腿と腹部の境目である鼠径靭帯の下側から腸管などが腹腔外に逸脱し大腿部の膨隆がみられる．本症は，中年以降の女性に多くみられる．特に，出産を多く経験したやせ型の女性に多い．この理由としては，女性は男性に比べ，大腿輪のすき間が広いことや出産による大腿輪周囲の筋肉や筋膜の脆弱があげられる．

3. 閉鎖孔ヘルニア

　閉鎖孔は前上部を恥骨に，後下部を坐骨に囲まれた寛骨の骨欠損部の閉鎖孔obturator foramenである．径1cm以下，長さは1～2cmである．

　この他には臍ヘルニア，腹壁瘢痕ヘルニアがおもなものとしてあげられる．図bは鼠径部ヘルニアの逸脱部位を示す．

• 外鼠径ヘルニア（間接型）

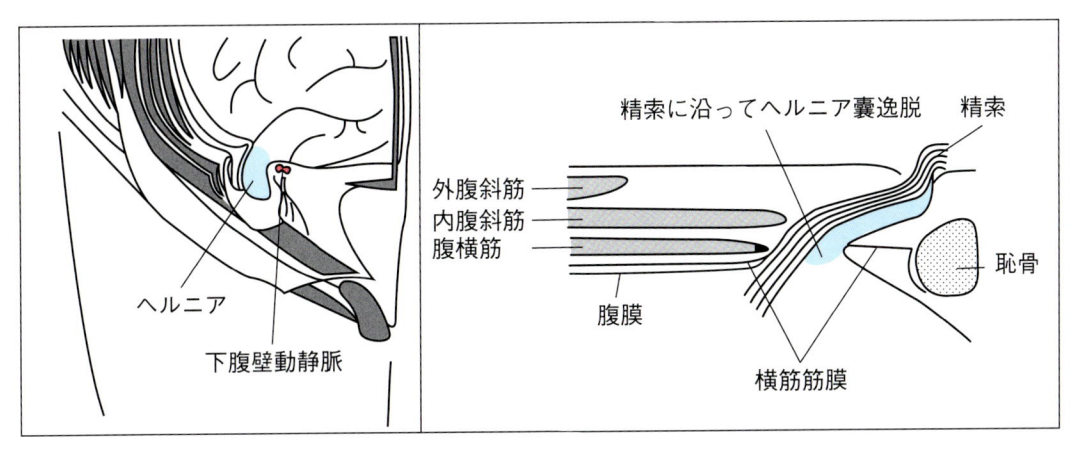

図c　外鼠径ヘルニア

- 男性では，睾丸の栄養血管や精管を貫く穴（女性では子宮を前方へ引っ張る靱帯）を内鼠径輪といい，その穴の隙間から腹膜を覆ったまま内容物が精索に沿って逸脱するヘルニアをいう．鼠径ヘルニアの多くは，外鼠径ヘルニア（間接型）で，外鼠径窩より外鼠径輪を通り鼠径管内に逸脱する．内側に下腹壁動静脈が走行する．図cに外鼠径ヘルニアの模式図を示す．

• 内鼠径ヘルニア（直接型）

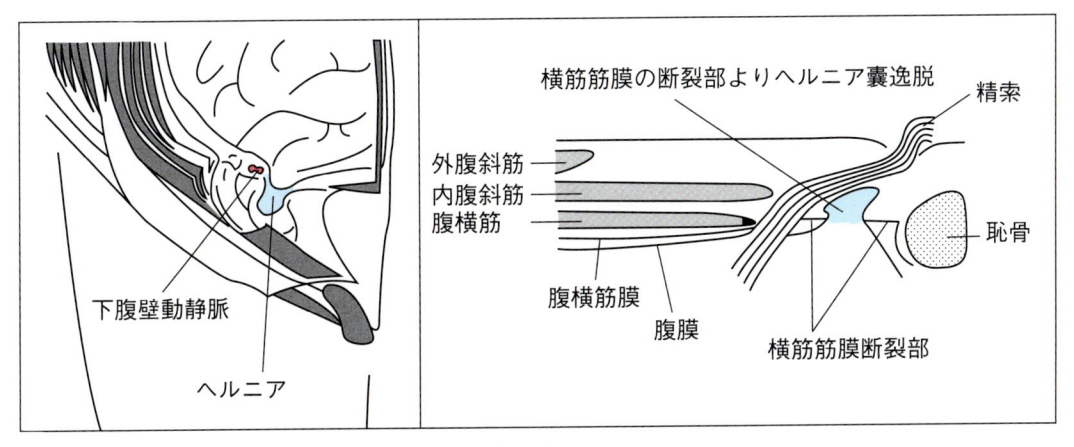

図d　内鼠径ヘルニア

- 内鼠径輪を通らず筋層（横筋筋膜）の断裂部から直接腹膜を覆ったまま内容物が逸脱するヘルニアが内鼠径ヘルニアである．内鼠径窩より外鼠径輪を通り鼠径部の内側寄りから直接皮下に逸脱する．外側に下腹壁動静脈が走行する．図dに内鼠径ヘルニアの模式図を示す．

3 ヘルニアのチェックポイント

主なヘルニアのチェックポイントを番号で示す（図a，図b，図c）.

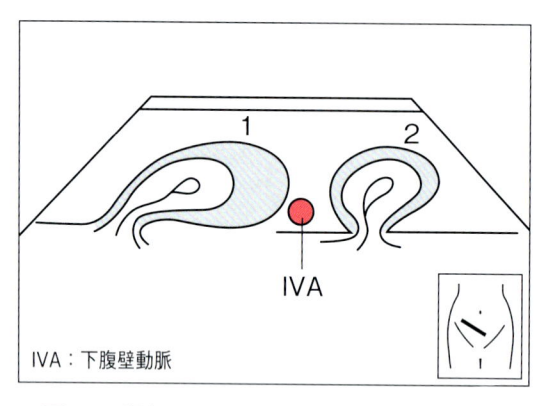

図a　鼠径ヘルニアのチェックポイント

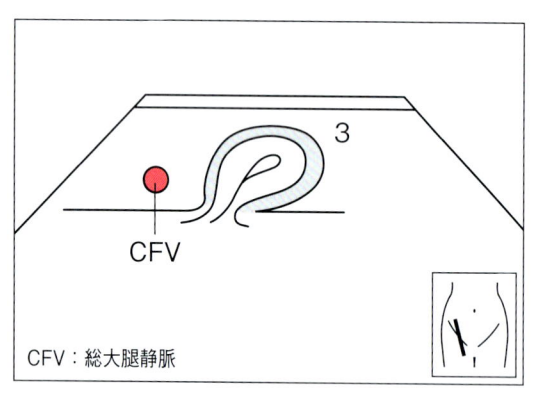

図b　大腿ヘルニアのチェックポイント

1. 外鼠径ヘルニア（間接型）

ヘルニア囊内に逸脱した腸管や脂肪などが周辺のエコー像とは異なった限局性のエコー像を示す.

- 鼠径部の膨隆を示す.
- 本症は腹膜鞘状突起（鼠径管）の開存により逸脱するヘルニアで，日常最もよくみられるヘルニアである.
- 鼠径部に膨隆がみられない場合，valsalva負荷または立位などで検査するとよい.
- 内鼠径ヘルニアとの鑑別点は，下腹壁動脈の外側または精索の腹側にみられるのが外鼠径ヘルニアである．嵌頓などにより脱出腸管が増大すると血管の同定が困難である．

2. 内鼠径ヘルニア（直接型）

ヘルニア囊内に逸脱した腸管などが周辺のエコー像とは異なった限局性のエコー像を示す.

- 鼠径部の膨隆を示す.
- 外鼠径ヘルニアとの鑑別は，下腹壁動脈の内側または精索の背側にみられるのが内鼠径ヘルニアである.
- エコーパターンや走査法は外鼠径ヘルニアと同様である.
- 本症は加齢などにより鼠径部の筋肉や筋膜の脆弱により惹起される.

3. 大腿ヘルニア

ヘルニア囊内に逸脱した腸管が周辺のエコー像とは異なった限局性のエコー像を示す.

- 腹部と脚の境目である鼠径靱帯の下側から，腸管などが逸脱し皮膚の膨隆を示す.
- 大腿ヘルニアの外側に総大腿静脈がみられる.
- 本症は中年以降の女性に多くみられる.
- Richter型ヘルニアの存在も念頭におく.

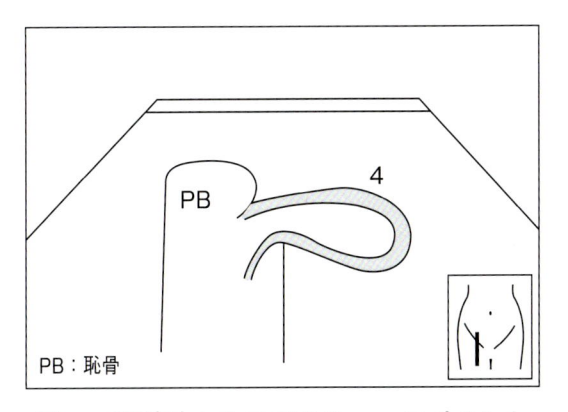

図c 閉鎖孔ヘルニアのチェックポイント

4. 閉鎖孔ヘルニア
寛骨欠損部より逸脱した腸管が恥骨近傍に突出像を示す.
- 嵌頓する率が高いので，高齢の女性で肥満度の低い人が腹痛を訴える場合，恥骨近傍の走査が大切である.
- 高齢の女性で腸閉塞を認めた場合，閉鎖孔ヘルニアを念頭におく.
- Richter型ヘルニアの存在も念頭におく.

・下腹壁動脈
下腹壁動脈のカラードプラ像を示す.

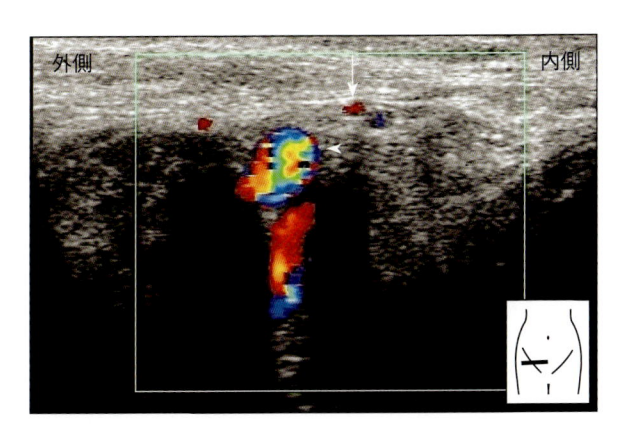

- 下腹壁動脈について
  鼠径ヘルニアには外鼠径ヘルニアと内鼠径ヘルニアがある．両者の鑑別に下腹壁動脈（IEA）の同定が大切である．IEA（矢印）は総腸骨動脈（矢頭）の近傍にみられる．外鼠径ヘルニアはIEAの外側にみられるのに対し，内側が内鼠径ヘルニアになる.

- 鼠径部走査の必要性
  腸閉塞を認めた場合，原因の鑑別には必ずヘルニア嵌頓を念頭に検査に当たることが大切である．特に高齢の女性で，手術歴のない腸閉塞の被検者には鼠径部への走査をすることが大切である．嵌頓とは種々の原因により逸脱した腸管が元に戻らなくなり血流障害を引き起こす状態をいうが，臨床でみられる嵌頓ヘルニアには次のものがある.

鼠径ヘルニア	inguinal hernia
大腿ヘルニア	femoral hernia
臍ヘルニア	umbilical hernia
閉鎖孔ヘルニア	obturator hernia
腹壁瘢痕ヘルニア	incisional hernia
傍ストーマヘルニア	parastomal hernia
白線ヘルニア	epigastric hernia　など

4 ヘルニアの症例

ヘルニアの症例を提示する．

症例1　鼠径ヘルニア　inguinal hernia
63歳，男性．左鼠径部の膨隆．

左鼠径ヘルニアについて同一断層面でヘルニア嚢内の変化をみたものである．図aは下腹部に腹圧を加える前の像（矢印），図bは吸気の状態で呼吸停止を指示し，下腹部に力を入れてもらうバルサルバ負荷でヘルニア嚢内への嵌入状態をみたものである．ヘルニア嚢内には内容物やガスなどがみられないので大網（脂肪）が示唆される（矢印）．矢頭はヘルニア門を示す．バルサルバvalsalva負荷とは「大きく息を吸って止めてもらい下腹部に力を入れる方法」である．立位の状態で検査するのもよい．

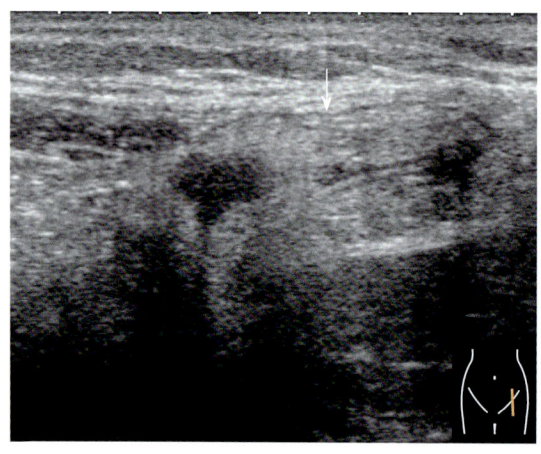

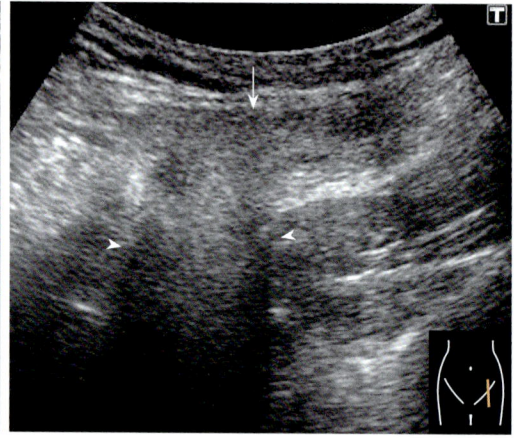

図a　左鼠径部長軸像（valsalva負荷なし）　　図b　左鼠径部長軸像（valsalva負荷あり）

症例2　鼠径ヘルニア　inguinal hernia
94歳，女性．右下腹部に腫瘤．

リニア探触子で右鼠径部の長軸像を背臥位でみたものである（図a）．腹壁直下にヘルニア嚢が低エコー像としてみられる（矢印）．図bは立位でヘルニア嚢内へ嵌入する内容物の様子をみたものである．エコーレベルの高い像は大網（脂肪）を示す（矢印）．

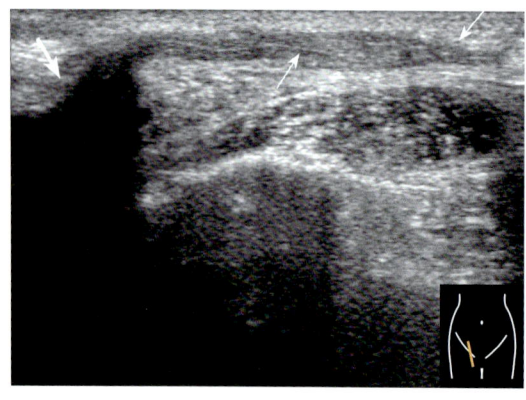

図a　右鼠径部長軸像（背臥位）　　図b　右鼠径部長軸像（立位）

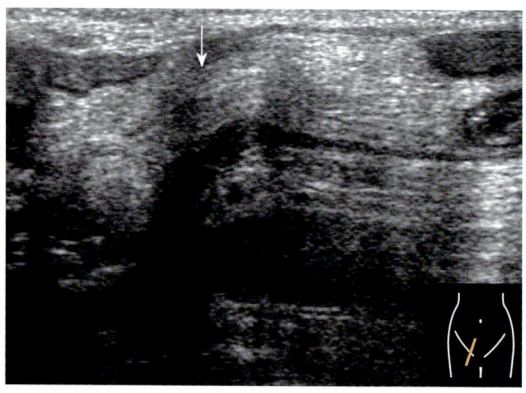

症例3　鼠径ヘルニア　inguinal hernia －両鼠径部の例－

86歳，男性．鼠径部膨隆．鼠径ヘルニアの検索．

　右鼠径部のエコー像である（図a）．ヘルニア門から鼠径管へ嵌入する小腸がみられる．矢頭はヘルニア門，矢印は嵌入した小腸を示す．図bは左鼠径部の長軸像である．ヘルニア嚢の内容は小腸とは異なった糞塊状の像を呈していることからS状結腸の嵌入が示唆される（矢印）．図c，図dは立位により負荷を加えたときのヘルニアの内容を短軸像で確認したものである．図c矢印は小腸，図d矢印は結腸が示唆される．鼠径ヘルニアが左・右にみられた症例である．

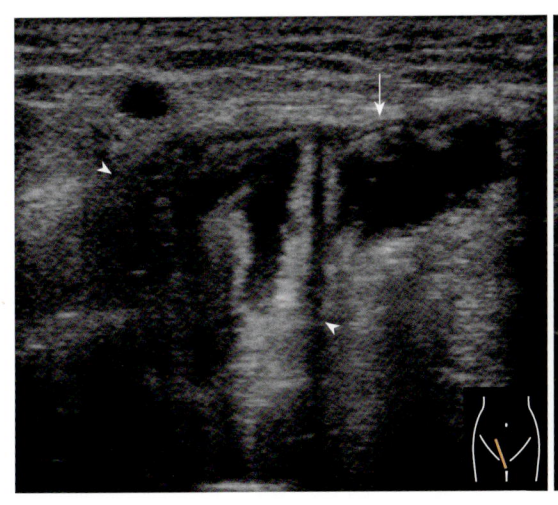

図a　右鼠径部長軸像（負荷なし）

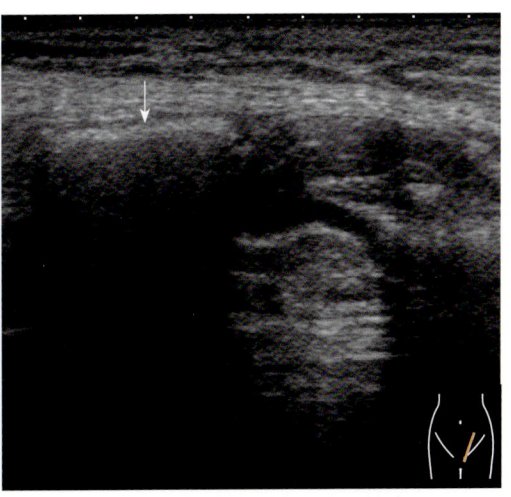

図b　左鼠径部長軸像（負荷なし）

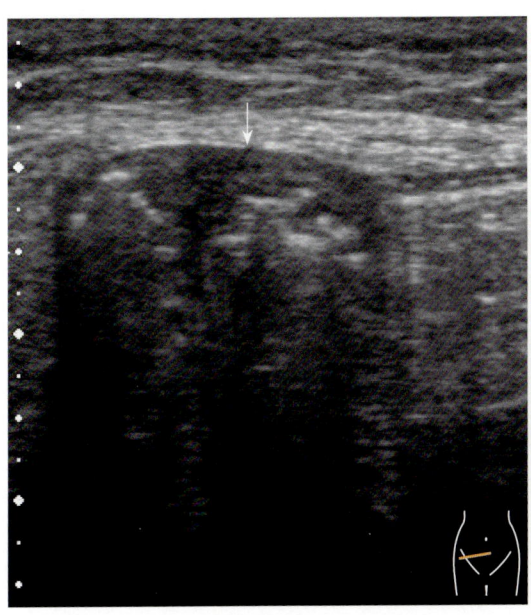

図c　右鼠径部短軸像（負荷あり）

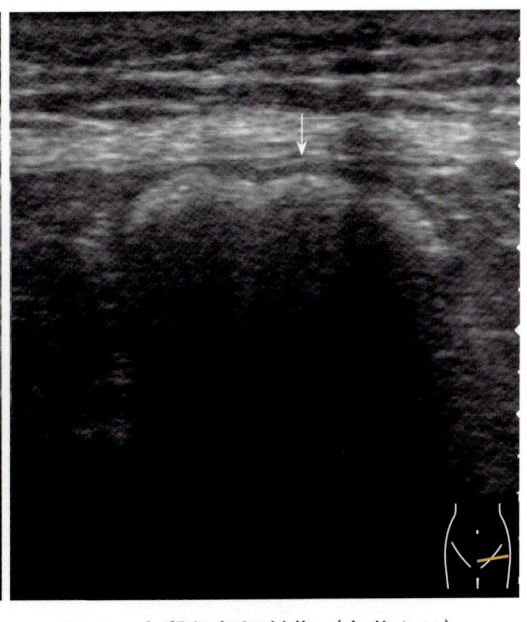

図d　左鼠径部短軸像（負荷あり）

症例4　鼠径ヘルニア　inguinal hernia　－腹水の例－

75歳，男性．肝硬変．右鼠径ヘルニア悪化の有無．

　右鼠径管内には管腔像がみられる（図a矢印）．図bは管腔部位を目安にvalsalva負荷を加えるとヘルニア嚢内には腹水の流入がみられ嚢胞像を呈した（矢印）．この腹水の要因をみたものが図cである．肝左葉の辺縁鈍化と内部エコーの粗雑がみられ肝硬変の所見である（矢印）．図dは下腹部の腹水をみたものである．膀胱に接し背側には腹水がみられ（矢印），ヘルニア嚢内へ流入したものと判明．腹腔内臓器の脱出は否定された．L；肝，BL；膀胱

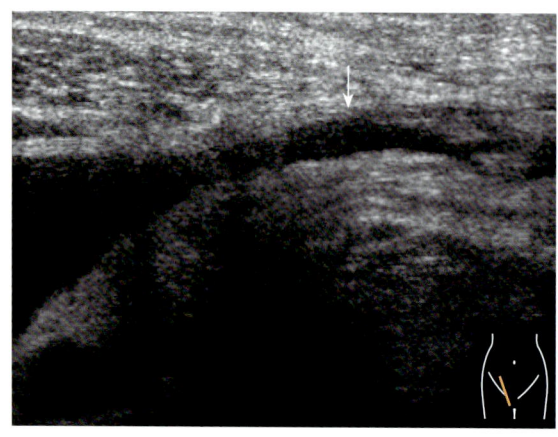

図a　右鼠径管の長軸像

図b　valsalva負荷像

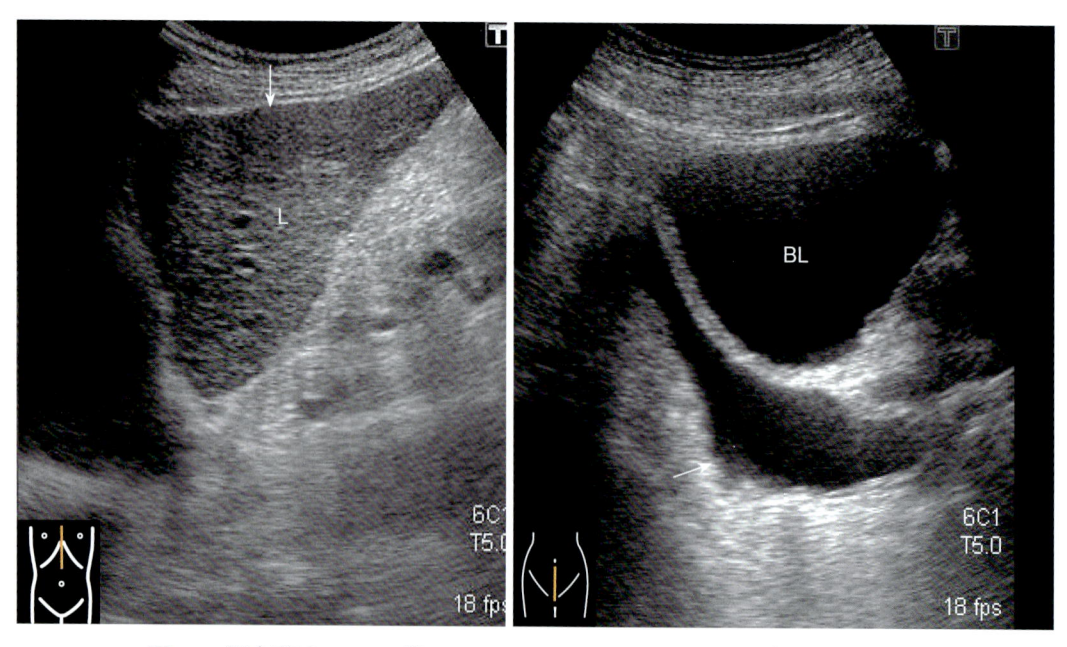

図c　肝左葉のエコー像

図d　膀胱のエコー像

症例5　鼠径ヘルニア　inguinal hernia －嵌頓例－

78歳，女性．左下腹部痛．

左側の鼠径部縦断像である．ヘルニア嚢の内容は小腸で，ヘルニア門側では壁肥厚を示し（矢印），先進部では拡張した腸管内に内容物もみられる（矢頭）．ヘルニア嚢内に echo free space は認められない．外鼠径ヘルニア（間接型）の嵌頓と診断された．

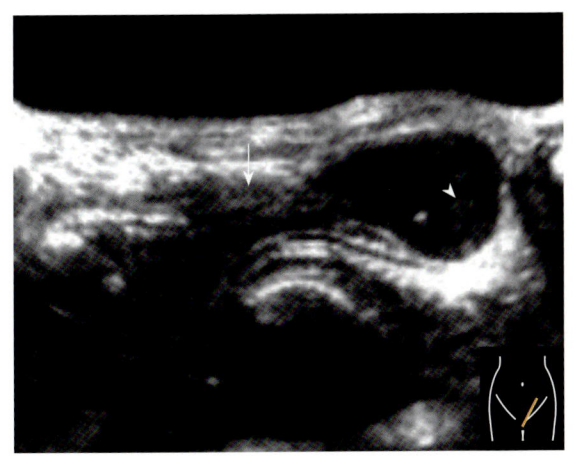

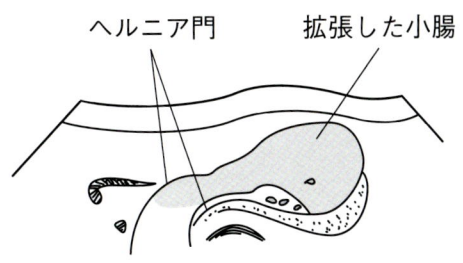

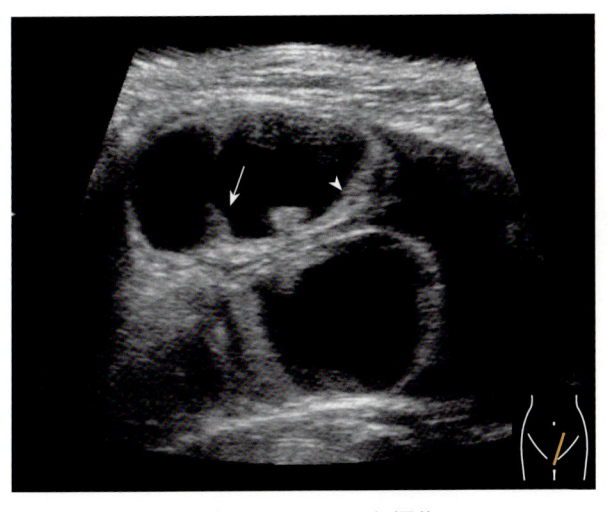

図　左鼠径ヘルニア嵌頓像

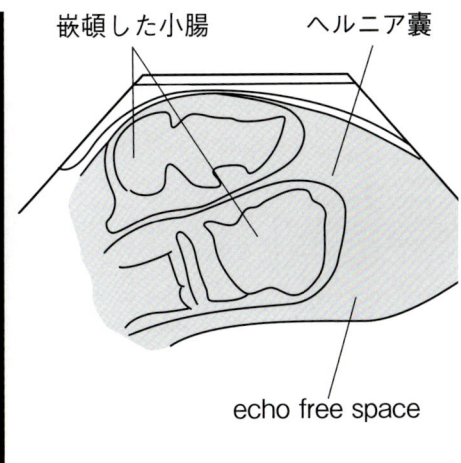

症例6　鼠径ヘルニア　inguinal hernia －嵌頓例－

80歳，女性．左下腹部膨隆痛．

拡張したヘルニア嚢内には echo free apace がみられる．ヘルニア嚢内にはケルクリング襞（矢印）を伴う拡張した小腸が認められる．矢頭は肥厚した腸管壁を示す．外鼠径ヘルニアの嵌頓と診断された．

図　左鼠径ヘルニア嵌頓像

第Ⅴ章　その他　1．鼠径部

症例7　大腿ヘルニア　femoral hernia

90歳．女性．腹部不快感．

右大腿ヘルニア嚢内へ嵌入した腸管の短軸像をみたものである．浮腫状の壁肥厚を伴った腸管の周囲には液体貯留 echo free space がみられる（図 a）．図 b はヘルニア門と嵌入腸管を短軸像でとらえたものである．矢頭はヘルニア門を示す．

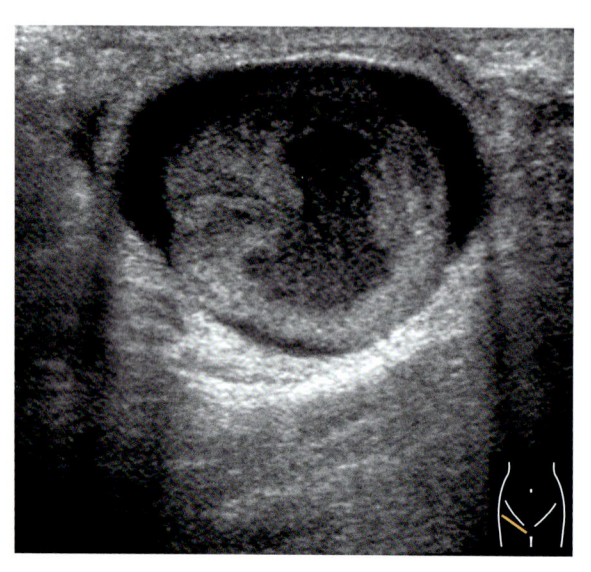

図a　ヘルニア嚢の短軸像

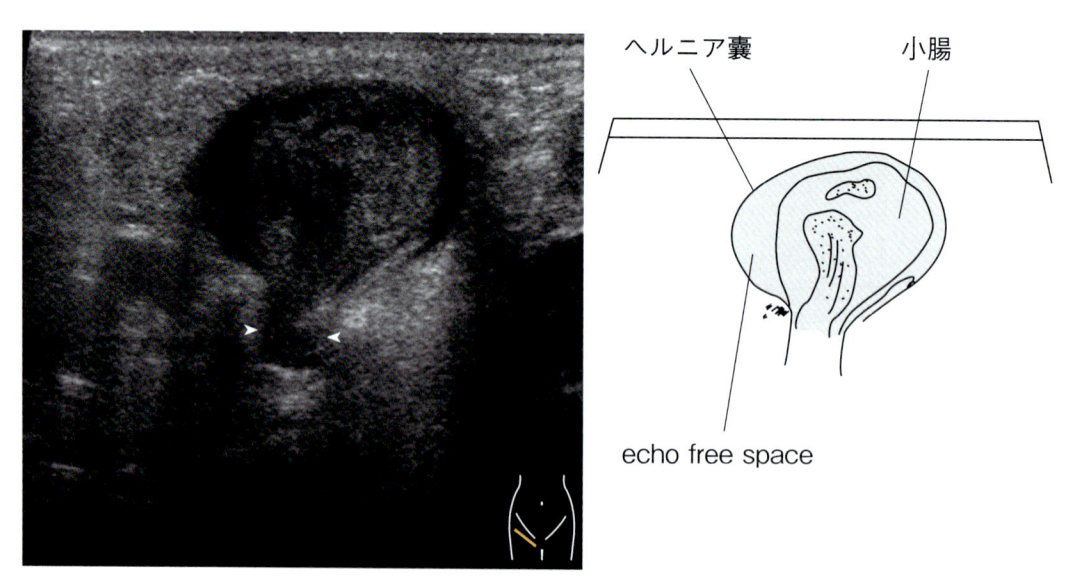

図b　ヘルニア門のエコー像

症例8　大腿ヘルニア　femoral hernia　－嵌頓例－

77歳，女性．腹痛，ヘルニア嵌頓疑い．

左鼠径部の腫脹部位を長軸走査したものである（図a）．中心部に帯状高エコーを伴いヘルニア嚢へ嵌入する腸管がみられる（矢印）．矢頭はヘルニア門を示す．ヘルニア嚢内には液体貯留も認められる（※）．図bはヘルニア嵌頓による小腸イレウス像である．ケルクリング襞と内腔には微細エコーを伴った濁りのある内容物の to and fro movement がみられる（矢印）．

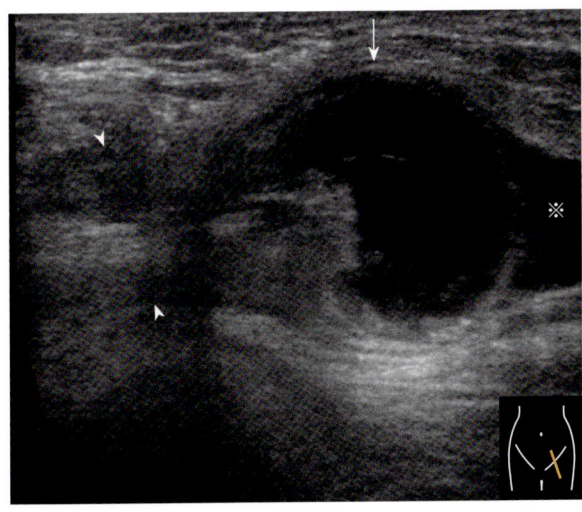

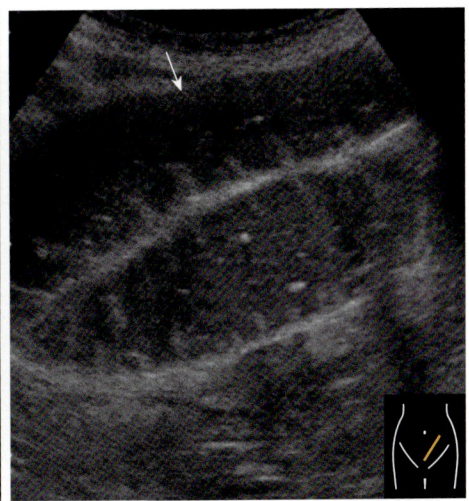

図a　左大腿ヘルニアの長軸像

図b　小腸イレウスのエコー像

症例9　大腿ヘルニア　femoral hernia　－嵌頓例－

56歳，女性．左下腹部痛．

右大腿ヘルニアの短軸像である．腹壁直下のヘルニア嚢内には眼鏡状を呈した低エコー像がみられる．下方にはヘルニア門があり，ヘルニア嚢内へ嵌入する腸管が内部エコー（矢印）を伴って認められる．大腿ヘルニアは鼠径部より足側にある大腿管を通って小腸などが逸脱するもので，出産した中年以降の女性に多くみられる．

拡張した小腸

ヘルニア門

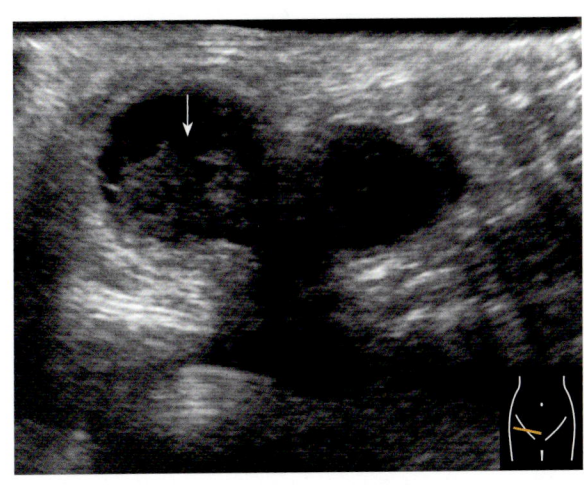

図　右大腿ヘルニアの嵌頓像

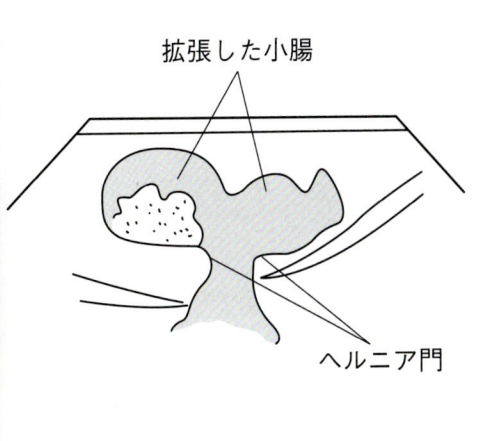

第Ⅴ章　その他　1．鼠径部

症例10　大腿ヘルニア　femoral hernia　－嵌頓によるイレウスと門脈ガス血症例－

72歳，女性．腹痛．

腸疾患が疑われても腹部全体を走査することの必要性を経験した1例を示す．図aは肝右葉のエコー像である．肝内門脈枝内の粟粒状高エコーの存在により肝実質エコーおよび脈管構造は不明瞭であり，門脈ガス血症が示唆される．図bは胃のエコー像である．著明に拡張した胃内には多量の残渣の停滞がみられる（矢印）．図cは小腸をみたものである．ケルクリング襞を伴った小腸の拡張が認められイレウス像を呈している（矢印）．

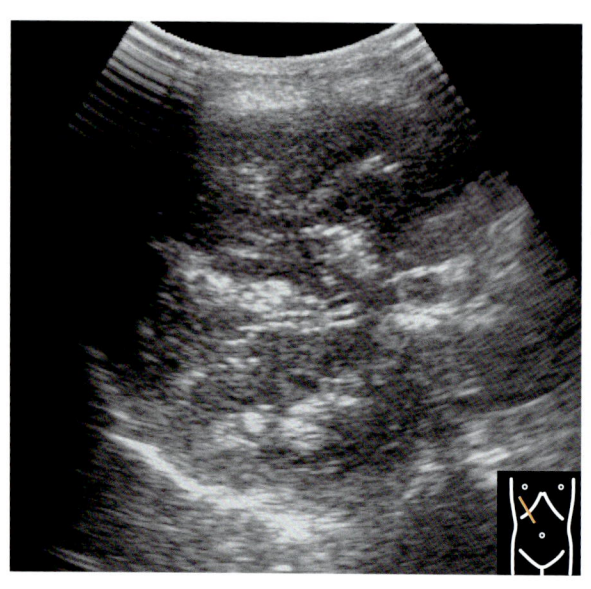

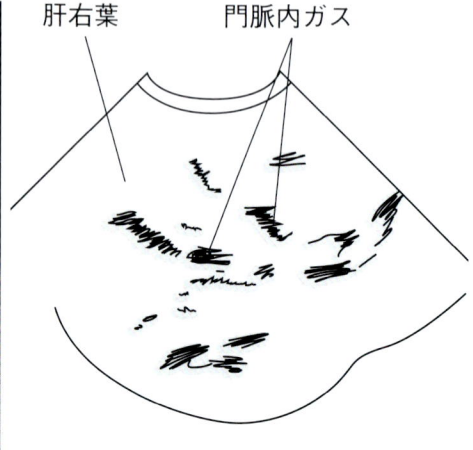

図a　門脈ガス血症の肝エコー像

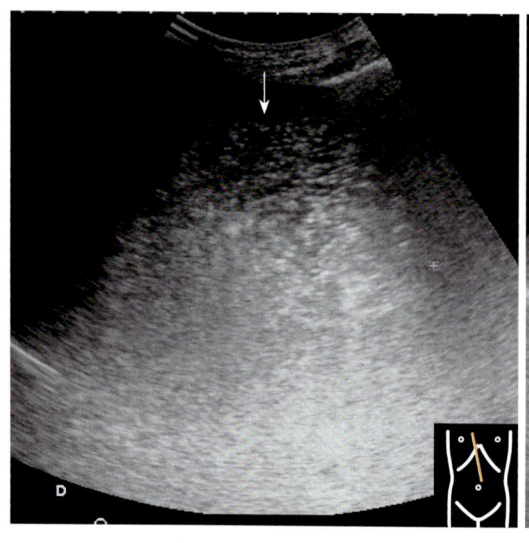

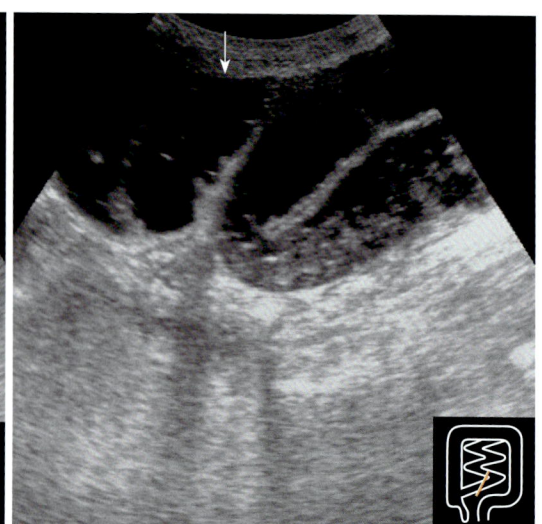

図b　拡張した胃のエコー像

図c　小腸イレウスのエコー像

小腸イレウスの原因を追及し鼠径部を走査した像を図dに示す．鼠径靭帯の足側には浮腫を伴い逸脱する小腸が認められる（矢印）．図eは上腹部CT像を示す．肝内にはエコーで指摘した門脈内ガス（矢印）と著明に拡張した胃内には残渣が液面形成を伴って認められる（矢頭）．図fは下腹部CT像である．超音波と同様に大腿ヘルニア嵌頓像がみられる（矢印）．図gは手術後10時間の肝のエコー像である．肝内門脈内には粟粒状高エコーはみられず，肝実質および門脈枝も明瞭な像を呈している（矢印）．大腿ヘルニア嵌頓による腸閉塞が門脈ガス血症をきたした症例である．

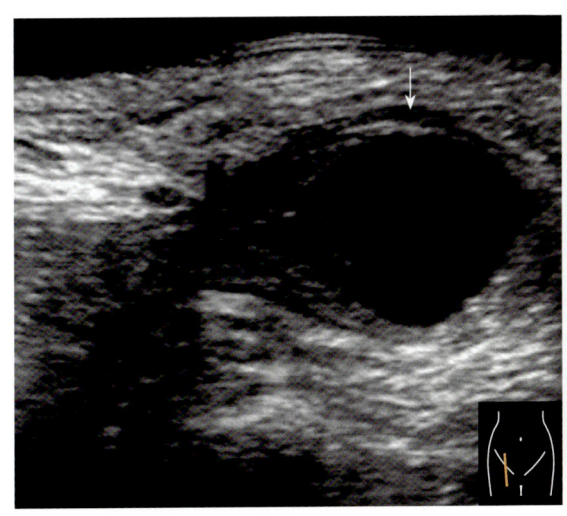

図d　大腿ヘルニア嵌頓像

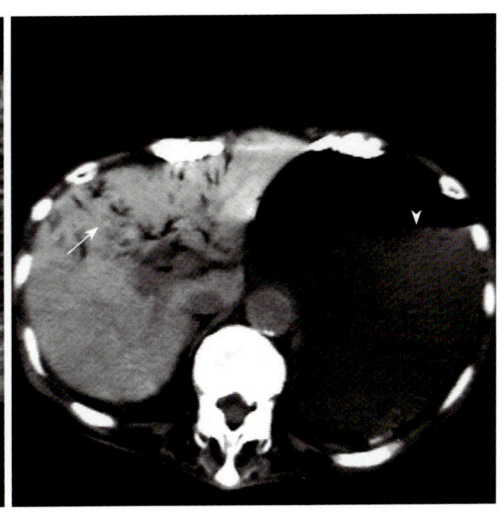

図e　上腹部CT像（造影なし）

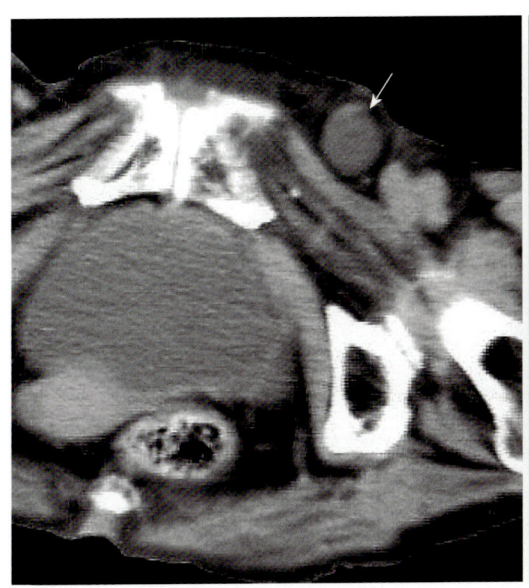

図f　下腹部CT像（造影なし）

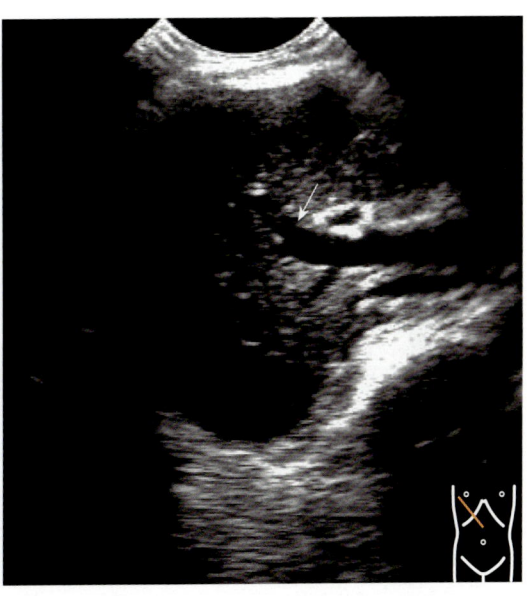

図g　肝のエコー像（手術後10時間）

症例11　閉鎖孔ヘルニア　obturator hernia　－嵌頓例－

82歳，女性．左下腹部から正中部の腹痛，穿孔疑い．

左恥骨部をコンベックス探触子による拡大画像で走査したものである（図 a）．壁肥厚と拡張を伴った小腸の逸脱がみられる（矢印）．この部分を詳細に観察するためリニア探触子の画像を図 b に示す．壁の浮腫性肥厚（矢頭）と多重エコーを伴った腸管内ガスが描出されている（矢印）．図 c は小腸をみたものである．イレウス像がみられる（矢印）．図 d に C T 像を示す．矢印は閉鎖孔ヘルニアの嵌頓像である．閉鎖孔ヘルニアは，他のヘルニアと異なり腹壁の膨隆を認めることが少なく，見逃されることがある．初期ではイレウス症状を認めないRichter型（50～70％）であることが多く，見逃される要因となっている．高齢女性の腹痛は閉鎖孔まで走査することが大切である．

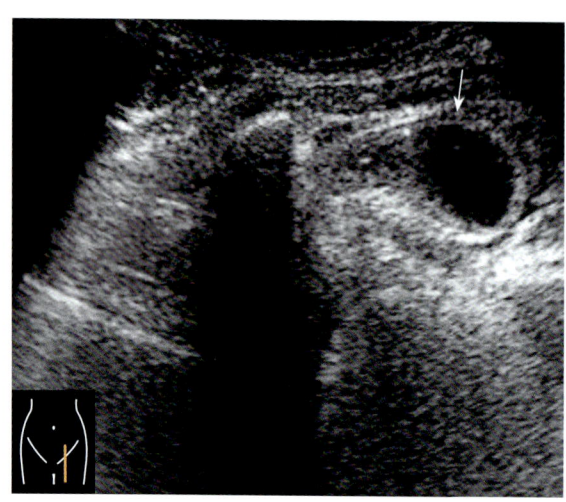

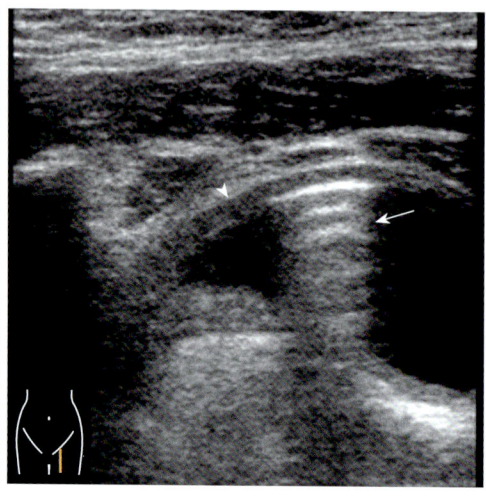

図 a　閉鎖孔ヘルニア嵌頓像（コンベックス探触子）

図 b　閉鎖孔ヘルニア嵌頓像（リニア探触子）

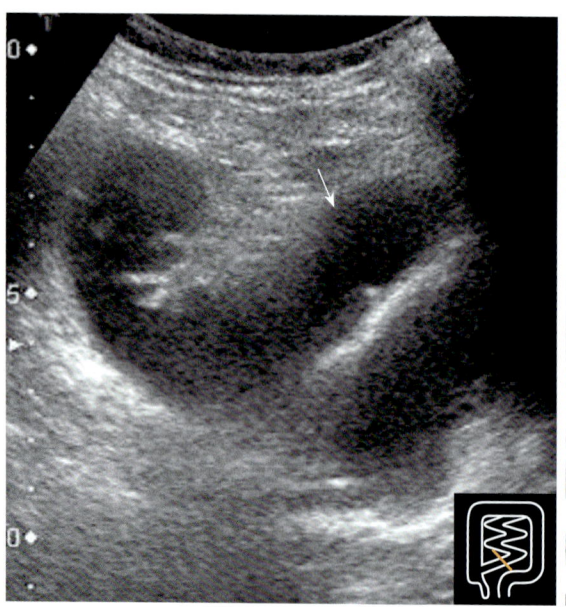

図 c　小腸イレウスのエコー像

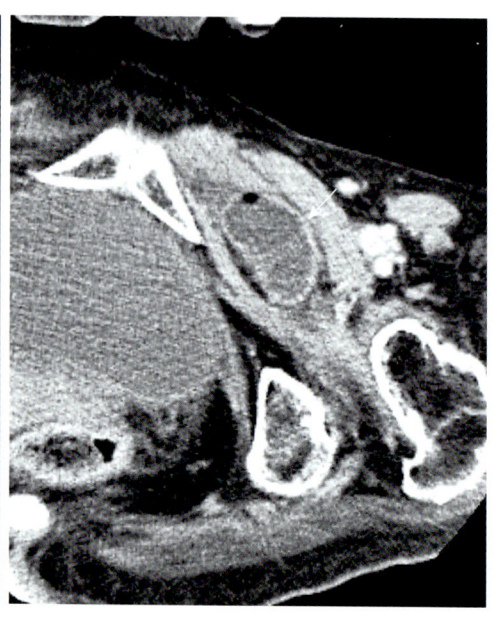

図 d　CT像（造影）

症例12　閉鎖孔ヘルニア　obturator hernia　－両側閉鎖孔ヘルニア嵌頓例－

93歳．女性．腹痛．

　両側にみられた閉鎖孔ヘルニア嵌頓像である．図aは右恥骨部を走査したものである．逸脱した腸管の先端には嚢胞状に拡張した腸管がみられ（矢印），周囲にはecho free spascが認められる（矢頭）．図bは左恥骨部走査像である．右側にみられたエコーパターンとほぼ同様の像を呈している．矢印は拡張した小腸，矢頭はecho free spsceを示す．図cはCT像である．両側閉鎖孔には拡張した脱出腸管を認める（矢印）．図dは摘出標本を示す．一部小腸には壊死部分が認められる（矢印）．日頃の検査の教訓として，片方に所見があれば，これに満足することなく両側を丹念に観察することの大切さを知る症例である．

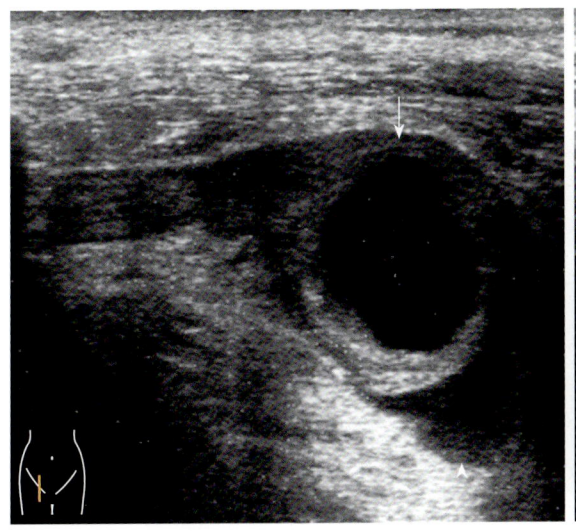

図a　右閉鎖孔ヘルニア嵌頓像

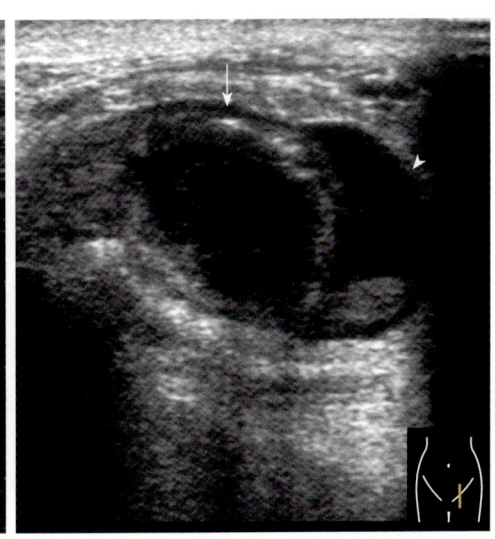

図b　左閉鎖孔ヘルニア嵌頓像

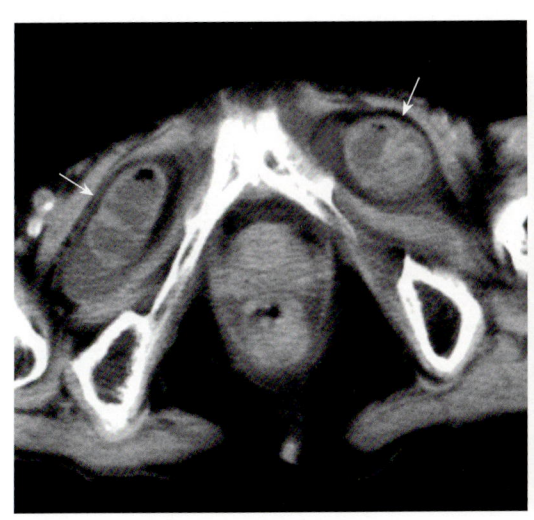

図c　CT像（造影）

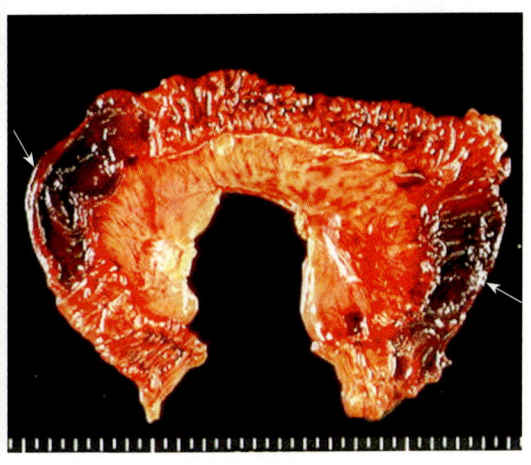

図d　摘出標本

症例13　閉鎖孔ヘルニア　obturator hernia　−Richter 型−

80歳，女性．腹部膨満感，腹痛，吐気．

　左恥骨部の走査像である（図a）．閉鎖孔には腸管壁の一部菲薄化を伴った腸管の逸脱がみられ，拡張した腸管内には内部エコーが認められる（矢印）．ヘルニア嚢内には echo free spase がみられる（矢頭）．図bはヘルニア嵌頓による小腸のイレウス像である．腸管内には微細エコーを伴った内容物がみられケルクリング襞も描出されている（矢印）．図cにCT前額断像を示す．両側閉鎖孔には小腸の逸脱がみられるが，腸閉塞の原因は拡張している左側が示唆される（矢印）．矢頭はイレウス像を示す．図dは術中写真である．嵌頓部小腸は左側で，色調の変化が認められる（矢印）．Richter 型の閉鎖孔ヘルニアと診断された．

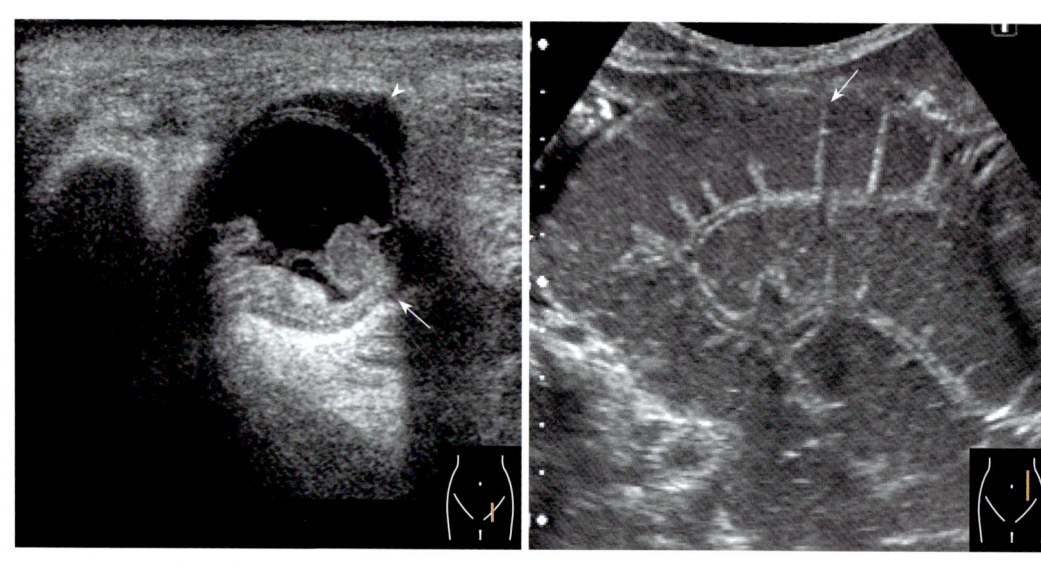

図a　左閉鎖孔ヘルニア嵌頓像

図b　小腸イレウスのエコー像

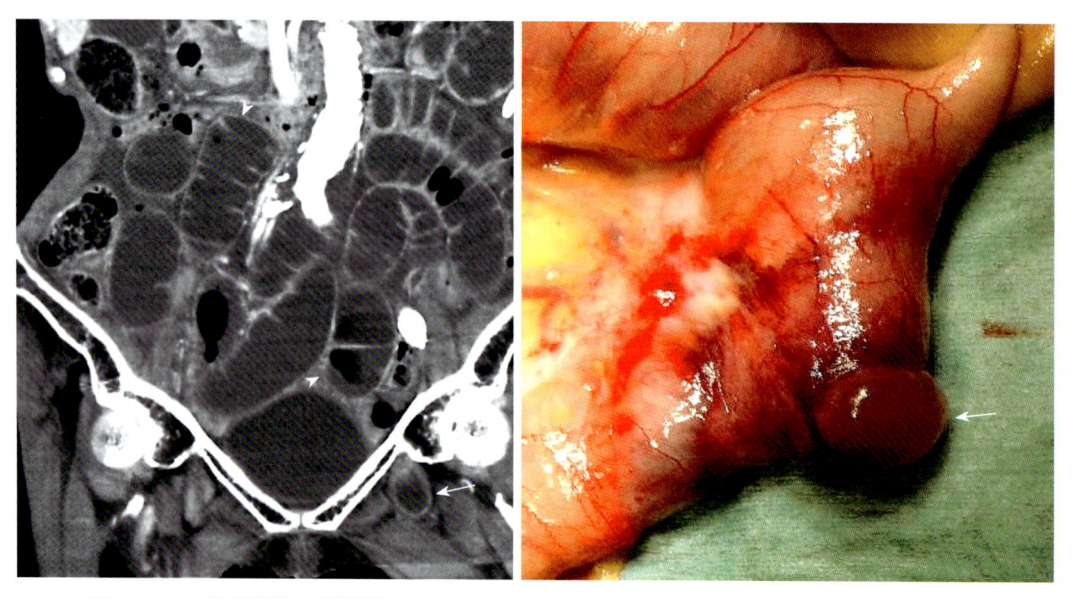

図c　CT前額断像（造影）

図d　術中写真

症例14　腹壁瘢痕ヘルニア　incisional hernia

71歳，男性．スクリーニング，大腸手術の既往．

術後の瘢痕部位に限局性の膨隆がみられたため，縦断走査でみたものである．腹壁直下にはガスエコーを伴った腸管像がみられる．腹壁瘢痕ヘルニアである．

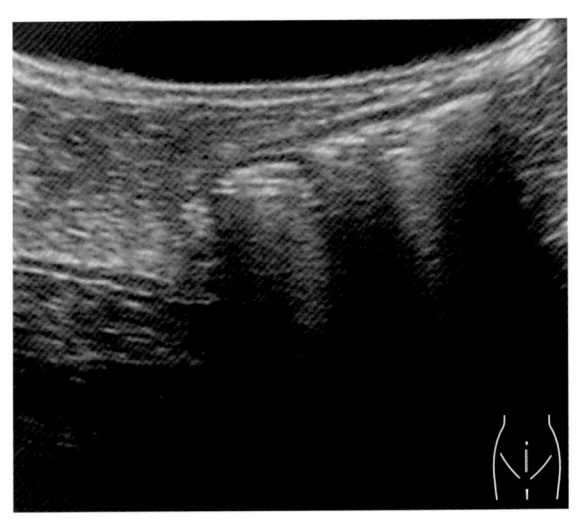

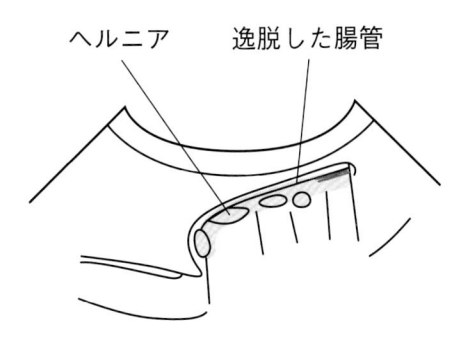

図　腹壁瘢痕ヘルニアのエコー像

症例15　腹壁瘢痕ヘルニア　incisional hernia　－嵌頓例－

68歳，女性．子宮の手術後，腹部膨隆．

下腹部正中の横断像である．膨隆部を走査すると腹壁直下にヘルニア嚢がみられ，内部には拡張した腸管の逸脱が認められる．ヘルニア嚢内にはecho free spaceもみられる（矢印）．腹壁瘢痕ヘルニアは，手術により腹壁を支える強靭な筋膜に欠損部ができ，腹膜に包まれた内臓が逸脱するもので内臓脂肪など腹部の内容が増加すると腹圧の上昇により起きやすくなる．ヘルニア門が2cm以下では嵌頓を起こす危険性があるとされる．

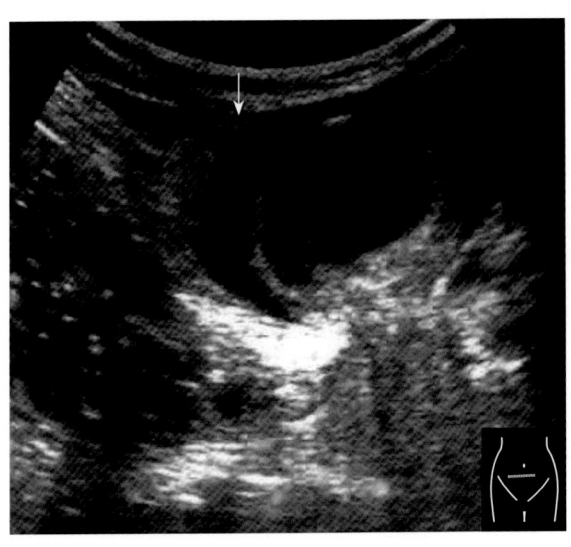

図　腹壁瘢痕ヘルニア嵌頓像

症例16　臍ヘルニア　umbilical hernia
60歳，女性．臍部膨隆．

臍部に膨隆がみられたため腹壁と腹腔の状態をみたものである（図a）．腹壁直下には拡張した小腸の内容物がみられる（矢印）．矢頭はヘルニア門を示す．図bはCT像である．腹壁に突出した腸管がみられ臍ヘルニアと診断された．探触子で圧を加えると，逸脱した腸管は腹腔内へ還納したことから嵌頓は否定された．

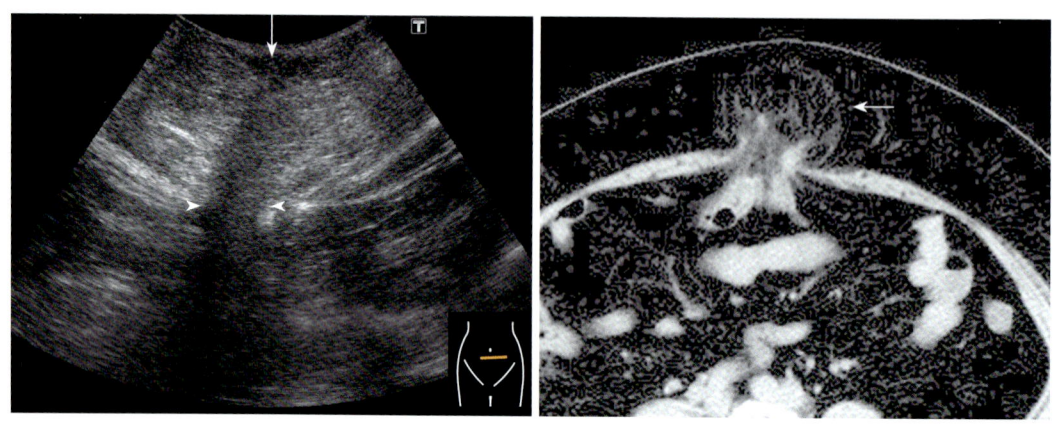

図a　臍ヘルニアのエコー像

図b　CT像（造影）

症例17　臍ヘルニア　umbilical hernia　－嵌頓例－
46歳，女性．腹痛．

臍部の横断像である．囊胞状に拡張した腸管と内腔には腸管内容物が高エコー像を示している（矢印）．臍ヘルニアの嵌頓であった．成人臍ヘルニアの嵌頓は乳幼児臍ヘルニアと成因的に違いがみられる．成人では肥満，妊娠，腹水などによる腹圧の上昇で発症するといわれる．

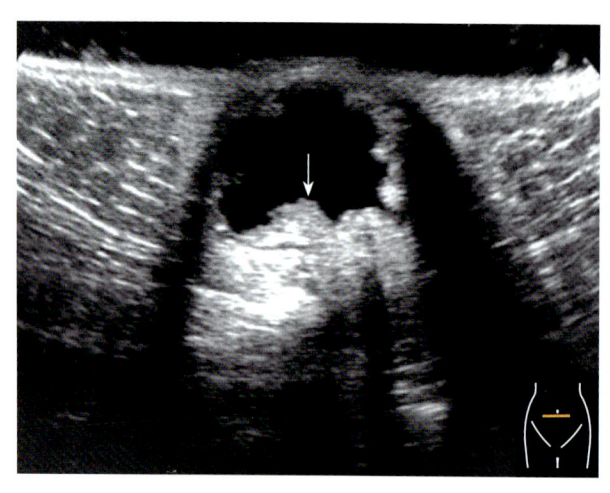

図　臍ヘルニア嵌頓像

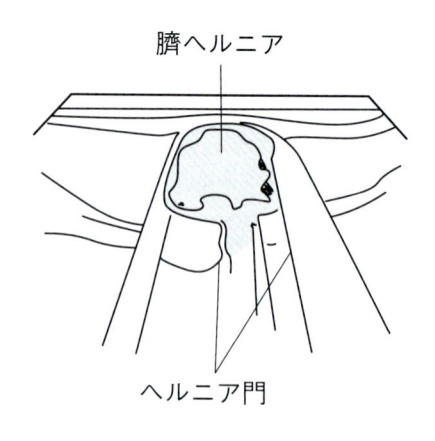

臍ヘルニア

ヘルニア門

症例18　白線ヘルニア　epigastric hernia

70歳，女性．心窩部不快感．

コンベックス探触子で心窩部縦断走査でみたものである．白線（腹直筋膜）の断裂を認め，腹膜前脂肪が腹壁内へ連続した低エコー像としてみられる（図a矢印）．図bは病変部をリニア探触子で観察した像である．腹壁前脂肪から腹壁内へ連続する様子が確認できるが，腸管の逸脱像はみられない（矢印）．白線ヘルニアは白線部の筋膜が薄く弱い場合に起こりやすい．典型例では比較的若年の心窩部にみられる．L；肝左葉，St；胃

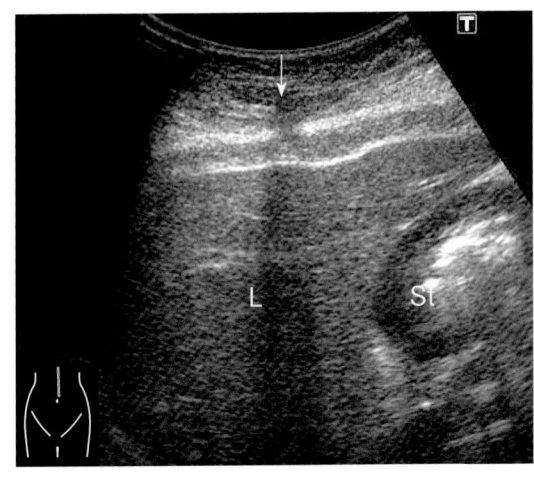

図a　白線ヘルニアエコー像（コンベックス探触子）

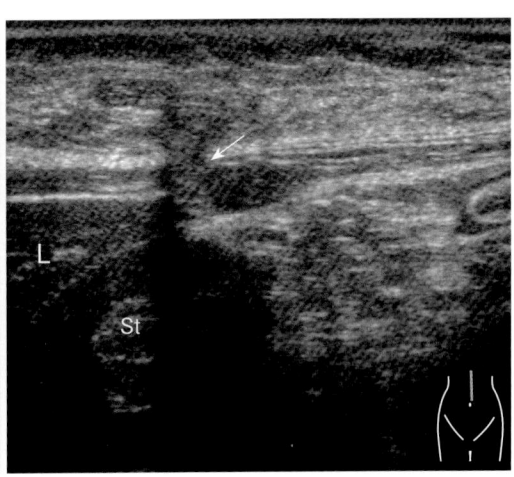

図b　白線ヘルニアエコー像（リニア探触子）

症例19　膀胱ヘルニア　bladder hernia

59歳，男性．下腹部不快感．

緊満した膀胱の腹側には膀胱に連続する内腔の突出像がみられ，同部位に軽度の圧痛も認められる（図a）．矢印は突出した膀胱の一部を示す．図bは排尿後の膀胱を示したものである．突出した部分の膀胱腔は萎縮した像を呈している（矢印）．膀胱ヘルニアは膀胱脱と同義語で，女性の膀胱と膣壁の間の支持組織が脆弱になって発症するとの報告はあるが，本例は男性にみられたまれな例である．BL；膀胱

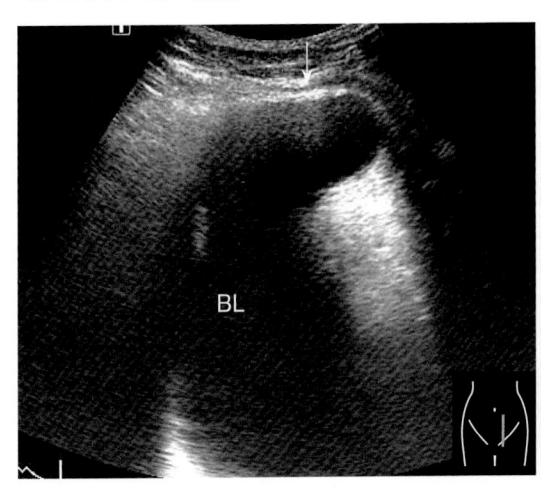

図a　膀胱ヘルニアエコー像（排尿前）

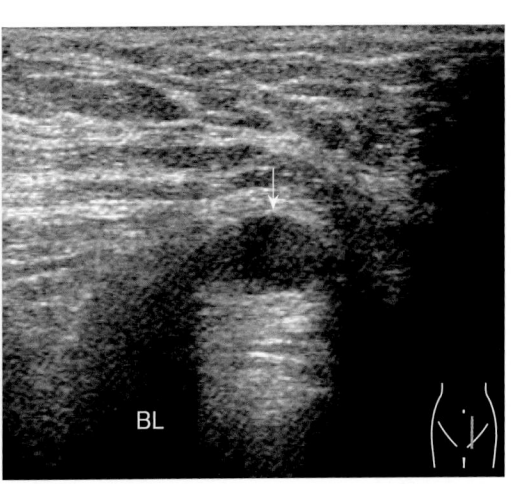

図b　膀胱ヘルニアエコー像（排尿後）

第V章　その他　1. 鼠径部　353

2 前腹壁
anterior abdominal wall

1 胎児臍部の解剖

　尿膜管は本来，正中臍帯となるので日常検査の対象にはならないが，一部が開存する場合にはエコー検査の対象になる．このため，胎児における臍部と小腸（中腸），膀胱との関係について示す．

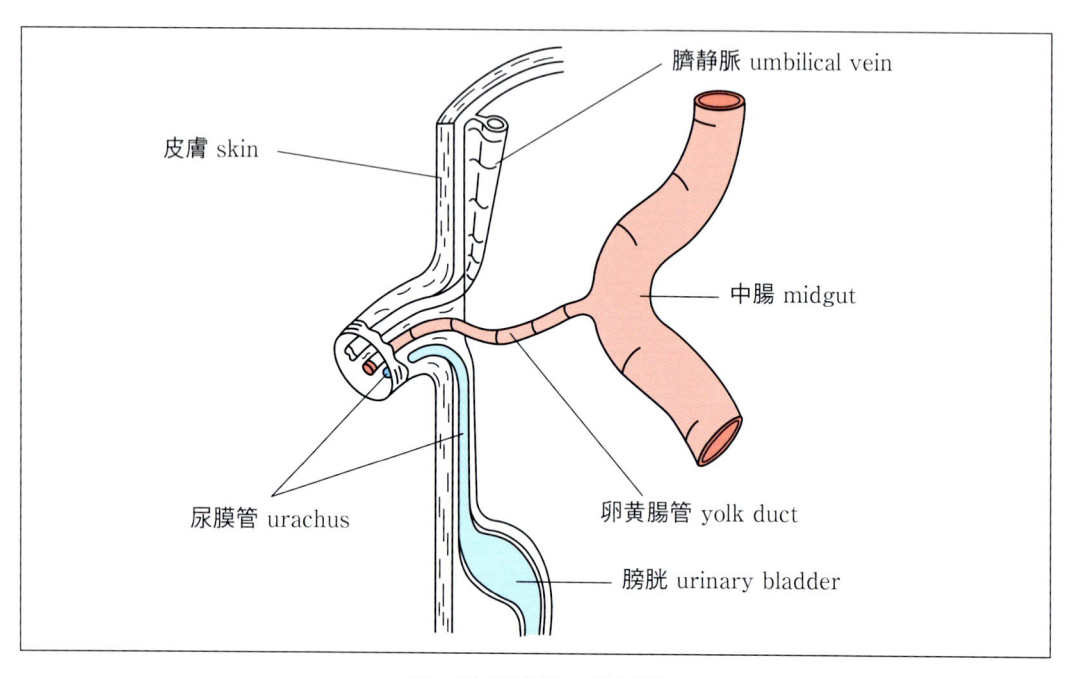

図　胎児臍部の解剖図

● 胎生期臍部の解剖について

　胎児の臍帯には臍帯内尿膜管 urachus，卵黄腸管 yolk duct と 3 本の血管がみられる．1 本は臍静脈，他の 2 本は臍動脈である．臍静脈は母体から胎児への流れで，栄養や酸素を含んだきれいな動脈血が流れる．2 本の臍動脈は胎児から母体への流れで，老廃物や二酸化炭素を含んだ静脈血が流れる．一般には動脈は動脈血が流れるが，臍帯の血管は逆になる．出産後，臍帯は結紮され臍動脈は閉鎖し 2 本の外側臍帯に，臍静脈は肝円索帯となる．尿膜管は正中臍帯となるが，一部が開存すれば尿膜管嚢腫となる．卵黄腸管も消失するが，管腔が残存すれば臍腸瘻，一部が開存すればメッケル憩室となる．胎児臍部の解剖図を示す．

2 前腹壁の正常像（膀胱から臍部）

膀胱頂部と臍部の正常エコー像を示す．

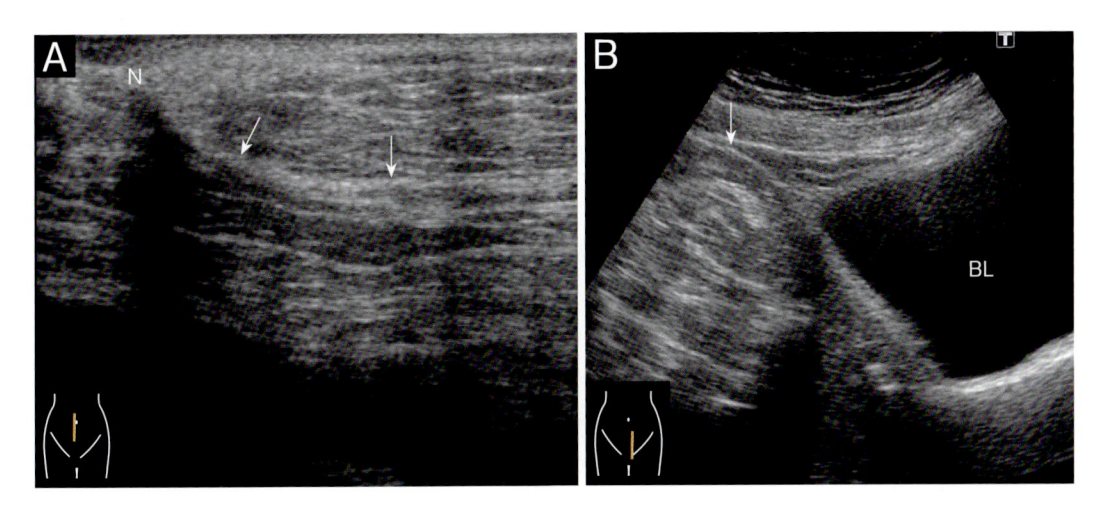

A．臍部から足方をみた表在像を示す．幅のある高エコーが正中靱帯である（矢印）．B．膀胱頂部から臍部へ伸びる正中靱帯が高エコー像を示す（矢印）．N；臍，BL；膀胱

3 前腹壁のチェックポイント

尿膜管開存がある場合のチェックポイントを番号で示す．

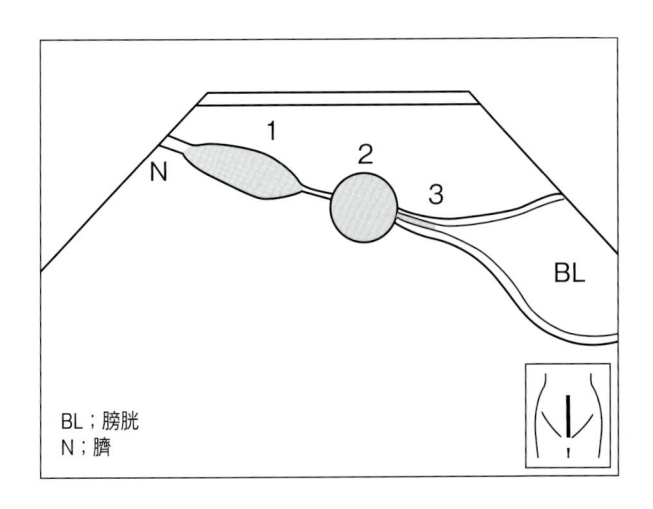

1．尿膜管膿瘍
臍部側の正中靱帯内に限局性の不整形な低エコー領域がみられ周囲脂肪織のエコーレベルの上昇を示す．
・臍部から水のようなものが出たり，臍部に痛みを伴う．

2．尿膜管嚢腫
膀胱頂部近傍に嚢胞性腫瘤を示す．
・内部エコーを伴うことがある．

3．尿膜管遺残
膀胱頂部正中靱帯の開大を示す．
・同部位に圧痛を伴うことがある．
・膀胱頂部の開大がみられた場合，臍部側の開大の有無を検索する．

4 前腹壁（尿膜管）の症例

尿膜管の症例を提示する．

症例1　尿膜管膿瘍　pyourachus

5歳，男児．臍部痛．臍から水のようなものが出る．

膀胱頂部の縦断像である（図a）．膀胱から臍部へ伸びる正中靭帯の開大（尿膜管）がみられる（矢印）．図bは臍部を走査したものである．臍部から連続する尿膜管の開大と一部に内部エコーを伴った不整形な低エコー域が認められる．同部位に軽度の圧痛が認められた．

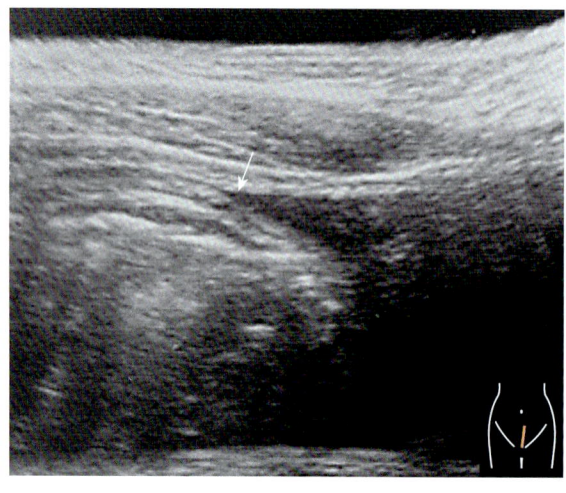

図a　尿膜管の長軸像（膀胱側）

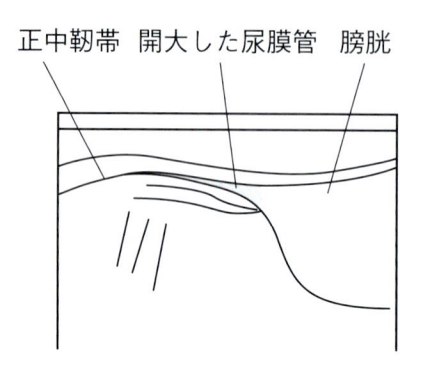

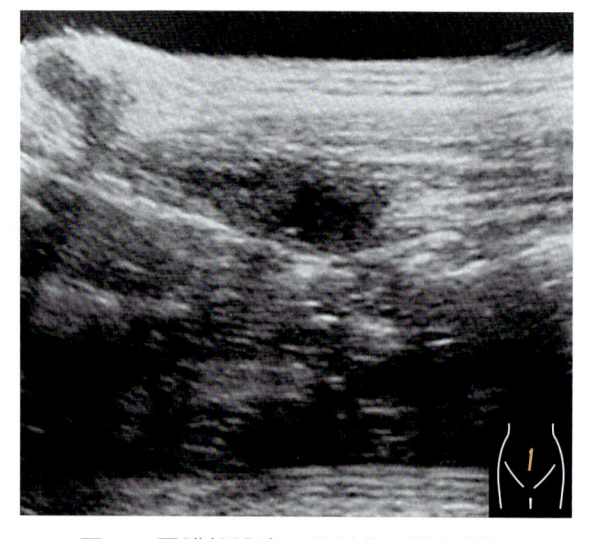

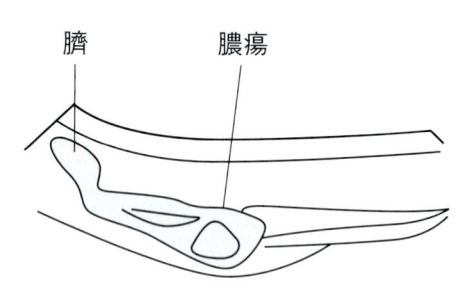

図b　尿膜管膿瘍の長軸像（臍部側）

症例2　尿膜管膿瘍　pyourachus
29歳, 男性. 腹痛, 臍部痛.

体表にある臍の検査は探触子と皮膚面に air の介在により明瞭に描出することが困難であるため, ゼリーを多めに塗り臍部から足方にかけ縦断走査でみたものである（図 a）. 臍の圧痛部位に一致し低エコー域がみられる（矢印）. 臍から足方へ伸びる尿膜管（矢頭）を合成した像である. 図 b は臍の近傍を短軸走査でみたものである. 内部エコーを伴った囊胞域がみられ（矢印）, 通常高エコーを示す周辺皮下脂肪織の低エコー化がみられることから炎症波及が示唆される（矢頭）. 図 d は臍部のCT像を示す. 矢印が尿膜管膿瘍である.

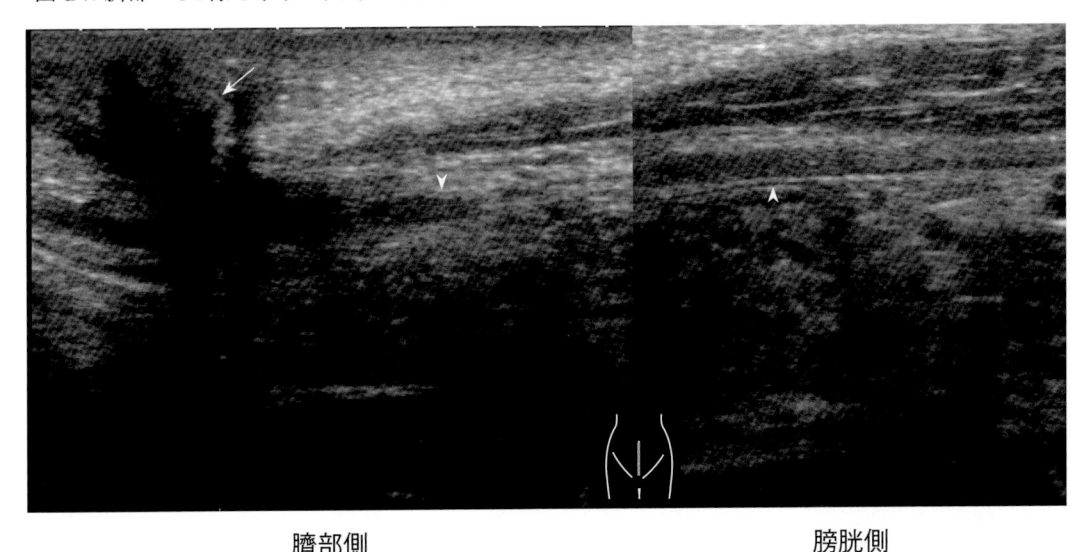

臍部側　　　　　　　　　　　　　　膀胱側
図 a　尿膜管膿瘍の長軸像（合成図）

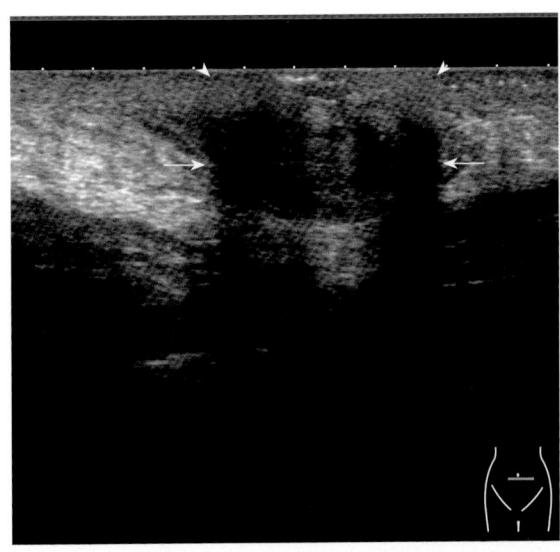

図 b　尿膜管膿瘍の短軸像　　　図 c　CT像（造影）

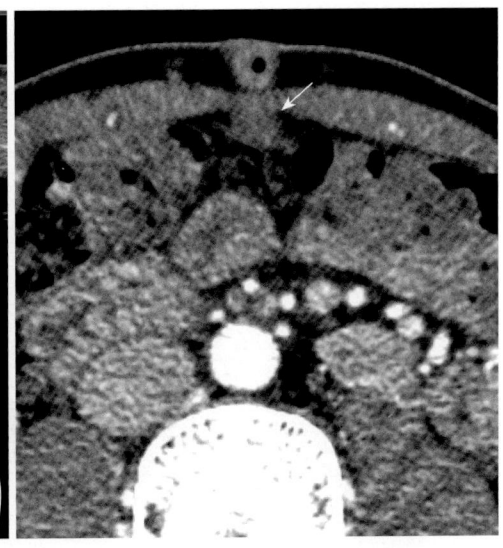

症例3 尿膜管膿瘍　pyourachus

11歳，男児．腹痛，臍から水のようなものが出る．

臍部の縦断像である（図a）．臍の深部には不整形な囊胞領域がみられる（矢印）．図bは臍の深部を短軸走査でみたものである．円形を示す囊胞領域と周囲の高エコー部分に圧痛がみられ炎症が示唆される．尿膜管膿瘍と診断された．

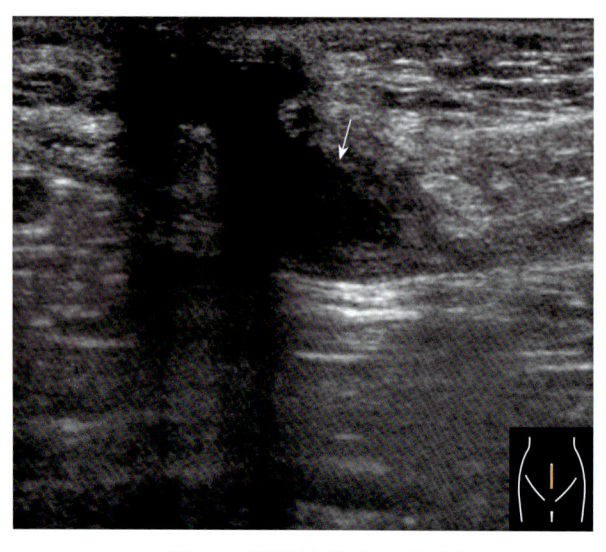

図a　尿膜管膿瘍の長軸像

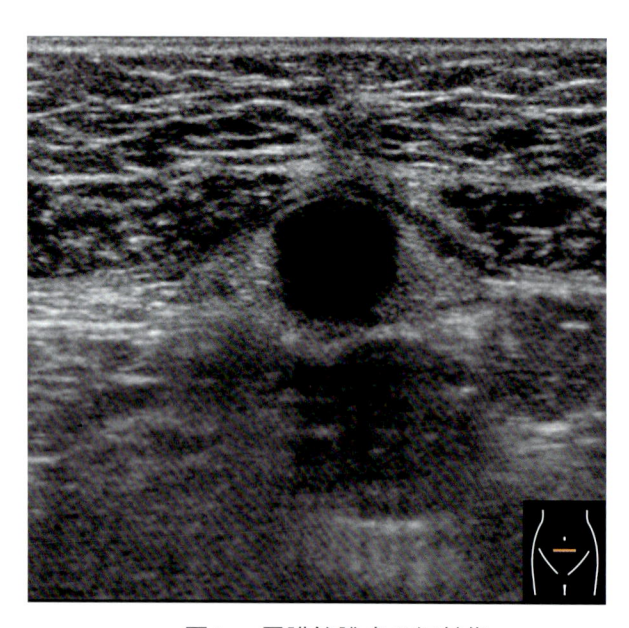

図b　尿膜管膿瘍の短軸像

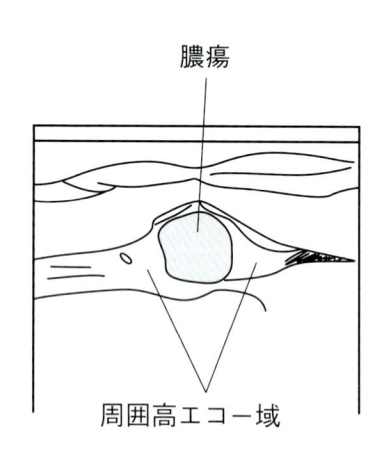

症例4　尿膜管遺残　urachal remnant

10歳, 女児. 下腹部痛.

　膀胱の横断像である. 膀胱頂部には楕円形の境界明瞭平滑な低エコー腫瘤がみられる. 同部位に探触子で圧を加えると痛みを伴っていた. 腫瘤から臍へ伸びる尿膜管の開大は認められない.

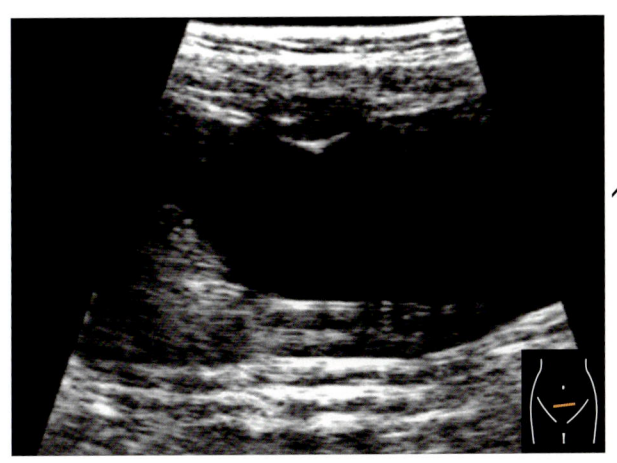

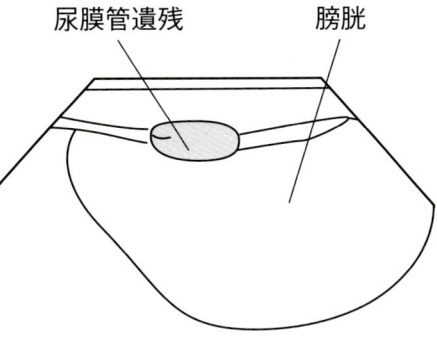

図　尿膜管遺残の短軸像

症例5　尿膜管嚢腫　urachal cyst

18歳, 女性. 下腹部腫瘤.

　子宮・膀胱に接し頭側には, 境界明瞭, 形状円形, 内部エコー不均一な腫瘤が認められる (図a 矢印). 図bはCT像を示す. 矢印が腫瘤である. 手術の結果, 尿膜管嚢腫と診断された. 卵巣嚢腫や子宮筋腫との鑑別が必要である. エコー検査は下腹部まで含めた腹部全体のスクリーニング検査の必要性を体験させてくれた症例である. BL；膀胱, U；子宮

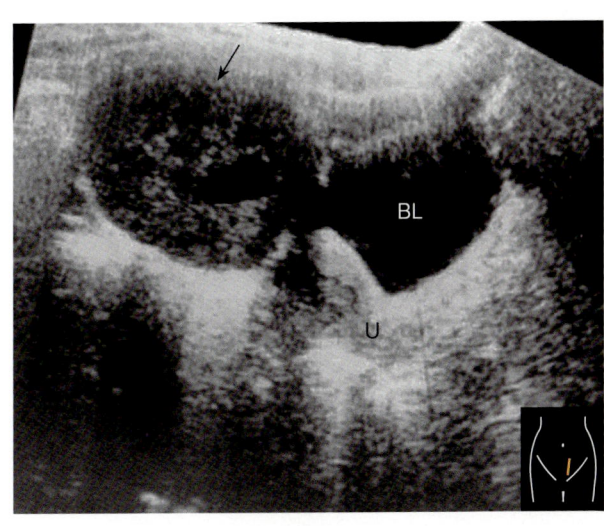

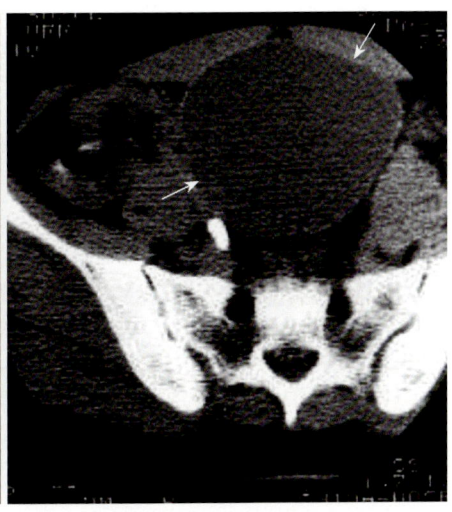

図a　尿膜管嚢腫のエコー像　　　図b　CT像 (造影)

第V章　その他　2. 前腹壁　359

3 陰　囊
scrotum

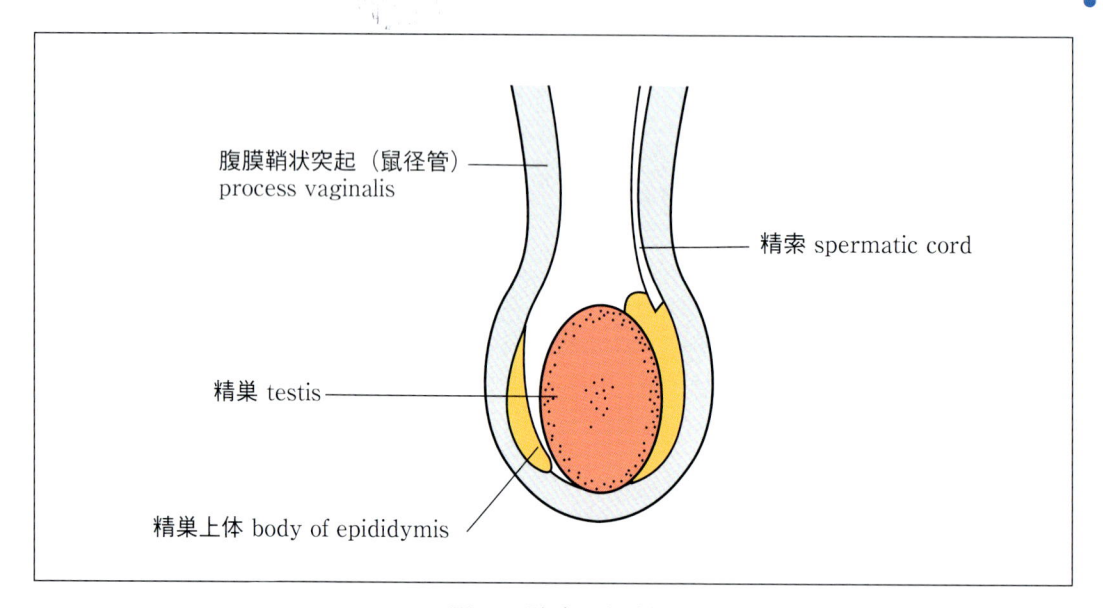

1 陰嚢の解剖

図a　陰嚢の解剖

- 陰嚢について

　陰嚢は男性の外陰部にあり内部に1対の精巣（睾丸），精巣上体（副睾丸），精索を含む囊状のもので，陰茎根部から下垂している．一般に左精巣は右精巣より低位にある．精巣と精巣上体は胎生初期に腹腔の背側壁で発生するが，胎生8ヶ月頃になると，腹膜が鞘（さや）状に下方に突出した腹膜鞘状突起に沿って陰嚢内へ下降し，腹膜鞘状突起は閉鎖するが，閉鎖が弱いと腹圧などで腸が陰嚢内に脱出し陰嚢ヘルニアとなる．

- 精索について

　精巣上体は精索という紐状の構造でつながっており，精巣へ出入りする動脈・静脈・神経・精管がその中を通る．精巣と精索は陰嚢の中で精巣挙筋に包まれている．図aに陰嚢の解剖について示す．

2 精巣(睾丸)の正常像

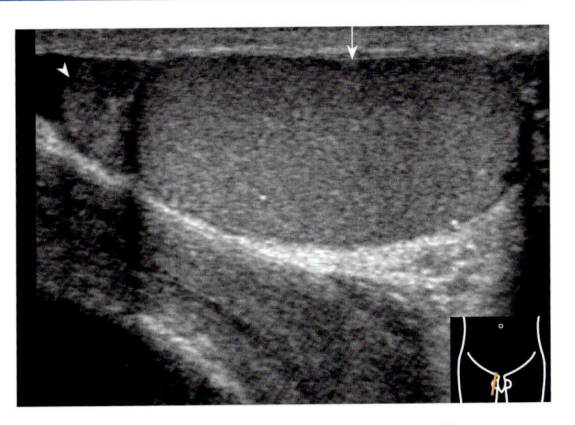

図b 正常な精巣エコー像

・正常な精巣エコー像である(図b).矢印は均一な内部エコーを示す精巣である.矢頭は精巣上体(副睾丸)を示す.

3 腹膜鞘状突起(鼠径管)の開大について

腹膜鞘状突起の開大により不完全型,精索水腫,陰嚢水腫,完全型,交通性陰嚢水腫がある.これらについて模式図で示す.

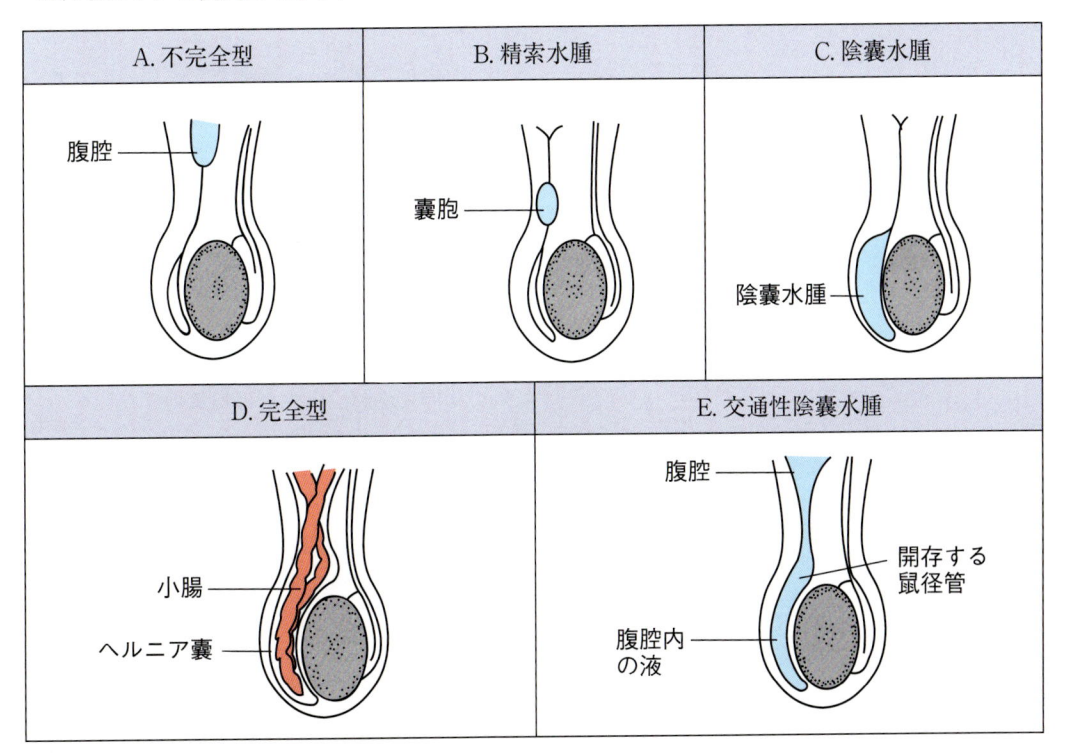

A.不完全型 — 腹腔
B.精索水腫 — 嚢胞
C.陰嚢水腫 — 陰嚢水腫
D.完全型 — 小腸,ヘルニア嚢
E.交通性陰嚢水腫 — 腹腔,開存する鼠径管,腹腔内の液

A,不完全型では腹腔側の鼠径管の一部が開大する.B,精索水腫(女性ではNuck水腫)は鼠径管の一部が限局性の囊胞像を示す.C,陰嚢水腫は精巣側の鼠径管に限局性の開大がみられる.D,完全型では鼠径管の開大がありヘルニア嚢内に逸脱する腸管などがみられる.E,交通性陰嚢水腫は腹腔内から精巣近傍に鼠径管の開大がみられ圧を加えると内腔が変化する.

第Ⅴ章 その他 3.陰嚢

4 精索・陰嚢疾患のチェックポイント

精索・陰嚢疾患のチェックポイントを番号で示す．

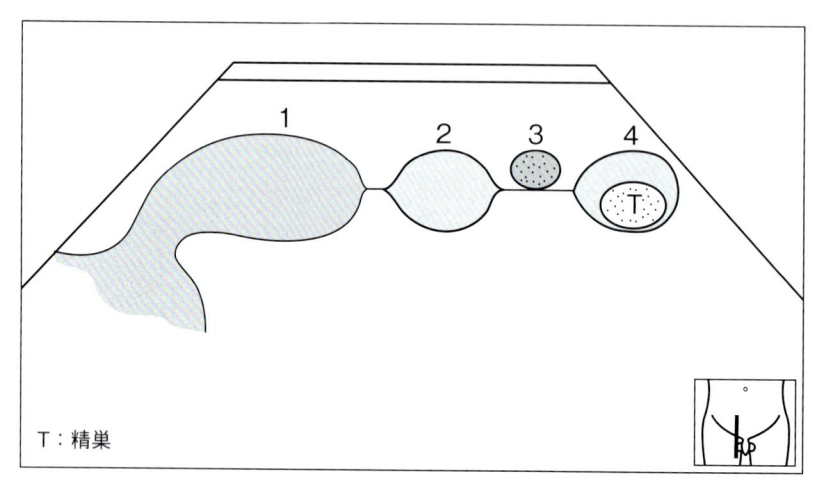

陰嚢疾患のチェックポイント

1. ヘルニア
ヘルニア嚢内に逸脱した腸管などが周辺のエコー像とは異なった限局性のエコー像を示す．
- ヘルニアの内容によってエコーパターンが異なる．
- 検査体位を立位または valsalva 負荷を加え，ヘルニアの確認をする．すでに鼠径部の膨隆があれば，大きさや内容について観察する．

2. 精索水腫（女性ではNuck 水腫）
鼠径部に類円形の囊胞像を示す．
- 女性では卵巣囊腫，男性では精巣の存在にも注目する．

3. 停留精巣
鼠径部近傍に楕円形で内部エコー均一な像を示す．
- 精巣が陰嚢内にあるか否かを確認する．

4. 陰嚢水腫
精巣周囲に囊胞域を示す．

5 精索・陰嚢の症例

精索・陰嚢の症例を提示する．

症例1　精索水腫　hydrocele of the cord

1歳，男児．左陰嚢腫脹．

　左鼠径をみたものである．鼠径管内に囊胞域がみられる．囊胞からは，管腔像（精索）が腹腔側へ伸びている．探触子で圧を加えても囊胞の大きさに変化はみられなかったことから，腹腔への交通は否定できる．本症は精巣や精巣血管および精管を被っている鞘膜に液体がたまった状態をいう．陰嚢部の鞘膜にたまった場合が陰嚢水腫で，それより頭側の精索部にたまった場合が精索水腫となる．陰嚢，陰嚢上部や鼠径部の腫脹がみられ，乳幼児によくみられる疾患である．

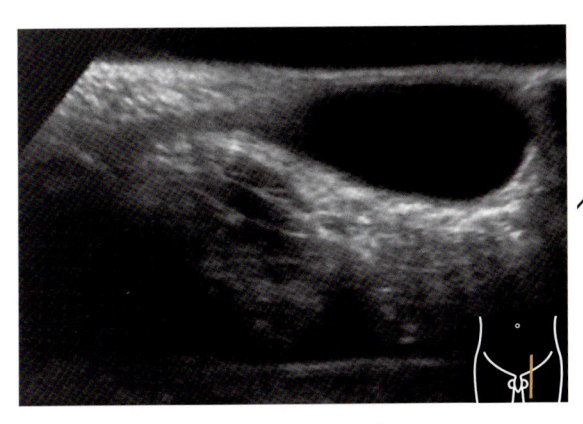

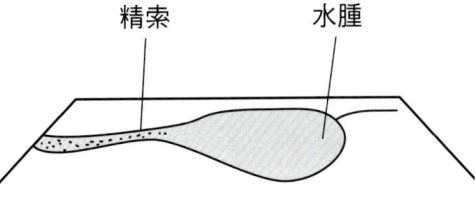

図　精索水腫の長軸像

---

memo　　　陰嚢水腫　hydrocele testis・
精索水腫　hydrocele of the cord・ヌック水腫　Nuck's cyst

・これらの疾患は日常，小児科でよくみられる．腹膜が癒合しないで開存した状態を腹膜鞘状突起というが，この腹膜鞘状突起に腸などが入ると鼠径ヘルニアとなり，水が貯まると水腫になる．陰嚢に水が貯まると陰嚢水腫，鼠径部に水が貯まると精索水腫，女児の鼠径部に水が貯まるとヌックNuck水腫になる．

症例2　精索水腫　hydrocele of the cord

3ヶ月，男児．陰嚢水腫疑い．

右陰嚢から精索部分をリニア探触子を用い拡大画像で精索内の囊胞領域と左精巣を同一断面でとらえたものである．右精索内には精索水腫が卵円形を示し，左側には正常な精巣が内部エコー均一な充実性の低エコー像として認められる．

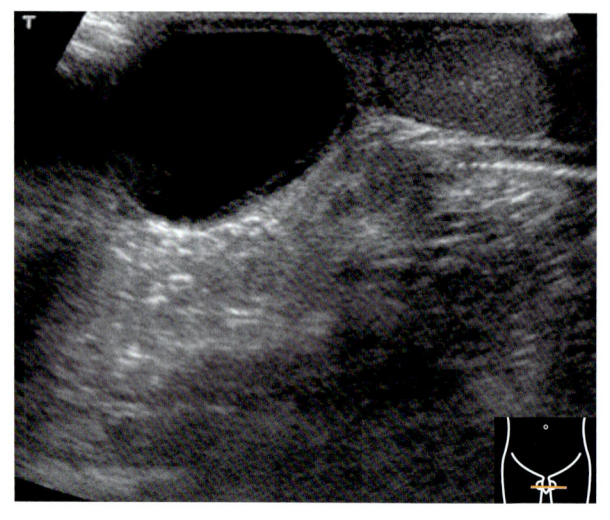

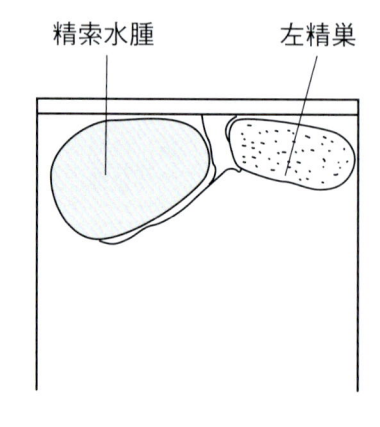

図　精索水腫の短軸像

症例3　精索水腫　hydrocele of the cord

2ヶ月，男児．陰嚢部腫大．

右陰嚢と精索を走査したものである．画面左の囊胞領域は精索水腫，右は精巣である．精巣周囲には生理的量のecho free spaceがみられる．

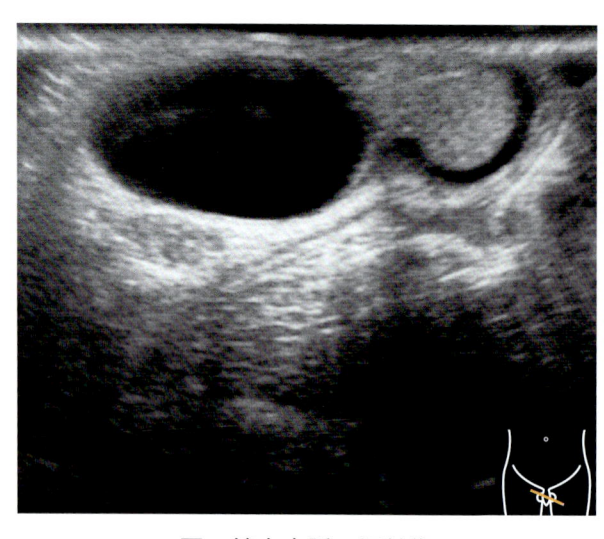

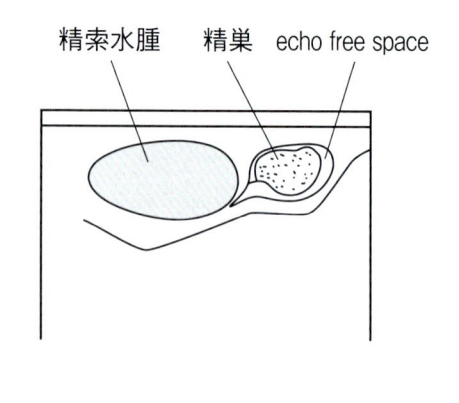

図　精索水腫の短軸像

症例4　ヌック水腫　Nuck's cyst

10歳，女児．左鼠径部腫瘤．

左鼠径部には楕円形の嚢胞がみられる．同部位に圧を加えても嚢胞の形状に変化はみられない．

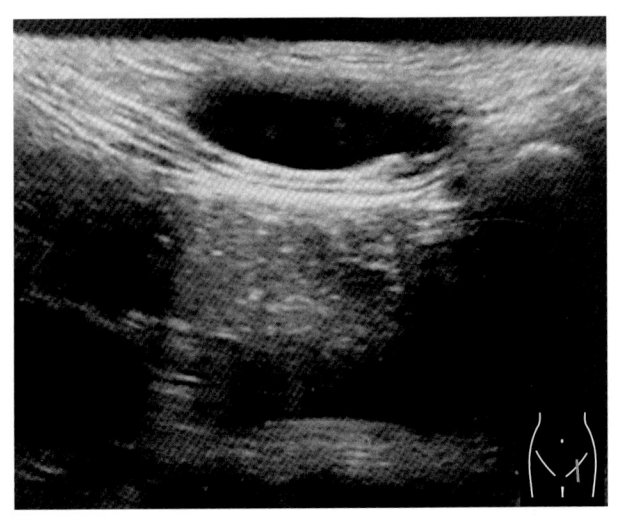

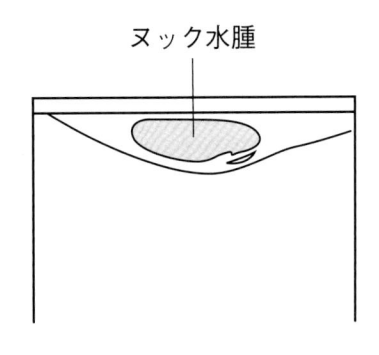

図　ヌック水腫の長軸像

症例5　ヌック水腫　Nuck's cyst

53歳，女性．左鼠径部膨隆．

左鼠径部の膨隆部分を縦断走査したものである．洋梨状の嚢胞像が認められ，ヌック水腫と診断された．ヌック水腫は成人でみられるのはまれである．エコー検査はこのように膨隆部分の由来臓器や性状，大きさなどについての情報を知るのに便利である．

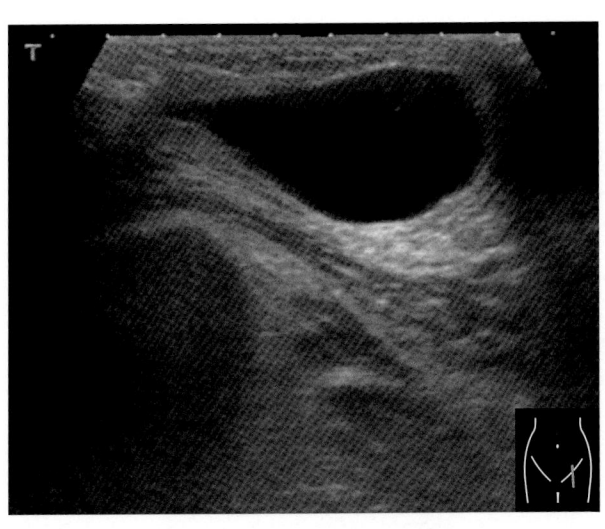

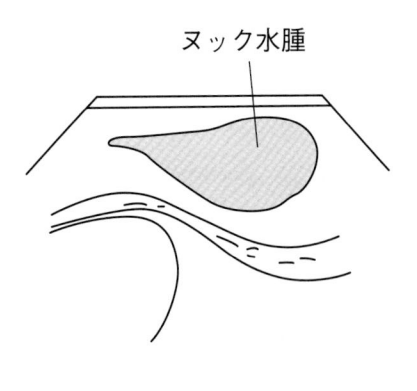

図　ヌック水腫の長軸像

症例6　停留精巣　retention testis

生後1ヶ月，男児．陰嚢内精巣触知できず．

　膀胱の縦断像である．膀胱の腹壁側には内部エコー均一な精巣が円形の低エコー像として認められる．精巣周囲には少量の echo free space がみられる．精巣は，胎生初期に第2腰椎の高さで発生分化し，妊娠後半になると腹膜に沿って下降し，鼠径管を経て陰嚢内に達する．この下行路に停滞し陰嚢内に存在しないものを停留精巣という．

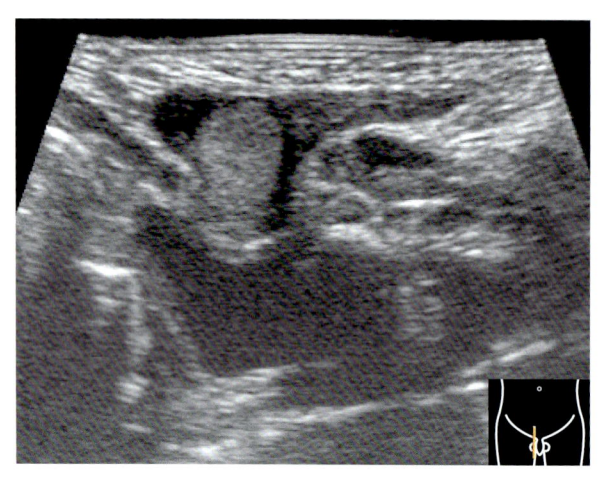

図　停留精巣のエコー像

症例7　停留精巣　retention testis

10ヶ月，男児．健康診断で指摘される．

　右精巣は陰嚢内には認められず，右鼠径部を走査すると楕円形の内部エコー均一な精巣がみられる（図a矢印）．図bは両側陰嚢部をみたものである．左陰嚢内には精巣を認めるが（矢印），右陰嚢内には精巣は認められない．

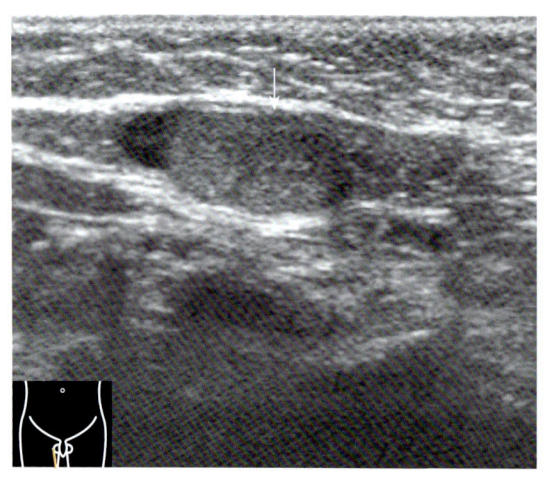

図a　停留精巣のエコー像　　　　　図b　両側陰嚢部の短軸像

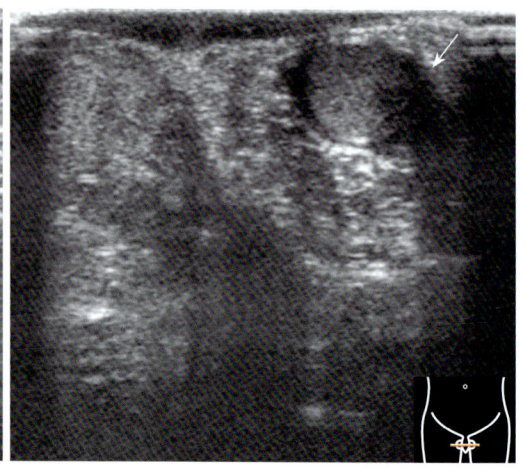

症例8　交通性陰嚢水腫　communicating hydrocele

1歳，男児．精巣腫大．

右精巣から腹膜腔へ伸びる管腔像がみられる．検査中，探触子で圧を加えると管腔は縮小し液体 echo free space が腹腔内へ移動したことから交通性陰嚢水腫と診断された．

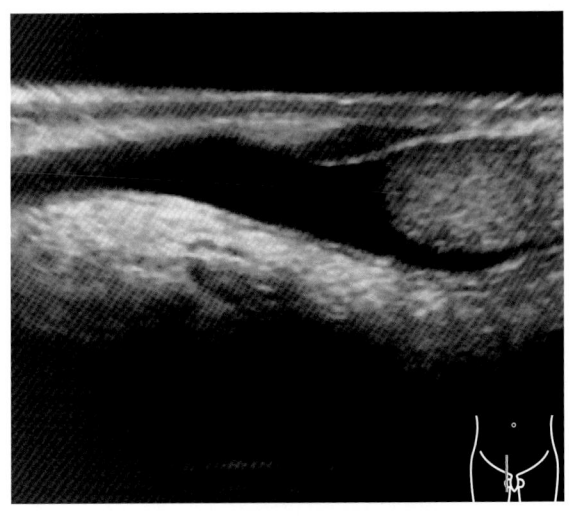

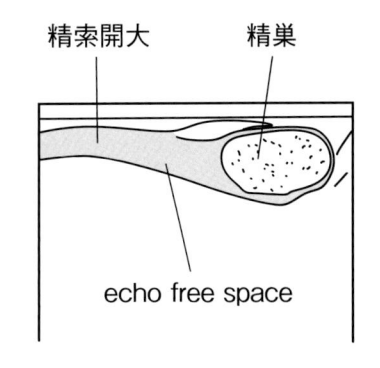

図　交通性陰嚢水腫の長軸像

症例9　陰嚢水腫　hydrocele testis

88歳，男性．右精巣腫大．

左右精巣を同一断面でとらえたものである．両側精巣の内部エコーは均一で腫大や腫瘤性病変はみられない（矢頭）．右精巣周囲には著明な echo free space が認められる（矢印）．

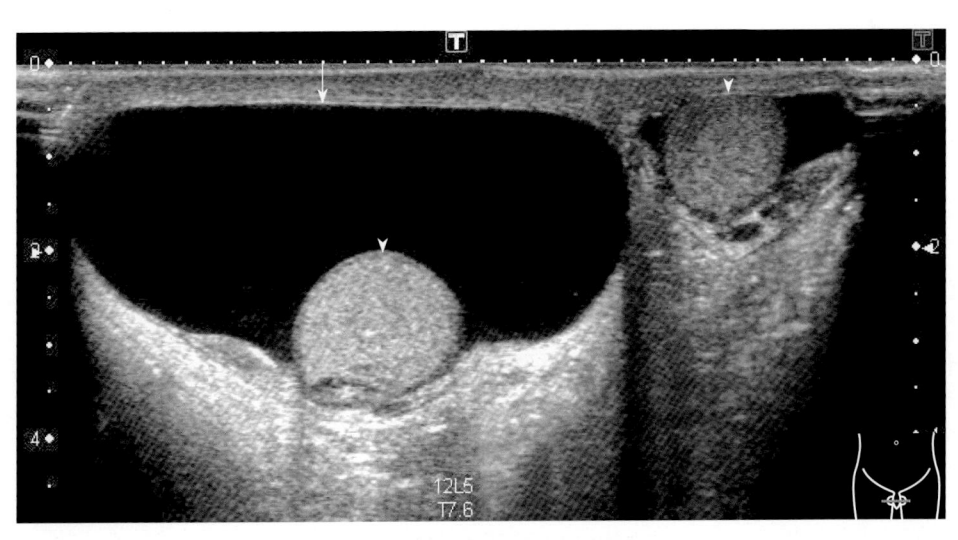

図　陰嚢水腫のエコー像

参考文献

- Carol M.Rumack, StephanieR. Wilson, et al：Diagnostic ultrasound. 4th edition, Vol1. 261-313, 486-522, ELSEVIER, 2011.
- 矢崎義雄　（総編集）：内科学．第10版Ⅱ，消化管・膵・腹膜．890-1075，朝倉書店，2013.
- 竹原靖明他・他：腹部エコーのABC．日本医師会（編），中山書店，1987.
- 長浜隆司，中島寛隆，山本栄篤：消化器疾患の臨床分類一目でわかる分類と内視鏡アトラス．羊土社，2008.
- 藤井雅和，西田一・他：Chilaiditi症候群の1手術例．日消外会誌，36（8），1221-1226，2003.
- Birsen Unal, Aykut Aktas, et al：Superior mesenteric artery syndrome CT and ultrasonography findings, Diagnostic and interventional Radiology. Vol. 11：90-95, 2005.
- 湯浅肇，井出満：消化管エコーの診かた・考えかた．第2版，112-127，医学書院，2004.
- 岩崎信広，岡部純弘：ステップアップ消化管超音波検査．医歯薬出版，2006.
- 伊藤隆，高野廣子：解剖学講義．改訂2版，南山堂，361-366，2001.
- 長谷川雄一：消化管アトラス．ベクトルコア，2008.
- 超音波診断データブック．臨床画像，Vol. 27 4月増刊号，メジカルビュー社，2011.
- 樋口一秀（監修），梅垣英次（編集）：必携！消化器内科研修ナビ．ヴァンメディカル，2012.
- 杉山高，秋山敏一・他：腹部超音波撮影法の検討．日本超音波医学会講演論文集，427-428,1986.
- 佐藤慎祐，中村元哉：小腸を診る小腸疾患の画像診断．第23回日常診療のUp to Date，堀井薬品工業株式会社，記録集，2012.
- 日本食道疾患研究会（編）：臨床・病理 食道癌取扱い規約．第9版，金原出版，1999.
- 日本胃癌学会（編）：胃癌取扱い規約．第14版，金原出版，2010.
- 金森勇雄，井戸靖司・他：X線造影検査の実践．295，医療科学社，2002.
- 金子栄蔵：X線，内視鏡による消化管診断テキスト．179-182，中外医学社，1988.
- 小林仁也・他：腹膜虫垂．日本臨床社，1996.
- 池谷賢太郎，杉本健，花井洋行：これから重視される炎症性腸疾患のCT/MRI/腹部エコーの検査の実際．Medical practice, vol.29, No.7, 2012, 1135-1141, 2012.
- 畠二郎・他：Crohn病小腸病変の診断と経過 体外式超音波検査の有用性と位置づけ．胃と腸，40（10）：1361-1370．2005.
- 杉山高，花井洋行，渡邊文利・他：エコーによる腸管病変の診かた-炎症性腸疾患と感染性腸炎の鑑別-．日本放射線技師会誌，2月号，103-114，2010.
- 杉山高，秋山敏一：腹部エコーの実学．医療科学社，2005.
- 難治性炎症性腸管障害に関する調査研究班（渡辺班）：潰瘍性大腸炎・クローン病診断基準・治療指針．平成24年度改訂版．
- 大川清孝，清水誠治（編）：感染性腸炎A to Z．第2版，2-16，医学書院，2012.
- 花井洋行，飯田貴之，竹内健，渡邊文利：炎症性腸疾患と血液成分除去療法．診断と治療社，2008.
- 畠二郎，二神浩司，藤井康友・他：消化管疾患の体外式超音波におけるISOLATION SIGN急性虫垂炎における検討．第70回日本超音波医学会講演論文集，202,1997
- 上村明好・他：超音波検査における小児の急性虫垂炎と腸間膜リンパ節炎の鑑別について．医学検査，46（3）：370，1997.
- 田原純子，清水京子・他：輸入脚症候群による重症急性膵炎の1例．膵臓，22：698-702，2007.
- 佐野幹夫，西川孝：すぐ役に立つ消化器画像用語事典．永井書店，2007.
- 大腸癌研究会（編）：大腸癌取扱い規約．第6版，金原出版，1998.
- 大腸癌研究会（編）：大腸癌取扱い規約．第8版，金原出版，2013.

- スネル：臨床解剖学．第3版，メディカルサイエンスインターナショナル，2004．
- 竹内健・他：炎症性腸疾患の画像診断 腹部超音波検査，CT検査（CTenterography/colonography）．日本臨床，70巻，増刊1，229-233，2012．
- 蒲生佳代，山本義一・他：内視鏡的・外科ポリープ切除したPeutz-Jeghers症候群の1例．日本臨床外科学会雑誌，71巻，2009．
- 宮本幸夫，多田信平（編）：超音波診断 update スクリーニングから精査の時代へ．Vol.43,No.11，1517，金原出版，1998．
- 森田茂，楠豊和（訳）：グラント解剖学図譜．第3版，2-15，医学書院，1984．
- 川地俊明，秋山敏一：腹部超音波ポケットマニュアル．オーム社，2011．
- 堀孝史・他：成人における標準術式とその成績．外科治療，77（6），1997．

索　引

【あ】

アイソレーションサイン	8
悪性リンパ腫	81, 133, 166, 247
アニサキス症	68
アニサキス虫体	68
アメーバ性大腸炎	314
アメーバ赤痢	315
胃・十二指腸潰瘍	59
胃GIST	78
胃悪性リンパ腫	80, 81
胃潰瘍	48, 56
胃拡張	48, 54
胃角部	39, 47
胃管	31
胃癌	49, 82, 87
胃穹窿部	46
胃憩室	50
胃疾患のチェックポイント	48
胃周辺の動脈走行	41
胃小区	40
胃食道逆流症	27
異所性膵	77
胃石	49, 51
胃穿孔	48
胃前庭部の長軸像	47
胃前庭部の短軸像	25
胃体部	39, 47
胃体部の内視鏡像	45
一過性型	318
胃肉腫	79
胃粘膜下腫瘍	49, 74
胃の3領域区分	39
胃の解剖	38
胃の基本走査と正常エコー像	46
胃の区分と名称	39
胃の周辺器官	41
胃の所属リンパ節	41
胃の病変	42
胃バリウムX線像	44
異物による単純性イレウス	139
胃壁の層構造	40
胃壁の断面区分	39
胃ポリープ	49, 72
胃ポリープの形態分類	43
胃良性腫瘍	72
陰影欠損像	164
インジゴカルミン	83
飲水法	89
陰嚢水腫	361～363, 367
陰嚢について	360
陰嚢の解剖	360
ウイルス性腸炎	298, 299, 317
ウイルスによる食中毒と症状	297
液面形成	189
易出血性	89
壊疽型	318
壊疽性虫垂炎	175, 186
エルシニア腸炎	297, 299, 306
遠位型	251
炎症性腸疾患	250, 251
炎症性ポリープ	260
横隔膜ヘルニア	30
横行結腸浸潤	100
横行結腸の内視鏡像	202
音響陰影	50
音響整合層	3
音響窓	25
音響レンズ	3

【か】

ガーゼオーマ	50
外鼠径ヘルニア（間接型）	336, 338
外鼠径ヘルニアの嵌頓	343
回腸	124
回腸のカラードプラ像	127
回腸の内視鏡像	128
回腸末端炎	133
回腸末端像	5
回腸末端のバリウムX線像	129
回盲弁	152
回盲弁の内視鏡像	129
回盲弁のバリウムX線像	129
潰瘍限局型	43, 199
潰瘍浸潤型	43, 199
潰瘍性大腸炎	250, 252, 253
潰瘍性大腸炎のチェックポイント	252
潰瘍の深さと進行度	42
柿胃石	51
架橋ひだ	76
拡大率	4
拡張病変	7
過形成性ポリープ	72
下行結腸の内視鏡像	203
仮想注腸表示	200
仮想内視鏡表示	200

硬い画像	4	空腸のカラードプラ像	127
カタル性虫垂炎	175, 176, 178	空腸の内視鏡像	128
滑脱型	30	クローン病	250, 266, 268
活動期	42, 251	クローン病のチェックポイント	268
カニのツメ状	158	クローン病癒着による単純イレウス	140
下腹壁動脈	339	ケルクリング皺襞	124
下部消化管の基本走査法	14	頸部・腹部食道疾患のチェックポイント	26
寛解期	251	頸部・腹部食道の正常エコー像	24
肝外門脈閉塞症	32	頸部食道	22
癌性腹膜炎	98	頸部食道癌	26, 35
感染性腸炎	296	頸部食道の短軸像	24
感染性腸炎のチェックポイント	299	頸部食道の長軸像	24
癌胎児性蛋白抗原	16	頸部リンパ節腫大	26
嵌頓例	345, 348, 351, 352	痙攣性イレウス	134
肝内胆管ガス	217	血管支配の分水嶺	318
キーボードサイン	8	血管透見像	251
機械的イレウス	134, 137	結腸嵌入症	120
奇静脈	32	ケルクリング襞	8
機能的イレウス	134, 135	抗p53抗体	17
偽膜性大腸炎	329, 330	好酸球数	16
逆流性食道炎	26, 27	後腎傍腔	125
キャンピロバクター腸炎	297, 299, 302	交通性陰嚢水腫	361, 367
急性胃炎	49	後腹膜臓器	125
急性胃粘膜病変	64	絞扼性イレウス	134, 142〜144
急性ウイルス性腸炎	316	コーンサイン	8
急性回腸末端炎	152	固有筋層	40
急性出血性大腸炎	329, 331	コンベックス探触子	4
急性出血性腸炎	328		
急性大腸炎	210		
急性虫垂炎	174, 176, 178	**【さ】**	
急性虫垂炎のチェックポイント	174	サイトメガロウイルス	265
急性腹膜垂炎	215	再発性虫垂炎	190
穹窿部	39	臍ヘルニア	352
穹窿部の内視鏡像	44	サルモネラ腸炎	297, 299, 300
凝血塊	61	残胃癌	99
狭窄型	318	敷石像	266
胸部下部食道	23	脂肪織の混濁	222
胸部上部食道	22	脂肪織肥厚	58, 252, 269
胸部中部食道	23	脂肪腫	226
鏡面像	135	若年性ポリープ	163, 225
虚血性大腸炎	318〜320	周囲脂肪織	8
虚血性大腸炎のチェックポイント	319	集合リンパ小節	152
虚血性大腸炎の病型分類	319	重症度分類	267
巨大虫垂炎	192	重積腸管	158
虚脱腸管	301	縦走潰瘍	266, 273
キライディティ症候群	120	周堤隆起	88
筋性防御	175	シュードキドニーサイン	8
空腸	124	十二指腸GIST	122
空腸・回腸の走査法	11	十二指腸炎	117
空腸・回腸の正常エコー像	130	十二指腸潰瘍	106, 107
空腸曲	103	十二指腸潰瘍穿孔	106, 111

十二指腸下行部の内視鏡像	104		食道の区分	21
十二指腸癌	123		食道の生理的狭窄	21
十二指腸球部	39, 47		食道バリウムX線像	22
十二指腸球部の内視鏡像	104		食道裂孔ヘルニア	26, 30
十二指腸疾患のチェックポイント	106		食物による単純性イレウス	138
十二指腸腫瘍（癌）	106		進行胃癌	87
十二指腸嚢胞	117		進行胃癌の肉眼分類	43
十二指腸の解剖	102		進行大腸癌	199
十二指腸の区分と名称	103		腎周囲腔	125
十二指腸の正常エコー像	105		身体の名称	18
十二指腸のバリウムX線像	104		振動子	3
十二指腸ポリープ	106, 122		膵・SMV浸潤	101
絨毛腫瘍	209		膵浸潤	101
出血性胃潰瘍	62		水浸法	90
出血斑	65, 66		ステントグラフト	54
腫瘤型	43, 199		精索・陰嚢疾患のチェックポイント	362
消化管エコー	4		精索水腫	361〜364
消化管エコーの適応	2		精索について	360
消化管間質腫瘍	75		正常な精巣エコー像	361
消化管軸捻症	134		赤色瘢痕	42
消化管疾患のみかた	6		接吻潰瘍	108
消化管の壁厚	40		穿孔性虫垂炎	175, 187
上行結腸の内視鏡像	202		前腎傍腔	125
小腸アニサキス症	132		全大腸炎型	251
小腸癌	164		前庭部	39
小腸軸捻転	142		前庭部の内視鏡像	45
小腸疾患のチェックポイント	132		前腹壁の正常像	355
小腸腫瘍	133		早期胃癌	83
小腸損傷	154		早期胃癌の肉眼分類	43
小腸腸重積症	133		早期大腸癌	198
小腸転移癌	165		鼠径ヘルニア	336, 340
小腸肉腫	169		鼠径ヘルニア嵌頓	144
小腸の解剖	124			
小腸の血管	127			
小腸の血流	127		**【た】**	
小腸の腸間膜	125		胎児臍部の解剖図	354
小腸のバリウムX線像	128		大循環側副血行路	32
上部消化管の基本走査法	12		大腿ヘルニア	336, 338, 344, 345
漿膜	40		大腸悪性リンパ腫	247
小彎	39		大腸炎	208
食中毒の特徴と症状	297		大腸癌	208, 230, 231, 251
食道・胃静脈瘤	26, 32		大腸憩室	218
食道・胃接合部の内視鏡像	44		大腸憩室炎	208, 220
食道アカラシア	26, 28		大腸憩室症	218
食道胃接合部癌	36		大腸疾患のチェックポイント	208
食道胃接合部領域	23, 39		大腸腸重積症	209
食道再建術後	31		大腸の解剖	194
食道内視鏡像	22		大腸の区分	195
食道肉腫	37		大腸の静脈	196
食道粘膜下腫瘍	34		大腸の正常エコー像	204
食道の解剖	20		大腸の生理的狭窄	197

大腸の走行	195
大腸の動脈	196
大腸のバリウムX線像	202
大腸ポリープ	209, 224
ダイナミックレンジ	4
大彎	39
タコイボ様潰瘍	314
多重反射	110
他臓器浸潤	100
多層構造	226
多層同心円構造	9
単純性イレウス	134, 137
探触子の構造	3
地図状潰瘍	306
虫垂炎との鑑別	183
虫垂間膜	172
虫垂間膜（脂肪織）の肥厚	182
虫垂憩室	189
虫垂口の内視鏡像	172
虫垂粘液嚢腫	192
虫垂の位置	171
虫垂の解剖	170
虫垂・回盲部の血管	171
虫垂の正常エコー像	173
中腸軸捻転	156
腸アニサキス症	150
腸炎ビブリオ腸炎	298, 299
超音波装置	3
超音波内視鏡	76, 83
腸回転異常症	133, 156
腸管位置異常	157
腸管拡張	6
腸管径の計測	7
腸管出血性大腸菌	298
腸管出血性大腸菌性腸炎（O157）	299, 310
腸管の多層構造	158
腸管ベーチェット病	292
腸管壁肥厚	6
腸間膜軸捻症	143
腸間膜リンパ節	126
腸間膜リンパ節炎	126, 133, 154
腸結核	294
腸重積	134
腸重積症	159, 226
腸重積類似像	161
腸閉塞	132, 134, 208
腸腰筋	5, 127
直腸炎	214
直腸炎型	251
直腸癌	209
直腸膀胱窩	151

停留精巣	362, 366

【な】

内鼠径ヘルニア（直接型）	336, 338
ニボーサイン	135
尿膜管遺残	359
尿膜管嚢腫	359
尿膜管膿瘍	357
ヌック水腫	363, 365
鼠径部断面図	334
粘膜下腫瘍	106
粘膜下層	40
粘膜筋板	40
"の"の字2回走査	10
ノロウイルス腸炎	298

【は】

バウヒン弁	152
白色瘢痕	42
白線ヘルニア	339, 353
バッキング材	3
白血球数	16
バルサルバ負荷	340
瘢痕期	42
反跳痛	175
バンドによる絞扼性イレウス	142
ビークサイン	9
肥厚性幽門狭窄症	49, 52
左側大腸炎型	251
びまん浸潤型	43, 199
病原大腸菌性大腸炎	298
表示レンジ	4
表面型の分類	198
びらん	42
非連続性	266
腹腔内膿瘍	284
腹腔内遊離ガス	110
複雑性イレウス	134
腹水	174
腹部食道癌	26, 36
腹部の基本走査	10
腹部の部位と名称	18
腹壁膿瘍	285
腹壁瘢痕ヘルニア	339, 351
腹膜鞘状突起	361
腹膜垂	197
腹膜垂炎	208, 215
腹膜播種	98
腹膜播種による単純性イレウス	141

フラスコ型	28	マルチプルコンセントリック	
フリーエア	9	リングサイン	9, 158
糞石	177	迷入膵	77
平滑筋肉腫	169	メッケル憩室	153
閉鎖孔ヘルニア	336, 339, 348, 350	盲腸癌	227, 229
ベーチェット病	250	モリソン窩	113
壁厚の計測	7	門脈ガス血症	217
ヘノッホ・シェーンライン紫斑病	106, 133, 146, 149		
ヘモグロビン濃度	16	**【や】**	
ヘルニア	362	薬剤性大腸炎	328, 330, 331
ヘルニア嵌頓	134	薬剤性大腸炎のチェックポイント	329
ヘルニア嚢	335	薬剤性大腸炎の罹患範囲	329
ヘルニア嚢の内容物	335	幽門管の長さ	49
ヘルニア嚢の被膜	335	幽門狭窄	55, 98
ヘルニアの構造	335	幽門筋切開術	52
ヘルニアのチェックポイント	338	幽門部	39
ヘルニア門	335	幽門部直径	49
便潜血反応	17	幽門輪	47
便の色調	17	輸入脚症候群	106, 114
ホイールプールサイン	9	溶血性尿毒症症候群	298
蜂窩織炎性虫垂炎	175		
膀胱ヘルニア	353	**【ら】**	
傍食道型	30	リニア探触子	3, 4
紡錘型	28	隆起型の分類	198
母指圧痕像	325	リンパ濾胞	309
		リンパ小節	124
【ま】		リンパ節腫大	35, 252, 269
麻痺性亜イレウス	136	瘻孔	269, 285
		ロタウイルス腸炎	298

【A】

aberrant pancreas	77
accessory pancreas	77
acoustic shadow	50
acoustic window	46
Active stage	42, 251
acute appendicitis	176, 178
acute colitis	210
acute epiploic appendagitis	215
acute gastric mucosal lesion：AGML	49, 64
acute terminal ileitis	152
acute viral gastroenteritis	316
advanced gastric cancer	87
afferent loop syndrome	114
after esophageal reconstruction	31
air image	85, 200
Amebic colitis	314, 315
anisakiasis	68
appendiceal mucocele	192
apple core sign	237, 240

【B】

beak sign	9, 52
benign gastric tumor	72
bezoar	51
BillrothⅡ法	106
bladder hernia	353
Blumberg sign	175
bridging fold	76
Brunel腺	123

【C】

c-kit遺伝子変異解析	16
CA19-9	17
CA72-4	17
campylobacter enteritis	302
carcinoma of abdominal esophagus	36
carcinoma of cervical esophagus	35
CEA	16
cecal cancer	229
Chilaiditi's symdrome	120
Clostridium difficile菌	328
CMV	265
cobblestone appearance	266, 291
colitic cancer	251
colonic diverticulitis	220, 218
colonic polyp	224
colorectal cancer	231
colorectal malignant lymphoma	247
communicating hydrocele	367
constipation	246
corn sign	7, 8, 148, 150
Crohn's disease：CD	250, 266
CRP	16
CT Colonography	200
CT前額断像	135
CT矢状断像	63

【D】

differentiation with appendicitis	183
dirty fat sign	222
drug-induced colitis	330, 331
dual 表示	261
duodenal bulb	39
duodenal carcinoma	123
duodenal cyst	117
duodenal GIST	122
duodenal polyp	122
duodenal ulcer	107
duodenal ulcer perforation	111
duodenitis	117
dynamic test	92

【E】

eary gastric cancer	83
ectopic pancreas	77
endoscopic ultrasonography：EUS	76, 83
epigastric hernia	353
epiploic appendagitis	215
epiploic appendix	197
Eschericia coli O157 associated colitis	310
esophageal achalasia	28
esophageal hiatal hernia	30
esophageal sarcoma	37
esophageal submucosal tumor	34
esophagogastric junction	39
esophagogastric varices	32

【F】

femoral hernia	344, 345
fluid-fluid level	189
fly through	201
free air	9, 93, 110
functional ileus	135

【G】

gas bubble	188
gastric cancer	82, 87
gastric dilatation	54
gastric diverticulum	50
gastric GIST	78
gastric malignant lymphoma	80, 81
gastric polyp	72
gastric sarcoma	79
gastric submucosal tumor：SMT	74
gastric ulcer	56
gastroduodenal ulcer	59
gastrointestinal stromal tumor：GIST	16, 75
gauzeoma	50
GERD	27

【H】

Healing stage	42
hemolytic-uremic syndrome：HUS	298
Henoch-Schönlein purpura：HSP	146, 149
hepatic portal venous gas	217
hernial content	335
hernial coverings	335
hernial gate	335
hernial sac	335
honey come sign	159
hydrocele of the cord	363, 364
hydrocele testis	363, 367
hyperplastic polyp	72
hypertrophic pyloric stenosis：HPS	52

【I】

ileum	124
ileus	132, 134
incisional hernia	351
inflammatory bowel disease：IBD	251
inguinal hernia	340
intestinal Behcet's disease	292
intestinal tuberculosis	294
intussusception	159, 226
ischemic colitis	320
isolation sign	8, 211, 269

【J】

jejunum	124

【K】

Kerckring's fold	124
keyboard sign	8, 137
kissing ulcer	108
Klebsiella oxytoca	328

【L】

leiomyosarcoma	37, 169
longitudinal ulcer	266
lumen image	200

【M】

malignant lymphoma	166, 247
MALTリンパ腫	81
mechanical ileus	137
Meckel diverticulum	153
mesenteric lymphadenitis	154
midgut volvulus	156
Morison's pouch	48, 113
multiple concentric ring sign	9, 53, 226
muscular defence	175
"m"の字走査	11

【N】

niche	273
niveau sign	135
Nuck's cyst	363, 365
Nuck水腫	362

【O】

obturator foramen	336
obturator hernia	348, 350

【P】

peptic ulcer	59
Peutz-Jeghers syndrome	73, 162
Peyer板	124, 152
pit pattern	230
pneumobilia	217
proctitis	214
pseudokidney sign	6, 8, 88, 123, 238, 240
pyloric region	39
pyourachus	357

【Q】

quality of life：QOL ················· 250

【R】

Ramstedt手術 ························ 52
reflux esophagitis ···················· 27
remission stage ······················ 251
residual gastric cancer ·············· 99
retention testis ······················ 366
Richter型ヘルニア ············ 335, 350

【S】

salmonella enteritis ················· 300
Scarred stage ······················· 42
similar image of intussusception ········ 161
single bubble sign ·················· 53
skip lesion ···················· 250, 266
small intestinal cancer ·············· 164
small intestinal injury ··············· 154
small intestinal metastatic cancer ········ 165
small intestine sarcoma ············· 169
spike pattern ······················· 145
superior mesenteric artery syndrome：
 SMA syndrome ················· 118

【T】

target sign ·························· 9
thumb-printing ······················ 325
to and fro movement ········ 7, 137, 144
Treitz靱帯 ··························· 103

【U】

ulcerative colitis：UC ·········· 250, 253
umbilical hernia ···················· 352
urachal cyst ························ 359
urachal remnant ···················· 359

【V】

valsalva ····························· 340
villous tumor ······················· 209
viral gastroenteritis ················· 317
virtual colonoscopy ················· 200

【W】

water shed area ···················· 318
whirlpool sign ··················· 9, 156
window ····························· 25

【Y】

Yersinia enterocolitis ················ 306

【数字】

1型進行大腸癌 ······················ 231
2型進行癌 ·························· 233
3型進行癌 ·························· 237
4型進行癌 ·························· 97
5層構造 ···························· 40

監修者　略歴

花井洋行　Hanai Hiroyuki
浜松南病院　消化器病・IBDセンター長
愛知県　豊橋市　出身

　1978年に福島県立医科大学を卒業し，浜松医科大学で内科研修を終えた．1984年に学位を取得し，その後３年間米国国立衛生研究所（NIH）のリサーチフェローとして研究に従事．帰国後に浜松医科大学第一内科講師，光学医療診療部部長などを経て2006年４月より現職となる．

学会活動
日本消化器病学会；　　　評議員，指導医
日本消化器内視鏡学会；　評議員，指導医
日本消化管学会：　　　　代議員
日本炎症性腸疾患研究会；幹事
など．

海外学会活動
ＡＧＡ　（American Gastroenterological Association）AGAF
ＡＣＧ　（American College of Gastroenterology）FACG
ＥＣＣＯ（European Crohn's and Colitis Organisation）member
ＢＳＧ　（British Society of Gastroenterology）member

著者　略歴

杉山　髙　Sugiyama Koh
浜松南病院　画像診断部 顧問
長野県　出身

　1967年より静岡県藤枝市立総合病院放射線科勤務の後，超音波科を設立．超音波科長，診療技術部長を経て，2000年 科学技術庁長官賞受賞．退職後，医師会検診センターで「エコーによる多臓器（腹部全臓器・甲状腺・乳腺）癌健診」を立ち上げる．2006年ケアネットテレビによる「"の"の字２回走査法で出来る超音波手技大原則」と題し，腹部全臓器と乳腺・甲状腺の走査法および症例の動画像を全11回に収録．放送後４巻のDVDをリリース．現在，浜松南病院で腹部（消化管），乳腺，甲状腺，心臓，血管，整形外科領域のエコー検査に従事のかたわら，超音波検査の普及を目指し各種講演活動を行う．
　著書に，『腹部超音波断層マニュアル』（秀潤社），『全科救急エコー虎の巻』『腹部カラードプラ虎の巻』（井上書林）．近年，『腹部エコーの実学』『表在エコーの実学』『ひと目でわかる腹部・消化管エコー"実践編"』『ひと目でわかる腹部・消化管エコー実習テキスト"基礎編"』（医療科学社）ほか．
診療放射線技師，第1種放射線取扱主任者，超音波検査士，日本超音波医学会会員．
東海超音波研究会顧問，日本胃集検学会東海支部超音波部会監事．
大阪物療専門学校（現 大阪物療大学）卒．

ここまで診る

消化管エコー
―エコー・内視鏡・X線検査の裏付け―

価格はカバーに表示してあります

2013年11月19日 第一版 第1刷 発行

監　修	花井　洋行 (はない ひろゆき)
著　者	杉山　高 ⓒ (すぎやま こう)
発行人	古屋敷　信一
発行所	株式会社 医療科学社
	〒113-0033　東京都文京区本郷3-11-9
	TEL 03 (3818) 9821　FAX 03 (3818) 9371
	ホームページ　http://www.iryokagaku.co.jp
印刷所	松本印刷株式会社

ISBN978-4-86003-443-6　　　(乱丁・落丁はお取り替えいたします)

本書の複製権・翻訳権・上映権・譲渡権・公衆送信権（送信可能化権を含む）は（株）医療科学社が保有します。

JCOPY ＜(社)出版者著作権管理機構　委託出版物＞

本書の無断複写は著作権法上での例外を除き，禁じられています。複写される場合は，そのつど事前に(社)出版者著作権管理機構（電話 03-3513-6969, FAX 03-3513-6979, e-mail: info@jcopy.or.jp）の許諾を得てください。

ひと目でわかる
腹部・消化管エコー 実習テキスト
『基礎編』

著者：杉山 髙

超音波検査の手軽さとリアルタイム性，無侵襲性，豊富な情報量は，CTやMRといった他の検査をも凌駕する。その超音波検査の威力を知る実習用テキストとして，必要最低限の知識と方法をまとめた。基本走査と正常像を中心に走査部位と解剖図を対比し，得られたエコー像は大きく見やすいものとし模式図を加える基本構成とした。『ひと目でわかる腹部・消化管エコー／実践編』と相補する『基礎編』として同時刊行。

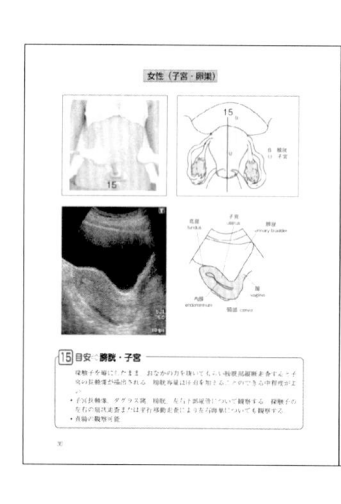

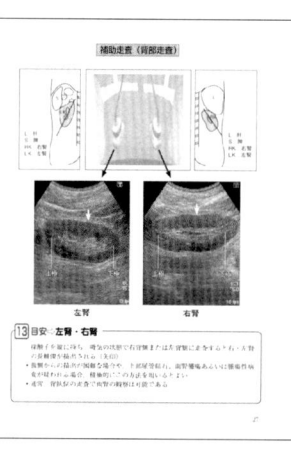

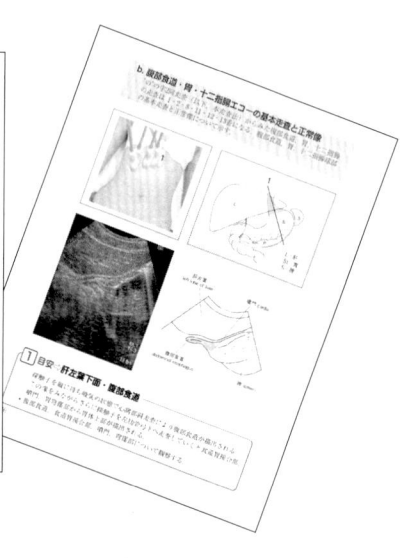

〈主要目次〉
腹部エコー　超音波検査の基礎的なこと／腹部エコーの基本走査と正常像
消化管エコー　消化管エコーの基礎／消化管エコーの基本走査と正常像（頸部食道エコーの基本走査と正常像，腹部食道・胃・十二指腸エコーの基本走査と基本像，小腸エコーの基本走査と正常像，大腸エコーの基本走査と正常像，虫垂エコーの基本走査と正常像，他）

◆ A5判 70頁　◆ 定価（本体 1,500円＋税）　◆ ISBN 978-4-86003-398-9

医療科学社　〒113-0033　東京都文京区本郷 3-11-9　TEL 03-3818-9821
http://www.iryokagaku.co.jp　FAX 03-3818-9371
本の内容はホームページでご覧いただけます

ひと目でわかる
腹部・消化管エコー
『実践編』

著者：杉山　髙

規則性，再現性，簡便性に優れた「"の"の字2回走査」による16画像の習熟で，腹部全臓器の検査を完結させるコンパクトサイズ版。最初に各臓器について必要な事柄と正常例を呈示し，病変の見方や描出の方法について解説。次に「疾患のチェックポイント」で，どのようなエコー像を異常例として読影するのかを模式図にて示す。患者数が年々増加の傾向にある炎症性腸疾患・感染性腸炎などの項目が加わり，より『実践編』として内容を増幅させた。

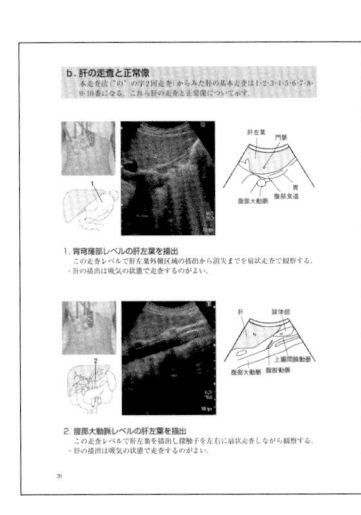

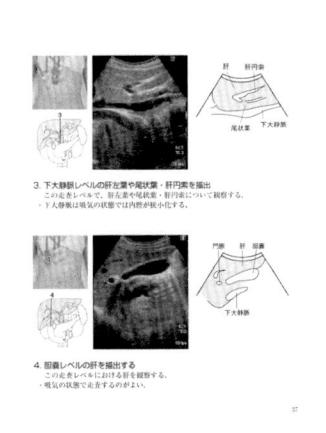

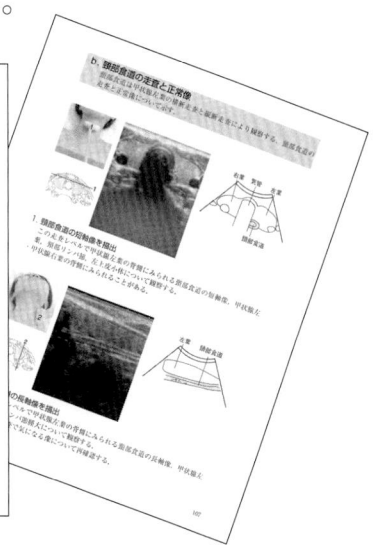

肝，胆嚢，胆管，膵，脾，腎，膀胱，子宮・卵巣，前立腺，腹部大動脈・下大静脈，FAST 消化管エコーの基礎，食道，胃，小腸，虫垂，大腸，炎症性腸疾患・感染性腸炎

◆ A5判 168頁　◆ 定価（本体 3,500 円＋税）　◆ ISBN 978-4-86003-393-4

医療科学社　〒113-0033　東京都文京区本郷 3-11-9　TEL 03-3818-9821
http://www.iryokagaku.co.jp　FAX 03-3818-9371

本の内容はホームページでご覧いただけます

ひと目でわかる 乳腺エコー

著者：杉山　髙

乳腺エコーは被ばくの心配や痛みがない簡便な検査法として，30〜40歳代を中心に乳がん検診に必須のものとなっている。反面，検査施行者の技量に依存しがちなため，見逃しをできるだけ少なくして高い診断価値が得られる走査手技が求められる。

本書は，乳腺・甲状腺エコーを集大成した著者の『表在エコーの実学』をもとに，基本事項と良・悪性症例のポイントを厳選。入門者のために，わかりやすさ，見やすさを心がけて構成した。

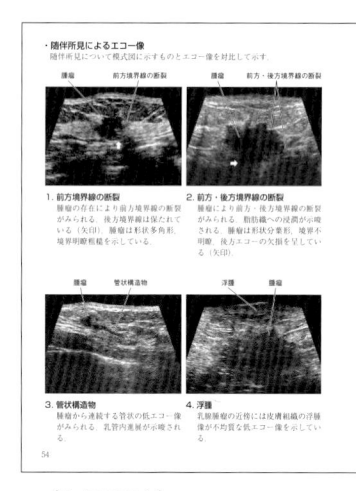

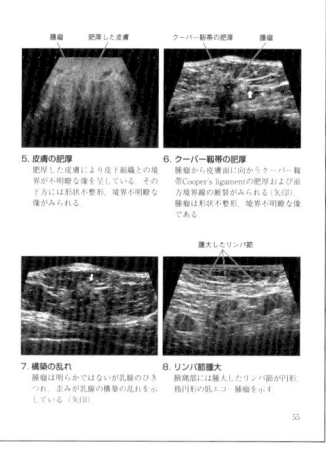

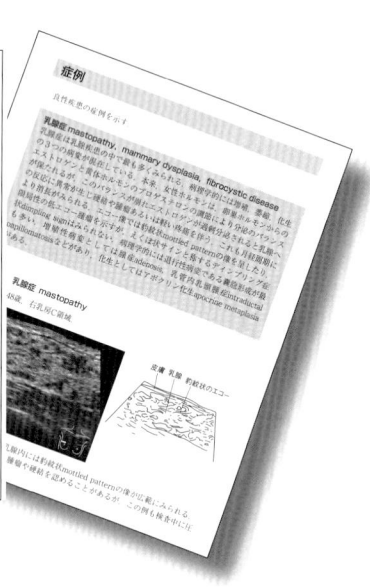

〈主要目次〉
第1章　基礎
第2章　臨床
　乳腺／乳腺の走査と正常像およびポイント／正常乳腺のいろいろ
　／各年代における乳腺像／乳腺エコーのピットホール
　良性疾患
　悪性疾患

◆ A5判 152頁　◆ 定価（本体 3,000 円＋税）　◆ ISBN 978-4-86003-420-7

医療科学社　〒113-0033　東京都文京区本郷 3-11-9　TEL 03-3818-9821
http://www.iryokagaku.co.jp　　FAX 03-3818-9371

本の内容はホームページでご覧いただけます

表在エコーの実学
―乳腺・甲状腺・その他―

乳腺エコー・マンモグラフィの豊富な症例（写真730点，図版230点余）

著者：杉山　髙（浜松南病院画像診断部顧問）

表在エコーの決定版！

乳腺・甲状腺をはじめとする表在エコー検査の基本走査と正常像を解説。さらに疾患のチェックポイントを模式図で表し，そのエビデンスを症例呈示してカテゴリー評価を行った。また，マンモグラフィもエコー像と見開きで示し，両者の理解が得られるように構成。

〈主要目次〉
表在超音波検査／乳腺エコーの基礎／乳腺／乳房エックス線撮影／乳癌の所属リンパ節／甲状腺／上皮小体／唾液腺／頸部リンパ節／腹壁，皮膚／肋骨／アキレス腱

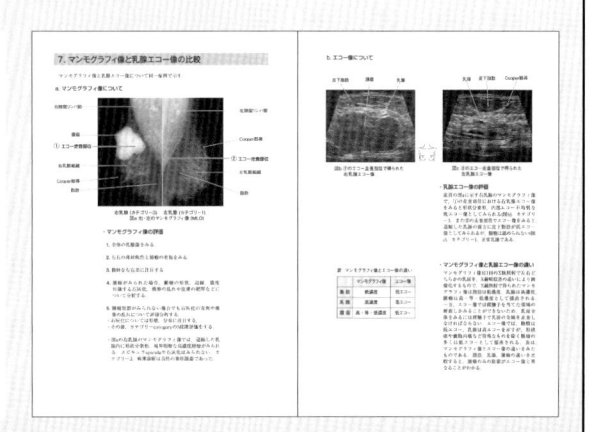

● B5判　308頁　● 定価（本体7,000円＋税）　● ISBN 978-4-86003-385-9

腹部エコーの実学

著者が第一線で超音波検査に携わった経験を基に著した腹部超音波検査の決定版

著者：杉山　髙（浜松南病院画像診断部顧問），秋山　敏一（藤枝市立総合病院）

日常診療に不可欠な腹部超音波の基礎，臨床解剖，走査法，正常像，疾患のチェックポイントを中心に，読影に役立つ豊富な症例を見開きで構成。症例にはシェーマ図で解説，必要な箇所にはCTなどの裏付けを呈示し，一貫したレイアウトで理解に役立つ。

● 写真1,200点余　● 図版300点余

〈主要目次〉
総論 超音波／超音波診断
臨床編 肝／胆嚢／胆管／膵／脾／消化管／回盲部／ヘルニア／腎／副腎・後腹膜／膀胱・前立腺／子宮・卵巣／リンパ節／腹部大動脈・下大静脈／腹膜腔／肺／腹壁

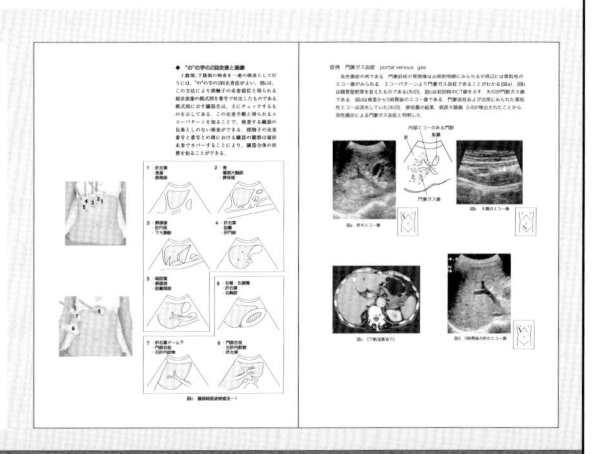

● B5判　444頁　● 定価（本体8,500円＋税）　● ISBN 4-86003-333-7

医療科学社

〒113-0033　東京都文京区本郷3丁目11-9
TEL 03-3818-9821　FAX 03-3818-9371　郵便振替 00170-7-656570
ホームページ　http://www.iryokagaku.co.jp

本の内容はホームページでご覧いただけます
本書のお求めは　● もよりの書店にお申し込み下さい。
● 弊社へ直接お申し込みの場合は，電話，FAX，ハガキ，ホームページの注文欄でお受けします（送料300円）。